T0242738

Palliativmedizin

Stein Husebø · Gebhard Mathis ·
Eva Katharina Masel
(Hrsg.)

Palliativmedizin

Mitbegründet von E. Klaschik

7., vollständig überarbeitete und erweiterte
Auflage

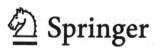 Springer

Hrsg.
Stein Husebø
Fana, Norway

Gebhard Mathis
Rankweil, Österreich

Eva Katharina Masel
Klinische Abteilung für Palliativmedizin
Universitätsklinik für Innere Medizin
Wien, Österreich

ISBN 978-3-662-65767-6   ISBN 978-3-662-65768-3   (eBook)
https://doi.org/10.1007/978-3-662-65768-3

Die Deutsche Nationalbibliothek verzeichnet diese Publikation in der Deutschen Nationalbibliografie; detaillierte bibliografische Daten sind im Internet über http://dnb.d-nb.de abrufbar.

Planung/Lektorat: Anna Kraetz
Springer ist ein Imprint der eingetragenen Gesellschaft Springer-Verlag GmbH, DE und ist ein Teil von Springer Nature.
Die Anschrift der Gesellschaft ist: Heidelberger Platz 3, 14197 Berlin, Germany

Vorwort zur 7. Auflage

In einer üppigen Wohlstandsgesellschaft werden Sterben und Tod verdrängt, haben keinen normalen Platz im Lebensrhythmus. Im Vordergrund stehen Wohlbefinden, Leistungsfähigkeit und „forever young".

Dennoch hat sich in den letzten Jahrzehnten viel getan in der Hospizkultur und Palliativversorgung, besonders in den vergangenen Jahren. Sterben und Tod kehren zurück in das Leben, wie das sehr treffend aktuell in einer Lancet-Konsensus-Konferenz dargestellt wurde.

Aus- und Weiterbildungsangebote sprießen auf verschiedenen Ebenen, vor allem für Professionelle. Vielerlei Seminare, Kurse und auch Online-Angebote sind verfügbar. Bei Online-Veranstaltungen jedoch fehlt der „lebendige", multiprofessionelle Austausch. Palliativmedizin wurde im Medizinstudium als Pflicht-, Lehr- und Prüfungsfach etabliert. In der gesellschaftlichen Bewusstseinsbildung besteht weiterhin Entwicklungsbedarf.

Strukturell hat sich einiges getan: Hospiz- und Palliative Care haben sich zunächst mit unterschiedlichen Ansprüchen getrennt entwickelt, jetzt wurde wechselseitig reintegriert: Ehrenamt, Evidenz und Professionalität. Die Zugänge und Aufgaben sind klarer definiert und werden dementsprechend umgesetzt.

Dies zeigt sich auch in der Gesetzgebung: In vielen gesundheitspolitischen Initiativen, wie z. B. dem Bericht der Enquete-Kommission zur Verbesserung Schwerstkranker und Sterbender in Deutschland durch Palliativmedizin und Hospizarbeit 2005 und mehreren Gesetzen zur integrierten Versorgung ab 2007 bis heute. Gemeinsam haben verschiedene Fachgesellschaften von 2008-2010 eine CHARTA zur Betreuung schwerstkranker und sterbender Menschen erarbeitet und es liegt eine S3-Leitlinie zur Palliativmedizin (2020) unter Beteiligung von 86 Experten vor.

Deutschland und Österreich haben die Beihilfe zur Selbsttötung unter Straffreiheit gestellt. Dies führt zu anhaltenden Auseinandersetzungen: Wer soll diesen Beistand leisten? Die Erwartung besteht, doch niemand ist dazu verpflichtet. Dies kann der Gesetzgeber nicht regeln, denn die Haltung des Einzelnen ist entscheidend und zu respektieren.

Eine besondere Herausforderung stellt in Zukunft die palliative Geriatrie dar. Wir werden älter und erkranken damit auch parallel und mehrfach. Dies erfordert eine frühere Integration von Palliative Care und eine Ausweitung auf nicht an Krebs erkrankte Patienten.

Dieses Buch will einen Beitrag zur Weiterentwicklung aus mehreren Sicht-weisen leisten. Die Herausgeber laden zur Lektüre dazu ein und freuen sich mit Ihnen über die Umsetzung.

Anmerkung: Aus Gründen der besseren Lesbarkeit wird bei Personen-bezeichnungen und personenbezogenen Hauptwörtern die männliche Form verwendet. Entsprechende Begriffe gelten im Sinne der Gleichbehandlung grund-sätzlich für alle Geschlechter. Die verkürzte Sprachform beinhaltet keine Wertung.

Stein Husebø
Gebhard Mathis
Eva Katharina Masel

Vorwort zur 1. Auflage

Liebe Leserin, lieber Leser!

Am Ende der 70er und Anfang der 80er Jahre wurden wir beide auf die moderne Hospizbewegung aufmerksam. Aus Erfahrungen in der Hospizarbeit in Großbritannien und Kanada ergaben sich neue Konzepte zur Behandlung und Betreuung schwerkranker Krebspatienten, wodurch Hoffnung und Linderung ihrer Leiden möglich wurden. Die dahinterstehenden Gedanken erschienen uns wichtig, ebenso ihre Vertiefung. Auch wir wollten in Skandinavien und Deutschland für eine bessere Lebensqualität unserer Patienten eintreten.

Es ist wohl kein Zufall, dass wir Anästhesisten ein besonderes Interesse an Intensivmedizin und Schmerztherapie haben. In der Schmerztherapie sehen wir, wie viel für leidende Patienten getan werden kann. In der Intensivmedizin werden wir mit großen und kleinen ethischen, psychosozialen und kommunikativen Fragen konfrontiert.

In den vergangenen Jahren hat die Hospizbewegung bedeutenden Einfluss gewonnen. Wir finden immer mehr Hospizinitiativen, Hospize und Palliativstationen in fast allen Ländern der Erde. Es kann kein Zweifel daran bestehen, dass der Hospizidee und der Palliativmedizin ein bedeutender Platz in der modernen Medizin eingeräumt werden muss, was sich auch in der weltweit zunehmenden Zahl wissenschaftlicher Publikationen und in mehr Lehrstühlen für Palliativmedizin widerspiegelt.

Die Patientengruppe, um die es hier geht, weist drei besondere Merkmale auf:

- *Erstens* ist sie die größte aller Patientengruppen (... jeder Mensch muss sterben).
- *Zweitens* konnte in einer Reihe von Untersuchungen gezeigt werden, dass es kaum ein wichtigeres Thema für den einzelnen Menschen gibt als ein menschenwürdiges Sterben.
- *Drittens* gibt es keine Gruppe von Patienten, die schwächer und verletzbarer ist als die der Schwerkranken und Sterbenden; sie haben keine Kraft mehr, sich zur Wehr zu setzen.

Gute Palliativmedizin und Hospizarbeit ist nicht möglich ohne menschliche und fachliche Kompetenz und ohne eine multidisziplinäre Zusammenarbeit der einzelnen Berufsgruppen. Diese Patienten brauchen fast täglich ärztliche Präsenz und Behandlung, sie brauchen Pflege, Verständnis, physische und psychische Stimulanz, Seelsorge, Nähe wie Distanz.

Es gibt also wichtige Gründe, um die Fortschritte und Innovationen in der Palliativmedizin allen Patienten zugänglich zu machen.

Dies wird sich nur ermöglichen lassen, wenn jeder Arzt und jede Krankenschwester, letztlich jeder, der beruflich schwer kranke und sterbende Patienten betreut, eine gründliche Ausbildung und Praxis in der Palliativmedizin erhält. Heute sind wir in Deutschland weit von diesem Ziel entfernt. Zwar gibt es bei uns eine steigende Zahl an Hospizinitiativen, Hospizen und Palliativstationen. Es gibt aber wenig Studentenunterricht und kaum Weiterbildungsprogramme und – verglichen mit anderen Ländern wie Großbritannien oder Skandinavien – wenig Forschung oder Publikationen zu diesen Themen. Langsam deutet sich jedoch eine Verbesserung an und wir freuen uns über die positive Entwicklung auf diesem Gebiet in Deutschland, in Österreich und in der Schweiz.

An einigen Weiterbildungs- und Fortbildungsveranstaltungen haben wir als Vortragende teilnehmen dürfen. Das Interesse und der Enthusiasmus der Zuhörer ist enorm, und das berechtigt zur Hoffnung für die Zukunft. Für uns war es besonders erfreulich zu sehen, mit welcher Begeisterung die Medizinstudenten dieses Thema aufnahmen. Nur wenn es uns gelingt, diesen Fachbereich kompetent in die reguläre Medizinerausbildung zu integrieren, kann jeder Patient bei jedem Arzt entsprechendes Wissen und Können erwarten – dies muss unser Ziel für die nahe Zukunft sein.

Die Studenten fragten uns unter anderem, wo sie mehr über Palliativmedizin erfahren und lesen können. Es gibt im deutschsprachigen Raum nur wenig medizinische Fachliteratur zu diesem Thema. Das dabei entstandene Vorlesungskompendium ist Vorläufer zu diesem Buch, in dem wir uns inhaltlich und thematisch weitgehend an die Vorlesungen halten. Ein wichtiges Anliegen bei der Gestaltung dieses Buches ist es, durch zahlreiche Literaturangaben zu weiterem Studium, zur Vertiefung der Kenntnisse und zu weiterer Forschung anzuregen.

Dieses Buch ist kein vollständiges Lehrbuch für Palliativmedizin. Wichtige Themen wie z. B. Chemo-, Hormon- oder Strahlentherapie bei Tumorpatienten werden bei uns nur oberflächlich erwähnt. Viele andere Bereiche hätten einen größeren Raum verdient. Wir haben uns bemüht, ein Buch mit Anregungen für die Praxis zu schreiben, in dem empfindliche und schwierige Themen nicht ausgespart sind. Wie weit uns das gelungen ist, bleibt dem Urteil des Lesers vorbehalten ...

Die Definitionen, Beschreibungen und Begriffe auf diesem Gebiet sind nicht leicht zu überschauen. Wir sprechen von Hospizen, von Hospizinitiativen, Hospizbewegung, Hospizpflege, Hospizkonzept und Hospizidee. Wir sprechen von Palliativstationen, palliativer Pflege, Behandlung, Betreuung, Fürsorge, Krankengymnastik und Seelsorge und haben zusätzlich den Begriff Palliativmedizin eingeführt. Dabei sind diese Begriffe für ein klares Verständnis und zum Erreichen gemeinsamer Ziele wichtig. Auf Englisch gibt es die Begriffe »hospice care« und »palliative care«. Für die Engländer ist die Verständigung einfacher, da »care« sowohl Behandlung wie auch Pflege und Fürsorge bedeuten kann.

International hat man sich darauf geeinigt, dass »palliative care« und »hospice care« gleichzusetzen sind. Der Begriff Palliativmedizin (»palliative medicine«) scheint sich jetzt – mit der zunehmenden Akzeptanz und Aufnahme des Fachgebietes an den Universitäten – allgemein durchzusetzen.

Palliativmedizin wird in Zukunft mit aller Wahrscheinlichkeit der Überbegriff für alle oben genannten Facetten sein, da nur die wissenschaftlich dokumentierten Erfahrungen eine breite Zustimmung bei den Ärzten finden wird. Die Verallgemeinerung dieser Bezeichnung bedeutet keineswegs eine Abwertung der »weichen« Teile des Hospizkonzeptes wie Pflege, psychosoziale Betreuung und Seelsorge. Ganz im Gegenteil: Es bedeutet eine akademische und wissenschaftliche Anerkennung auch dieser Gebiete.

Wir möchten einen großen Dank an unsere Lehrer und Vorbilder zum Ausdruck bringen. Es sind v. a. die Patienten, die uns zeigen, wie wichtig das Leben in einer aussichtslosen Lage ist; wie viel Hoffnung, Qualitätsorientierung und Geduld bedeuten und wie lohnend es ist, sich um die Schwerkranken kümmern zu dürfen.

Dank sei auch unseren Familien gesagt, die im letzten Jahr viel Geduld und Fürsorge für uns aufgebracht und uns nach Kräften unterstützt haben. Ohne die großzügige Förderung der Deutschen Krebshilfe, die S. B. Husebø als Gastwissenschaftler nach Deutschland geholt hat, wäre das Buch kaum möglich gewesen. Der Springer-Verlag hat von Anfang an mit großem Einsatz, vielerlei Bemühungen und guter Zusammenarbeit die Publikation realisiert. Die Firma Mundipharma hat dieses Projekt sowie zahlreiche Fortbildungsveranstaltungen beispielhaft unterstützt.

Im Herbst 1997

Stein B. Husebø
Eberhard Klaschik

Inhaltsverzeichnis

Autorenverzeichnis

Dr. Otto Gehmacher Landeskrankenhaus Hohenems Palliativstation, Hohenems, Österreich

Prof. Dr. Stein Husebø Fana, Norwegen

Prim. Univ. Prof. Dr. Rudolf Likar, MSc Vorstand der Abteilung für Anästhesie und Intensivmedizin, Landeskrankenhaus Klagenfurt, Klagenfurt, Österreich

Univ.-Prof. Dr. Dr. Eva Katharina Masel Universitätsklinik für Innere Medizin, Leiterin der Klinischen Abteilung für Palliativmedizin, Wien, Österreich

Univ. Prof. Dr. Gebhard Mathis Rankweil, Österreich

Dr. Stefan Neuwersch-Sommeregger, MSc Klinikum Klagenfurt am Wörthersee Abteilung für Anästhesie und Intensivmedizin, Klagenfurt, ÖsterreichMedizinische Universität Graz, Graz, Österreich

Prof. Dr. Bettina Sandgathe-Husebø Department of Global Public Health and Primary Care, University of Bergen, Alrek Healthcare Cluster, Bergen, Norwegen

Dr. Reinhard Sittl Fürth, Deutschland

Univ. Prof. Dr. Herbert Watzke ehem. Leiter der Klinischen Abteilung für Palliativmedizin, Medizinische Universität Wien, Wien, Österreich

Was ist Palliativmedizin? Was ist Palliative Care?

Stein Husebø und Gebhard Mathis

Inhaltsverzeichnis

Es geht nicht darum, dem Leben mehr Tage zu geben, sondern den Tagen mehr Leben. (Cicely Saunders)

1.1   Historische Wurzeln

Cicely Saunders (1918–2005) arbeitete zuerst als Sozialarbeiterin, dann als Krankenschwester und wurde schließlich Ärztin. Dieser persönliche Werdegang bildet den Hintergrund für ihr interprofessionelles Denken und Handeln. Ende der 1940er-Jahre begleitete sie über Wochen einen jungen krebskranken Mann, der unter starken Schmerzen litt. Er vererbte ihr ein bescheidenes Vermögen und bat sie, ein Hospiz einzurichten. Das 1967 eröffnete St. Christopher's Hospiz in

S. Husebø (✉)
Fana, Norwegen
E-Mail: steinhuse@gmail.com

G. Mathis
Rankweil, Österreich
E-Mail: gebhard.mathis@cable.vol.at

© Der/die Autor(en), exklusiv lizenziert an Springer-Verlag GmbH, DE, ein Teil von
Springer Nature 2023
S. Husebø et al. (Hrsg.), *Palliativmedizin*,
https://doi.org/10.1007/978-3-662-65768-3_1

London wurde unter der Leitung von Cicely Saunders zur Keimzelle der weltweiten Hospizbewegung und Entwicklung von *Palliative Care* (Saunders 1981).

Elisabeth Kübler-Ross (1926–2004) hat durch ihre 200 Interviews mit Sterbenden wesentlich dazu beigetragen, das Sterben zu enttabuisieren und diesen Prozess, den letzten Weg besser zu verstehen. Sie beschrieb in fünf Phasen des Sterbens die geistige Verarbeitung des Zwangs zum Abschied vom Leben:

1. Nicht-Wahrhabenwollen und Isolation,
2. Zorn,
3. Verhandeln,
4. Depression,
5. Akzeptanz.

Diese Strategien zur Bewältigung können nebeneinander vorhanden sein, können ganz ausbleiben, sich wiederholen und überschneiden (Kübler-Ross 1971).

Der kanadische urologisch-chirurgische Krebsspezialist Balfour Mount verzweifelte daran, als Arzt so wenig mit Sterben und Tod umgehen zu können und reiste spontan in das St. Christopher's Hospiz zu Cicely Saunders. Er prägte den Ausdruck Palliativmedizin, auch weil das Wort »Hospiz« in Kanada ein Pflegeheim meinte. Heute gilt er als Vater der *Palliative Care* in Nordamerika. Von Balfour Mount ist überliefert: »Hast du interdisziplinär gearbeitet? Zeig mir deine Narben.«

Palliative Medizin ist seit Menschengedenken der Schwerpunkt der Heilkunde. Bis zur Entwicklung der naturwissenschaftlichen Medizin ab dem 19. Jahrhundert gab es bei wenigen lebensbedrohlichen Krankheiten eine wirkliche Genesung durch Ärzte. Mit dem medizinischen Fortschritt entstand zunehmend das Bemühen um Heilung, jetzt als »kurativ« bezeichnet. Der kurative Anspruch war und ist oft hoch angesetzt, Sterben kann dann als berufliche Niederlage empfunden werden.

1.2 Definitionen, Begriffsbestimmungen und Deutungen

Es gibt weltweit über 20 Definitionen von *Palliative Care*, dazu ein Mehrfaches an Begriffsbestimmungen und deutenden Auslegungen. Hier soll zunächst die Definition der Weltgesundheitsorganisation (WHO) im Vordergrund stehen:

▶ **Definition „Palliative Care"** »Palliative Care ist ein Ansatz zur Verbesserung der Lebensqualität von Patienten und deren Familien, die mit Problemen konfrontiert sind, die mit einer lebensbedrohlichen Erkrankung einhergehen. Dies geschieht durch Vorbeugen und Lindern von Leiden, durch frühzeitiges Erkennen, untadelige Einschätzung und Behandlung von Schmerzen sowie anderen belastenden Beschwerden körperlicher, psychosozialer und spiritueller Art« (WHO 2007).

Die European Association for *Palliative Care* fügt den WHO-Inhalten noch dazu:

▶ **Definition „Palliative Care"** »Palliativmedizin ist interdisziplinär in ihrem Ansatz und umfasst die Patienten, die Familie und die Gemeinschaft in ihrem Ansatz. (In a sense, palliative care is to offer the most basic concept of care – that of providing for the needs of the patient wherever he or she is cared for, either at home or in the hospital.) In gewissem Sinne stellt Palliativmedizin die grundlegendste Form der Versorgung dar, indem sie die Bedürfnisse der Patienten versorgt ohne Berücksichtigung des Ortes, entweder zu Hause, im Krankenhaus oder in einer anderen Institution. Palliativmedizin bejaht das Leben und akzeptiert das Sterben als normalen Prozess (Palliative care affirms life and regards dying as a normal process) und will den Tod weder beschleunigen noch hinauszögern (It neither hastens nor postpones death). Ziel ist es, die bestmögliche Lebensqualität bis zum Tod zu bewahren (It sets out to preserve the best possible quality of life until death)«.

Noch einmal zurück zum Ausdruck »palliativ«, der von dem lateinischen Wort »pallium« kommt, das »Mantel« bedeutet. Dieser Mantel umhüllt, pflegt und schützt die lebensbedrohlich Kranken. Dieser Mantel hat mehrere Faltenwürfe, umfasst also mehrere Professionen und Disziplinen. Wenn eine Falte zu dominant wird oder alle gleichzeitig auf ihre Weise agieren, ohne sich ausreichend abzusprechen, kann der Mantel auch zu schwer werden (Abb. 1.1).

Gibt es einen Unterschied zwischen *Palliative Care* und Palliativmedizin? Dem Mantel entsprechend ist die Palliativmedizin ein Faltenwurf bzw. eine Säule von *Palliative Care*. Manche Vertreter aus den weiteren beteiligten Berufen fürchten eine Medikalisierung und Einverleibung durch die Medizin und deren Dominanz, was aus Erfahrung mit den alten Hierarchien durchaus berechtigt ist. Nicht alle,

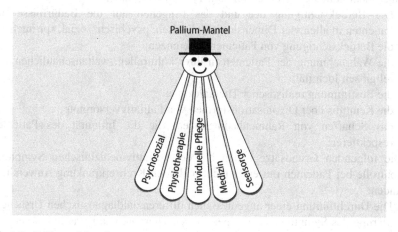

Abb. 1.1 Pallium – Mantel

die *Palliative Care* brauchen, brauchen in erster Linie auch Medizin, besonders, wenn diese monodisziplinär verstanden wird. Pflege, Sozialarbeit, Seelsorge, Physiotherapie, Trauerbegleitung und Angehörigenbetreuung schätzen Multiprofessionalität. Dadurch wächst die Empathie gegenüber Leidenden, andererseits können schwierige Situationen besser gemeinsam getragen werden (Bollig 2010). Der Begriff »*Palliative Care*« hat sich international durchgesetzt. In Deutschland wird zunehmend der Ausdruck »Palliativversorgung« verwendet (Radbruch und Payne 2011).

1.3   Grundsätze der Palliativversorgung

Aktuell wurde unter Federführung der Deutschen Gesellschaft für Palliativmedizin unter Mitarbeit von 69 Fachgesellschaften und weiteren 85 Experten eine sehr fundierte S3-Leitlinie erarbeitet, deren Grundsätze hier daher wortgleich zitiert werden (AWMF 2021):

1. Palliativversorgung stellt die Lebensqualität der Patienten, die von einer nicht heilbaren Krebserkrankung betroffen sind, und ihrer Angehörigen in das Zentrum aller Bemühungen.
2. Die Palliativversorgung ist durch einen multiprofessionellen und interdisziplinären Ansatz gekennzeichnet.
3. Die in der Palliativversorgung Tätigen sollen sich durch eine Haltung auszeichnen, die den Patienten als Person in seiner physischen, psychischen, sozialen und spirituellen Dimension wahrnehmen und seine Angehörigen mit einbeziehen, wahrhaftig im Umgang mit den Betroffenen sind und Sterben und Tod als einen Teil des Lebens akzeptieren.
4. Die folgenden Grundsätze sollen bei der Palliativversorgung von Patienten mit einer nicht heilbaren Krebserkrankung Anwendung finden:
   - Die Berücksichtigung der und das Eingehen auf die Bedürfnisse des Patienten in allen vier Dimensionen (physisch, psychisch, sozial, spirituell);
   - die Berücksichtigung von Patientenpräferenzen;
   - die Wahrnehmung der Patienten in ihrer kulturellen, weltanschaulichen und religiösen Identität;
   - die Bestimmung realistischer Therapieziele;
   - die Kenntnis über Organisationsformen von Palliativversorgung;
   - das Schaffen von Rahmenbedingungen, die die Intimität des Patienten respektieren.
5. Die folgenden Grundsätze sollen bei der palliativmedizinischen Symptomkontrolle bei Patienten mit einer nicht heilbaren Krebserkrankung Anwendung finden:
   - Die Durchführung einer angemessenen differenzialdiagnostischen Ursachenklärung des Symptoms zur zielgerichteten Therapie und Erfassung potenziell reversibler Ursachen;

- Der Einsatz von präventiven Maßnahmen und die Behandlung reversibler Ursachen, wenn möglich und angemessen;
- Die Durchführung einer symptomatischen Therapie – alleine oder parallel zu einer ursächlichen Therapie;
- Die Abwägung tumorspezifischer Maßnahmen (z. B. Strahlentherapie, operative Verfahren, medikamentöse Tumortherapien) mit dem primären oder alleinigen Therapieziel der Symptomlinderung. Voraussetzung ist eine interdisziplinäre Zusammenarbeit zwischen den jeweiligen Fachbereichen und der Palliativmedizin; Grundsätze der Palliativversorgung Leitlinienprogramm Onkologie I S3-Leitlinie Palliativmedizin I Version 2.3 I Februar 2021;
- Die Abwägung von Nutzen und Belastung der oben benannten Maßnahmen im offenen und ehrlichen Austausch mit dem Patienten und ggf. seinen Angehörigen;
- Bei Fragen der Medikamentenapplikation sollte die Expertise eines Apothekers/Klinischen Pharmazeuten eingeholt werden;
- Der Patientenwille ist in jeder Phase der Behandlung einschließlich der Sterbephase zu beachten. Kann der Patient sich selbst nicht äußern, hat der Patientenvertreter (durch schriftliche Vorsorgevollmacht befugte Person oder gerichtlich bestellter Betreuer) den Patientenwillen festzustellen und dies mit dem Arzt zu besprechen. Dabei sind eine schriftliche Patientenverfügung und andere Willensbekundungen des Patienten (z. B. mündlich oder schriftlich geäußerte Behandlungswünsche, sonstige Willensbekundungen) einzubeziehen.
6. Die folgenden Grundsätze sollen bei der Palliativversorgung von Angehörigen von Patienten mit einer nicht heilbaren Krebserkrankung Anwendung finden:
   - Die Berücksichtigung der und das Eingehen auf die Bedürfnisse und die Belastung der Angehörigen;
   - Die Bestimmung realistischer Ziele;
   - Die Kenntnis und Information über spezifische Unterstützungsangebote für Angehörige.
7. Die folgenden Grundsätze sollen für die in der Palliativversorgung von Patienten mit einer nicht heilbaren Krebserkrankung handelnden Personen Anwendung finden:
   - Die Bereitschaft, sich mit den eigenen Möglichkeiten und Grenzen in Bezug auf die Themen Sterben, Tod und Trauer auseinanderzusetzen und die eigene Endlichkeit bewusst zu reflektieren;
   - Die Nutzung eigener und angebotener Möglichkeiten der Salutogenese und Selbstfürsorge;
   - Die Bereitschaft, sich fachlich zu qualifizieren;
   - Das Schaffen von geeigneten Rahmenbedingungen durch Menschen in Leitungsfunktionen.

Die Palliativversorgung ist durch einen multiprofessionellen und interdisziplinären Ansatz gekennzeichnet (Abb. 1.2).

1.4   Versorgungsstrukturen für Hospizarbeit und Palliative Care

Die konkrete Umsetzung von Palliative Care und Palliativmedizin ist den einzelnen Ländern aufgrund spezieller kultureller Gegebenheiten sowie den sozialrechtlichen und sozialökonomischen Voraussetzungen unterschiedlich. Bezüglich der etwas differenzierteren Lage in Deutschland wird auf die eben aktualisiert S3-Leitlinie und weitere Kapitel in diesem Buch verwiesen.

Als ein Modell wird hier der österreichische Plan vorgestellt (Gesundheit Österreich 2014). Eine abgestufte Hospiz- und Palliativversorgung ergänzt mit ihren sechs spezialisierten Leistungsangeboten die Einrichtungen und Dienstleister im Gesundheits- und Sozialwesen.

Die **Palliativstation** ist eine innerhalb eines Akutkrankenhauses bzw. im Verbund mit einem Akutkrankenhaus eigenständige Station, die auf die Versorgung von Palliativpatienten spezialisiert ist. Eine Palliativstation wird autonom geführt bezüglich Aufnahme, Behandlung und Entlassung von Patienten. Zielgruppe sind Palliativpatienten mit komplexer medizinischer, pflegerischer oder psychosozialer

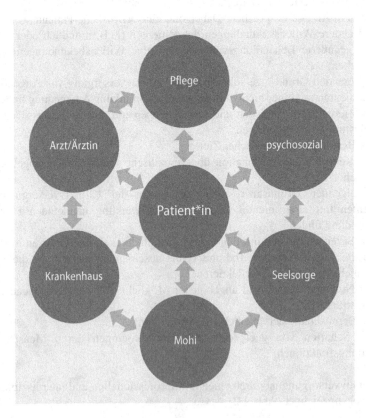

Abb. 1.2 Palliative Care ist ein Netzwerk. Mohi = Mobiler Hilfsdienst

Symptomatik und akutem, hohem Betreuungsaufwand, weswegen ein Verbleib zu Hause oder in einer anderen Einrichtung nicht möglich ist.

Ziel der Behandlung und Betreuung ist das bestmögliche Lindern der oft vielfältigen Symptome. Eine Entlassung der Patienten wird angestrebt (nach Hause oder in eine andere adäquate Einrichtung). An- und Zugehörige werden begleitet und nach Möglichkeit in die Betreuung mit einbezogen.

Das **stationäre Hospiz** ist eine Einrichtung mit einer eigenen Organisationsstruktur, die auf eine längerfristige Betreuung bis zum Tod von Palliativpatienten spezialisiert ist. Es kann einer stationären Pflegeeinrichtung zugeordnet sein. In stationären Hospizen agieren die Verantwortlichen bezüglich Aufnahme, Behandlung und Entlassung von Patienten autonom.

Zur Zielgruppe zählen Palliativpatienten in der letzten Lebenszeit mit komplexer pflegerischer, psychosozialer oder medizinischer Symptomatik und hohem Betreuungsaufwand, bei denen eine Behandlung im Krankenhaus nicht erforderlich und eine Betreuung zu Hause oder in einem Pflegeheim nicht möglich ist.

Ziele sind das Lindern von Symptomen und das Erreichen eines hohen Maßes an Lebensqualität von Betroffenen bis zum Ableben sowie das Begleiten von An- und Zugehörigen auch über den Tod des Patienten hinaus.

Das **Tageshospiz** bietet Palliativpatienten Behandlung, Beratung und Begleitung tagsüber an. Psychosoziale und therapeutische Angebote dienen dazu, den Tag zu gestalten und die Gemeinschaft gleichermaßen Betroffener zu erleben. Zielgruppe sind Palliativpatienten, die mobil bzw. transportfähig sind, und deren An- und Zugehörige.

Ziele sind das Erweitern des Lebensumfeldes, um soziale Isolation zu verhindern, Gemeinschaft in einer Gruppe gleichermaßen Betroffener zu ermöglichen, die An- und Zugehörigen zu entlasten und Krankenhausaufenthalte zu reduzieren.

Der **Palliativkonsiliardienst** wird von einem multiprofessionell zusammengesetzten Team im Krankenhaus gebildet und unterstützt in erster Linie das betreuende ärztliche Personal und Pflegepersonen in den Stationen und in den Ambulanzen. Entscheidungen über die durchzuführenden Maßnahmen und deren Umsetzung obliegen dem betreuenden ärztlichen Personal und den Mitarbeitenden. Auftrag ist es, spezielle palliativmedizinische, -pflegerische, psychosoziale und kommunikative Expertise und Kompetenzen in den Abteilungen und Ambulanzen der Krankenhäuser zur Verfügung zu stellen und Entscheidungsprozesse vor Ort zu unterstützen.

Das **mobile Palliativteam** (vergleichbar mit der ambulanten spezialisierten Palliativversorgung in Deutschland) ist ein multiprofessionell zusammengesetztes Team, das sich in erster Linie an die Betreuenden von Palliativpatienten zu Hause oder im Heim wendet. Auftrag ist es, vor Ort spezielle palliativmedizinische und -pflegerische Expertise zur Verfügung zu stellen und Entscheidungsprozesse zu unterstützen. In Absprache mit den Betreuenden kann das Team gegebenenfalls auch medizinische, pflegerische, therapeutische und/oder soziale Maßnahmen beim Patienten durchführen.

Das **Hospizteam** besteht aus qualifizierten ehrenamtlichen Hospizbegleitern und mindestens einer hauptamtlichen koordinierenden Fachkraft. Es bietet Palliativpatienten und deren An- und Zugehörigen mitmenschliche Begleitung und Beratung sowie Trauerbegleitung. Das Hospizteam leistet einen wesentlichen Beitrag zur psychosozialen und emotionalen Entlastung von Palliativpatienten, An-/Zugehörigen und betreuenden Berufsgruppen (Gesundheit Österreich 2014).

Beim Einsatz von Ehrenamtlichen stellt sich die Frage, ob diese in Zukunft nicht auch über den psychosozialen Bereich hinaus unterstützen sollen oder gar müssen, wie das bei Hospizdiensten in England bereits üblich ist. Rüstige Rentner können „schwächelnden Alten" helfen. Dies wird eine neue multiprofessionelle Frage sein, die auch in den rechtlichen Fragen zu klären ist, bevor die hochentwickelten Sozialsysteme nicht mehr ausreichend erhalten werden können.

Literatur

AWMF-Leitlinienprogramm Onkologie I S3-Leitlinie Palliativmedizin-Kurzversion I Version 2.3
    I Februar 2021
Bollig G, Unger M, Pani B (2010) Gibt es einen Unterschied zwischen Palliative Care und
    Palliativmedizin? Z Palliativmed 11:304–313
Gesundheit Österreich (2014) Abgestufte Hospiz- und Palliativversorgung für Erwachsene
    Bundesministerium in Wien. https://www.sozialministerium.at, Stubenring 1 · 1010 Wien
    Download am 08.05.23, Verlagsort Wien
Kübler-Ross E (2001) Interviews mit Sterbenden. Droemer Knaur, München
Martina Kern, Monika Müller, Klaus Aurnhammer: WHO Basiscurriculum Palliative Care, Pallia
    Med Verlag Bonn, 2.überarbeitete Auflage 2007, ISBN 3-993154-08-8
Radbruch L, Payne S (2011) Standards und Richtlinien für Hospiz-und Palliativversorgung in
    Europa: Teil 1. Z Palliativmed 12:216–227
Saunders C (1981) Hopice: the living idea. Arnold, London

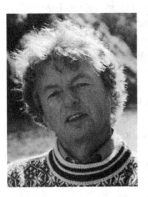

Dr. med. Stein Husebø Medizinstudium in Graz und Lübeck

1982	Leiter des ersten norwegischen Teams für Schmerztherapie und Palliativmedizin, Universitätskrankenhaus Bergen, Norwegen
1984	Leitender Redakteur der Skandinavischen Zeitschrift für Palliativmedizin
1988	Gründungsmitglied und erster Präsident der Skandinavischen Gesellschaft für Palliativmedizin
1989	Gründungsmitglied der Europäischen Gesellschaft für Palliativmedizin
1990	Chefarzt für Anästhesie, Intensivmedizin und Schmerztherapie an der Universitätsklinik Bergen
1995	Gastwissenschaftler in Bonn, gefördert von der Deutschen Krebshilfe
1998	Gastprofessur an der Universität Wien

1998   Leiter eines nationalen Projekts im Rote-Kreuz-
Geriatriezentrum, Bergen, »Palliativmedizin für alte
Menschen«

2000   Deutscher Schmerzpreis

2003   Gastprofessor an der IFF, Fakultät für
interdisziplinäre Forschung und Fortbildung der Universität Klagenfurt/Wien

2003   Leiter des europäischen Projekts: »Würde für die
schwächsten Alten«

2008   Auszeichnung durch das Norwegische Rote Kreuz

2008   Eröffnung des Zentrums für »Würde – Fürsorge und
Behandlung alter Menschen«, Rote Kreuz Pflegeheim, Bergen

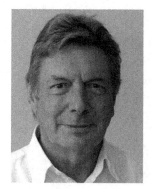

Univ. Prof. Dr. Gebhard Mathis Medizinstudium in Wien

1978   Ausbildung zum Internisten in Hohenems,
Feldkirch, Wien (Kardiologie) und St. Gallen
(Onkologie)

1987   Oberarzt der Internen Abteilung des Krankenhauses Hohenems

1993–2006   Chefarzt der Internen Abteilung Landeskrankenhaus Hohenems

1993   Lehrbefugnis für Innere Medizin an der Universität Innsbruck

1998   a. o. Univ.-Professor an der Medizinischen
Universität Innsbruck

1999   Medizinischer Leiter des interdisziplinären
Palliativlehrgangs im Bildungshaus Batschuns

2000   Mitarbeit am Palliativkonzept Vorarlberg »für
alle die es brauchen«

2003   Aufbau, Eröffnung und Leitung der Palliativstation am Landeskrankenhaus Hohenems

2006   Freie Praxis als Internist und umfassende Lehr-
tätigkeit

2009   Präsident der Österreichischen Krebshilfe
Vorarlberg

2012   Toni-Russ-Preis für den Aufbau der Palliativmedizin in Vorarlberg

2012   Großes Verdienstzeichen des Landes Vorarlberg

Ethik

2

Stein Husebø

S. Husebø (✉)
Fana, Norwegen
E-Mail: steinhuse@gmail.com

© Der/die Autor(en), exklusiv lizenziert an Springer-Verlag GmbH, DE, ein Teil von
Springer Nature 2023
S. Husebø et al. (Hrsg.), *Palliativmedizin*,
https://doi.org/10.1007/978-3-662-65768-3_2

„Die für uns wichtigen Aspekte der Dinge sind durch ihre Einfachheit und Alltäglich-
keit verborgen – man kann es nicht bemerken, weil man es immer vor Augen hat. Die
eigentlichen Grundlagen seiner Forschung fallen dem Menschen gar nicht auf." (Ludwig
Wittgenstein)

2.1   Autonomie oder Paternalismus?

Wie alles menschliche Handeln ist auch und gerade das Tun des Arztes ethischen,
d. h. sittlichen Wertungen unterworfen. Diese führen zu gewichtigen Fragen, über
die in der Medizin nur selten gesprochen wird, wie z. B.:

- Wann beginnt das Leben?
- Wann ist eine Therapie zu beenden?
- Wo verläuft die Grenze zwischen aktiver und passiver Sterbehilfe?
- Müssen lebensbedrohliche Komplikationen immer behandelt werden?
- Es gibt aber auch alltägliche, scheinbar unbedeutende Fragen ethischer Art, die
  für einen Patienten wichtig sein können:
- Wie kann ich mir ein Bild von den Bedürfnissen eines Patienten machen, damit
  ich diesem in bestmöglicher Weise gerecht werden kann?
- Wie vorsichtig und wie deutlich muss ich bei der Aufklärung sein?
- Kann es sein, dass die Informationen, die ich dem Patienten gebe, so
  kompliziert sind, dass sie mehr Unsicherheit und Verwirrung hervorrufen, als
  dass sie zur Klarheit beitragen?

Von großer Bedeutung für die Kommunikation zwischen dem Arzt und seinem
Patienten sind oft Kleinigkeiten während der ersten Begegnung, die aber in entscheidender Weise mitbestimmen, ob das zukünftige Verhältnis zwischen beiden
durch Bereitschaft und Offenheit oder durch Ablehnung und Gleichgültigkeit
geprägt ist. Das Verhalten des Arztes wird vom Kranken aufmerksam registriert:

- Hat er herzlich und offen gegrüßt?
- Wie war der Händedruck?
- Hat der Arzt ein Interesse daran, Näheres über mich, meine Herkunft, meine
  Interessen zu erfahren?
- Hat er sich hingesetzt?
- Hat er mir in die Augen gesehen?
- Hat er Pausen gemacht, um mir zu erlauben, Fragen zu stellen, die für mich
  wichtig sind?
- Worüber wurde bei der Visite nicht gesprochen?

Für die Zukunft des Patienten und für das Vertrauensverhältnis zwischen Arzt und Patient ist es von entscheidender Bedeutung, wie diese und ähnliche Fragen beantwortet werden (Randall und Downie 1996). Um diesen Ansprüchen gerecht zu werden, sollte der Arzt während seines Studiums mit den elementaren Fragen der Kommunikation vertraut gemacht werden.

Wohl wäre es wünschenswert, wenn jeder Arzt während seines Studiums eine Unterweisung für den Umgang mit Patienten bekäme. Noch wichtiger wäre es freilich, mehr über seine eigenen persönlichen Stärken und Schwächen im Umgang mit anderen Menschen zu erfahren, um Unzulänglichkeiten in der Ausübung seines Berufes berücksichtigen zu können (Fallowfield 1997).

Das gilt vor allem für die in der Palliativmedizin tätigen Ärzte, da deren Tätigkeit über das Medizinisch-Fachliche hinaus eine besondere Aufgeschlossenheit für ethische Fragen erfordert. Es ist nicht möglich, sich ohne ethische Einstellung mit schwer kranken Patienten zu beschäftigen und dies immer wieder neu zu überdenken.

Der Tod ist seit jeher eine Herausforderung für den Menschen. Wer täglich mit dem Tod in Berührung kommt, gewinnt eine bewusstere Haltung zum Leben und zu religiösen, ethischen und moralischen Fragen.

Die Ethik der Palliativmedizin beschränkt sich dabei keineswegs nur auf Fragen des Sterbens. Sie ist immer durch eine intensive Auseinandersetzung mit dem Alltagsleben gekennzeichnet (Randall und Downie 1996):

- Es geht um das Leben der Patienten, die bei fortschreitender Krankheit die ihnen verbleibende Zeit zu gestalten haben.
- Es geht um die Angehörigen der Patienten, denen eine Lebenswende bevorsteht; es geht darum, wie sie mit ihren Gedanken, Gefühlen und praktischen Problemen am besten fertig werden.
- Und es geht um den Arzt, der immer wieder mit der bedrückenden Tatsache konfrontiert wird, dass ein Patient nicht geheilt werden kann und in seiner Gegenwart eine schwere Zeit durchlebt.
- Schließlich geht es um die anderen Berufsgruppen, die es sich zur Aufgabe gesetzt haben, schwer kranke Patienten zu betreuen und zu behandeln.

Alle werden von einer solchen Begegnung mit dem Sterben und dem Tod beeinflusst und zum Nachdenken angeregt.

2.1.1 Ethik und Moral

Bevor näher auf ethische Fragen des medizinischen Alltags eingegangen wird, sei ein kurzer Blick auf die Begriffe »Ethik« und »Moral« geworfen.

Während unter »Moral« die sittliche Grundhaltung eines Einzelnen, einer Gruppe, einer Zeitperiode verstanden werden kann, beschäftigt sich die »Ethik« u. a. mit der Suche nach allgemeingültigen Antworten auf die Frage: »Was ist ein gutes Leben?«. Daraus entsteht für das Gesundheitswesen die Frage: »Wie können wir ein gutes Leben für unsere Patienten fördern und eine so gut wie mögliche Lebensqualität für sie aufrechterhalten?«

Die moralischen Vorstellungen eines Menschen sind aus seinem kulturellen und gesellschaftlichen Umfeld erwachsen. Sie bestimmen sein Alltagsleben, seinen Umgang mit seiner Familie und anderen Menschen. Auch das Wirken medizinischer Berufsgruppen und das verantwortliche Handeln der Ärzte werden von bestimmten moralischen Regeln geprägt. Diesen Regeln fehlt aber das Merkmal der Allgemeingültigkeit. Um solche allgemeingültigen Einsichten und Bewertungsmaßstäbe für das menschliche Handeln bemüht sich die Ethik seit den Zeiten der großen Philosophen Sokrates, Platon und Aristoteles, denen auch der Arzt Hippokrates beizuordnen ist, bis auf den heutigen Tag.

Ethik darf dabei keineswegs als etwas Theoretisches betrachtet werden, als etwas, das den Philosophen und Weisen zu überlassen sei. Ethische Fragen und Probleme sind wichtig für uns alle; sie begegnen uns zahlreiche Male an jedem Tag, ohne dass wir uns dessen bewusst werden. Der folgende Text des zeitgenössischen dänischen Moralphilosophen Lögstrup drückt sehr deutlich aus, wie entscheidend ethisches Denken und Handeln im Alltag für uns und unseren Nächsten sein kann:

> Der Einzelne hat niemals mit einem anderen Menschen zu tun, ohne dass er etwas von dessen Leben in seiner Hand hält. Es mag wenig sein: eine vorübergehende Stimmung, eine Heiterkeit, die man erstickt oder erweckt; ein Leiden, das vertieft oder gelindert wird. Aber es kann auch unendlich viel sein, sodass der Einzelne es in seiner Hand hat, ob das Leben des Anderen gelingt oder nicht gelingt. (Lögstrup 1989)

Dass auch und gerade der Arzt »es in seiner Hand hat, ob das Leben des Anderen gelingt oder nicht gelingt«, braucht nicht besonders betont zu werden. Dabei ist zu berücksichtigen, dass das Bedenken der ethischen Probleme innerhalb des medizinischen Fachgebietes, die medizinische Ethik, auf das Engste verknüpft ist mit Entscheidungen über die Anwendungen medizinisch-fachlicher Kenntnisse und Mittel. Das zeigt sich besonders, wenn es um Fragen geht, deren Beantwortung über Leben und Tod entscheidet. Die diese Antwort tragende medizinisch-ethische Grundhaltung ist von zentraler und allgemeiner Bedeutung für den Arzt, den Patienten, die Angehörigen und die Gesellschaft.

Bevor wir anhand einiger Beispiele medizinisch-ethische Fragen erörtern, erscheint es sinnvoll, zwei Hauptrichtungen in der neuzeitlichen Ethik kurz vorzustellen. Sie sind durch die Namen Immanuel Kant (1724–1804) und John Stuart Mill (1806–1873) gekennzeichnet. Kant, der sich in seinem Werk »Kritik der praktischen Vernunft« grundlegend zu ethischen Fragen äußert, sieht moralisches Handeln an das Gesetz des »kategorischen Imperativs« gebunden:

»Handle so, dass die Maxime deines Willens jederzeit zugleich als Prinzip einer allgemeinen Gesetzgebung gelten könnte.«

Die Pflicht, dem kategorischen Imperativ gemäß zu handeln, hat einen absoluten Charakter. Nicht Nutzen oder Schaden einer Tat entscheiden über ihre sittliche Qualität, sondern die Überzeugung des Handelnden, dass sein Tun grundsätzlich von allen Menschen so vollzogen werden kann und soll.

Dieser »Pflichtethik« steht die aus dem Utilitarismus des 19. Jahrhunderts hervorgegangene, vor allem durch Mill vertretene »Konsequenzethik« gegenüber. Sie fordert ein Handeln, das durch den Gedanken an den Nutzen eines Einzelnen, einer Gruppe, der Menschheit bestimmt wird. Bei anstehenden Problemen ist die Lösung zu bevorzugen, die so viel Gutes bzw. so wenig Schlechtes wie möglich für *alle* verspricht.

Das unterschiedliche Denken beider ethischen Richtungen hat natürlich auch die medizinische Ethik beeinflusst. Die konventionelle medizinische Denkweise war wohl durchgängig von der Pflichtethik bestimmt. Der Arzt verfügte über das notwendige Wissen und Können. Er setzte es nach bestem Wissen ganz im Interesse des Patienten ein, ohne diesen an seinen Entscheidungen zu beteiligen.

Eine Einflussnahme der Konsequenzethik auf das medizinisch-ethische Denken zeigt sich heute dadurch, dass dem Patienten ein Recht auf Entscheidung bzw. Mitentscheidung bei ärztlichen Maßnahmen eingeräumt ist. Anstelle des an den Arzt gerichteten »Du sollst…!« ist ein Prozess gemeinsamen Überlegens getreten, eines gemeinsamen Erwägens der Fragen, was unter den vorhandenen Möglichkeiten gut oder schlecht, nützlich oder weniger gut sei.

Das Gemeinte wird an einem Beispiel aus der Praxis deutlich:

Fallbeispiel

Eine Frau, Mitte 60, hatte mich rufen lassen. Es ging um ihre Schmerzen, aber auch um ihren bevorstehenden Tod. Ihr körperlicher Zustand war von fortgeschrittener Metastasierung geprägt. Sie war bettlägerig und konnte keine Nahrung mehr behalten. Schließlich fragte sie: »Wie lange noch?«. Wir hatten uns wiederholt über diese Frage unterhalten; sie hatte nach allen Erfahrungen nur noch Tage zu leben und es schien ihr wichtig, eine offene Antwort zu bekommen. Ich machte ihr vorsichtig klar, dass ihr aller Wahrscheinlichkeit nach nur noch kurze Zeit bliebe, vielleicht Wochen, vielleicht nur Tage. Sie nahm es gefasst auf. Ihr Mann war vor Jahren gestorben. Ich fragte nach den Kindern. Ihre Tochter war Schauspielerin. Sie hatte die Mutter im Krankenhaus noch nicht besucht. Sie sei beschäftigt, sagte die Mutter; in der nächsten Woche gebe es eine Premiere.

Ich fragte, ob ich die Tochter anrufen dürfe. Das wollte die Mutter nicht. Das Gespräch ging zu Ende; ich versprach, am nächsten Tag wiederzukommen. Als ich davonging, dachte ich über die Autonomie der Patientin nach. Es war ihr eindeutiger Wunsch, dass ich ihre Tochter nicht anrufen sollte. Auf der anderen Seite hatte ich das Gefühl, dass diese Tochter sehr viel für die Mutter bedeutete und dass diese die Tochter vor ihrem bevorstehenden Tod schützen wollte. Alle meine Gefühle und Instinkte sagten mir, dass es eine Unterlassungssünde sei, sie nicht anzurufen. Was tun?

Ich ging zurück, setzte mich hin und sagte: »Ich habe ein Problem. Ich muss deine Tochter anrufen. Ich glaube, sie würde mir nie verzeihen, wenn sie erfährt, dass du nicht mehr am Leben bist und sie keine Nachricht bekommen hat, damit sie dich noch rechtzeitig besuchen konnte. Sie muss selbst entscheiden, ob sie kommen kann oder nicht.« Dabei betrachtete ich die Mutter aufmerksam. Sie schwieg. Aber in den Augen war deutlich eine Erleichterung zu erkennen, dass die Entscheidung von ihren Schultern genommen war. Die Tochter kam auch; beide erlebten wichtige Tage zusammen, bevor die Mutter starb. Die Tochter drückte wiederholt ihre Dankbarkeit dafür aus, dass sie angerufen wurde. ◄

Dieses Beispiel zeigt, wie schwer es ist zu wissen, was die Patienten mit ihren Aussagen ausdrücken wollen, weil unsere Sprache begrenzt ist und weil wir nicht in der Lage sind, im Voraus zu wissen, wie wir uns ausdrücken müssen, damit unser Zuhörer das versteht, was wir verstanden wissen wollen.

Ich hatte das Gefühl, dass die Mutter etwas Anderes zum Ausdruck bringen wollte als das, was sie sagte – etwa: »Ich liebe meine Tochter. Ich möchte sie schützen vor meinem Tod. Es ist für mich schwierig zu sterben. Ich brauche jetzt Hilfe. Bitte nimm mich ernst und versuche zu verstehen, was mich bedrückt.«

Der Verlauf dieser Geschichte hätte aber auch ein anderer sein können. Die Mutter hätte mir wiederholt und eindeutig verbieten können anzurufen. Oder die Beziehung zu ihrer Tochter oder die Beziehung der Tochter zur Mutter hätten gestört sein können. Nur ein ausführliches Gespräch und häufiger gestellte Fragen können klären, welche guten oder welche schlechten Konsequenzen eine bestimmte Intervention haben kann.

Kommunikation findet immer zwischen mehreren Menschen statt. Nur durch gegenseitiges Vertrauen, Zuhören, Beobachten, Fragen, Wiederholen und Probieren kann Kommunikation gelingen. Ohne Kommunikation ist das Recht auf Entscheidung bzw. Mitentscheidung des Patienten nicht mehr wert als Druckerschwärze auf dem Papier.

Im Gespräch mit der Mutter taten sich zwei gleich schwer zu bewältigende Möglichkeiten auf (ein echtes »Dilemma«). Welche Entscheidung war in ihrer Situation die richtige? Die Mutter selbst wusste es nicht.

Die Situation, dass ein Patient oder seine Angehörigen andere Perspektiven entwickeln oder andere Prioritäten setzen als der Arzt, kommt häufig vor. Worauf aber gründen sich in solchen Fällen die Entscheidungen des Arztes?

Bevor wir diese Frage zu klären versuchen, ist es erforderlich, einige Begriffe zu definieren:

- Autonomie: Das Recht des Patienten, selbst Entscheidungen zu treffen.
- Paternalismus : Die Haltung des Arztes, der für einen Patienten eine Entscheidung trifft, da er aufgrund seiner besseren Einsichten weiß, was in einer bestimmten Situation für diesen das Beste ist.
- Weicher« Paternalismus: Der Patient wird vor unmöglichen Entscheidungen geschützt.
- Informiertes Einverständnis (»informed consent«) bedeutet, dass der Patient nicht einer Behandlung oder einem wissenschaftlichen Experiment ausgesetzt werden kann, ohne vorher ausreichende Informationen über die Diagnostik,

die Behandlung und deren Konsequenzen erhalten zu haben und vor der Behandlung ausdrücklich und freiwillig „Ja" zu der vorgeschlagenen Therapie gesagt zu haben.

Die Autonomie des Patienten, sein Recht auf Selbstbestimmung, spielt heute in der medizinischen Ethik eine entscheidende Rolle (Eser et al. 1992; Tranöy 1992). Das war keineswegs immer so. Bis etwa 1970 war es normal, dass der Arzt oft ohne vorherige Rücksprache mit dem Patienten wichtige Entscheidungen über Therapie und Operation völlig selbstständig traf (Paternalismus). Es stellt sich nun aber die Frage, ob es immer gut ist, wenn der Patient entscheidet oder mitentscheidet. Wird er nicht häufig vor Fragen gestellt, die er nicht beantworten kann?

Ist er nicht überfordert, wenn er über die Anwendung ärztlicher Maßnahmen entscheiden soll, deren Voraussetzungen und Konsequenzen er einfach nicht überblickt?

2.1.2 Der Helfer muss zuerst knien vor dem, dem er helfen möchte

Es ist für den Arzt keine leichte Aufgabe, die Meinungen des Patienten zu respektieren. Aber wie zeigt man diesen Respekt? Im Falle der oben beschriebenen Patientin bestand die Aufgabe darin, nicht nur zu hören, was die Patientin sagte, sondern auch zu ergründen, was sie noch nicht aussprechen konnte, ihr durch Zuhören und Hinterfragen die Möglichkeit zu geben, das Unausgesprochene doch zu sagen.

Der aufmerksame Arzt wird sich in solchen Situationen zwei Fragen stellen:

- Welches anstehende Problem gilt es zu verdeutlichen?
- Wie gebe ich dem Patienten am besten die Möglichkeit, das Problem zu erfassen und die richtigen Entscheidungen zu treffen?

Der Arzt hat dabei alles in seiner Hand. Er kann sich dafür entscheiden, den Patienten offen, verständlich und vollständig zu informieren. Er kann einen Teil der wichtigen Informationen zurückhalten, oder er kann, was häufiger vorkommt, die Information in eine für den Patienten unverständliche Fachsprache fassen (Fallowfield 1997). Er kann den Patienten auf den Weg zu einer freien Entscheidung bringen, indem er seinen Darlegungen etwa hinzufügt: »Ich möchte versichern, dass Sie, unabhängig davon, für welche der möglichen Alternativen Sie sich entscheiden, meiner vorbehaltlosen und vollen Unterstützung gewiss sein können.«

Der Arzt kann aber auch, wenn er davon überzeugt ist, dass er eine oder mehrere der angebotenen Alternativen mit seiner Überzeugung nicht vereinbaren kann, dem »kategorischen Imperativ« folgen und die Entscheidung des Patienten in seinem Sinne massiv beeinflussen, indem er etwa ausführt: »Bitte sehen Sie ein, dass die von Ihnen erwogene Behandlung eine Reihe von für Sie sehr unangenehmen Nebenwirkungen nach sich ziehen wird, ohne dass wir die geringste Gewissheit haben, dass sie Ihre Krankheit positiv beeinflussen könnte.«

Sollte der Patient weiterhin die ärztlicherseits vorgeschlagene alternative Behandlungsmöglichkeit ablehnen, bleibt dem Arzt, was nicht selten vorkommt, als letzte Möglichkeit sich durchzusetzen, die Drohung mit der Aufgabe der Betreuung: »Bitte sehen Sie ein, dass ich unmöglich die Verantwortung für Ihre Behandlung weiterhin übernehmen kann. Falls Sie auf der nach meiner Auffassung nicht vertretbaren Behandlung bestehen, müssen Sie sich einen anderen Arzt suchen.« (Callahan 1991)

Es ist einleuchtend, dass eine solche »Lösung« für beide Seiten unbefriedigend wäre. Sie ist, von Ausnahmen abgesehen, vermeidbar, wenn dem Prinzip des informierten Einverständnisses (»informed consent«) Geltung verschafft wird. Das Recht des Patienten auf Information ist zu respektieren.

Es schließt auch das Recht ein, unangenehme Fragen zu stellen und ggf. eine vorgeschlagene Therapie abzulehnen. Für den Arzt, der das Beste für den Kranken will und dessen Handeln durch eine auf Fachkompetenz beruhende Verantwortlichkeit bestimmt ist, kommt es dann darauf an, im Gespräch dem Patienten ein Gefühl der Geborgenheit zu vermitteln und durch ausgiebige Information eine Entscheidung herbeizuführen, die keine negativen Konsequenzen für das beiderseitige Verhältnis hat.

Das Recht des Patienten auf Selbstbestimmung findet da seine Grenze, wo dieser eine Behandlung fordert, die nach Kenntnis des Arztes keinerlei Einfluss auf den Verlauf der Krankheit hat, möglicherweise sogar zu lebensbedrohlichen Folgen führt. An seine Stelle sollte dann sinnvollerweise die auf Vertrauen und Information gegründete Mitbestimmung des Patienten treten.

Ihre Handhabung und ihre Problematik sei an einem angenommenen Beispiel verdeutlicht: Ein Patient, der so unter einer fortgeschrittenen Krankheit leidet, dass er das Leben für unerträglich hält, bittet den Arzt, ihm durch Verabreichung einer Überdosis an Medikamenten weiteres Leiden zu ersparen. Es ist eine Bitte um aktive Sterbehilfe.

Viele Ärzte werden in aller Bestimmtheit diese Bitte ablehnen; für sie gilt diesbezüglich der »kategorische Imperativ«. Ein Arzt kann aber auch, anstatt die Bitte kategorisch abzulehnen, versuchen, mit großer Geduld die tieferen Gründe für den Wunsch des Patienten, sein Leben zu beenden, zu erfahren.

In dieser Alternative spiegelt sich der oben aufgezeigte Gegensatz der durch Kant und Mill vertretenen ethischen Auffassungen. Nach Kant muss der Wunsch des Patienten kategorisch abgelehnt werden, weil er gegen eines der grundlegenden ethischen Gesetze verstößt: Du sollst nicht töten. Nach Mill hätte der Arzt zu fragen, was dem Patienten den größten Nutzen bringe. Bei ihm stehen Fragen, die das Wohlergehen des Patienten betreffen, im Vordergrund: Was kann ich Gutes für den Patienten tun? Wie kann ich die Hintergründe für seine Ängste und sein Leiden besser verstehen? Die Nutzethik (Mill) würde hinterfragen, welchen Nutzen der Patient – andere Patienten – der Arzt – die Gesellschaft bei der einen oder anderen Entscheidung haben. Dabei stellt sich wieder die Frage, ob die von uns vorgezogene Handlung wirklich im Interesse des Patienten liegt.

Die beiden ethischen Grundhaltungen stehen seit jeher in einem scharfen Gegensatz zueinander; wir müssen uns mit beiden Richtungen auseinandersetzen. Es gibt einerseits moralische Grenzen unseres Handelns, die in jedem Fall zu beachten sind. Andererseits müssen wir aufgeschlossen sein für alles, was für den Patienten von Nutzen sein könnte.

Es liegt in der Hand des Arztes, Entscheidungen der Patienten und ihrer Angehörigen durch Information, Desinformation oder deren Unterlassung zu manipulieren; d. h. damit wird er in der Regel die Antwort bekommen, die er hören möchte. Es ist dann eine auf seine Verantwortung und Fachkompetenz gegründete Entscheidung: Paternalismus.

Paternalismus ist manchmal notwendig. Wenn etwa ein Schwerverletzter ins Krankenhaus eingeliefert wird und lebensrettende Maßnahmen innerhalb von Minuten eingeleitet werden müssen, bleibt kaum Zeit für Information und Debatte mit Patient oder Angehörigen. Sie müssen dem Fachpersonal vertrauen und es ist die Aufgabe des Arztes, diesem Vertrauen gerecht zu werden.

Wenn bei einem schwerkranken, beatmeten Kind auf einer Intensivstation trotz aller Therapiebemühungen ein Hirntod diagnostiziert wird, dann wäre es für die Eltern eine unzumutbare Belastung, ihnen die Entscheidung zu überlassen, ob die Beatmung beendet oder fortgeführt werden solle.

In einer solchen Situation könnte der Arzt nach einleitenden Worten die Aussage machen: »Bei der letzten Untersuchung wurde festgestellt, dass bei Ihrem Kind die Funktion des Gehirns unwiderruflich erloschen ist.« Er könnte dann fortfahren: »Wir haben die Situation sehr, sehr genau überlegt. Unter diesen Umständen halten wir es für Sie und für Ihr Kind für das Beste, wenn wir jetzt die Therapie und die Beatmung beenden.«

Eine andere Lage ist es für die Eltern, wenn der Arzt nach der oben erwähnten Einleitung sagt: »Aber diesen Entschluss, jetzt die Therapie zu beenden, wollen wir selbstverständlich nicht fassen ohne Ihre Einwilligung. Welche Entscheidung halten Sie für richtig?«

Die große Herausforderung für den Arzt liegt in solchen Fällen darin zu wissen, was der Patient oder die Angehörigen in ihrer Autonomie entscheiden sollen, und herauszufühlen, wann es für diese unmöglich wird, Entscheidungen zu treffen. In dem zuletzt erwähnten Beispiel kann die sicher wohlgemeinte Offenheit des Arztes bei den Eltern das Gefühl hinterlassen, dass sie letzten Endes mehr oder weniger verantwortlich für den Entschluss gewesen seien, die Therapie zu beenden – eine Belastung, unter der sie vielleicht ein Leben lang zu leiden haben.

Der Arzt muss in solchen Situationen *immer* unterstreichen, dass er allein die fachliche Verantwortung für die getroffene Entscheidung trägt. Es gibt nicht wenige solcher Situationen, in denen der Arzt allein die Verantwortung zu tragen hat, und er muss diese Verantwortung offen zu tragen wissen.

Bei schwierigen klinischen Entscheidungen entstehen immer die Fragen:

- Welche Wertvorstellung soll bei der Entscheidung eine Rolle spielen?
- Hinter dieser Frage liegt eine andere zentrale Frage: Wer soll entscheiden, welche Wertvorstellung zugrunde liegen soll?

Solange die Entscheidungen des Arztes und des Personals auf allgemeingültigen Auffassungen von Recht und Moral beruhen, ist eine bewusste Antwort auf diese Fragen nicht dringend erforderlich. Aber nicht selten haben Patienten, Angehörige, Arzt und Pflegepersonal verschiedene Interessen und Wertvorstellungen, wodurch sie unterschiedliche Entscheidungen treffen werden.

Fallbeispiel

Ein Patient hatte wiederholt den Ärzten und Krankenschwestern signalisiert, nicht länger am Respirator behandelt werden zu wollen. Er litt unter einem Larynxkarzinom mit ausgedehnten Metastasen in Leber, Lunge und Rückenmark. Trotz einer Entlastungsoperation wegen zunehmender Lähmung führte eine zunehmende Ateminsuffizienz zu der Respiratortherapie. Eine Entwöhnung davon war jetzt aufgrund der fortgeschrittenen Krankheit nicht mehr möglich.

Der Patient machte schriftlich geltend, dass er eine Lebensverlängerung durch die Respiratortherapie verbiete. Diese Entscheidung wurde von seinen Angehörigen unterstützt. Sein Arzt meinte dagegen, der Patient könne noch einige Monate mit Respiratortherapie leben und verweigerte den Abbruch der Therapie. Er gab auch an, der Patient sei in der gegebenen Situation schwer depressiv und nicht entscheidungsfähig. Er wies auf seine Erfahrung mit einem anderen Patienten hin, der den Abbruch von lebensverlängernden Maßnahmen verlangt hatte. Der Arzt hatte dessen Wunsch nicht respektiert und dieser Patient hatte ihm kurze Zeit später zu verstehen gegeben, dass er für diese Entscheidung sehr dankbar war (Cohen 1989). ◄

Viele werden den Überlegungen dieses Arztes kritisch gegenüberstehen. Wir sehen, wie Ärzte andere Entscheidungen treffen können als ihre Patienten. In diesem Fall hat der Arzt eine andere Vorstellung davon, was lebenswert ist und die Macht, seine Entscheidung geltend zu machen und die Kompetenz des Patienten infrage zu stellen.

Das Ausmaß der Macht, das der Arzt über seinen Patienten ausübt, ist zu bedenken. Diese Macht ist weitgehend unsichtbar und unreflektiert; sie ist komplizierter als andere offene Machtkonstellationen in der Gesellschaft. Medizinethische Fragen sind treibende Kräfte in der ethischen Debatte unserer Zeit; viele Ethiker sind der Meinung, dass moderne Ethik ohne die medizinischen Herausforderungen bedeutungslos wäre (Toulmin 1982; Kap. 10 »Die Rolle der Helfenden«).

Wohl kaum einer hat so scharfsinnig und selbstkritisch zu diesem Thema geschrieben wie der dänische Philosoph Søren Kierkegaard. In einem vielzitierten

Aufsatz über die Kunst des Helfens beschreibt er die Wertgrundlage für diese schwierige Aufgabe. Es wäre sehr zu wünschen, dass der Arzt, das Pflegepersonal oder andere »Helfer« sich stets vergegenwärtigen, was Kierkegaard wie folgt formulierte:

> „Wenn wir beabsichtigen, einen Menschen zu einer bestimmten Stelle hinzuführen, müssen wir uns zunächst bemühen, ihn dort anzutreffen, wo er sich befindet und dort anfangen. Jeder, der dies nicht kann, unterliegt einer Selbsttäuschung, wenn er meint, anderen helfen zu können. Wenn ich wirklich einem Anderen helfen will, muss ich mehr verstehen als er, aber zu allererst muss ich begreifen, was er verstanden hat. Falls mir dies nicht gelingt, wird mein Mehr-Verständnis für ihn keine Hilfe sein. Würde ich trotzdem mein Mehr-Verständnis durchsetzen, dürfte dieses wohl in meiner Eitelkeit begründet sein. Ich möchte meine Unterstützung durch seine Bewunderung ersetzen. Aber jede wahre Kunst der Hilfe muss mit einer Erniedrigung anfangen. Der Helfer muss zuerst knien vor dem, dem er helfen möchte. Er muss begreifen, dass zu helfen nicht zu herrschen ist, sondern zu dienen;- dass Helfen nicht eine Macht, sondern eine Geduldausübung ist; - dass die Absicht zu helfen einem Willen gleichkommt, bis auf Weiteres zu akzeptieren, im Unrecht zu bleiben und nicht zu begreifen, was der Andere verstanden hat." (Kierkegaard 1859, *Eine einfache Mitteilung*).

2.2 Sterbenlassen – passive Sterbehilfe

> Meine Aufgabe ist es, mich um die Gesundheit des Patienten zu kümmern. Es gibt Zeiten, in denen es im Interesse der Gesundheit liegt, zu sterben. Es ist nicht gesund, das Sterben hinauszuziehen. (Cicely Saunders)

2.2.1 Gibt es Situationen, in denen der Tod nicht mehr der Feind des Patienten ist?

Ziel des ärztlichen Strebens ist es, Krankheit zu bekämpfen und Gesundheit zu fördern. Liegt das aber immer im Interesse des Patienten? Vor 30 Jahren war es noch ungewöhnlich, größere Operationen an Patienten vorzunehmen, die das 70. Lebensjahr überschritten hatten. Heute werden nicht selten 90-Jährige nach großen Operationen geheilt nach Hause entlassen.

Wir Mediziner leben davon, Leben zu erhalten. Aber sehen wir auch, dass wir nicht selten über das Ziel hinausschießen? Fast jeden Tag kann man in jedem Krankenhaus beobachten, wie Patienten am gleichen Tag, an dem sie sterben, noch einer Reihe von diagnostischen und therapeutischen Maßnahmen unterzogen werden, die nicht nur sinnlos und kostspielig sind, sondern auch einen Ersatz darstellen für das, was der Patient am meisten braucht, aber nicht bekommt (Jecker und Pearlman 1992).

Dabei ist die Kostenverschwendung größer, als die meisten es sich vorstellen. Es ist berechnet worden, dass wir im Gesundheitswesen 50.000–100.000 € für das jeweils letzte Lebensjahr unserer Patienten ausgeben (Smith 1995). Damit soll nicht zum Ausdruck gebracht werden, dass dieses Geld einfach eingespart werden sollte. Aber vielleicht sollten wir uns bemühen, kritischer zu beobachten, welche diagnostischen und therapeutischen Maßnahmen für welche Patienten mit diesen Geldern finanziert werden. Ist es wirklich notwendig, jeden Tag Blut abzunehmen, einen Tropf anzuhängen, Antibiotika oder Herzmittel zu verabreichen und Untersuchungen vorzunehmen, wenn wir alle eingesehen haben, dass das Leben eines Patienten nicht mehr zu retten und die verbleibende Lebenszeit nur noch sehr begrenzt ist?

Schwerwiegender als die Kostenfrage ist das körperliche und seelische Leiden für Patient und Angehörige in einer solchen Situation. Unsere unnötigen diagnostischen und therapeutischen Maßnahmen lenken vom Wesentlichen ab, wenn es um das Lebensende eines Patienten geht. Sowohl der Patient wie auch die Angehörigen brauchen, um eine solche Situation verstehen und durchstehen zu können, eine offene, vertrauliche Führung des Arztes. Sie brauchen eine Atmosphäre, in der Fragen, Verzweiflung, Angst und andere Reaktionen zugelassen sind. Wir wissen durch Aussagen von Hinterbliebenen, dass die letzten Wochen und Tage eines Sterbenden, selbst wenn er um sein nahes Ende weiß, als die wichtigsten in seinem Leben bewertet wurden.

So kann es beispielsweise um die Frage gehen, ob der Kranke im Krankenhaus verbleiben oder nach Hause verlegt werden soll, um dort in Frieden zu sterben. Es kann wichtig sein, Angehörige oder Bekannte zu erreichen und zu verständigen. Vielleicht braucht jemand Informationen über den Zustand des Patienten; vielleicht sind Angehörige zu unterstützen, damit sie in der Lage sind, die letzten Stunden mit dem Kranken zu verbringen.

All dies setzt voraus, dass der Arzt nicht nur alles unterlässt, was falsch ist, sondern auch sieht, was er an Gutem ausrichten kann.

Informiertes Einverständnis

Fallbeispiel

Frau A. sollte am nächsten Tag operiert werden. Bei der präoperativen Visite fiel mir auf, dass ihr Allgemeinzustand sehr schlecht war. Sie hatte seit sechs Jahren ein schweres Krebsleiden mit multipler Metastasierung im Gastrointestinalbereich. Vier Mal war sie in diesem Bereich operiert worden. Jetzt litt sie unter einer Fistelbildung vom Darm zu Harnblase und Scheide. Dünnflüssiger Stuhl bildete sich und plagte sie sehr. Frau A. war eine aufgeschlossene und lebensbejahende Frau, die gegen ihre Krankheit mit großer Intensität gekämpft hatte. Jetzt sagte sie: »Ich kann nicht mehr, bitte hilf mir.«

Da das Operationsrisiko sehr groß war, suchte ich ihren Chirurgen auf. Auf meine Fragen sagte dieser: »Du hast Recht, das OP-Risiko ist mehr als groß. Ich fürchte, ihre Aussichten sind mit oder ohne Operation sehr gering. Aber haben wir eine Wahl?«

Darauf suchten wir gemeinsam die Frau auf und wiederholten unser Gespräch. Sie stellte dabei einige Fragen. Dann schaute sie uns an und sagte:

»Wenn ich also richtig verstanden habe, habe ich die Wahl zwischen einer risikoreichen Operation und der Möglichkeit, nach Hause zu fahren. Wie ich mich auch entscheide, es sieht für mich schlecht aus; es bleibt mir nur noch eine kurze Zeit. – Vielen Dank für diese sehr wertvolle Offenheit. Jetzt habe ich das erfahren, was ich wissen wollte. Ich möchte nicht operiert werden, ich will nach Hause.«

Dann fügte sie noch hinzu:»Wissen Sie, auf dem Weg zum Krankenhaus, kurz bevor wir ankamen, sagte ich noch zu meinem Mann: Ich glaube, dass die einzige Möglichkeit zu sterben für mich darin besteht, mit dem Essen aufzuhören.« ◄

Nicht alle Patienten besitzen die Entscheidungskraft dieser Frau. Nicht alle haben das Verständnis, sich damit abzufinden, dass die Krankheit nicht mehr aufzuhalten ist; nicht alle kommen zu der Einsicht, dass nicht eine risikoreiche und folgenschwere Behandlung für sie hilfreich ist, sondern eine Unterstützung, die sie in die Lage versetzt, dem Ende mit offenen Augen entgegensehen zu können.

Diese letzte Aussage der Frau weist auch auf eine andere Perspektive. Einige werden fragen: Wenn sie, bevor sie zum Krankenhaus fährt, selbst sagt,»Ich sehe jetzt, dass der Tod bevorsteht, ich bin bereit zum Sterben«, warum bleibt sie dann nicht einfach zu Hause? Hier dürfen wir nicht die Bedeutung übersehen, wenn ein Arzt die Vermutungen des Patienten bestätigt oder entkräftet. Der Arzt als Besitzer der medizinischen »Wahrheit« ist gefragt. Diese Frau hat eine Familie. Sie weiß, dass sie noch gebraucht wird. Sie möchte nicht sterben und sie braucht in ihrer Lage den medizinisch kompetenten Gesprächspartner.

Verhindern wir Ärzte aber nicht häufig durch fehlende Offenheit oder mangelnde Bereitschaft zur Kommunikation ein friedliches Sterben unserer Patienten (Buckman 1996)? Sollten wir nicht vielmehr durch offene Darlegung des Krankheitsverlaufs, der Therapiemöglichkeiten und ihrer Folgen die Voraussetzung dafür schaffen, dass der Patient zusammen mit seinen Angehörigen die letzten Wochen und Tage seines Lebens sinnvoll gestalten kann? Eine solche Aufklärung ist nicht einfach. Sie erfordert hohe fachliche und menschliche Kompetenz.

Das bereits erwähnte »informierte Einverständnis« wird in solchen Situationen uns und dem Patienten helfen, richtig vorzugehen. Unsere Aufgabe ist es daher zunächst, ihn über die Krankheit, über die Therapiemöglichkeiten und deren Folgen zu informieren. Danach sollten wir einfühlsam dem Patienten ausreichend Zeit lassen, Fragen zu stellen und sich zu entscheiden. Unsere Aufgabe ist es darüber hinaus, eine oder mehrere Therapiealternativen anzubieten. Die Aufgabe des Patienten ist es, sich für die eine oder andere Alternative zu entscheiden.

Wenn der Patient sich für eine Alternative entscheiden sollte, die wir nicht für gut halten, liegt es bei uns, dies auf die eine oder andere Weise auszudrücken, um ihn damit auf mögliche negative Folgen aufmerksam zu machen. Wenn er sich für eine Therapie entscheiden sollte, die wir selbst aus fachlichen Gründen nicht vertreten können, ist es unsere Pflicht, dies in aller Deutlichkeit auszusprechen. Der

Patient hat zum Beispiel kein Anrecht auf eine Operation, die der Arzt für unverantwortlich hält (Smith 1995).

Es kommt darauf an, die Autonomie des Patienten und die Fachkompetenz des Arztes in ein Verhältnis gegenseitigen Respektes zu bringen. Das setzt voraus, dass der Arzt sich nicht nur für Behandlungsalternativen einsetzt, die er bisher bevorzugte. Es muss für den Patienten die Möglichkeit gewährleistet sein, freiwillig, d. h. ohne äußeren Druck, seine Entscheidung zu treffen. Das traf bei Frau A. zu. Dieses Beispiel hat nichts mit passiver Sterbehilfe zu tun. Es ging hier nicht um die Frage, ob eine lebensnotwendige Therapie unterbrochen oder nicht durchgeführt werden sollte, sondern um die autonome Entscheidung der aufgeklärten Patientin.

Es ist ideal, wenn Patient und Arzt in der Lage sind, Gespräche auf einer Ebene zu führen, die es dem Patienten ermöglicht, reife und gute Entscheidungen zu treffen. Es gibt viele Gründe, warum das nicht immer möglich ist.

Manchen Patienten und Ärzten fehlen die fachlichen und menschlichen Voraussetzungen für eine solche Verständigung. Auch in diesen Fällen hat der Arzt daran zu denken, dass er professioneller Helfer zu sein hat und darauf bedacht sein muss, den Patienten zu verstehen und ihm zu helfen (Kap. 3: »Kommunikation«). Häufig ist ein Patient nicht mehr in der Lage, wichtige Entscheidungen zu treffen, weil die kognitiven Voraussetzungen bei ihm nicht oder nicht mehr vorhanden sind. Er begreift die Therapiealternativen und ihre Konsequenzen nicht mehr, weil die Krankheit zu weit fortgeschritten ist und seine Bewusstseinslage evtl. bis hin zu einem Bewusstseinsverlust beeinträchtigt.

Während bei entmündigten Menschen ein Vormund bestellt wird, der rechtskräftige Entscheidungen für diesen Menschen treffen kann und muss, ist dies bei Patienten mit einer durch die Erkrankung eingeschränkten Entscheidungsfähigkeit selten der Fall. Dies hat ganz unterschiedliche Gründe und stellt den Arzt vor schwierige Entscheidungen.

Der bewusstlose Patient

Fallbeispiel

Ein 81-jähriger Patient kommt nachts als Notaufnahme in das Krankenhaus. Die Dienst habenden Ärzte stellen fest, dass sein akuter Zustand durch ein rupturiertes Aortenaneurysma (Riss der Hauptschlagader) bedingt ist. Ohne Operation würde er innerhalb von Stunden sterben. Der Patient ist im Schock, kann also vor der Operation nicht gefragt oder informiert werden. Kein Angehöriger ist anwesend. Die Operation ist erfolgreich. Wegen des Schweregrads seines Zustands wird er nach der Operation auf die Intensivabteilung verlegt und beatmet.

Die Angehörigen, Ehefrau und zwei Töchter, werden darüber informiert, dass sein Zustand kritisch, aber stabil ist. Aufgrund des Krankheitszustands und der Wirkung der zugeführten Medikamente ist es nicht möglich, mit ihm Kontakt zu treten. In den nächsten Tagen ändert sich die Lage nicht. Den Angehörigen wird mitgeteilt, dass Überlebenschancen vorhanden sind, dass es aber erst in den folgenden Tagen möglich sein wird, genauere Äußerungen dazu zu machen.

Am vierten Tag der Intensivbehandlung bitten die Angehörigen um ein Gespräch. Sie erkundigen sich nach dem Zustand des Patienten. Dann erklären sie, dass der Kranke selbst sich wiederholt in den letzten Jahren dazu geäußert habe, wie man sich ihm gegenüber verhalten solle, falls er in einen behandlungsbedürftigen lebensbedrohlichen Zustand wie diesen gerate. Er wolle dann die Möglichkeit bekommen, in Frieden zu sterben und habe ein »Patiententestament« ausgefüllt. Unter keinen Umständen wolle er in einer solchen Situation einer längeren Intensivtherapie unterzogen werden. ◄

Wie sollten die Ärzte jetzt vorgehen? Die für diesen Fall deutlich dokumentierte Entschlossenheit des Kranken und das ebenso eindeutige und einhellige Verhalten der Angehörigen machten es schwer, den Wunsch des Kranken zu übersehen. In dieser speziellen Situation brauchten die Ärzte fünf Wochen, bevor sie sich zu einer Aufgabe der therapeutischen Maßnahmen entschließen konnten. Es waren fünf Wochen mit zunehmenden Komplikationen.

Schon frühzeitig hatte sich eine Mehrheit der Ärzte zu der Einsicht bekannt, dass die Fortführung der Therapie lediglich zu einer Verlängerung des Sterbens führe. Doch sprachen sich auch immer ein oder zwei erfahrene Ärzte gegen eine Aufgabe der Therapie aus, die dann auf dieser Grundlage fortgesetzt wurde. War das notwendig? War das richtig?

Die weitere Krankheitsentwicklung des Patienten gab den Befürwortenden einer Therapiefortsetzung nicht Recht. Die erfahrenen Chirurgen beriefen sich bei ihrer Argumentation auf Erfahrungen in gleich gelagerten Fällen, die einen positiven Ausgang genommen hatten. Dies ist bestimmt einer der Hauptgründe dafür, dass es vielen Ärzten so schwer fällt, eine Therapie zu beenden, auch wenn die Aussichten eines Patienten auf eine Verbesserung längst nicht mehr gegeben sind und der Tod allen Erfahrungen nach kurz bevorsteht (Andrae 1994).

Im Nachhinein ist es einfach zu sagen: Dieser Patient hätte wenigstens vier Wochen vorher die Möglichkeit bekommen sollen, in Ruhe zu sterben. Zweifellos gibt es auch Grund zu der Aussage, dass viel zu häufig in solchen Situationen sinnlos »um jeden Preis« weiter therapiert wird.

Sollten wir Ärzte uns nicht häufiger darauf besinnen, dass unsere Aufgabe vor allem darin besteht, das Leben der einzelnen Patienten zu respektieren? Und gehört dazu nicht auch das Recht jedes einzelnen Menschen auf ein möglichst würdevolles Sterben?

Wenn ein Patient sich selbst in einer solchen Situation äußern kann, ist es unsere Pflicht, seine Wünsche zu respektieren (Tranøy 1992).

Wenn ein Patient aus welchen Gründen auch immer sich nicht äußern kann, dann muss es unser Anliegen sein, auf andere Weise zu erfahren, für welche der vorhandenen Alternativen er sich entscheiden würde. Erst wenn wir entweder aus Zeitnot oder aus anderen Gründen nicht mehr in der Lage sind zu erfahren, wie der mutmaßliche Patientenwille ist, dürfen wir die Verantwortung auf uns nehmen und eigenständig im Interesse des Patienten handeln.

In vielen Ländern gibt es für Erwachsene die Möglichkeit, ein sog. Patiententestament, eine Patientenverfügung, aufzusetzen. Hierin wird schriftlich nieder-
gelegt, wie man grundsätzlich oder in bestimmten Fällen behandelt und/oder
betreut werden möchte und wie nicht. Ein solches Dokument muss beachtet und
ernst genommen werden. Denn unser Anliegen ist es, den Willen und die Wünsche
der Patienten so weit wie möglich zu respektieren (Beleites 1997, 2004; Enquete-
Kommission »Ethik und Recht der modernen Medizin« des Deutschen Bundestags
2005; Strätling et al. 2004).

Gleichwohl gibt es Einwände gegen die Schaffung einer juristisch ver-
pflichtenden Gültigkeit eines solchen Dokuments. Wie kann, so wird gefragt, ein
Patient zum Zeitpunkt der Unterzeichnung einer solchen Verfügung beurteilen,
was er in der Zukunft bei Krankheitssituationen, die er vielleicht selbst noch gar
nicht erlebt hat, wollen würde? Auch würden oftmals generelle Verzichte auf
bestimmte Maßnahmen (Beatmung etc.) verfügt und die behandelnden Ärzte
wären im Zweifelsfall nicht in der Lage herauszufinden, ob der Patient gewusst
hat, dass er damit auch solche Fälle ausschließt, in denen er etwa durch eine voll-
wertige Intensivtherapie innerhalb von Wochen wiederhergestellt werden könnte.

Es ist nicht einfach, sich generell zu äußern über das, was in den einzelnen
Fällen das »richtige« Vorgehen ist. Jede Situation ist in ihrer Weise einzigartig und
muss individuell beurteilt werden. Es besteht trotzdem Grund zu der Annahme,
dass wir Ärzte Angst haben vor einem Aufgeben unserer Therapiemaßnahmen.
Wir haben Angst, Fehler zu begehen und setzen deshalb lieber auf »Nummer
sicher«: maximale Therapie bis zum bitteren Ende (Smith 1995).

Von Anfang an war es ein wichtiges Anliegen der Palliativmedizin, diese
Fragen zu beleuchten. Einen Menschen sterben zu lassen, ist etwas, das wir
nach den Grundsätzen unserer medizinischen Ausbildung als eine Niederlage zu
betrachten haben, auch in solchen Situationen, in denen der Tod für den Kranken
eine Erlösung wäre. Die Palliativmedizin sagt nicht, dass sie für dieses ethische
Dilemma ein allgemeingültiges Lösungsangebot zur Hand hätte. Sie will aber die
Situation des Patienten und die der Angehörigen auf eine Weise beleuchten, die es
uns ermöglicht, in schwierigen Situationen gute Entscheidungen zu treffen.

Eine gute Stütze bei schwierigen Entscheidungen im medizinischen Alltag ist
die Frage: Wie würde meine Entscheidung aussehen, wenn der Patient in diesem
Bett nicht eine mir unbekannte Person wäre, sondern meine Mutter, mein Ehe-
gatte, mein Kind oder ich selbst?

> »Wenn man sieht, was die heutige Medizin fertigbringt, fragt man sich unwillkürlich: Wie
> viele Etagen hat der Tod?« (Jean-Paul Sartre)

In diesen Worten Sartres kommt zum Ausdruck, dass manche Ärzte sich
weigern, sich überhaupt mit den Fragen der Änderung des Behandlungsziels,
des Nichtergreifens sog. »futiler« Maßnahmen oder der passiven Sterbehilfe auseinanderzusetzen. Sie sagen, ihre ärztliche Aufgabe sei es, immer Leben zu retten

und Leben zu erhalten. Sie glauben, damit eine sichere Grundlage für ihr ärztliches Handeln gefunden zu haben und sich schwierigen ethischen Entscheidungen entziehen zu können. Dabei vergessen sie aber, dass sie sich mit einer solchen Einstellung gerade den Grundregeln ärztlichen Verhaltens und ärztlicher Ethik widersetzen (Pellegrino und Thomasma 1994). Wenn Ärzte sich ausschließlich darauf konzentrieren würden, alles medizinisch Mögliche zu tun, werden sie medizinethisch viele Fehler machen. Sie werden kaum in der Lage sein, für den Patienten das zu tun, was dieser am meisten braucht.

2.2.2 Entscheidungen über Behandlungsabbruch

Der entscheidungsfähige (autonome) Patient
Wie wir in Abschn. 2.1.1 deutlich gemacht haben, hat jeder Patient das Recht auf Information und das Recht auf Respektierung seiner eigenen Entscheidungen über weitere Diagnostik und Therapie. Der Wille eines Patienten, der bei vollem Bewusstsein Aussagen über eine Unterbrechung oder ein Unterlassen von Therapiemaßnahmen macht, muss respektiert werden. Das gilt auch für den Fall, dass diese Therapiemaßnahmen lebensnotwendig sind. Wenn der Patient also eine bestimmte Behandlung ablehnt, so entzieht er damit dem Arzt das Behandlungsrecht für diesen ganz bestimmten Fall, der Arzt darf nicht gegen den Willen des Patienten handeln. Dem entspricht es, dass die mit ärztlichen Maßnahmen verbundenen Eingriffe im rechtlich geschützten Interesse des Menschen grundsätzlich nur mit Einwilligung des Betroffenen zulässig sind (Beleites 1997, 2004).

Wenn ein autonomer Patient jede weitere Therapie ablehnt, kann nicht von passiver Sterbehilfe gesprochen werden. Diese Entscheidung, aus freiem Willen eine Therapiemöglichkeit wahrzunehmen oder nicht wahrzunehmen, entspricht einem grundlegenden Rechtsgut in der Verfassung (Eser et al. 1992).

Der nichtentscheidungsfähige Patient
Bei verwirrten Patienten oder Patienten, die nicht oder nicht mehr in der Lage sind, ihren Willen zu artikulieren und diesen auch nicht zu einem früheren Zeitpunkt schriftlich festgelegt hatten, und bei Minderjährigen, kann die Einwilligung in der Regel nur von deren gesetzlichem Vertreter – also nicht von anderen Angehörigen – erteilt werden. Gesetzliche Vertreter sind bei Kindern die Eltern bzw. der Vormund, bei Volljährigen der Vorsorgebevollmächtige oder Betreuer. Vorsorgebevollmächtigte und Betreuer können vom einwilligungsfähigen, volljährigen Patienten im Voraus schriftlich für den Fall des Eintritts einer Nichteinwilligungsfähigkeit bestimmt werden; ein Betreuer kann bei Bedarf und fehlender Vorausverfügung des Patienten durch ein Vormundschaftsgericht eingesetzt werden. Wer zu einer Einrichtung, in welcher der Betreute untergebracht ist oder wohnt, in einer engen Beziehung steht, darf nicht zum Betreuer bestellt werden (§ 1897 Abs. 3 BGB).

Die Entscheidung über fehlende Einwilligungsfähigkeit sollte der Arzt nicht allein treffen, sondern hierzu einen erfahrenen Kollegen, nach Möglichkeit einen Fachmann (Psychiater), oder – in Zweifels- und Streitfällen – das Gericht zu Rate ziehen.

Bei Minderjährigen wird die Einsichts- und Urteilsfähigkeit vom Reifegrad und der konkreten vorliegenden Situation abhängig sein. Alltägliche und verhältnismäßig harmlose Eingriffe wird ein älteres Kind selbst gut beurteilen können, während das Risiko bei größeren oder folgenschweren Operationen (z. B. Sterilisation) für es noch nicht überschaubar ist.

Bei der Beurteilung, inwiefern psychisch Kranke in der Lage sind, eine Entscheidung mitzutragen, kommt es auf den Grad ihrer Störung einerseits und die Größe und Folgen des Eingriffs andererseits an. Wenn der Arzt eine Behandlung vornimmt, ohne eine wirksame Einwilligung eingeholt zu haben, obwohl dies möglich gewesen wäre (was besonders bei mangelhafter Aufklärung der Fall sein kann), oder wenn der Arzt die Grenzen der erteilten Einwilligung überschreitet, so ist sein Handeln rechtswidrig – und kann strafrechtliche Folgen haben (Eser et al. 1992).

Der mutmaßliche Patientenwille

Kann die Zustimmung zu einer Behandlung nicht eingeholt werden, z. B. bei bewusstlosen Patienten oder Nichterreichbarkeit des gesetzlichen Vertreters, so kann sie weder durch die Einwilligung eines anderen Angehörigen ersetzt werden noch darf der Arzt selbst sich grundsätzlich die Entscheidungskompetenz zuschreiben.

Hat der eigentliche Sterbeprozess bereits begonnen, so werden lebensverlängernde Maßnahmen in aller Regel schon ärztlich nicht mehr indiziert sein, sodass sie auch ohne Feststellung eines ausdrücklichen oder mutmaßlichen Patientenwillens unterlassen werden dürfen.

In Fällen, in denen weder das Überleben noch das langfristige Wohl des Patienten von äußerst raschem Handeln abhängt, ist der Arzt gehalten, den mutmaßlichen Willen des Patienten zu ermitteln (BÄK 2004). Dies muss er tun, wenn keine Patientenverfügung vorliegt oder eine, in der die vorausverfügten, an bestimmte Bedingungen geknüpften Behandlungswünsche nicht auf die aktuelle Situation anwendbar sind und aus der auch sonst keine eindeutigen Wertekategorien des Patienten zu ersehen sind. Der mutmaßliche Patientenwille sollte über Befragungen von Menschen, die dem Patienten nahestehen, evtl. auch den Hausarzt, ermittelt werden.

In Situationen, in denen das Überleben und/oder das langfristige Wohl eines Patienten (Sauerstoffunterversorgung des Gehirns etc.) von raschem Handeln abhängen und der Wille des Patienten unklar ist, gilt »in dubio pro vita«. Dies entbindet aber nicht davon, nach der Durchführung der zunächst notwendigen Maßnahmen den Willen des Patienten zu ermitteln und eingeleitete Maßnahmen ggf. einzustellen.

Wachkomapatienten, Demenz und künstliche Ernährung

Ein wichtiges Urteil des Bundesgerichtshofs 2004

1. »Bei einem unheilbar erkrankten, nicht mehr entscheidungsfähigen Patienten kann der Abbruch einer ärztlichen Behandlung oder Maßnahme ausnahmsweise auch dann zulässig sein, wenn die Voraussetzungen der von der Bundesärztekammer verabschiedeten Richtlinien für die Sterbehilfe nicht vorliegen, weil der Sterbevorgang noch nicht eingesetzt hat. Entscheidend ist der mutmaßliche Wille des Kranken.

2. An die Voraussetzungen für die Annahme eines mutmaßlichen Einverständnisses sind strenge Anforderungen zu stellen. Hierbei kommt es vor allem auf frühere mündliche oder schriftliche Äußerungen des Patienten, seine religiöse Überzeugung, seine sonstigen persönlichen Wertvorstellungen, seine altersbedingte Lebenserwartung oder das Erleiden von Schmerzen an.«

Urteil des 1. Strafsenats vom 13. September 1994 (BGHSt 40, 257).

Dazu Klaus Kutzer (2005):

Durch dieses Urteil ist einer weiten Öffentlichkeit erstmals klargeworden, dass Patienten bei irreversibler Bewusstlosigkeit eine jahrelange künstliche Ernährung rechtlich nur vermeiden können, wenn sie zuvor ihren Willen auf Einstellung der lebenserhaltenden Maßnahmen bekundet haben. Die Form dazu bietet eine schriftliche oder auch mündliche Patientenverfügung. Dieses Problem ist von erheblicher praktischer Bedeutung. Denn die Zahl der sogenannten Wachkomapatienten, also der Kranken mit apallischem Syndrom, deren Zustand sich während der Akutbehandlung oder Frührehabilitation nicht gebessert hat, liegt nach Schätzungen des Bundesministeriums für Gesundheit aus dem Jahr 2001 bei rund 5000, von denen etwa 70 % in der häuslichen Umgebung versorgt werden. Die Zahl der irreversibel hirngeschädigten Wachkomapatienten steigt ständig, zum Teil auch als Folge zu später Reanimationen. Ähnliche Probleme ergeben sich durch die unaufhaltsame Zunahme von Demenzerkrankungen. Will der Patient also vermeiden, dass er jahrzehntelang künstlich durch die Bauchdecke ernährt wird, ohne dass er die Chance einer Wiedererlangung des Bewusstseins oder der Kommunikationsfähigkeit hat, so muss er tunlichst eine Patientenverfügung errichten. Dies gilt nicht nur für ältere Menschen. Denn auch junge Menschen können, z. B. aufgrund eines schweren Unfalls, ins irreversible Wachkoma fallen.

2.2.3 Passive Sterbehilfe – klinische Beurteilung und Definition

Passive Sterbehilfe betrifft nur nichteinwilligungsfähige Patienten, bei denen nicht die Möglichkeit zu vorbereitenden Gesprächen gegeben war und bei denen eine Fortführung bestimmter lebenserhaltender Therapien oder das weitere

Ergreifen von lebenserhaltenden/-verlängernden Maßnahmen aus medizinischen, ethischen und humanitären Gründen sehr fraglich erscheint. So wäre es z. B. passive Sterbehilfe, wenn der Arzt auf die Behandlung einer Pneumonie oder einer anderen lebensbedrohlichen Komplikation verzichtet, um bei einem Sterbenden den Sterbeprozess nicht zu verlängern.

Das Nichtfortführen oder Nichtergreifen therapeutischer Maßnahmen bei einwilligungsfähigen, aufgeklärten Patienten entsprechend deren Willen hingegen ist *keine* passive Sterbehilfe.

Ärzte werden regelmäßig vor Situationen stehen, in denen sie bei der Behandlung eines nichtautonomen, schwerkranken und sterbenden Patienten zu der Einsicht kommen, dass es nicht im Interesse des Patienten liegen kann, die jetzt laufende Therapie weiter durchzuführen. Wenn sie dann nach reifer und gründlicher Überlegung, wobei die zuvor beschriebenen Betrachtungen über Einwilligung, mutmaßlichen Patientenwillen und Autonomie ernsthaft erwogen wurden, zu der Ansicht kommen, dass die das Sterben verlängernde Therapie unterbrochen werden sollte, wird dies juristisch und in der medizinischen Ethik als Passive Sterbehilfe bezeichnet.

Passive Sterbehilfe ist im Bereich der Medizin ein international etablierter Begriff (Rachels 1975). Viele halten ihn für unglücklich gewählt und meinen, er solle ersetzt werden durch das einfachere und korrektere »Sterbenlassen«. Die Hauptfunktion des Begriffes liegt wohl darin, den Ärzten den Unterschied deutlich zu machen zwischen dem, was unter gewissen Voraussetzungen erlaubt sein kann (Passive Sterbehilfe), und dem, was nicht erlaubt ist (Aktive Sterbehilfe).

Die Europäische Gesellschaft für Palliativmedizin (EAPC) hält die Unterteilung in »Aktive Euthanasie/Sterbehilfe«, »Passive Euthanasie/Sterbehilfe« und »indirekte Euthanasie/Sterbehilfe« für grundsätzlich fragwürdig und in der Praxis v. a. für missverständlich. Sie schlägt vor, nur noch in *Euthanasie* und ärztlich assistierten Suizid zu unterscheiden. Beides sei in den meisten Ländern der Erde strafbar, Passive und Indirekte Sterbehilfe aber nicht, und zur Definition des Terminus Euthanasie gehöre ja der ausdrückliche Wunsch und die Einwilligung des Patienten, was daher aus rein logischen Gründen Termini wie Passive und Indirekte Euthanasie absurd erscheinen lasse (EAPC Ethics Task Force 2003).

▶ **Definition „Passive Sterbehilfe – Sterben lassen"** Passive Sterbehilfe ist die Entscheidung des Arztes, bei einem sterbenden, nicht einwilligungsfähigen Patienten

- entweder auf eine das Sterben verlängernde Therapie zu verzichten
- oder eine bereits begonnene das Sterben verlängernde Therapie zu unterbrechen.

Das Ziel dieser Maßnahme ist es, einem schwer kranken, sterbenden Menschen die Möglichkeit zu geben, an seiner Krankheit zu sterben – ihn sterben zu lassen.

Die ethische Grundlage dieser sogenannten Passiven Sterbehilfe ist der Respekt vor dem Leben und vor dem Sterben des Patienten.

Aufgabe der Medizin ist es zwar, Krankheit zu bekämpfen und Krankheits-symptome unter Kontrolle zu halten. In Bezug auf den gesamten Lebenslauf eines Menschen gehört es aber auch zu den Aufgaben des Arztes, den persönlichen Tod eines jeden zu respektieren und zuzulassen.

Wenn die therapeutischen Maßnahmen, die wir eingesetzt haben, um Krank-heit zu bekämpfen oder sie unter Kontrolle zu halten, beim Patienten nichts Gutes mehr bewirken, sondern nur sein Leiden verlängern, dann muss er von uns erwarten können, dass unnötige Therapiemaßnahmen eingestellt werden. Das führt dann nicht dazu, dass der Patient getötet wird, sondern dass die Krankheit ihren natürlichen Verlauf nehmen kann. Passive Sterbehilfe bedeutet »sterben lassen«. Es bedeutet keineswegs, den Patienten »aufzugeben« (Randall und Downie 1996; Husebø und Tausjø 1986)!

Besonders in den letzten Wochen und Tagen brauchen sterbende Patienten eine kompetente ärztliche Betreuung. Ausgezeichnete Symptomkontrolle und zugewandte menschliche Fürsorge gewährleisten, dass der Patient in der ihm verbleibenden Zeit seine Würde behalten kann. Für den Angehörigen ist diese Zeit entscheidend für seine Erinnerungen und, was noch wichtiger ist, für seine seelische Verarbeitung des erlebten Krankheitsverlaufes und des Verlustes.

Technisch und ethisch gesehen kann bei passiver Sterbehilfe *jede* Therapie unterbrochen werden, damit der Krankheitsverlauf ein friedliches Sterben ermög-licht.

Dabei kann es sich um die Einstellung oder Unterlassung der Therapie mit z. B. Antibiotika, Kreislaufmitteln, Ernährung, Respirator, Zytostatika oder einer Flüssigkeitssubstitution oder Dialyse handeln.

Es gibt oft unterschiedliche Auffassungen unter den Ärzten darüber, wie die Frage der passiven Sterbehilfe im Einzelfall zu beurteilen sei. In einem Kranken-haus begegnet man dieser Frage mit großer Offenheit, im anderen ist dies nicht der Fall. Diese Unterschiede können in einem Krankenhaus zwischen den Abteilungen ebenso wie innerhalb einer Abteilung vorhanden sein.

Die Frage der passiven Sterbehilfe stellt in der praktischen Medizin sowohl in ihrer Quantität als auch in ihrer Qualität ein viel größeres Problem dar als die Frage der aktiven Sterbehilfe.

Einige dieser Probleme sowie die sich anbietenden Lösungsmöglichkeiten sollen im Folgenden dargestellt werden.

2.2.4 Wann sollen wir eine das Sterben verlängernde Therapie einstellen?

Die für den Arzt schwer zu beantwortende Frage ist: »Weiß ich mit Sicherheit, dass das Leben des Patienten jetzt zu Ende geht?« Sich in der Beantwortung dieser Frage zu irren, ist für jeden Arzt eine hohe Belastung. So ist es verständlich, wenn Ärzte zugeben, wie schwer es für sie ist, aufgrund unsicherer Voraussetzungen einen Beschluss zu fassen, der über Leben und Tod entscheiden kann.

Richtige Entscheidungen zu treffen, setzt ebenso gute medizinische Fachkenntnisse voraus wie einen genauen Einblick in die zu beurteilende Situation. Der Arzt
muss den Patienten aus der Anamnese genauso gut kennen wie die aktuelle Entwicklung und die Prognose. Es wäre eine Katastrophe (und u. U. strafbar), wenn
leichtfertig über Leben und Tod entschieden würde (Downie und Calman 1994).

Bei einigen Krankheiten können erfahrene Ärzte trotzdem mit großer Wahrscheinlichkeit voraussagen, ob eine Heilung außerhalb des Möglichen liegt. Bei
einer Reihe von Krebskrankheiten im fortgeschrittenen Stadium ist dies der Fall,
ebenso bei zahlreichen anderen fortgeschrittenen Organerkrankungen. Das Finalstadium einer Erkrankung ist grundsätzlich schwierig zu beschreiben. Jede Krankheit hat bei jedem Patienten ihren besonderen Verlauf. Am deutlichsten wird dies
bei alten Patienten. Sie können unabhängig von ihrem Alter lange ihre Autonomie
und ihre Integrität bewahren. Sie mögen ihre gesamte Familie verloren haben und
sie können trotz altersbedingter Funktionsstörungen ein Leben führen, das für sie
eine hohe Lebensqualität hat. Dies kann eigentlich nur derjenige selbst oder ein
anderer beurteilen, der diesen Menschen genau kennt, etwa der ihn seit Jahren
betreuende Arzt (Morgan 1996).

Gleichwohl gibt es für das Finalstadium bestimmte Merkmale. Wenn zusätzlich zum nicht heilbaren Grundleiden schwere Begleitsymptome oder Sekundär-
erkrankungen auftreten, der Allgemeinzustand schwer beeinträchtigt ist, mehrere
Organsysteme versagen, die Richtung der Verschlechterung deutlich und das
Bewusstsein zunehmend beeinträchtigt ist, der Patient selbst nicht mehr die Kraft
und den Willen hat, für seine Genesung zu kämpfen, dann spricht vieles dafür,
dass er bald sterben wird. Die Engländer nennen diese Situation »the point of no
return«. Die Flieger verwenden diesen Ausdruck für das Abhebe- und das Lande-
manöver, bei denen jeweils ein Punkt erreicht wird, von dem an sie nicht mehr
umkehren können. In der Medizin ist damit gemeint, dass der Punkt erreicht wird,
an dem sich das Ziel der medizinischen Behandlung ändert. Der Arzt muss jetzt
erkennen und akzeptieren, dass ein friedliches und würdevolles Sterben Hauptaufgabe seiner weiteren Patientenbetreuung ist.

Der Ausdruck »point of no return« hat für den Piloten noch einen anderen
positiven Aspekt. Es ist für ihn »the moment of maximal attention«, der Augenblick, der die größte Aufmerksamkeit verlangt.

Diese »größte Aufmerksamkeit« finden wir am Anfang des Lebens, bei der
Geburt. Viele Menschen halten diesen Augenblick für einen heiligen, unendlich
wichtigen Moment des Lebens. Im Vergleich dazu kann die Lage der Sterbenden
oft traurig sein. Sie bekommen selten die Zuwendung, die sie brauchen; sie sterben
häufig unter großem Therapieeinsatz und in großer Einsamkeit. Ist aber der Augenblick des Sterbens nicht ein genauso wichtiger Augenblick wie der der Geburt?

2.2.5 Wann sollen wir die lebenserhaltende Therapie nicht einstellen?

Wenn ein 80-Jähriger eine Schenkelhalsfraktur erleidet, können eine schnelle
Operation und Mobilisation den Kranken innerhalb weniger Wochen gut

rehabilitieren. Würden Operation und Mobilisation nicht erfolgen, wäre die Wahrscheinlichkeit nicht gering, dass der Patient im Bett liegen bliebe und dass wegen der fehlenden Mobilisation dann innerhalb von Wochen und Monaten medizinische Komplikationen einträten, die unter Umständen einen vorzeitigen Tod hervorrufen könnten. Läge einer solchen Nichtbehandlung die Beurteilung oder gar Anordnung eines Arztes zugrunde, so dürfte diese keineswegs befolgt werden, da sich aus ihr der Tatbestand der unterlassenen Hilfeleistung ergäbe.

Als unterlassene Hilfeleistung (vielleicht sogar als Tötungsdelikt) wäre auch zu werten, wenn in einem Krankenhaus bei knapper Bettenzahl einem alten, unsympathischen, alleinstehenden Pflegepatienten, der aus sozialen Gründen nicht entlassen werden kann, bei einer schweren Pneumonie die notwendigen Antibiotika vorenthalten würden.

Beim zerebrovaskulären Insult folgen oft eine Halbseitenlähmung und eine Bewusstseinstrübung des Patienten. Als Folge davon kann dieser völlig außerstande sein, Nahrung oder Flüssigkeit zu sich zu nehmen. Es kann sogar vorkommen, dass ein solcher Patient sich weigert, mithilfe anderer Nahrung und Flüssigkeit zu sich zu nehmen. Diese Weigerung kann auf die auf den Schlaganfall folgende Bewusstseinsstörung zurückzuführen sein.

Diese Krankheitssymptome können, wie wir wissen, reversibel sein. Erst nach Tagen oder Wochen der aktiven Therapie kann genauer bestimmt werden, wie schwer der Gehirnschaden und die Funktionsstörung des Patienten sind und ob sie irreversibel sein werden. Während dieser Zeit wird es aber richtig sein, dem schwerkranken Patienten, vielleicht sogar gegen seinen bewusstseinsgetrübten Willen, eine maximale Therapie anzubieten. Falls sich jedoch nach dieser Zeit der Zustand des Kranken als so ernst herausstellt, dass er mit dem Leben nicht mehr vereinbar erscheint, dann kann es genauso richtig und wichtig sein, die angefangene Therapie zu unterbrechen.

An dieser Stelle sollte ein international anerkanntes, in Deutschland aber oft verkanntes Prinzip der medizinischen Ethik erwähnt werden: der Appleton Consensus. Er wurde im Jahr 1989 bei einem Treffen führender medizinischer Ethiker aller westlichen Nationen beschlossen. Das Dokument hat weltweite Anerkennung und großen Einfluss gewonnen. Daraus ein Zitat:

> Ethisch betrachtet, besteht kein Unterschied zwischen dem Unterlassen und dem Unterbrechen einer aktiven Behandlung. (Appleton Consensus 1992)

2.2.6 Wenn die Entscheidung besonders schwerfällt, sollte man sich Zeit lassen

Eine wichtige Aussage des zuvor zitierten Appleton Consensus gibt uns das, was wir vor schwierigen ethischen Entscheidungen vor allem brauchen: Zeit. Bei all den oben angeführten Fällen sind wir mehr oder weniger davon ausgegangen, dass wir alle notwendigen Informationen sammeln konnten, bevor die wichtigen Entscheidungen getroffen wurden. In der klinischen Praxis ist dies häufig nicht möglich. Die Patienten werden nicht selten notfallmäßig im Krankenhaus aufgenommen und es gibt keine Angaben zur Vorgeschichte der Patienten. In solchen Situationen, in denen wir nicht die Hintergründe kennen, weder über die Krankheitsentwicklung noch über den Allgemein- und Funktionszustand des Patienten informiert sind, können wir nur in Ausnahmefällen Entscheidungen über die Einstellung oder das Abbrechen der therapeutischen Maßnahmen treffen. Dazu brauchen wir Zeit und ausreichende Information.

Es kommt leider durchaus vor, dass sterbende Patienten als Notfall zur Aufnahme ins Krankenhaus geschickt werden, weil die Versorgung zu Hause unzureichend war oder weil ein Notarzt gerufen wurde, dem der Patient unbekannt ist. Wenn ein solcher Patient im Krankenhaus ankommt und die genaue Krankengeschichte bei der Aufnahme nicht vorliegt, kann der Aufnahmearzt nichts anderes tun, als die vorliegenden behandlungsbedürftigen Probleme anzugehen. Das Gleiche gilt, wenn ein Patient in akuter Lebensnot aufgefunden wird – sei es auf der Straße, zu Hause oder auf einer Krankenstation. Wenn dem dann gerufenen Arzt die genaue Krankengeschichte und die aktuelle Krankheitsentwicklung nicht vorliegen, muss er sich zunächst für ein sehr aktives Handeln entscheiden, um womöglich das Leben des Patienten zu retten oder schwere Komplikationen zu verhindern.

Der Consensus von Appleton zeigt uns nun, dass durch diese aktiven primären Behandlungsmaßnahmen die weitere ärztliche Behandlung keineswegs präjudiziert wird. Wenn am nächsten Tag die genaue Krankengeschichte bekannt wird und die medizinische Gesamtsituation zu überblicken ist, kann, falls es für sinnvoll und richtig erachtet wird, die begonnene Therapie durchaus abgebrochen werden. Das kann selbstverständlich nur dann geschehen, wenn die behandelnden Ärzte nach einer Gesamtbeurteilung zu der Einsicht gelangen, dass eine Fortsetzung der Therapie nicht im Interesse des Patienten liegt und dass weitere Therapiemaßnahmen tatsächlich nur dazu dienen können, den fortgeschrittenen Sterbeprozess hinauszuziehen.

2.2.7 Wie soll eine Therapie eingestellt werden?

Soll die Einstellung erfolgen

- durch »Einfrieren« der Therapiemaßnahmen?
- durch vorsichtige Reduktion der Therapiemaßnahmen?
- durch das Absetzen aller Therapiemaßnahmen?

In der folgenden Diskussion setzen wir voraus, dass die medizinisch-ethischen und die rechtlichen Grundlagen für ein passives Sterbenlassen – Entsprechung des mutmaßlichen Patientenwillens und irreversibler Sterbeprozess – bei einem nicht-autonomen Patienten erfüllt sind.

Vor uns liegt ein Patient im Sterben, der aufgrund seiner Krankheit keine Entscheidungen treffen kann. Die behandelnden Ärzte sind sich einig, dass der Sterbeprozess irreversibel ist. Wir haben die zuverlässige Information – z. B.

durch eine Patientenverfügung, einen von den Patienten ernannten Gesundheits-
bevollmächtigten, durch vorherige Gespräche mit dem Arzt oder durch Angaben
von mehreren glaubwürdigen Angehörigen –, dass der Kranke einer Verlängerung
des Sterbens nicht zugestimmt hätte.

Es ergeben sich grundsätzlich fünf verschiedene Handlungsmöglichkeiten:

1. Das therapeutische Regime bleibt unverändert, d. h. die intensivtherapeutischen
   Maßnahmen werden weder gesteigert noch reduziert. Je nach der Situation
   werden auftretende Komplikationen behandelt oder nicht behandelt.
2. Die medikamentöse Substitution wird teilweise oder vollständig reduziert (z. B.
   Antibiotika, Kreislaufmittel).
3. Die Ernährung und Flüssigkeitssubstitution wird teilweise oder vollständig
   reduziert.
4. Technischer Behandlungsabbruch, z. B. durch teilweise oder vollständige
   Reduktion von Dialyse oder Beatmung.
5. Die Einstellung jeglicher Therapie – inklusive der Beatmung.

Unter den beschriebenen Voraussetzungen sind diese Maßnahmen ethisch und
rechtlich einem passiven Sterbenlassen zuzuordnen; der Patient stirbt infolge
seiner Grundkrankheit – nicht infolge unserer Handlung.

Trotzdem kann beobachtet werden, dass Ärzte diese Entscheidungen ethisch
verschieden bewerten. Für viele ist es weitaus problematischer, eine begonnene
Therapie zu beenden, als eine Therapie nicht zu beginnen. Es ist nicht einfach
für Ärzte, Patienten sterben zu lassen, besonders dann nicht, wenn sie dabei das
Gefühl haben, für das Sterben mitverantwortlich zu sein.

Man kann sogar feststellen, dass sich das Verhalten deutscher Ärzte in diesen
Entscheidungsprozessen von dem ihrer Kollegen in den westlichen Ländern unterscheidet. In Deutschland wird auch nicht selten dann noch weiter therapiert, wenn
sich in einem vergleichbaren Fall ausländische Kollegen für einen Behandlungsabbruch bei sterbenden Patienten entschieden hätten. Die Erklärung dafür kann
in der jüngeren deutschen Geschichte zu finden sein. Deutsche Ärzte wollen nicht
noch einmal angeklagt werden, Menschen vorzeitig dem Tode ausgeliefert zu
haben.

Jemand braucht Zeit

Bringt eine Verzögerung des Sterbeprozesses für einen sterbenden, bewusstlosen oder schwer bewusstseinsgestörten Patienten Vorteile? Es kann sein, dass
Angehörige oder Behandlungspersonal noch Zeit brauchen, um die gefallene Entscheidung zu akzeptieren und um sich auf den bevorstehenden Abschied vorzubereiten. Falls möglich, sollte diese benötigte Zeit – Stunden oder Tage – gewährt
werden. In dieser Situation kann es sinnvoll sein, sich für Punkt 1 zu entscheiden:
Das therapeutische Regime bleibt unverändert, d. h. die intensivtherapeutischen
Maßnahmen werden weder gesteigert noch reduziert. Der Patient stirbt an den
zu erwartenden medizinischen Komplikationen, die symptomatisch behandelt
werden.

Die Frage »Wie lange?« muss uns vor Augen stehen, denn die gewährte Zeit-spanne *kann* eine zusätzliche Belastung für den Patienten, für Angehörige und Personal bedeuten. Es kann aber auch eine gute Zeit der Vorbereitung auf den bevorstehenden Abschied bedeuten. Auf jeden Fall muss der behandelnde Arzt in den Gesprächen mit den Angehörigen klarstellen, dass *er* die Verantwortung für die getroffene Entscheidung trägt. Dabei sollte er sich die notwendige Zeit nehmen, um ungeklärte Fragen und Reaktionen zuzulassen.

Zusätzliches Leiden verhindern

Oft empfinden Ärzte, dass eine Therapie leichter abzusetzen ist als eine andere. Oft fällt es leichter, die Therapie graduell zu reduzieren oder sie »einzufrieren«. Einfrieren bedeutet, dass man auf weitere Therapiemaßnahmen verzichtet, die man eingesetzt hätte, wenn Hoffnung auf die Genesung des Patienten bestanden hätte.

Das Abbrechen einer Antibiotikatherapie, eine Einstellung der Ernährung, der Flüssigkeitszufuhr, der Dialyse oder Respiratortherapie bereitet vielen Ärzten große Bedenken, da sie glauben, das Leiden des Patienten zu vergrößern.

Bei sterbenden Patienten treten häufig Komplikationen wie eine Pneumonie oder ein Lungenödem auf. Beides kann qualvoll sein. Sollte es nicht die Aufgabe sein, diese Komplikationen der Grunderkrankung zu behandeln? Aber sind auf der anderen Seite nicht gerade ein Lungenödem oder eine Pneumonie die häufigsten Todesursachen – eine Gelegenheit für sterbende Patienten, dass sie sterben dürfen?

In der Palliativmedizin haben wir gesehen, wie friedvoll Patienten trotz dieser Komplikationen sterben können. Die Voraussetzung ist, dass nicht länger die Krankheitsursache, sondern die Folgen und das Leiden durch gezielte Therapiemaßnahmen behandelt werden.

Komplizierter zu beantworten ist für viele die Frage der Ernährung oder Flüssigkeitssubstitution bei Patienten, die nicht länger essen oder trinken. Es ist qualvoll zu hungern, sagen viele, und noch schlimmer, zu verdursten. Wir haben im Medizinstudium gelernt, dass Patienten, die nicht trinken können, auf jeden Fall eine Infusion bekommen müssen.

Die Erfahrungen bei einem bis zum Tod durchgeführten Hungerstreik zeigen uns einen nicht qualvollen Sterbeprozess, ein allmähliches Schwächerwerden des Betroffenen – bis zur Bewusstlosigkeit und zu einem friedvollen Sterben (Ahronheim und Gasner 1990).

Und die Flüssigkeitssubstitution? In der gesamten medizinischen Dokumentation liegt *kein* Nachweis vor, der zeigt, dass Durst bei Sterbenden durch Zufuhr von Flüssigkeit gelindert werden kann (Twycross 1993). Basierend auf einer Übersicht der wissenschaftlichen Literatur ist es wahrscheinlich, dass fortgeschrittene Dehydrierung und Hunger zu keinen Schmerzen und nur zu geringem Unbehagen durch trockenen Mund führen. Letzteres kann gelindert werden. Bei Personen, die unter der Belastung von fortgeschrittener Krankheit und Invalidität leiden, oder bei denjenigen, bei denen eine Verbesserung ihres Zustands in der allerletzten Phase ihres Lebens nicht mehr zu erwarten ist, sollte eine Ernährung oder Hydrierung im Finalstadium nicht angeboten, ggf. abgebrochen werden. Ängste, dadurch das Leiden des Patienten zu vergrößern, sind von der Sache her unbegründet (Sullivan 1993).

Oft können wir erleben, dass die Angehörigen vehement verlangen, dass der sterbende Patient, wenn er nicht mehr trinkt und isst, Flüssigkeit und Nahrung durch eine Sonde oder über eine Infusion erhält. Viel zu oft lenkt der Arzt in diesen Situationen ein, um einen Konflikt mit den Angehörigen zu vermeiden, ohne dass er den notwendigen Kommunikationsprozess hierüber erst tatsächlich in Gang gebracht hätte. Im Fachjargon wird dieser »finale Tropf« häufig »Angehörigentropf« genannt.

Hier ist wieder eine kompetente Analyse gefragt. Wir wissen, dass in den meisten Kulturen Essen und Trinken mit Gesundheit und Leben auf das Engste verknüpft sind und dass das Gegenteil, nicht zu essen und zu trinken, interpretiert wird als ein Versagen derer, die sich um den Patienten kümmern, möglicherweise als Uneinsichtigkeit des Patienten in Bezug auf seine »Gesundung« und als zum Tode führend. Wenn die Angehörigen noch nicht erfasst haben, dass der Patient bereits sterbend ist, ist es mehr als zu erwarten, dass sie Ernährung und Hydrierung verlangen.

Die zentrale ethische Aufgabe ist wieder *Kommunikation.* Den Angehörigen muss mit Kompetenz und Empathie verständlich gemacht werden, dass der Augenblick des Todes nahe ist. Weiterhin müssen sie verstehen, wie wichtig jetzt ihre Anwesenheit und die Durchführung palliativer Maßnahmen sind, dass aber »künstliche« Hydrierung oder Ernährung nach unserem Wissenstand nicht mehr eine Linderung von Durst oder Hunger bringen kann, sondern im Gegenteil – oft zu einer bedeutenden Verschlechterung des Zustands in den letzten Tagen und Stunden beitragen kann, z. B. durch Verursachung/Begünstigung eines Lungenödems. Nach meiner Erfahrung lenken die Angehörigen nach einem gut gelaufenen Kommunikationsprozess immer ein und sagen: »*Vielen Dank, das haben wir nicht gewusst...*«. Musgrave et al. (1995) fanden in einer Studie keine Korrelation zwischen Flüssigkeitszufuhr, Serumanalyse von Kalium, Natrium und Harnstoff und Durstangaben der Patienten, obwohl 70 % von ihnen bereits manifeste Zeichen einer Harnretention zeigten.

Eine Reihe wissenschaftlicher Beiträge (Twycross 1993; McCann et al. 1994) dokumentieren das Hauptproblem, die durch Mundatmung bedingte Mundtrockenheit mit Infektionen und Belägen im Lippen-, Zungen- und Rachenbereich.

Viele dieser Patienten bekommen einen Tropf, obwohl nach unserem heutigen Wissen *kein Nachweis* vorliegt, dass dieser Linderung oder Vorteile für den Sterbenden bringt. Die notwendige kompetente Mundpflege und Mundhygiene, Befeuchtung von Lippen, Zunge und Rachen, erhalten diese Patienten *nicht* (Andrews et al. 1993; McCann et al. 1994).

Wir müssen uns bei jedem Patienten fragen, welche Vor- und Nachteile eine Infusion bringen kann – für den Patienten, für die Angehörigen und für den Arzt. Die heute vorliegenden wissenschaftlichen Daten deuten zunehmend darauf hin, dass eine iatrogene Flüssigkeitszufuhr Sterbenden keinen Nutzen bringt und für sie eine erhebliche Belastung darstellt.

In einer Studie zeigte Ahmedzai (unveröffentlicht), dass bei Sterbenden, die Infusionen bekamen, das Durstzentrum des Gehirns nicht deaktiviert wurde. Eine deutliche Deaktivierung hingegen erfolgte durch gute Mundhygiene und wiederholte Befeuchtung von Lippen, Mund und Rachen.

Die meisten sterbenden Patienten werden nicht unter Dehydrierung leiden (Andrews et al. 1993). Andererseits könnte es Situationen geben, wie z. B. bei präfinalem Delirium, wo die Symptome durch Zufuhr von Flüssigkeit gebessert werden (Fainsinger und Bruera 1994; Kap. 5). Als besonders schwierig empfinden im deutschsprachigen Raum viele Ärzte die Fragen des *technischen Behandlungsabbruchs*.

Bei sterbenden Patienten mit Nierenversagen die Dialyse einzustellen, trifft häufig auf Verständnis, da eine Urämie weitgehend ein friedvolles Sterben ermöglicht. Demgegenüber steht die Unterbrechung einer etablierten Respiratortherapie. Die Einstellung dieser Behandlung würde für einen über längere Zeit beatmeten Patienten das Eintreten des Todes innerhalb weniger Minuten durch eine respiratorische Insuffizienz bedeuten. Hypoxämie und Hypoventilation durch eine unzureichende Atemmechanik spielen hierbei eine entscheidende Rolle. Beendigung der Beatmung und Extubation des Patienten kann eine Dyspnoe und damit zusätzliches Leiden zur Folge haben in einer Situation, in der alles unternommen werden muss, Leiden zu verhindern.

Aber stehen wir hier nicht vor einem ähnlichen Problem wie bei der Behandlung des finalen Lungenödems und der finalen Pneumonie? Könnte nicht die Weiterbeatmung, unter Umständen bei bis auf Raumluft reduzierter Sauerstoffzufuhr, eine Verlängerung des Leidens des Patienten bedeuten? Und ist diese Weiterbehandlung nicht eine zusätzliche Belastung für die Angehörigen und das Personal? Aber die Befürchtung einiger deutscher Mediziner, der Patient könne durch die Extubation wegen fortgeschrittener Ateminsuffizienz ersticken, was für Patient, Angehörige und Personal zu unangenehmen Erlebnissen und Erinnerungen führen könnte, kann aus der intensivmedizinischen Praxis aus den skandinavischen und angelsächsischen Ländern und auch von deutschen Kollegen nicht bestätigt werden (Pellegrino und Thomasma 1994; Downie und Calman 1994; F.J. Tentrup, persönliche Mitteilung 1997). Die medizinischen Probleme konnten, wenn es die Situation erforderte, durch Applikation von Analgetika und Sedativa suffizient unter Kontrolle gehalten werden.

Die große Mehrheit der Angehörigen berichtete, dass es für sie eine positive Erfahrung gewesen sei, beim Abschluss der Behandlung und beim Sterben des Patienten dabei gewesen zu sein. Es war für sie nicht erschreckend zu sehen, wie innerhalb weniger Minuten der Tod eingetreten sei. Der Lebensausklang verbinde sich in ihrer Erinnerung mit einem Gefühl der Erleichterung, das sowohl den Patienten wie sie selbst betraf. Wiederholt berichteten Angehörige, dass ihnen die Zeit der Extubation und die Zeit danach wie eine tiefgreifende Feier des Abschieds erschien (Husebø 1992). Um den Patienten und den Angehörigen einen bewussten Abschied zu ermöglichen, sollte eine ordnungsgemäße Entwöhnung vom Respirator angestrebt werden, falls dies eine realistische Möglichkeit darstellt. Bei bewusstlosen sterbenden Patienten kann unter Umständen auch die

Beendigung der Beatmung mit Extubation eine Möglichkeit sein, die im Interesse des mutmaßlichen Patientenwillens liegt. Dies ist dann moralisch und ethisch nicht anders zu bewerten als andere Formen des technischen Behandlungsabbruchs (Pellegrino und Thomasma 1994; Brock 1993).

Das Hauptanliegen muss das Wohl des Patienten bleiben. Keine Entscheidungen dürfen getroffen werden gegen den mutmaßlichen Patientenwillen oder weil Angehörige oder das Krankenhauspersonal ihre eigenen persönlichen Interessen oder Gefühle in den Vordergrund stellen. Die Fortführung oder der Abbruch von Maßnahmen dürfen auch niemals eine Frage wirtschaftlicher Überlegungen sein (Beleites 1997).

Welche Motive hat der Arzt?
Es ergeben sich eine Reihe von Fragen:

* Welche Motive liegen den Entscheidungen und Handlungen des Arztes zugrunde?
* Welche Konsequenzen ergeben sich für den Patienten und seine Angehörigen?
* Ist der Nutzen einer weiteren Therapie größer oder überwiegt die Belastung?
* Braucht jemand Zeit (Ärzte, Pflegepersonal, Angehörige), um die getroffene Entscheidung zu akzeptieren?
* Hat die Entscheidung, die Therapie einzufrieren oder zu reduzieren, nicht die gleiche Konsequenz wie das Absetzen aller lebenserhaltenden Therapiemaßnahmen?
* Trifft es zu, dass der Entschluss zur Reduktion oder zum Abbruch der Therapie ausschließlich gefasst wird, um das Sterben des Patienten nicht unnötig zu verlängern?

Wir sehen hier wichtige und zentrale Fragen der medizinischen Ethik. Auf wen sollen wir Rücksicht nehmen (Jecker und Pearlman 1992)?

* Auf den Patienten?
* Auf den Arzt?
* Auf das Krankenpflegepersonal?
* Auf die Angehörigen?
* Gibt es andere wichtige Personen?
* Wer beeinflusst noch unsere Entscheidungen?

Wenn wir diese Fragen genau betrachten, sehen wir, dass unterschiedliche Interessen bestehen, aus denen sich Konflikte ergeben können. Konflikte entstehen aber nicht nur im Verhältnis Arzt–Patient, im eigenen ärztlichen oder pflegerischen Team, sondern auch gegenüber den Angehörigen, interdisziplinär und über das eigene Krankenhaus hinaus (Callahan 1991).

Aus der Sicht der Autonomie und der Würde der sterbenden Patienten können wir die genannten fünf Entscheidungsmöglichkeiten auf drei reduzieren (Smith 1995):

1. Das therapeutische Regime bleibt unverändert.
2. Das therapeutische Regime wird reduziert.
3. Jegliche Therapie wird eingestellt, inklusive technischer Behandlung wie z. B.
   Dialyse oder Beatmung.

Auch bei diesen Alternativen gehört es unverzichtbar zu den ärztlichen und
pflegerischen Aufgaben, für eine menschliche und palliativmedizinische Basisbetreuung zu sorgen. Welcher Weg der richtige ist, muss der Arzt in der jeweiligen
Situation mit seinen Kollegen gemeinsam entscheiden. Es gibt keine Universal-
lösung wie und wann eine Therapie beendet werden soll. Es ist schwer, feste
Regeln aufzustellen, wie im Einzelfall Entscheidungen aussehen sollen und
welche Vorgehensweise adäquat ist. Diese ethischen Entscheidungen müssen
immer individuelle Entscheidungen sein (Buchanan und Brock 1989; Randall und
Downie 1996). Im Zweifelsfall wird der fachlichen Begründung und den Motiven
des Arztes moralisch wie rechtlich entscheidender Wert beigemessen (Eser et al.
1992; Brock 1993).

Können wir aus dieser Diskussion etwas lernen? Ärzte, Pflegepersonal, Patient
und Angehörige haben häufig jeweils unterschiedliche Motive und Argumente für
die eine oder andere Entscheidung. Für sterbende Patienten kann eine Verzögerung
des Sterbeprozesses eine Verlängerung des Leidens bedeuten. Wir können verschiedene Gründe haben, die mehr oder weniger berücksichtigt werden sollten, um
Zeit zu gewinnen.

Wir Mediziner haben allen Anlass, unser Verhalten und dessen Rechtfertigung
kritisch und neu zu überdenken (Buchanan und Brock 1989). Bisher war es einfach, sich hinter der häufigen Argumentation zu verschanzen, eine Fortsetzung der
Therapie sei für Patienten und Angehörige gut. Dabei wird übersehen, dass das
Problem des Aufhörens häufig ein Problem des behandelnden Arztes ist.

Um dem belastenden Augenblick eines unausweichlichen Todes zu begegnen,
kann es für den Arzt leichter sein, sich für das Einfrieren oder die langsame
Reduktion der bisherigen Therapie zu entscheiden. Aber entspricht dies den
Interessen der Patienten? Die Aufgabe des Arztes ist es, dieses Interesse zu
erkennen, zu respektieren und zu vertreten, unter Berücksichtigung des eigenen
Ethos und der vorhandenen Rechtslage.

Juristisch gesehen gibt es in Deutschland (ebenso in Österreich und der
Schweiz) keine direkten Vorschriften zu den Fragen der passiven Sterbehilfe.
Juristen beschäftigen sich zunehmend mit diesen Themen, wobei zwei aktuelle
Urteile des Bundesgerichtshofs zeigen, dass ein Raum für Passives Sterbenlassen
unter bestimmten Voraussetzungen gegeben sein muss.

2.3   Sterbehilfe – wie aktiv?

Sterbehilfe wurde in den vergangenen Jahren auf verschiedenen Ebenen heftig diskutiert. Dabei fällt auf, dass dieser Begriff unterschiedlich verstanden und offensichtlich wenig differenziert wahrgenommen wird. Ist Hilfe beim Sterben oder

Hilfe zum Sterben gemeint? Anhand von verständlich emotional dargestellten Einzelschicksalen werden die Tötung auf Verlangen (aktive Sterbehilfe) und die Beihilfe zur Selbsttötung (assistierter Suizid) in den Medien vermischt. Unterschwellig wird oft die Legalisierung der Aktiven Euthanasie gefordert.

Das Wort »Euthanasie« ist aus dem Griechischen hergeleitet (*euthanatein:* »einen leichten, schönen Tod haben«). Historisch betrachtet, hat der Begriff »Euthanasie« eine andere Bedeutung als Aktive Sterbehilfe. Euthanasie bedeutet »ein guter Tod«. Der Begriff könnte vom Wort her ein Synonym für das sein, was das Anliegen der Hospizbewegung ist. Ist doch ein gutes Sterben das, worum diese Bewegung sich bei vielen Menschen bemüht. Dabei wird von den Mitgliedern dieser Bewegung immer wieder betont, dass sie aktive Sterbehilfe grundsätzlich ablehnen und in ihrer eigenen Aktivität die entscheidende Alternative zur Aktiven Sterbehilfe sehen (Moulin et al. 1994). Die menschliche Kulturgeschichte ist voll von Zeugnissen und Auseinandersetzungen über die Frage eines guten Todes des Menschen. Namhafte Historiker und Philosophen haben sich für einen angenehmen, vom Arzt herbeigeführten Tod ausgesprochen (Rachels 1975), noch mehr aber haben eindeutig dagegen Stellung bezogen (Brock 1993; Gaylin et al. 1988; Pellegrino und Thomasma 1994; Roy 1990; Dunstan und Shinebourne 1989).

2.3.1 Sterbewunsch

Ein Sterbewunsch hat vielschichtige Hintergründe: schweres körperliches Leiden, verschiedene Ängste besonders vor Würdeverlust, totale Erschöpfung oder Demoralisation. Ein Tipp: »Fragen statt sagen«.

> Sie, Gertraud, 85 Jahre, altersschwach und leicht dement: »Gib mir eine starke Schlaftablette, dass ich morgens nicht mehr aufwache.«
> Er, Anton, 84 Jahre, rüstig, überfordert: »Gib ihr eine gescheite Spritze.«
> Arzt: ratlos

Was heißt: »Ich will nicht mehr.«?
Früher waren es oft unerträgliche Schmerzen, was heute durch eine gute Schmerztherapie selten der Fall sein soll. Vielmehr sind es Verzweiflung und Angst. Angst vor Würdeverlust, Angst vor einem Ende in Windeln, Angst vor Kontroll- und Autonomieverlust. Manche Patienten sind auch sehr erschöpft, manche wirklich bereit zu gehen (Tab. 2.1).

Krebs wird zunehmend eine chronische Krankheit. Ein ständiges Hoffen auf Heilung und Bangen vor einem Rückfall bringt die betroffenen Menschen häufig in existenzielle Krisen. Teils belastende Therapien haben neben den körperlichen Nebenwirkungen auch beträchtlich Auswirkungen auf die Psyche.

Manche ertragen es schwer, auf die Angehörigen und Andere angewiesen zu sein. Manche entwickeln auch ein schlechtes Gewissen, weil sie mit teuren Therapien der Gesellschaft zur Last fallen. Die erlebte Unselbstständigkeit bis hin zur Abhängigkeit und der Verlust der sozialen Rolle schwächen das Selbstwertgefühl der Patienten.

Tab. 2.1 Beweggründe zum assistierten Suizid. (Nach Bruns 2016)

Beweggründe (z. T. mehrfach genannt)	Hauptmotiv	Anzahl (absolut)	Anteil (%)
• Erlösung von Schmerzen und/oder anderen körperlichen Beschwerden • Erlebte Sinnlosigkeit von Schmerzen und/oder anderen körperlichen Symptomen	Subjektiv unerträgliche körperliche Symptome im Rahmen einer schweren Erkrankung (z. B. Schmerzen, Dyspnoe)	15	12,8
• Das Krankheitsbild nicht zu Ende aushalten wollen • Den Angehörigen das Miterleben der Erkrankung ersparen wollen • Eingetretener oder drohender Verlust gewohnter Fähigkeiten	Fehlende Lebensperspektive angesichts schwerer Erkrankung, ohne dass die unter 1 aufgeführten Symptome im Vordergrund stünden	34	29,1
• Fehlender Lebenswille im Alter • Einsamkeit, fehlende Kontakte • Gefühl der eigenen Nutzlosigkeit • Gefühl der Sinnlosigkeit des eigenen Lebens	Lebensmüdigkeit ohne Vorliegen einer schweren Erkrankung	24	20,5
• Hoffnungslosigkeit, Resignation • Depressive Selbst- und Weltsicht • Angst, Verzweiflung	Aus Sicht des Suizidenten nicht behandelbare Symptome im Rahmen einer psychischen Erkrankung	16	13,7
• Drohender Verlust der Selbstständigkeit • Nicht von fremder Hilfe abhängig sein wollen • Den Angehörigen nicht zur Last fallen wollen • Nicht in ein Heim/Hospiz wollen	Angst vor Pflegebedürftigkeit	28	23,9

Sterben in Würde ist heute in vieler Mund, besonders in Kommissionen und bei Enqueten. Doch was Würde ist, wird vieldeutig verstanden. Viele haben Angst vor Würdeverlust, was ein Hauptmotiv für einen Sterbewunsch darstellen kann. In ihrer Würde verletzte Patienten äußern nicht nur deutlich häufiger einen Sterbewunsch, es besteht auch ein erkennbarer Zusammenhang zwischen verletzter Würde, Depression und Hoffnungslosigkeit (Chochinov et al. 2002). Würde kann nur in Beziehungen zu anderen Menschen erfahren werden, es sind diese Beziehungen, die Würde erhalten, stärken und stützen. Palliative Pflege als Würde bewahrendes Element ist dabei von besonderer Bedeutung (Feichtner 2014).

Sterbewünsche können aus einer aktuellen Situation entstehen und wieder vergehen, wenn eine extreme Belastung vorbei ist. Der Sterbewunsch kann aber auch kontinuierlich zunehmen, wenn das Leiden übermächtig wird. Eine differenzierte Ursachensuche ist notwendig.

Depression

Ein Drittel der Krebspatienten leiden im Verlauf der Erkrankung an depressiven Episoden. Manche entwickeln eine echte Depression, wobei diese eher bei schon früher durchgemachten depressiven Episoden oder familiärer Neigung auftritt. Depressive Symptome bis hin zur Major Depression können als normale Reaktion auf eine terminale Krankheitssituation eingestuft werden. Das Leiden an der Depression kann für betroffene Patienten eine größere Belastung darstellen als das Leiden an der Grunderkrankung. Bei diesen besteht auch erhöhte Suizidalität, wenn die Depression nicht behandelt wird (Hotopf et al. 2002).

Demoralisationssyndrom
Von der Depression und einer physiologischen Trauer ist die Demoralisation abzugrenzen (Tab. 2.2). Demoralisierte Menschen sind zermürbt vom dauernden Auf und Ab. Sie leiden zunehmend unter der Erfahrung von Kontrollverlust, unter reduzierter Selbstwertschätzung, Hoffnungslosigkeit, Scham, Isolation und Einsamkeit. Sie haben eine realistische Einschätzung der Situation und sind dennoch humorfähig (Kissane et al. 2001; Kissane 2004). Klassische Antidepressiva wirken dabei schlecht, zur Überbrückung kann ein Benzodiazepin hilfreich sein. Entscheidend ist bei der Demoralisation, dass man mit diesen Menschen gemeinsam immer wieder auf den aktuellen Grund der Niedergeschlagenheit geht. Dann lässt auch der Sterbewunsch nach.

Fallbeispiel

Bei Rudi, damals 58 Jahre alt, wurde wegen wiederholter Infekte das Blut gründlich untersucht. Er bekam vor acht Jahren die Diagnose eines schwelenden *(smoldering)* Multiplen Myeloms durch Knochenmarksbiopsie gestellt. Es kam die Zeit der Angst vor der Krankheit. Zwei Jahre später brach diese aus. Es erfolgten zwei Knochenmarktransplantationen, Multiorganversagen mit sechswöchigem Aufenthalt auf der Intensivstation, Chemotherapie, insgesamt

Tab. 2.2 Die Unterschiede von Trauer, Demoralisation und Depression. (Nach Feichtner 2014)

Trauer	Demoralisation	Major Depression
Physiologische Reaktion auf Verluste	Normale Reaktion auf eine extrem belastende Situation	Psychopathologische Reaktion auf eine belastende Situation
Wellenförmig	Fluktuierend	Konstant
Manchmal bestehender Sterbewunsch	Wunsch, bald zu sterben	Hohe Suizidalität
Hoffnungslosigkeit aufgrund eines Verlustes	Hoffnungslosigkeit aufgrund eines bestimmten Ereignisses	Generelle Hoffnungslosigkeit ohne Trigger
Fähigkeit der Freude in Momenten in denen über den Verlust hinweggesehen wird	Fähigkeit der Freude in Momenten in denen über die belastende Situation hinweggesehen wird	Anhedonie: generelle Unfähigkeit zur Freude
Realistische Einschätzung der Gegenwart	Realistische Einschätzung der Gegenwart	Negative Sicht der Gegenwart
Humorfähigkeit	Humorfähigkeit	Keine Humorfähigkeit

sehr belastendende Behandlungen. Dann war Rudi unter Revlemid drei Jahre in Remission. Er litt unter Chemotherapie-bedingter Polyneuropathie, hatte phasenweise Verdauungsbeschwerden. Doch lebte er permanent in der Angst vor einem Rückfall. Jeder kleine Infekt ließ ihn fürchten, dass die Krankheit wieder ausbricht. In dieser Zeit erlitt ein enger Freund einen plötzlichen Herztod. Rudi fragte: Warum nicht ich? Doch war er sehr fit und freute sich des Lebens, war bei Frau und Familie gut aufgehoben. Er machte regelmäßig ausgedehnte Wanderungen, jeden Winter machte er 30 Skitouren, im Sommer setzte er das Boot in den See. Als vor zwei Jahren der definitive Rückfall kam, verzweifelte er. Antidepressiva halfen nicht, er brauchte häufiges Zuhören und gute symptomatische Begleitung. Doch neue Biologika sprachen wieder an. Wenn es ihm schlechter ging, sagte er: Warum steht das Herz nicht still? ◄

2.3.2 Definitionen

Der Deutsche Nationale Ethikrat hat 2006 eine Sprachregelung empfohlen, die von Fachleuten weitgehend akzeptiert und verwendet wird:

- Beihilfe zur Selbsttötung (Suizidassistenz)
- Tötung auf Verlangen (früher: aktive Euthanasie)
- Therapien am Lebensende (früher: indirekte Euthanasie)
- Sterbenlassen des Patienten (früher: passive Euthanasie)

Bei der **Beihilfe zur Selbsttötung** (assistierter Suizid) wird den Patienten eine tödliche Substanz verschrieben, meist ein Pentobarbital, die diese dann selbst einnehmen. Prinzipiell erfolgt dies ohne Einwirkung einer Drittperson, möglicherweise mit Unterstützung von Hilfsmitteln.

Die **Tötung auf Verlangen** (aktive Sterbehilfe) ist definiert als gezielte Tötung einer anderen Person zur Verkürzung ihres Leidens. Es wird eine Substanz verabreicht, die direkt zum Tod führt.

Unter den **Therapien am Lebensende** ist heute die terminale Sedierung herausragend. Dabei werden Patienten in einen narkoseähnlichen Tiefschlaf versetzt, der prinzipiell reversibel ist. Hinsichtlich der Indikation und fachgerechten Durchführung gibt es eine hilfreiche Leitlinie der European Association for Palliative Care (Cherny und Radbruch 2009).

2.3.3 Internationale Rechtslage

Nach vielen Jahren gerichtlicher Duldung wurde im Jahr 2002 die Tötung auf Verlangen in den Niederlanden gesetzlich zugelassen, 2004 in Belgien und Luxemburg, seit 2014 in Belgien auch bei Kindern. In den anderen europäischen Ländern ist die Tötung auf Verlangen bisher unantastbar verboten.

Die **Beihilfe zur Selbsttötung** ist in Deutschland und in der Schweiz zugelassen, in Österreich gab es mit 01.01.2022 eine entsprechende Gesetzesänderung (Sterbeverfügungsgesetz), wo der Assistierte Suizid straffrei gestellt wurde.

Am Assistierten Suizid scheiden sich die Geister. Befürworter pochen auf Autonomie und ein »selbstbestimmtes Sterben«, Gegner sprechen vom »Recht auf Leben« sowie der Unverfügbarkeit des Lebens als Geschenk Gottes.

Der Palliativmediziner Gian Domenico Borasio hat zusammen mit drei Wissenschaftlern aus den Fachgebieten Medizinrecht, Medizinethik und Palliativmedizin einen »Vorschlag für eine gesetzliche Regelung eines marginalen Problems« erarbeitet (Borasio 2014). Da diese Diskussion anhalten wird, seien hier die Ziele genannt:

- Respekt vor der Selbstbestimmung des Patienten
- Fürsorge durch ärztliche Beratungspflicht
- Schutz vor sozialem Druck auf die Betroffenen
- Suizidprävention

Der Vorschlag:
Die Suizidhilfe wird generell unter Strafe gestellt, mit zwei Ausnahmen:

1. Angehörige und andere nahestehende Personen, sofern sie einem frei verantwortlich handelnden Volljährigen Beihilfe leisten;
2. Ärzte: Für Ärzte gilt diese Ausnahme nur unter folgenden Bedingungen:
   a. Der Arzt ist aufgrund eines persönlichen Gesprächs mit dem Patienten zu der Überzeugung gelangt, dass der Patient freiwillig und nach reiflicher Überlegung um Suizidbeihilfe gebeten hat.
   b. Er ist aufgrund einer persönlichen Untersuchung des Patienten zur Überzeugung gelangt, dass der Patient an einer unheilbaren, zum Tode führenden Erkrankung mit begrenzter Lebenserwartung leidet.
   c. Er hat den Patienten umfassend über seinen Zustand, dessen Aussichten, mögliche Formen der Suizidhilfe sowie über andere – insbesondere palliativmedizinische – Möglichkeiten aufgeklärt.
   d. Er hat mindestens einen anderen, unabhängigen Arzt hinzugezogen, der den Patienten persönlich untersucht und ein schriftliches Gutachten über die Punkte a und b abgegeben hat.
   e. Zwischen Aufklärungsgespräch gemäß C und der Suizidhilfe sind mindestens zehn Tage verstrichen.

- Kein Arzt ist zur Durchführung von Suizidhilfe verpflichtet.
- Jede Form der Werbung für die Suizidhilfe wird unter Strafe gestellt.
- Die Strafbarkeit der Tötung auf Verlangen (§ 216 StGB) bleibt unangetastet (Borasio 2014).

Nach ausführlicher öffentlicher Diskussion und 30 Befassungen des Deutschen Bundestages hat dieser am 6. November 2015 eine Entscheidung aus fünf Anträgen herbeigeführt.

Der Gruppenantrag um die Bundestagsabgeordneten Brand, CDU, und Griese, SPD: Wer bei einer Selbsttötung lediglich Teilnehmer sei, ohne geschäftsmäßig zu handeln, sollte bei diesem Antrag straffrei bleiben, solange der Suizident Angehöriger oder nahestehende Person ist. Dieser Gruppenantrag wurde von den Unterstützern selbst als »Weg der Mitte« bezeichnet. Dieser Gesetzentwurf mit dem Titel »Entwurf eines Gesetzes zur Strafbarkeit der geschäftsmäßigen Förderung der Selbsttötung« wurde vom Bundestag mit einer Mehrheit von 360 von 602 abgegebenen Stimmen angenommen.

> § 217 Geschäftsmäßige Förderung der Selbsttötung (1) Wer in der Absicht, die Selbst-
> tötung eines anderen zu fördern, diesem hierzu geschäftsmäßig die Gelegenheit gewährt,
> verschafft oder vermittelt, wird mit Freiheitsstrafe bis zu drei Jahren oder mit Geldstrafe
> bestraft. (2) Als Teilnehmer bleibt straffrei, wer selbst nicht geschäftsmäßig handelt und
> entweder Angehöriger des in Absatz 1 genannten anderen ist oder diesem nahesteht.

Gegen § 217 wurden mehrere Verfassungsbeschwerden eingelegt. Im Februar 2020 gab das Bundesverfassungsgericht in einem Urteil diesen Beschwerden weitgehend Recht und erklärte die entsprechenden Passagen im § 217 für verfassungswidrig. Begründet war diese mit dem hohen Wert des Selbstbestimmungsrechts, das nicht unverhältnismäßig stark beschränkt werden dürfe. Dieses allgemeine Persönlichkeitsrecht, das in Artikel 2 des Grundgesetzes festgeschrieben ist, umfasse „als Ausdruck persönlicher Autonomie ein Recht auf selbstbestimmtes Sterben". Die darin enthaltene Freiheit, sich das Leben zu nehmen, schließe zudem die Freiheit ein, sich hierfür bei Dritten Hilfe zu suchen und solche Hilfe, sofern sie angeboten wird, auch in Anspruch zu nehmen. Die Schutzpflicht des Staates kann jedoch Vorrang haben, wenn festgestellt wird, dass die betroffene Person äußeren Einflüssen unterlegen ist, die ihre Selbstbestimmung einschränken. Trotz der Anerkennung des Rechts auf selbstbestimmtes Sterben durch den Gesetzgeber, darf dieser Suizidprävention sowie die Stärkung palliativmedizinischer Behandlungsangebote betreiben und ausbauen. Ärzte können trotz der Gesetzesordnung *nicht* dazu verpflichtet werden, Suizidhilfe leisten zu müssen. Aus dem Recht auf selbstbestimmtes Sterben leitet sich kein Anspruch gegenüber Dritten auf Suizidhilfe ab.

Österreich
Aktive Sterbehilfe ist in Österreich weiterhin strafbar und fällt entweder unter den Tatbestand des Mordes (§ 75 StGB). Nicht strafbar ist hingegen der Verzicht auf lebensverlängernde Maßnahmen beim Sterben, wenn ein Patient dies aktuell wünscht oder diesen Wunsch im Vorhinein mit einer gültigen Patientenverfügung und/oder Vorsorgevollmacht zum Ausdruck gebracht hat. Weiters wurde die Hilfeleistung zum Suizid straffrei gestellt:

Mit 01.01.2022 trat das Sterbeverfügungsgesetz in Österreich in Kraft:

- Kranke, entscheidungsfähige Erwachsene dürfen straffrei Suizidassistenz in Anspruch nehmen.
- *Grundvoraussetzung* ist ein dauerhafter, freier und selbstbestimmter Entschluss zur Selbsttötung.
- *Prozedere:*
  - Aufsuchen zweier Ärzte, wovon einer eine palliativmedizinische Qualifikation benötigt: Aufklärung, Beratung, Bestätigung
  - Nur bei Hinweis auf krankheitswertige psychische Störung: *Vorab* Abklärung durch Facharzt für Psychiatrie oder Klinische Psychologie
  - Sterbeverfügung wird errichtet im Notariat oder bei der Patientenvertretung (Landeshauptstädte). Rechtsbelehrung.
  - Zeitverstreich bis Errichtung: mindestens zwölf Wochen nach erster ärztlicher Aufklärung (nur bei terminaler Phase: mindestens zwei Wochen)
  - Sterbeverfügung dann ein Jahr gültig.
  - Dazu bereite Apotheke gibt Präparat aus (letale Dosis Natrium-Pentobarbital und nötige Begleitmedikation).
  - Eintrag in ein Sterbeverfügungsregister
  - Freiwilligkeit der Mitwirkung, Benachteiligungsverbot, Werbeverbot und Verbot wirtschaftlicher Vorteile

2.3.4 Wie denkt die Ärzteschaft?

Mehrere Untersuchungen zeigen, dass die Ärzte in Deutschland die Tötung auf Verlangen ablehnen, bei der Beihilfe zur Selbsttötung zeigt sich ein inhomogenes Bild. Das Institut für Demoskopie Allensbach hat eine Repräsentativbefragung von niedergelassenen und Krankenhausärzten zum ärztlich begleiteten Suizid und zur aktiven Sterbehilfe durchgeführt (Allensbach 2010).

- 74 % der Befragten sind dafür, dass lebensverlängernde Maßnahmen auf Wunsch des Patienten eingestellt werden.
- 75 % geben an, Wünsche nach begleitetem Suizid seien Ausnahmefälle, aber jeder dritte Arzt ist schon um Hilfe beim Suizid gebeten worden, Hausärzte zu 50 %.
- Diese Wünsche kommen überwiegend von den Patienten selbst.
- Über die Verbindlichkeit des Patientenwunsches nach Sterbehilfe sind die Ärzte gespalten.
- 78 % der Befragten lehnen eine Legalisierung Aktiver Sterbehilfe ab

In einer Querschnittsumfrage über die ärztliche Behandlungspraxis am Lebensende unter 734 Ärzten gaben 20,7 % der Befragten an, dass sie um ärztliche assistierte Selbsttötung gebeten worden sind. 41,7 % konnten sich ärztliche Assistenz zur Selbsttötung auf keinen Fall vorstellen, 40,2 % können sich dies unter bestimmten Bedingungen vorstellen. Das berufsrechtliche Verbot der ärztlichen Assistenz zur Selbsttötung wurde von 33,7 % abgelehnt, 25 % befürworten ein solches Verbot und 41,4 % waren unentschieden (Schildmann 2014).

Die Europäische Palliativgesellschaft hat zur assistierten Selbsttötung ein »white paper« erarbeitet. Dabei kommt sie zum Schluss, dass informierte öffentliche Debatten erforderlich sind. Allerdings ist ein kompletter Konsens derzeit nicht erreichbar, da die Strukturen, Gesetze und Auffassungen in den verschiedenen Ländern zu unterschiedlich sind (Radbruch 2016).

2.3.5   Folgen der Gesetze international

Vergleicht man vorhandene Zahlen aus Ländern, die Tötung auf Verlangen und/ oder die Beihilfe zur Selbsttötung erlauben, ergibt sich ein differenziertes Bild (Abb. 2.1).

Werden beide Praktiken erlaubt, wird die Tötung auf Verlangen wesentlich häufiger durchgeführt. In den Niederlanden starben im Jahr 2012 28 von 1000 Menschen durch Tötung auf Verlangen, aber nur einer von 1000 durch assistierten Suizid. Auch in Belgien ist die Beihilfe zur Selbsttötung eine Seltenheit. Wenn schon erlaubt, wollen die Patienten im Vertrauen auf den Arzt den Abgang lieber diesem überlassen.

In der Schweiz wird die Beihilfe zur Selbsttötung toleriert, ist aber nicht gesetzlich geregelt. Sie wird von fünf Sterbehilfeorganisationen beworben und hat offensichtlich zu einem Sterbetourismus aus dem Ausland geführt. In den letzten Jahren nehmen mehr Menschen ohne körperliche Erkrankung assistierten Suizid

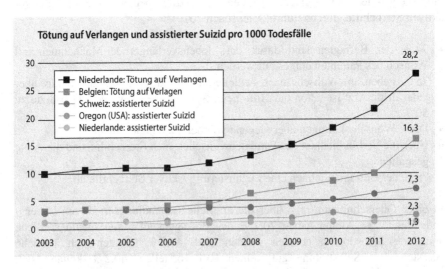

Abb. 2.1 Jährliche Inzidenz von Tötung auf Verlangen und assistiertem Suizid in ausgewählten Staaten. (Nach Gamondi 2014)

in Anspruch. 70 von 1000 sterben in der Schweiz durch Beihilfe zur Selbsttötung (Borasio 2014).

Im US-Staat Oregon unterliegt die Beihilfe zur Selbsttötung strengen gesetzlichen Bedingungen. Hier hat es über Jahre keinen wesentlichen Anstieg gegeben, vielleicht auch, weil eine gute Palliativversorgung besteht. Aufgrund dieser Erfahrungen haben inzwischen sechs weitere US-Staaten den assistierten Suizid legalisiert.

Die Gesetzeslage in europäischen Ländern zeigt Tab. 2.3.

2.4   Tötung auf Verlangen oder Palliativmedizin? Die neue Entwicklung in Europa und deren Konsequenzen

> Was einen Preis hat, an dessen Stelle kann etwas anderes als Äquivalent gesetzt werden. Was dagegen über allen Preis erhaben ist, das hat seine Würde. (Immanuel Kant)

Als erstes europäisches Land haben die Niederlande eine Gesetzesänderung angenommen, die aktive Sterbehilfe unter bestimmten Vorbedingungen nicht unter Strafe stellt. Das niederländische Gesetz über die Kontrolle der Lebensbeendigung auf Verlangen ist am 1. April 2002 in Kraft getreten. Jedes Jahr erhalten ungefähr 3000 Patienten nach wiederholtem Drängen Aktive Sterbehilfe durch ihren Arzt mithilfe einer tödlichen Injektion, die ihr Leben beendet. Zusätzlich wird bei schätzungsweise 1000 Patienten Aktive Sterbehilfe durchgeführt, ohne dass sie darum gebeten haben. Diese Patienten waren bewusstlos oder aus einem anderen Grund nicht in der Lage, in ihrer letzten Lebensphase auf Fragen zu antworten. In diesen Situationen hat der Arzt die Entscheidung im Namen des Patienten getroffen.

Im Jahr 2005 wurden in den Niederlanden parlamentarische Vorstöße unternommen, Euthanasiemaßnahmen bei unheilbar kranken Neugeborenen gesetzlich zu regeln; das Justizministerium bereitet eine Gesetzesvorlage vor. Aktive Euthanasie soll strafbar bleiben, aber nicht verfolgt werden, wenn Ärzte bestimmte, sogenannte Sorgfaltskriterien beachten und einer Kommission anschließend Bericht erstatten. Die medizinische Prognose der infrage kommenden Neugeborenen muss »aussichtslos« sein, die Kinder müssen »unerträglich leiden«, die Zustimmung der Eltern ist zwingend. Auch muss die Meinung eines weiteren Arztes eingeholt werden. Sind diese Kriterien auch für Ungeborene erfüllt, darf eine Schwangerschaft auch noch nach der 24. Woche abgebrochen werden.

Damit soll Empfehlungen von Experten gefolgt werden, die diese im »Protokoll von Groningen« zusammengestellt hatten (Verhagen et al. 2005). Darin hatten Ärzte für 22 Neugeborene im Zeitraum von 1997–2004 die Durchführung gezielt lebensbeendender Maßnahmen dokumentiert. Im Juli 2005 hat der niederländische Verband der Kinderärzte die dort formulierten Kriterien als Richtlinie anerkannt (Ärzte Zeitung Online, 1. Dezember 2005).

Tab. 2.3 Gesetzeslage zur Sterbehilfe in ausgewählten Ländern Europas. (Nach Hochspringen 2016)

Staat	Aktive Sterbehilfe (Tötung auf Verlangen)	Beihilfe zur Selbsttötung (Assistierter Suizid)	Passive Sterbehilfe (Sterben lassen)	Indirekte Sterbehilfe (Lebensverkürzung durch palliative Therapie)	Keine legale Form der Sterbehilfe erlaubt/jede Form der Sterbehilfe gesetzlich verboten	Unklare Gesetzeslage
Belgien	Legal für Erwachsene (seit 2002) Legal für Kinder (seit 2014)	Legal	Legal	Legal	Nein	Nein
Deutschland	Verboten (bis zu 5 Jahren Haft)	Legal, bei Ärzten weitere Einschränkungen durch das Standesrecht	Legal, wenn Willensäußerung des Patienten oder gültige Patientenverfügung vorliegt	Legal, wenn Willensäußerung des Patienten oder gültige Patientenverfügung vorliegt	Nein	Nein
Frankreich	Verboten (gleichgesetzt mit fahrlässiger Tötung, bis zu 5 Jahre Haft)	Verboten	Legal, wenn eine Willensäußerung des Betroffenen oder gültige Patientenverfügung vorliegt	Legal, wenn eine Willensäußerung des Betroffenen oder gültige Patientenverfügung vorliegt	Nein	Nein
Italien	Verboten	Keine näheren Angaben	Keine näheren Angaben	Rechtlich unklar	Nein	Nur die Aktive Sterbehilfe ist verboten
Luxemburg	Legal für Erwachsene (seit 2009)	Legal	Legal	Legal	Nein	Nein
Niederlande	Legal für Erwachsene (seit 2002) Legal für Kinder ab 12 Jahren	Legal	Legal, gilt als natürlicher Tod	Legal, gilt als natürlicher Tod	Nein	Nein

(Fortsetzung)

Tab. 2.3 (Fortsetzung)

Staat	Aktive Sterbehilfe (Tötung auf Verlangen)	Beihilfe zur Selbsttötung (Assistierter Suizid)	Passive Sterbehilfe (Sterben lassen)	Indirekte Sterbehilfe (Lebensverkürzung durch palliative Therapie)	Keine legale Form der Sterbehilfe erlaubt/jede Form der Sterbehilfe gesetzlich verboten	Unklare Gesetzeslage
Norwegen	Verboten	Verboten	Rechtlich unklar	Legal, wenn eine Willensäußerung des Betroffenen oder gültige Patientenverfügung vorliegt	Nein	Passive Sterbehilfe
Polen	Verboten	Verboten	Verboten	Verboten	Keine legale Form der Sterbehilfe	Jede Form der Sterbehilfe ist gesetzlich verboten
Schweden	Verboten	Legal, aber nur wenn der Helfer eine Privatperson ist	Legal	Legal, wenn eine Willensäußerung des Betroffenen oder gültige Patientenverfügung vorliegt	Nein	Nein
Spanien	Legal für Ärzte (seit 2020)	Legal für Ärzte (seit 2020)	Legal	Legal, aber nur wenn sie medizinisch korrekt durchgeführt wird	Nein	Nein
Vereinigtes Königreich	Verboten (gleichgesetzt mit Mord)	Verboten (bis zu 14 Jahren Haft)	Keine näheren Angaben	Legal	Nein	Passive Sterbehilfe

Als zweites europäisches Land hat Belgien am 30. September 2002 ein Gesetz zur eingeschränkten Legalisierung der Euthanasie verabschiedet. Es sieht die Straffreiheit für eine Tötung auf Verlangen für unheilbar kranke Menschen unter Einhaltung bestimmter Auflagen vor: Der Kranke, der um Sterbehilfe ersucht, muss unheilbar krank, handlungsfähig, bei Bewusstsein und volljährig sein sowie seinen Wunsch mehrfach äußern.

Im Gegensatz zu Holland ist die Legalisierung der Sterbehilfe in Belgien nicht an das unmittelbare Bevorstehen des Todes geknüpft, sondern weiter gefasst. Unter anderem wurde es auch auf Fälle »dauerhaften und unerträglichen physischen oder psychischen Leidens« ausgedehnt. Zwischen Antragsstellung und Tötung müssen vier Wochen vergehen.

Die belgischen Regelungen sind detaillierter als die holländischen und schreiben unter anderem vor:

- Umfassende Aufklärung des Patienten durch den Arzt über Gesundheitszustand, Lebenserwartung, mögliche alternative Maßnahmen einschließlich der Palliativmedizin, mehrere Gespräche in zeitlichem Abstand
- Einbeziehung des etwaigen Behandlungsteams
- Wenn der Arzt der Überzeugung ist, dass der Tod nicht in Kürze eintritt, Hinzuziehung eines Psychiaters oder eines auf die betreffende Krankheit spezialisierten Arztes
- Voraussetzungen und Form einer Patientenverfügung
- Widerrufsmöglichkeiten
- Keine Verpflichtung des Arztes zur Euthanasie
- Rechtsanspruch auf Palliativmedizin

Wenn alle europäischen Länder die niederländische und belgische Praxis einführen würden, müsste man, berechnet nach den niederländischen Daten, jährlich mit etwa 200.000 Patienten in Europa rechnen, die infolge Aktiver Sterbehilfe sterben. Darunter würden sich 50.000 Patienten befinden, die nicht darum gebeten hätten.

Die folgenden Argumente waren für holländische Ärzte die wichtigsten Gründe, aktive Sterbehilfe durchzuführen (Van der Wal et al. 1996; Ten Have und Welie 1996):

- Leiden kann nicht ausreichend gelindert werden (74 %),
- Vorbeugung zum Verlust der Würde (56 %),
- Vorbeugung stärkerer Leiden (47 %),
- unnötiges Leiden (44 %),
- Schmerzen (32 %).

Diese Begründungen nehmen ihren Ausgang in den Begriffen: *Leiden, Würde, Schmerzen*. Zahlreiche Publikationen zeigen, dass nur wenige Menschen keine Leiden oder Schmerzen in ihrer letzten Lebenszeit haben. Ungefähr 70–80 % aller Tumorpatienten erleben im Laufe ihrer Erkrankung starke Schmerzen. Dyspnoe,

Todesrasseln, Übelkeit, Angst, Unruhe und Panik sind häufige am Lebensende beschriebene Symptome.

Diese Probleme gelten nicht allein für Tumorpatienten. Andere Patientengruppen mit ernsten chronischen Organerkrankungen, wie z. B. Herz-Kreislauf-Leiden oder neurologische Erkrankungen, haben umfassende Probleme mit Schmerzen und Leiden über viele Jahre, bevor sie sterben. Patienten mit psychischen Problemen klagen nahezu ohne Ausnahme über Leiden, Schmerzen und den Verlust der Würde.

Schmerzen

Schmerzen sind ein unangenehmes Erleben und häufig verbunden mit einer akuten Erkrankung. Schmerzen sind subjektiv. Nur die Person, die Schmerz erlebt, ist in der Lage, das Gefühl und die Intensität zu beschreiben. Niemand anderer als der Patient selbst kann beurteilen, welche Schmerzen unerträglich sind und mit welchen Schmerzen er leben kann.

Leiden

Leiden ist möglicherweise noch stärker verbunden mit der menschlichen Existenz. »Ich habe ein ernstes Leiden.«, so sagt vielleicht ein Krebspatient zu uns, und wir nicken verständnisvoll. Wir wissen, was dies für den Einzelnen bedeutet, weil wir aus der Erfahrung im Umgang mit vielen Krebspatienten die Konsequenzen dieser Erkrankung beurteilen können.

Aber das Leiden ist nicht nur ausschließlich an die Erkrankung geknüpft. Leben und Tod, Trauer und Freude, Freiheit und Unterdrückung, Sinn und Kränkung, Krankheit und Gesundheit, Nahrung und Hunger, Ruhe und Erschöpfung, Liebe und Einsamkeit sind einige Wortpaare, die eine schmale Balance zwischen Leid und Wohlbefinden beschreiben. Die Wahrnehmung von Leiden ist gebunden an die individuelle Lebensgeschichte, den kulturellen Hintergrund und die persönliche Beurteilung der aktuellen Lebenssituation.

Wenn jemand zu uns sagt: »Ich habe Schmerzen.«, oder: »Ich leide.«, dann ist es nicht unsere Aufgabe, das Gegenteil zu beweisen. Die Aufgabe ist, weit mehr zu tun, als nur zu verstehen, was gesagt wurde.

Würde

Wer hat Würde? Oder vielleicht einfacher gefragt: Wer hat keine Würde? Unser Arbeitsalltag im Gesundheitswesen ist geprägt durch den Umgang mit Menschen, die mit akuten oder chronischen Erkrankungen in unterschiedlicher Ausprägung leben. Oft begegnen wir Menschen mit umfassenden Problemen. Es stellt sich dann die Frage, ob diese Menschen ihre Würde verlieren, wenn sie ernsthaft erkranken, vollständig von der Hilfe anderer abhängig sind, von Schmerz und Leid geprägt oder sich bereits im Prozess des Sterbens befinden.

Können Sie sich in die folgende Situation hineinversetzen? Bevor Sie sterben, wird es vielleicht eine Zeit für Sie geben, in der Sie durch den Verlust an physischer und psychischer Gesundheit schwach und hilfsbedürftig sind. Vielleicht brauchen Sie täglich Hilfe bei der Körperpflege. Vielleicht können Sie nicht mehr das Bett verlassen und sind nicht mehr voll orientiert. Sie sind von der Hilfe anderer abhängig. Haben Sie dann Ihre Würde verloren? Kinder sind in ihrer ersten Lebensphase rund um die Uhr von Liebe und Fürsorge abhängig. Wenn alles gut geht, erhalten sie das, was sie brauchen. In den ersten Jahren müssen sie gefüttert, gewickelt und an der Hand geführt werden. Später entwickelt sich ihre Selbstständigkeit zunehmend. Doch auch weiterhin ist der Bedarf an Unterstützung und Fürsorge gegeben, bis dass das Kind 15 oder 20 Jahre alt ist. Niemand stellt in diesem Zusammenhang die Frage, ob ein Kind Würde hat, trotz des enormen Bedarfs an Fürsorge und Hilfe. Was ist die Ursache dafür, dass wir auf Schwäche und Hilflosigkeit bei Kranken und Alten herabsehen?

Warum sehen wir auf denjenigen herab, dem sein Leben nicht gelingt? Haben diese Menschen ihre Würde verloren?

Besonders Schwäche, verbunden mit Erkrankung und Altwerden, ist zu allen Zeiten mit Minderwertigkeit in Verbindung gebracht worden. Aussagen wie: »Zum Glück trifft es nicht mich« oder: »Der arme Kerl« signalisieren, dass wir glauben, uns auf der »sicheren Seite« zu befinden. Die Alten haben den Höhepunkt des Lebens passiert, wir hingegen sind geprägt durch Unverletzbarkeit, Selbstbegeisterung, Zukunftschancen und Arbeitsaktivitäten. Die Alten sind die Verlierer.

Doch Vorsicht: Wenn wir lange genug leben, werden wir selbst unter diesen Vorurteilen zu leiden haben. Denn was vielleicht noch schwerer wiegt, ist unsere Unfähigkeit, die positiven Seiten von Schwäche und Alter zu sehen: die Lebenserfahrung, die langen Freundschaften und die historischen Lehrstücke, die unsere Zeit braucht, um klüger zu werden.

Alle Menschen haben Würde (Janssens und Gordijn 1998). Es ist undenkbar, dass einige Menschen keine Würde haben. Die Herausforderung besteht darin, dass Würde gekränkt/verletzt werden kann. Je größer die Schwäche des einzelnen Menschen, je größer seine Abhängigkeit von Hilfe, desto größer das Risiko und die Wahrscheinlichkeit, dass seine Würde verletzt wird.

Wenn ein Sterbender in ein Krankenhaus oder ein alter Mensch in ein Pflegeheim eingewiesen wird, kann es bedeuten, dass er Hilfe und Fürsorge rund um die Uhr braucht. Wenn niemand diesen Patienten besucht, weil er krank, dement oder schwach ist, dann wird seine Würde gekränkt. Wenn dieser Patient Windeln erhält, obwohl er mit Hilfe die Toilette besuchen könnte, wenn wir seine Einsamkeit übersehen und den Bedarf an Schmerzmedikamenten, dann zeigen wir, dass er eine Belastung ist und wertlos. Unsere Gleichgültigkeit gegenüber diesen Menschen, Mangel an Kompetenz, Verständnis und Liebe ist ihre größte Kränkung.

Die Würde der Schwachen, der Sterbenden und der Alten muss jeden Tag durch uns bestätigt werden!

Die aktive Sterbehilfe hat zu allen Zeiten in dieser Debatte einen zentralen Platz eingenommen. Wenn Kränkung und Leid groß genug sind, ist es verständlich, dass der Patient und seine Angehörigen um Hilfe aus dieser unerträglichen Situation bitten. Die entscheidende Frage ist, wie diese Hilfe aussehen kann (Janssens und Gordijn 1998; Gordijn und Janssens 2000).

Auf einem internationalen Ärztekongress in Wien (1999) hielt ein amerikanischer Arzt einen Vortrag, in dem er die Legalisierung der Aktiven Sterbehilfe befürwortete. Unter anderem erzählte er über Gespräche mit seinem krebskranken Vater. Er hatte seinem Vater versprochen, ihm die notwendigen Medikamente für Aktive Sterbehilfe zu geben, falls seine Leiden oder Schmerzen unerträglich würden.

In den USA gibt es in vielen Staaten Bestrebungen, »physician-assisted suicide« (vom Arzt assistierten Suizid) zu legalisieren. In einigen wenigen Staaten ist dies bereits legalisiert. Die Amerikaner – wie die Holländer und Belgier – geben als Hauptgrund für diese Legalisierung von »Tötung auf ausdrückliches Verlangen« an, dass die Autonomie, das Recht der Bürger auf eigene, freie Entscheidungen, in ihren Ländern einen besonders zentralen Stellenwert hat.

In unseren Augen hat dieser amerikanische Sohn und Arzt zwei Alternativen. Er könnte zu seinem Vater gesagt haben: Vater, natürlich möchte ich auf keinen Fall, dass du leidest. Wenn deine Probleme unerträglich werden, rufst du mich an. Dann werde ich dir mit einer Spritze helfen, damit du schnell stirbst und von deinen Leiden befreit wirst.

Oder er könnte zu seinem Vater gesagt haben: »Vater, du bist ein Held für mich. Ich liebe dich. Ich verspreche dir, alles zu tun, was in meiner Macht steht, damit du kompetente Hilfe bekommst, um deine Leiden so gut wie möglich zu lindern. Ich werde jeden Tag bei dir sein und dich in meinen Armen halten in der Zeit, die dir noch bleibt. Du bedeutest mir alles, besonders jetzt, wo du so krank bist.«

Kann man die Würde eines Menschen mehr kränken, als dadurch, dass man ihm anbietet, ihn zu töten? Oder indem wir Augen und Ohren vor seinen Wünschen verschließen, die um Fürsorge, Kompetenz und palliative Behandlung bis zu seinem Lebensende bitten? Ist nicht die Gefahr unendlich groß, dass verzweifelten, einsamen, unnötig leidenden Patienten eine Tötung angeboten wird – wenn Fürsorge, Pflege und kompetente palliative Behandlung nicht vorhanden sind?

In unzähligen Fällen haben wir im medizinischen Alltag Situationen erlebt, in denen sterbende und leidende Patienten mit großer Verzweiflung dem Sterben entgegensehen. Wenn diese Patienten mit der Liebe, Fürsorge und Kompetenz der Palliativmedizin behandelt werden, fiebern sie nicht länger dem schnellen Tod entgegen. Sie – und ihre Angehörigen – berichten, dass diese letzten Tage und Wochen für sie eine Zeit sind, die zu einer unvorstellbaren Bereicherung und einem würdevollen Abschied beiträgt.

Ein wichtiger Grundsatz von Palliative Care ist: »Wenn die Lebenssituation eines Patienten hoffnungslos erscheint, gibt es noch unendlich viel, was wir ihm anbieten können«. Unser Angebot besteht in einer kompetenten medizinischen Behandlung und ausgezeichneten Pflege. Verständnis und Einsicht für die Schmerzen und Leiden eines Menschen sind keine leeren Versprechungen. Aber dieses Engagement und diese Kompetenz soll nicht nur Einzelpersonen gelten, die das Glück haben, auf einer »guten Palliativstation« behandelt zu werden.

So lange nicht alle sterbenden und schwerst leidenden Patienten die Sicherheit haben, Palliative Care zu erhalten – und die haben sie wegen der jetzigen, fehlenden Aus- und Weiterbildungsstandards für Palliativmedizin in den meisten europäischen Staaten nicht –, ist es fast verständlich, wenn die Bevölkerung den »schnellen, schmerzfreien Tod« als Sicherheitsausweg herbeiwünscht. Das Angebot der Zukunft, Palliativmedizin, muss für *alle* Patienten gelten, die unter lebensbedrohlichen Erkrankungen leiden, unabhängig von Diagnose, Alter und Aufenthaltsort: im Krankenhaus, im Pflegeheim oder zu Hause.

In einem bemerkenswerten Aufsatz im Juli 2002 kommentiert Generalstaatsanwalt Dr. Heinrich Kintzi (Braunschweig) einige rechtliche Grundlagen in Deutschland für ein würdevolles Sterben, wobei er unterstreicht, dass in den Diskurs über Sterbehilfe nicht nur die Medizin, sondern die Rechtswissenschaft, die Theologie und die Ethik involviert sind:

»In dem notwendigen Dialog der Wissenschaften ist der Beitrag der Rechtswissenschaft nicht als Anmaßung oder Reglementierung zu verstehen, sondern als Hilfe. Der Arzt/die Ärztin muss sicheren Boden unter den Füßen spüren, um verantwortungsvolles Wirken sachgerecht ausüben zu können... Was die Standesethik vom Arzt fordert, übernimmt das Recht weithin zugleich als rechtliche Pflicht... Maßnahmen zur Verlängerung des Lebens dürfen in Übereinstimmung mit dem Willen des Patienten unterlassen oder nicht weitergeführt werden, wenn diese nur den Todeseintritt verzögern und die Krankheit in ihrem Verlauf nicht mehr aufgehalten werden kann... Durch die Hinweise auf den Willen und den mutmaßlichen Willen des Patienten, die die Rechtsprechung vornimmt, haben die Patientenverfügung und die Vorsorgevollmacht einen erheblichen Bedeutungszuwachs erfahren... Im selben Maß, in dem der Patient durch Vorsorgevollmachten und Patientenverfügungen seinem Willen hinsichtlich lebensverlängernder Maßnahmen verbindlich Geltung verschaffen kann, schwindet die Besorgnis, im Sterben eine Missachtung seines Selbstbestimmungsrechts zu erfahren...
Bei Sterbenden kann die Linderung des Leidens so im Vordergrund stehen, dass eine möglicherweise unvermeidbare Lebensverkürzung hingenommen werden darf...«

Zu Grenzziehung zwischen indirekter sowie passiver Sterbehilfe und direkter Lebensbeendigung schreibt Kinzi:

»Bei der gebotenen indirekten und verbotenen Aktiven Sterbehilfe liegt kein Etwas-in-die-Tasche-Lügen vor, indem die Ärzte gleichartiges Handeln unter verschiedenen Etiketten vollziehen. Zwar ist die Einflussnahme auf das Leiden das verbindende voluntative Element des ärztlichen Tuns, doch bekanntlich heiligt nicht der Zweck jedes Mittel. Es besteht nicht nur ein gradueller, sondern ein substanzieller Unterschied zwischen der zielgerichteten absichtlichen Tötung eines Menschen und der Lebensverkürzung, die ungewollt, aber unvermeidbar als Nebenfolge eintritt oder eintreten kann. Der Wertungsunterschied wird auch daran deutlich, dass sich die Aktive Sterbehilfe aus dem Erfolg der Lebensbeendigung definiert, während bei der hier reflektierten Therapie nur das Risiko, aber nicht die Gewissheit der Lebensverkürzung besteht. Drängt sich hier nicht der Vergleich mit der allgemeinen Medikation auf, die mit negativen Nebenwirkungen verbunden ist? Es ist ein gutes ärztliches Tun, das auf Heilung oder Linderung gerichtet ist, auch wenn der Beipackzettel gravierende Nebenwirkungen aufweist. Der wesentliche Ansatz der Passiven Sterbehilfe ist der Verzicht auf kurative Therapie, auf die künstliche Verlängerung des Sterbevorganges. Das Ärztlich-ethische und das Rechtliche können sich in

der tragfähigen Zäsur vereinigen, die begrifflich zwischen der direkten Euthanasie, die auf
Tötung abzielt, einerseits und der schicksalhaften Entwicklung andererseits unterscheidet,
deren natürlichem Verlauf der Arzt nicht in den Arm zu fallen braucht.«

Die Zusammenfassung seines Aufsatzes könnte wie folgt ausgedrückt werden:
Die in unserer Verfassung bestehende Grundrechtsbindung an die Unantastbarkeit
der menschlichen Würde schließt auch das Recht auf Respekt der Würde eines
Sterbenden ein.

Um dieses Ziel, die Würde der Sterbenden, in unserem Umgang mit ihnen zu
achten, zu erreichen, bedarf es einiger Voraussetzungen. Unsere Gesellschaft muss
mit einer Änderung ihrer Haltung gegenüber den Schwachen und Sterbenden zu
dieser Entwicklung beitragen. Die Verantwortlichen im Gesundheitswesen müssen
die Augen öffnen gegenüber den Sterbenden und den Alten, damit sie die Hilfe
erhalten, die sie brauchen. Doch die Gesellschaft und das Gesundheitswesen
werden diese Probleme nicht allein lösen können. Eine zentrale Voraussetzung ist,
wie wir als Privatpersonen Verantwortung übernehmen, wenn unsere Angehörigen
schwer erkranken oder alt werden.

Nur durch ein funktionierendes Netzwerk, in dem Angehörige, Ehrenamtliche,
Nachbarn, die »professionellen« Helfer, Institutionen und Lehreinrichtungen
zusammenarbeiten mit Respekt gegenüber der Kompetenz des Anderen, kann es
gelingen, das Empfinden ihrer eigenen Würde bei Schwachen und schwer Kranken
bis zuletzt zu stärken.

Die Lösung für Schmerzen, Leiden und Kränkung von Würde eines Patienten
besteht nicht in einer tötenden oder sedierenden Spritze. Die Lösung besteht darin,
dass wir kompetente palliativmedizinische und -pflegerische Versorgung anbieten
für alle, die sie brauchen.

2.4.1 Indirekte Sterbehilfe

Zunächst wollen wir auf Fälle hinweisen, die häufig missverstanden werden. Wenn
beispielsweise ein Patient mit ausgeprägter Metastasierung im Hals-Lungen-
Bereich plötzlich eine Durchbruchblutung zum Bronchialsystem oder aus der Aorta
bekommt, wird diese Komplikation innerhalb von Minuten zum Tode führen. Diese
Zeit kann für den Patienten und für andere Anwesenden äußerst qualvoll sein. In
einer solchen Situation ist es die Aufgabe des Arztes, eine adäquate Therapie des
vorhandenen Schmerzes und der vorhandenen Panik durchzuführen. Sinnvoll wäre
es, falls möglich, sofort einen intravenösen Zugang zu legen, um die notwendigen
Medikamente rasch und effektiv zuführen zu können. Die wichtigen Medikamente
in dieser Situation wären Analgetika und Anxiolytika, am besten Morphin und
Midazolam, die im Notfall auch tief intramuskulär gegeben werden können.

Der verantwortungsbewusste Arzt sollte bei dem Patienten bleiben und die
notwendigen Dosen der Medikamente so titrieren, bis die Panik und das Leiden
des Patienten unter Kontrolle sind. Dabei können die benötigten Dosen eine

Bewusstlosigkeit des Patienten hervorrufen. Es kann auch durchaus sein, dass der Patient durch diese Behandlung einige Minuten früher stirbt als ohne eine solche Behandlung. Der Arzt nimmt bewusst diese unerwünschten Nebenwirkungen in Kauf.

Dies ist weder Aktive noch Passive Sterbehilfe, sondern gute Symptomkontrolle – oder wie es in Deutschland genannt wird: indirekte Sterbehilfe. Es handelt sich hierbei um eine kompetente und angebrachte medizinische Behandlung (Roy 1991; Müller-Busch 2004).

Das Gleiche würde beispielsweise auch bei einem Patienten mit schwerem, unkontrollierbarem Herzversagen zutreffen, bei dem abgeklärt ist, dass er nicht weiter beatmet werden soll, falls die Respiration versagt. Hier ist die intravenöse Zufuhr von Analgetika und Sedativa zur Minimalisierung des Leidens auch dann als adäquate medizinische Behandlung anzusehen, wenn der Patient dadurch früher sterben sollte.

Die häufigste Todesursache ist ein Linksherzversagen; das dabei entstehende Lungenödem wird oft vom Patienten als sehr qualvoll empfunden. Es sei hier mit Nachdruck betont, dass Patienten, deren Leben nicht mehr gerettet werden kann, in ihren letzten Stunden immer eine optimale Behandlung ihrer Symptome erhalten müssen. Es kann niemals akzeptiert werden, dass Ärzte sich von solchen Patienten zurückziehen unter dem Vorwand, doch nichts mehr tun zu können (Klaschik und Husebø 1997). Passive und indirekte Sterbehilfe sind insbesondere für unerfahrene Ärzte und Krankenschwestern problematisch, da ihnen der fachliche Überblick fehlt und ihnen auch der Umgang mit den Medikamenten in der Finalphase Ängste bereitet. So haben sie Angst vor der eigenen Verantwortung bei der »letzten« Spritze. Derjenige, der die letzte Injektion gibt, fühlt sich oft für den Tod des Patienten verantwortlich. Diese Angst hat ihre Begründung in der Haltung, mit der Ärzte häufig dem Tod begegnen.

Die Beurteilung der Situation, welche Form der Sterbehilfe vorliegt, ob unsere Handlung ethisch, moralisch und rechtlich richtig ist, hängt davon ab, ob

- der Arzt kompetent und verantwortungsbewusst handelt,
- das Ziel seiner therapeutischen Intervention eine Linderung und nicht das Töten gewesen ist,
- der Patientenwille berücksichtigt wurde.

Dabei muss selbstverständlich das Recht des Patienten auf Mitbestimmung beachtet werden. Falls der Patient noch bei Bewusstsein ist, muss er selbst entscheiden dürfen, ob er Analgetika und andere angebrachte Medikamente bekommen will oder ob er es vorzieht, bei evtl. besserer Erhaltung seines klaren Bewusstseins länger zu leiden (Mount und Hamilton 1994; Cherny et al. 1994b).

Im Allgemeinen hat eine suffiziente Symptomkontrolle zur Folge, dass der Patient besser und länger lebt, nicht aber, dass sein Leben verkürzt wird. Die Ärzte sollen aber wissen, dass sie eine richtige Behandlung durchgeführt und sich keineswegs strafbar gemacht haben, wenn – was selten vorkommt – ein todkranker

Patient, der eine suffiziente Symptomkontrolle erhalten hat, etwas früher stirbt als ohne eine solche Therapie (Eser et al. 1992; Cherny et al. 1994b).

2.4.2 Was bedeuten Begriffe wie »unwürdig«, »unerträglich« und »friedvoll«?

Wir können die Schmerztherapie optimieren und alles tun, damit andere Krankheitssymptome unter Kontrolle gehalten werden. Es wird Patienten geben, bei denen trotz maximaler Kompetenz und trotz maximalen Einsatzes die Forderungen nach »suffizienter Symptomkontrolle« und »würdiger Existenz« nicht erfüllt werden können. Bevor wir uns mit diesen seltenen »unerträglichen« Situationen befassen, wollen wir zunächst sehr wichtige und häufig verwendete Begriffe wie: »unerträglich«, »unwürdig« und »friedvoll« beleuchten (Cherny et al. 1994a).

Diese Begriffe sind Wertbegriffe, Qualitätsbegriffe, subjektiv gewählte Wörter, die dem Menschen dazu dienen, das Gute und das Schlechte, das Böse und das Befriedigende, das Viel und das Wenig in der menschlichen Existenz zu bezeichnen. Diese Wörter sind für uns Menschen nützlich. Sie dienen uns in unserem Alltag, damit wir uns verständigen können. Sie machen uns deutlich, was wir geringschätzen oder für wertvoll halten. Die Begriffe sind auch wichtig für uns Mediziner, weil sie etwas aussagen über das subjektive Befinden unserer Patienten.

Wenn wir Ärzte mit schwierigen und »unerträglichen« Situationen auf der Grenze zwischen Leben und Tod konfrontiert werden, müssen wir hinterfragen, was »unerträglich« bedeutet und wer am meisten darunter leidet. Da die Feststellung des »Unerträglichen« immer in einem Gespräch zwischen mehreren Personen getroffen wird, ist es von Bedeutung, wie die einzelnen Gesprächsteilnehmer auf die Aussage der »Unerträglichkeit« reagieren.

Wir müssen auch hinterfragen, *für wen* etwas unerträglich ist. Diese subjektiven Werte haben nur für den Betroffenen eine Gültigkeit. Wenn der Patient sagt: »Es ist für mich unerträglich.«, ist die Aussage für ihn gültig. Wenn die Angehörigen, das Pflegepersonal oder der Arzt sagt: »Es ist für den Patienten unerträglich oder unwürdig.« beschreiben sie, dass es für *sie* unerträglich oder unwürdig ist. Wie es für den Patienten ist, kann nur er oder sie selbst entscheiden.

So können schwerwiegende Leidensursachen für den Betroffenen subjektiv ein unlösbares Problem darstellen. Menschen aus einer solchen Situation herauszuführen, ist durch adäquate Reaktion oft weitgehend möglich.

Es gibt viele Beispiele dafür, wie scheinbare Kleinigkeiten für Menschen in einer schwierigen Lage große Bedeutung haben. Wer dem Schmerz und der Panik eines Patienten auf einer Station im Krankenhaus mit Unkenntnis, mangelnder Zuwendung und Unfähigkeit zur Kommunikation begegnet, sollte sensibel genug sein, diese Defizite auszugleichen, und bereit sein, von kompetenten Ärzten und Krankenschwestern dazuzulernen.

Wenn die Situation von uns als unerträglich oder unwürdig empfunden wird, sollten *wir* eine kompetente Hilfe bekommen (Kap. 10 »Die Rolle der Helfenden«).

Es zeigt sich also, dass nicht alles, was als unerträglich oder als unwürdig beschrieben wird, tatsächlich unerträglich oder unwürdig sein muss. Kann die Würde nicht darin liegen, das Unerträgliche sichtbar zu machen, den Kranken mit seinem Leiden nicht allein zu lassen, ihm zu zeigen, dass er für uns noch viel wert ist, und Linderung und Hilfe anzubieten?

Der Mensch ist in seinen Reaktionen nie allein, es kommt sehr darauf an, wie die Umgebung diese Reaktionen beeinflusst. Diejenige Gruppe, deren Einflussnahme auf die Reaktionen im Allgemeinen zu wenig beachtet wird, ist die der Angehörigen. Ängste und Kränkungen, die den Angehörigen widerfahren, übertragen sich sehr schnell auf den Patienten – und umgekehrt.

Unerträglichkeit des Leidens ist auch abhängig von dem Ort, an dem der Patient sich befindet. Patienten, die z. B. im Krankenhaus – wo Zeitnot herrscht, menschliche und fachliche Kompetenz fehlen – unerträglich leiden, ändern ihre Einstellung, wenn es gelingt, sie nach Hause, in ein Hospiz oder auf eine Palliativstation zu verlegen. Patienten benötigen in diesen Situationen Personen, die Zeit haben und menschliche sowie fachliche Kompetenz besitzen. Unter diesen Voraussetzungen kann oft innerhalb von Stunden eine Änderung der Beschreibung des Leidenszustandes beobachtet werden (Cherny et al. 1994b).

Dabei spielt es weniger eine Rolle, was in den ersten Stunden gemacht wird. Das Entscheidende scheinen die dem Kranken vermittelten Eindrücke zu sein:

- Wir haben Zeit für Sie.
- Wir wissen, wie Ihre Schmerzen unter Kontrolle gebracht werden können.
- Sie können bei uns in Offenheit zeigen, wie Ihnen zumute ist.
- Sie sind uns viel wert.
- Wir sind für Sie da, wenn die Gedanken, das Leiden und die Einsamkeit Sie zu überwältigen drohen.

Wir haben die Aufgabe, »hoffnungslos« Kranke und Sterbende zu betreuen und zu behandeln und müssen uns fragen, ob das, was der Kranke als »unerträglich« und »unwürdig« beschreibt, allein eine angemessene Beschreibung seiner aktuellen Situation ist oder ob es ihm nicht auch dazu dienen könnte, das Unerträgliche erträglich zu machen. In letzterem Fall kann es nicht unsere Aufgabe sein, fortlaufend zu signalisieren, dass alles unternommen werde, um eine angemessene Therapie gegen die Angst, die Einsamkeit, den Schmerz zu finden.

Viele Kranke, aber auch Gesunde, machen Aussagen wie: »Ich wünsche mir ein friedvolles Sterben.«. Dies sollte auch unser Ziel sein. Aber die Ereignisse im Leben, wie im Sterben, sind nicht immer friedvoll. Wer in Lebensnot und Lebenskrisen kommt, *ist noch am Leben.* Reaktionen auf die Lebenskrise können Wut, Zorn, Abweisung oder Apathie sein. Diese Gefühle oder Reaktionen sind oft erforderlich, um in dieser Lebenskrise existieren zu können.

Viele, die im Gesundheitswesen arbeiten, denken in solchen Situationen, dass es ihre Aufgabe sei, für alle vorhandenen Probleme eines Patienten eine Lösung bereit zu haben. So sehen wir es häufig als unsere Aufgabe an, die Voraussetzungen für ein schmerzfreies und harmonisches Sterben zu schaffen.

Die Umgebung, wie das Pflegepersonal, die Ärzte oder die Angehörigen, sollte in diesen Situationen Respekt vor den Reaktionen des Patienten haben. Ein Teil seiner Würde kann darin liegen, dass er vor dem Tod nicht »lieb«, »freundlich«, »friedvoll« oder »harmonisch« ist. Wenn der Patient seine existentielle Not zum Ausdruck bringt, wird es unsere wichtigste Aufgabe sein, diese Not zuzulassen und, soweit wir dazu in der Lage sind, zu teilen.

Wir dürfen nicht übersehen, dass wir den Patienten weder vor der Trennung noch vor den Ängsten und Gefühlen, die das Sterben begleiten, und auch nicht vor dem Tod bewahren können. Unsere gut gemeinten Bestrebungen in Richtung auf ein »friedvolles« Sterben können nicht nur für uns selbst eine große Belastung sein. Sie können das Leiden, die Verzweiflung und die Einsamkeit des Patienten und die Ängste der Angehörigen erheblich verstärken.

Oft ist es dieses Verständnis, das der Patient und die Angehörigen am meisten brauchen, wenn sie vor einer großen Lebenskrise stehen. Wenn uns dieses Verständnis fehlt und wir uns trotzdem gezwungen sehen zu handeln, dann entstehen Konflikte, die durch unsere »Lösungen« hervorgerufen werden und die die Krise beim Patienten und seinen Angehörigen nicht nur erhalten, sondern sogar verstärken können (Cassel 1982).

Der Ethiker Peter Kemp (1992) unterstreicht in seinem Buch über Medizin und Ethik, dass die Grundlage für ein ethisches Bewusstsein darin besteht, dass sich jeder von uns mit dem eigenen Leben und mit seiner Verwundbarkeit auseinandersetzt. Er sagt auch, dass die wichtigste Quelle für dieses Bewusstsein in den Geschichten, in der Literatur und in der Kunst zu finden sei.

Die Probleme der Sterbenden finden wir kaum eindrucksvoller in der Literatur als in der Geschichte *Der Tod des Iwan Iljitsch,* vor über 100 Jahren von Tolstoi geschrieben. Hier lesen wir von einem todkranken Akademiker, der zunehmend isoliert und allein gelassen wird, weil weder seine Familie noch der Arzt sich zu seinem Leiden und zu seiner fortschreitenden Krankheit verhalten können.

»Von diesem Augenblick begann jenes drei Tage lang ohne Unterbrechung während Schreien, das so furchtbar war, dass man es hinter zwei Türen nicht ohne Entsetzen hören konnte. In dem Augenblick, wo er seiner Frau die Antwort gegeben hatte, war ihm klargeworden, dass er verloren sei, dass es keine Rückkehr mehr gebe, dass das Ende da sei, dass der Zweifel nicht gelöst sei und darum in ihm zurückbleibe. – Uh! Uh! Uh! schrie er in den verschiedensten Tonarten. Er hatte angefangen: Lass mich in Ruh und zog nun diesen einen Laut in die Länge. In diesen drei Tagen, in deren Verlauf die Zeit für ihn aufgehört hatte, warf er sich in jenem schwarzen Sack herum, in den ihn eine unsichtbare, unüberwindliche Kraft hineinstieß. Er schlug um sich, wie ein zum Tode Verurteilter in den Händen des Scharfrichters sich wehrt, und doch wusste er, dass er nicht zu retten sei. In jedem Augenblick fühlte er, dass er trotz aller Kraftanstrengungen dem immer näher und näher komme, was ihn mit Entsetzen erfüllte. Er fühlte, dass die Pein

sowohl darin lag, dass er in dieses schwarze Loch gestoßen wurde, und noch mehr darin,
dass er nicht hineinkam. Denn daran hinderte ihn noch der Gedanke, dass sein Leben gut
war. Diese Rechtfertigung seines Lebens hielt ihn noch fest und ließ ihn nicht weiter und
quälte ihn mehr denn alles andere. Plötzlich stieß ihn irgendeine geheimnisvolle Kraft in
die Brust, in die Seite, benahm ihm noch mehr den Atem. Er drang in das Loch hinein,
und dort am Ende des Loches leuchtete etwas auf. Ihm ging es so, wie es einem in der
Eisenbahn geht: Man glaubt vorwärts zu fahren und fährt rückwärts, und dann plötzlich
weiß man die Richtung. Ja es war alles nichts, sagte er zu sich – doch das hat nichts zu
bedeuten. Aus dem Nichts kann etwas werden. Wie soll aber dieses Etwas sein? fragte
er sich und wurde plötzlich still. Das war am Ende des dritten Tages, eine Stunde vor
seinem Tode. Um diese Zeit hatte sich der Gymnasiast leise zum Vater hereingestohlen
und war an sein Bett getreten. Der Sterbende schrie verzweifelt und schlug mit den
Händen um sich. Seine Hand fiel auf das Haupt des Gymnasiasten. Der Knabe fasste sie,
drückte sie an seine Lippen und weinte. In diesem selben Augenblick war Iwan Iljitsch
ins Loch hineingefallen und sah das Licht, und ihm war offenbar, dass sein Leben nicht
so war, wie es hätte sein sollen, aber dass er es noch gutmachen könne. Er fragte sich:
Was ist denn gut? und war still und horchte. Da fühlte er dass jemand seine Hand küsste.
Er öffnete die Augen und sah seinen Sohn. Er tat ihm leid. Seine Frau kam zu ihm. Er
sah sie an, sie blickte ihn mit verzweifelter Miene an. Ihr Mund stand noch offen, Tränen
rannen ihr auf die Nase und die Backen. Sie tat ihm leid. Ja, ich quäle sie, dachte er. Ich
tue ihnen leid, aber ihnen wird besser sein, wenn ich gestorben bin. Er wollte ihnen das
sagen, aber es ging über seine Kräfte. – Warum auch sprechen, tun muss man es, dachte
er. Er sah die Frau an mit einem Blick auf seinen Sohn und sagte: Führe ihn hinaus…
er tut mir leid … auch du. Er wollte noch was sagen: – Verzeih mir! und versprach sich,
und hatte nicht mehr die Kraft, sich zu verbessern, und er winkte nur mit der Hand ab,
denn er wusste, dass der, auf den es ankam, ihn verstehen werde. Und plötzlich war ihm
klar, dass das, was ihn quälte und nicht aus ihm heraus wollte, auf einmal herausging
von zwei Seiten, von zehn Seiten, von allen Seiten. Sie taten ihm leid, er musste etwas
tun, dass sie nicht mehr zu leiden brauchten; er musste sie retten und sich selber von
den Leiden retten. – Wie gut und wie einfach, dachte er. – Und der Schmerz? fragte er
sich. Wo soll der hin? Ja, wo ist denn der Schmerz? Und er horchte auf. – Ja da ist er.
Nun, meinetwegen. Und der Tod? Wo ist der Tod? Und er suchte seine frühere Todesangst und fand sie nicht. – Wo ist sie? Wo ist der Tod? Die Angst war nicht mehr da,
weil auch der Tod nicht mehr da war. Anstelle des Todes war ein Licht da. Das ist es
also! sagte er laut. – Welche Freude! Für ihn vollzog sich das alles in einem Augenblick. Und die Bedeutung dieses Augenblicks wechselte nicht mehr. Für die, welche an
seinem Bett standen, dauerte der Todeskampf zwei Stunden. In seiner Brust brodelte es,
sein ausgezehrter Körper bebte. Dann wurde das Brodeln und Röcheln immer seltener.
Es ist zu Ende, sagte jemand über ihm. Er hörte diese Worte und wiederholte sie in
seiner Seele. Der Tod ist zu Ende sagte er sich, er ist nicht mehr. Er schöpfte Luft, blieb
mitten im Atemzug stecken, streckte sich aus und starb. (Leo Tolstoj, *Der Tod des Iwan
Iljitsch*)

2.4.3 Zusammenfassung: Respekt vor dem Leben und vor dem Sterben – aber nicht töten

Die Diskussion um die aktive Sterbehilfe ist vor allem eine Diskussion derjenigen,
die Angst vor dem Sterben und vor unerträglichem Leiden haben. Sie fürchten,
in Schmerzen, Einsamkeit, in Isolation, bei Verlust ihrer Würde und ihres Selbstbestimmungsrechtes zu sterben.

Die Reaktion auf diese Ängste darf nicht darin bestehen, dass diese Menschen der aktiven Sterbehilfe zugeführt werden.

Wir müssen uns darum bemühen, dass das Sterben wieder seinen Platz in unserem Leben gewinnt. Dabei ist Lebensverlängerung um jeden Preis, auch gegen den Willen und die Interessen sterbender Patienten, ebenso kritisch zu beurteilen wie die Situation, den Sterbenden die menschliche und fachliche Behandlung und Aufmerksamkeit vorzuenthalten, die ein friedlicheres Sterben ermöglichen können (Harris 1985; Roy 1990).

Es geht um das Begreifen, dass die letzte Wegstrecke vor dem Tod es wert ist, gelebt zu werden, und dass dieser Weg gemeinsam vom Patienten und seinen Angehörigen und Freunden zu begehen ist und von der Gesellschaft gestützt und geschützt werden muss.

Es muss auch die Gefahr erkannt werden, die nicht auszuschließen ist, wenn Ärzte aktive Sterbehilfe durchführen dürfen: die Gefahr, dass Menschen getötet werden, die eigentlich Hilfe brauchen, um das Leben bis zum Tode zu ertragen.

Eine Gesellschaft, in der der Arzt, aus welchen Motiven auch immer, nicht mehr das Leiden bekämpft, sondern den Leidenden tötet, ist auf dem besten Weg zu einer Menschenfeindlichkeit, die im »Kranken« und im »Leiden« nur noch das Unnütze sieht, das durch die Euthanasie beseitigt werden soll.

Der Wert, den ein Mensch seinem Leben beimisst, hängt entscheidend von dem Wert ab, den andere seinem Leben beimessen. Seine Würde hängt wesentlich vom Ansehen ab, das er in den Augen der Umwelt hat. Wenn wir ihm zu verstehen geben, dass wir sein Leben so wenig achten, dass wir bereit sind, ihn zu töten, nehmen wir bereits im Voraus seiner Existenz Würde und Wert. Nicht mehr die Erlösung des anderen, sondern die Erlösung vom anderen würde angestrebt.

Das entschiedene »Nein« zur Legalisierung aktiver Sterbehilfe setzt aber voraus, dass diejenigen Patienten, die unerträglich leiden und nicht mehr mit ihrem Leben zurechtkommen, jederzeit und überall – wo immer sie sich befinden sollten: im Krankenhaus, zu Hause, im Pflegeheim usw. – eine kompetente und ausreichende menschliche, fachliche und soziale Hilfe bekommen. Das ist heute längst nicht überall der Fall (Foley 1991, 2002).

Die Verantwortung dafür tragen wir alle. Wir leben in einer Gesellschaft, in der Tod und Sterben tabuisiert werden, in einer Gesellschaft, in der das Kranke und Schwache keinen Stellenwert hat, in einer Gesellschaft, die Hoffnung in der Hoffnungslosigkeit, Menschenwürde in der Würdelosigkeit, Liebe im Leiden nicht zu geben bereit ist (Cassel 1982).

Wir müssen auf alle diejenigen Einfluss nehmen, die in unserem Gesundheitswesen Entscheidungen treffen, damit sie gemeinsam mit uns die Voraussetzungen für ein entschiedenes und allgemein akzeptiertes Nein zur aktiven Sterbehilfe herbeiführen.

Wir sollten dabei ihnen und uns die folgenden Fragen stellen:

- Wie möchten Sie sterben, wenn die Zeit dazu reif ist?
- Möchten Sie in der letzten Phase Ihres Lebens von inkompetentem Personal behandelt werden, das für Sie keine Zeit und kein Interesse mehr aufbringt?

- Möchten Sie sicher gehen, dass Sie eine suffiziente Behandlung Ihrer Schmerzen erfahren und dass man Ihnen mit Menschlichkeit, Zuwendung und Offenheit begegnet?
- Möchten Sie, weil wir alle nicht rechtzeitig zu den notwendigen fachlichen und menschlichen Voraussetzungen für ein friedvolles Sterben beigetragen haben, dass wir Sie töten?

2.5 Palliativmedizin und aktive Lebenshilfe – die Alternative zur Euthanasie

Die vorangegangenen Abschnitte haben die bestehende Problematik bei Schwerstkranken und extrem leidenden Menschen dargestellt. Es ergibt sich die Frage, ob es eine echte Alternative zur aktiven Sterbehilfe und dem assistierten Suizid gibt, und wenn ja, wie kann sie aussehen?

Dieses Problem zu erkennen und zu lösen ist die Grundlage der Hospizbewegung und der modernen Palliativmedizin.

Patienten, die ihr Leid als unerträglich empfinden, die Angst vor dem Sterben haben, benötigen eine umfassende Versorgung und Betreuung, die geprägt ist von Kompetenz und Empathie. Wenn die Ärzte und die Gesellschaft aus ethischer und fachlicher Überzeugung die Aktive Sterbehilfe bei Patienten, die sich in solchen Situationen befinden, grundsätzlich ablehnen, dann müssen wir auch eine Alternative zum Leiden und zur Einsamkeit dieser Patienten schaffen.

Dabei wissen wir,

- dass es Medikamente gibt, die Schmerzen und andere Symptome lindern können;
- dass es Verständnis gibt, das helfen kann;
- dass der Patient weder getötet werden noch sich das Leben nehmen muss, um in Würde sterben zu können;
- dass es Zuwendung, Kompetenz und Pflege gibt, also Hilfen, um die Kluft zwischen Unwürde und Würde, zwischen Unerträglichem und Erträglichem, zwischen Hoffnungslosigkeit und Hoffnung, zwischen Todeswunsch und Lebenswunsch zu überbrücken.

Die aktive Behandlung und Betreuung von schwerkranken, leidenden Patienten ist die Alternative zur aktiven Sterbehilfe. Diese Alternative kann den Todeswunsch in einen Lebenswunsch wandeln.

Aktive Lebenshilfe ist die Aufgabe und der fachliche und menschliche Inhalt der Palliativmedizin. Das Hauptargument der Palliativmediziner gegen eine Legalisierung der aktiven Sterbehilfe beruht auf der Befürchtung, dass diese Legalisierung der aktiven Sterbehilfe von der heute noch immer nicht ernst genommenen Aufgabe der Ärzte und der Gesellschaft ablenkt, schwerkranken Menschen ein würdevolles Leben bis zu ihrem Tode zu ermöglichen.

Die Gesellschaft ist aufgefordert, sich wieder den Leidenden mitmenschlich zuzuwenden, damit der Kreislauf von Einsamkeit, Isolation, Depression und Verzweiflung durchbrochen wird. Wir Ärzte müssen umfassende Kenntnisse in der Symptomkontrolle inklusive der Schmerztherapie besitzen, um Patienten jederzeit und damit auch im Sterbeprozess die bestmögliche Versorgung zukommen zu lassen.

Es kann nicht angehen, dass Unwissenheit und mangelnde Kenntnisse in der Schmerztherapie und Symptomkontrolle Ärzte veranlassen könnten, aktive Sterbehilfe zu leisten.

Zahlreiche Studien zeigen, dass ca. 70 % der Krebspatienten keine ausreichende Schmerztherapie erhalten (Foley 1991). Dagegen wissen wir, dass durch gute Palliativmedizin und Schmerztherapie bei fast allen Tumorpatienten in der Sterbephase eine gute Symptomkontrolle und Schmerzreduktion erreicht werden kann (Foley 1985, 2002).

Die Erfahrungen kompetenter Hospize und Palliativstationen zeigen auch, dass die hier behandelten Patienten fast nie um aktive Sterbehilfe oder um Beihilfe zum Selbstmord bitten. Es gibt Patienten, die sich am Anfang der Behandlung wiederholt für eine Durchführung der Euthanasie aussprechen. Sind wir in der Lage, die Probleme der Patienten zu erkennen und zur Lösung beizutragen, wollen auch diese Patienten leben und haben kaum Verlangen nach aktiver Sterbehilfe.

Diese Erfahrungen zeigen auch, dass diese Patienten im Allgemeinen eine ebenso gute Betreuung und Versorgung zu Hause bekommen können, falls sie dabei von kompetentem Personal begleitet und behandelt werden (Beck-Friis 1993). Hier nimmt der Hausarzt eine Schlüsselrolle ein.

Gute Palliativmedizin darf aber nicht nur einigen wenigen beneidenswerten Patienten vorbehalten bleiben. In Zukunft müssen alle Ärzte, alle Schwestern und alle anderen, die im Gesundheitswesen tätig sind, eine Aus- und Weiterbildung erhalten, die sie durch der Vermittlung fachlicher Kenntnisse und ethischer Einstellungen in die Lage versetzt, schwerstkranken Patienten in ihrem für sie wahrscheinlich wichtigsten Lebensabschnitt die notwendige Hilfe geben zu können (James und MacLeod 1993; Klaschik und Husebø 1997).

Diese Aufgabe ist schwieriger zu lösen, als die meisten es sich vorstellen. Derzeit werden noch längst nicht an allen deutschsprachigen Universitäten Vorlesungen bezüglich Symptomkontrolle, Empathie, Kommunikation oder medizinischer Ethik gehalten (Klaschik et al. 2002; Jaspers und Schindler 2004).

Diese Verhältnisse in deutschsprachigen Ländern sind aber immer noch weit entfernt vom Entwicklungsstand in Ländern wie Großbritannien, den USA, Kanada und Skandinavien, wo die Ausbildung auf diesem Gebiet bereits einen beachtlichen Umfang angenommen hat und auch geprüft wird (Scott und MacDonald 1993; Husebø 1997).

Die Ausbildung in palliativmedizinischer Kompetenz als Alternative zur aktiven Sterbehilfe ist eine Aufgabe, die vor allem den Universitäten und Hochschulen zufällt. Hierfür die erforderlichen Voraussetzungen zu schaffen, liegt in der Verantwortung der für das Gesundheitswesen zuständigen Politiker und bei jedem Arzt und jeder Krankenschwester (Bruera 1994; Klaschik und Husebø 1997).

Die demografische Entwicklung der europäischen Länder gibt Grund zur besonderen Sorge (Kap. 8 »Palliativmedizin im Pflegeheim«) und stellt die größte sozialpolitische und medizinethische Herausforderung in Europa in den kommenden Jahrzehnten dar. Kaum ein europäisches Land hat angefangen, sich auf diese Herausforderung bezüglich der notwendigen qualitativen und quantitativen Kompetenz für die medizinische und pflegerische Versorgung des proportional erheblich ansteigenden Anteils alter Menschen vorzubereiten. Schon derzeit ist der Bestand an Pflegeplätzen und Pflegeheimen nicht bedarfsdeckend, und das Versorgungsproblem wird dramatisch zunehmen.

Für alte, schwerkranke Menschen ist der Zugang zu Palliative Care keineswegs sichergestellt, und ein viel zu geringer Anteil von ihnen erhält die eigentlich notwendige palliativmedizinische und -pflegerische Betreuung in der letzten Lebensphase. Es wird in allen Ländern Europas ein umfassendes Programm für diese alten Patienten auf den Weg gebracht werden müssen, mit einem Schwerpunkt auf Palliative Care, und zwar unabhängig von Diagnose, Alter und Aufenthaltsort des Patienten.

2.6 Grundsätze der Bundesärztekammer zur ärztlichen Sterbebegleitung – 2010

(Die Grundsätze sind eine Überarbeitung der im Jahr 1999 und im Jahr 2004 veröffentlichten Fassungen. Sie gelten als wichtige Grundlage für den ärztlichen Umgang mit schwer kranken und sterbenden Patienten).

Präambel
Aufgabe des Arztes ist es, unter Achtung des Selbstbestimmungsrechtes des Patienten Leben zu erhalten, Gesundheit zu schützen und wiederherzustellen sowie Leiden zu lindern und Sterbenden bis zum Tod beizustehen. Die ärztliche Verpflichtung zur Lebenserhaltung besteht daher nicht unter allen Umständen. Es gibt Situationen, in denen sonst angemessene Diagnostik und Therapieverfahren nicht mehr angezeigt und Begrenzungen geboten sind. Dann tritt eine palliativmedizinische Versorgung in den Vordergrund. Die Entscheidung hierzu darf nicht von wirtschaftlichen Erwägungen abhängig gemacht werden. Unabhängig von anderen Zielen der medizinischen Behandlung hat der Arzt in jedem Fall für eine Basisbetreuung zu sorgen. Dazu gehören u. a. menschenwürdige Unterbringung, Zuwendung, Körperpflege, Lindern von Schmerzen, Atemnot und Übelkeit sowie Stillen von Hunger und Durst.

Art und Ausmaß einer Behandlung sind gemäß der medizinischen Indikation vom Arzt zu verantworten. Er muss dabei den Willen des Patienten achten. Bei seiner Entscheidungsfindung soll der Arzt mit ärztlichen und pflegenden Mitarbeitern einen Konsens suchen. Ein offensichtlicher Sterbevorgang soll nicht durch lebenserhaltende Therapien künstlich in die Länge gezogen werden.

Darüber hinaus darf das Sterben durch Unterlassen, Begrenzen oder Beenden einer begonnenen medizinischen Behandlung ermöglicht werden, wenn dies dem Willen des Patienten entspricht. Dies gilt auch für die künstliche Nahrungs- und Flüssigkeitszufuhr. Die Tötung des Patienten hingegen ist strafbar, auch wenn sie auf Verlangen des Patienten erfolgt. Die Mitwirkung des Arztes bei der Selbsttötung ist keine ärztliche Aufgabe.

Diese Grundsätze sollen dem Arzt eine Orientierung geben, können ihm jedoch die eigene Verantwortung in der konkreten Situation nicht abnehmen. Alle Entscheidungen müssen unter Berücksichtigung der Umstände des Einzelfalls getroffen werden. In Zweifelsfällen kann eine Ethikberatung hilfreich sein.

I. **Ärztliche Pflichten bei Sterbenden:** Der Arzt ist verpflichtet, Sterbenden, d. h. Kranken oder Verletzten mit irreversiblem Versagen einer oder mehrerer vitaler Funktionen, bei denen der Eintritt des Todes in kurzer Zeit zu erwarten ist, so zu helfen, dass sie menschenwürdig sterben können. Die Hilfe besteht in palliativmedizinischer Versorgung und damit auch in Beistand und Sorge für die Basisbetreuung. Dazu gehören nicht immer Nahrungs- und Flüssigkeitszufuhr, da sie für Sterbende eine schwere Belastung darstellen können. Jedoch müssen Hunger und Durst als subjektive Empfindungen gestillt werden. Maßnahmen, die den Todeseintritt nur verzögern, sollen unterlassen oder beendet werden. Bei Sterbenden kann die Linderung des Leidens so im Vordergrund stehen, dass eine möglicherweise dadurch bedingte unvermeidbare Lebensverkürzung hingenommen werden darf. Die Unterrichtung des Sterbenden über seinen Zustand und mögliche Maßnahmen muss wahrheitsgemäß sein, sie soll sich aber an der Situation des Sterbenden orientieren und vorhandenen Ängsten Rechnung tragen. Der Arzt soll auch Angehörige des Patienten und diesem nahestehende Personen informieren, soweit dies nicht dem Willen des Patienten widerspricht.

II. **Verhalten bei Patienten mit infauster Prognose:** Bei Patienten, die sich zwar noch nicht im Sterben befinden, aber nach ärztlicher Erkenntnis aller Voraussicht nach in absehbarer Zeit sterben werden, ist eine Änderung des Behandlungszieles geboten, wenn lebenserhaltende Maßnahmen Leiden nur verlängern würden oder die Änderung des Behandlungsziels dem Willen des Patienten entspricht. An die Stelle von Lebensverlängerung und Lebenserhaltung tritt dann die palliativmedizinische Versorgung einschließlich pflegerischer Maßnahmen.

III. **Behandlung bei schwerster** zerebraler Schädigung: Patienten mit schwersten zerebralen Schädigungen und kognitiven Funktionsstörungen haben, wie alle Patienten, ein Recht auf Behandlung, Pflege und Zuwendung. Art und Ausmaß ihrer Behandlung sind gemäß der medizinischen Indikation vom Arzt zu verantworten; eine anhaltende Bewusstseinsbeeinträchtigung allein rechtfertigt nicht den Verzicht auf lebenserhaltende Maßnahmen. Soweit bei diesen Patienten eine Situation eintritt, wie unter I. und II. beschrieben, gelten die dort dargelegten Grundsätze. Zudem sind in Bezug auf eine Änderung des Behandlungsziels zwei Gruppen von Patienten zu unterscheiden: von Lebensbeginn an nicht einwilligungsfähige Menschen sowie Menschen, die im Laufe des Lebens die Fähigkeit, ihren Willen zu bilden oder zu äußern, verloren haben. Eine Änderung des Behandlungsziels ist mit dem Patientenvertreter zu besprechen. Dabei ist bei der ersten Gruppe das Wohl des Patienten, bei der zweiten Gruppe der zuvor geäußerte oder der mutmaßliche Wille zu achten (vgl. Abschn. IV. bis VI.).

IV. **Ermittlung des Patientenwillens:** Die Entscheidung über die Einleitung, die weitere Durchführung oder Beendigung einer ärztlichen Maßnahme wird in einem gemeinsamen Entscheidungsprozess von Arzt und Patient bzw. Patientenvertreter getroffen. Das Behandlungsziel, die Indikation der daraus abgeleiteten Maßnahmen, die Frage der Einwilligungsfähigkeit des Patienten und der maßgebliche Patientenwille müssen daher im Gespräch zwischen Arzt und Patient bzw. Patientenvertreter erörtert werden. Bei einwilligungsfähigen Patienten hat der Arzt den aktuell geäußerten Willen des angemessen aufgeklärten Patienten zu beachten, selbst wenn sich dieser Wille nicht mit den aus ärztlicher Sicht gebotenen Diagnose- und Therapiemaßnahmen deckt. Das gilt auch für die Beendigung schon eingeleiteter lebenserhaltender Maßnahmen. Der Arzt soll Kranken, die eine medizinisch indizierte Behandlung ablehnen, helfen, die Entscheidung zu überdenken. Bei nichteinwilligungsfähigen Patienten ist die Erklärung ihres Bevollmächtigten bzw. ihres Betreuers maßgeblich. Diese sind verpflichtet, den Willen und die Wünsche des Patienten zu beachten. Falls diese nicht bekannt sind, haben sie so zu entscheiden, wie es der Patient selbst getan hätte (mutmaßlicher Wille). Sie sollen dabei Angehörige und sonstige Vertrauenspersonen des Patienten einbeziehen, sofern dies ohne Verzögerung möglich ist. Bestehen Anhaltspunkte für einen Missbrauch oder für eine offensichtliche Fehlentscheidung, soll sich der Arzt an das Betreuungsgericht wenden. Ist kein Vertreter des Patienten vorhanden, hat der Arzt im Regelfall das Betreuungsgericht zu informieren und die Bestellung eines Betreuers anzuregen, welcher dann über die Einwilligung in die anstehenden ärztlichen Maßnahmen entscheidet. Liegt eine Patientenverfügung im Sinne des § 1901a Abs. 1 BGB vor (vgl. VI.2.), hat der Arzt den Patientenwillen anhand der Patientenverfügung festzustellen. Er soll dabei Angehörige und sonstige Vertrauenspersonen des Patienten einbeziehen, sofern dies ohne Verzögerung möglich ist. Trifft die Patientenverfügung auf die aktuelle Behandlungssituation zu, hat der Arzt den Patienten entsprechend dessen Willen zu behandeln. Die Bestellung eines Betreuers ist hierfür nicht erforderlich. In Notfallsituationen, in denen der Wille des Patienten nicht bekannt ist und für die Ermittlung individueller Umstände keine Zeit bleibt, ist die medizinisch indizierte Behandlung einzuleiten, die im Zweifel auf die Erhaltung des Lebens gerichtet ist. Hier darf der Arzt davon ausgehen, dass es dem mutmaßlichen Willen des Patienten entspricht, den ärztlich indizierten Maßnahmen zuzustimmen. Im weiteren Verlauf gelten die oben dargelegten allgemeinen Grundsätze. Entscheidungen, die im Rahmen einer Notfallsituation getroffen wurden, müssen daraufhin überprüft werden, ob sie weiterhin indiziert sind und vom Patientenwillen getragen werden. Ein

Vertreter des Patienten ist sobald wie möglich einzubeziehen; sofern erforderlich, ist die Einrichtung einer Betreuung beim Betreuungsgericht anzuregen.

V. **Betreuung von** schwerstkranken **und** sterbenden Kindern und Jugendlichen: Bei Kindern und Jugendlichen gelten für die ärztliche Sterbebegleitung die gleichen Grundsätze wie für Erwachsene. Es ergeben sich aber Besonderheiten aufgrund des Alters bzw. der Minderjährigkeit dieser Patienten. Für Kinder und Jugendliche sind die Sorgeberechtigten, d. h. in der Regel die Eltern, kraft Gesetzes für alle Angelegenheiten zuständig, einschließlich der ärztlichen Behandlung. Sie müssen als Sorgeberechtigte und gesetzliche Vertreter des Kindes über die ärztlichen Maßnahmen aufgeklärt werden und darin einwilligen. Bei Neugeborenen mit schwersten Beeinträchtigungen durch Fehlbildungen oder Stoffwechselstörungen, bei denen keine Aussicht auf Heilung oder Besserung besteht, kann nach hinreichender Diagnostik und im Einvernehmen mit den Eltern eine lebenserhaltende Behandlung, die ausgefallene oder ungenügende Vitalfunktionen ersetzen soll, unterlassen oder beendet werden. Gleiches gilt für extrem unreife Kinder, deren unausweichliches Sterben abzusehen ist, und für Neugeborene, die schwerste zerebrale Schädigungen erlitten haben. Wie bei Erwachsenen ist der Arzt auch bei diesen Patienten zu leidensmindernder Behandlung und Zuwendung verpflichtet. Der Arzt soll die Sorgeberechtigten bei ihrer Entscheidung über die Einwilligung in ärztliche Maßnahmen zur Behandlung eines schwerstkranken Kindes oder Jugendlichen beraten und sie dabei unterstützen, ihre Verantwortung wahrzunehmen. Gegen den Willen der Sorgeberechtigten darf er – außer in Notfällen – keine ärztlichen Maßnahmen beginnen oder fortführen. Bestehen konkrete Anhaltspunkte dafür, dass durch das Verhalten der Sorgeberechtigten das Wohl des Kindes gefährdet wird, soll er sich an das Familiengericht wenden. Schwerstkranke und sterbende Kinder oder Jugendliche sind wahrheits- und altersgemäß zu informieren. Sie sollten regelmäßig und ihrem Entwicklungsstand entsprechend in die sie betreffenden Entscheidungen einbezogen werden, soweit dies von ihnen gewünscht wird. Dabei ist anzuerkennen, dass schwerstkranke Kinder und Jugendliche oft einen frühen Reifungsprozess durchmachen. Sie können aufgrund ihrer Erfahrungen mit vorhergegangenen Behandlungen und deren Folgen ein hohes Maß an Entscheidungskompetenz erlangen, die bei der Entscheidungsfindung berücksichtigt werden muss. Soweit der Minderjährige aufgrund seines Entwicklungsstandes selbst in der Lage ist, Bedeutung und Tragweite der ärztlichen Maßnahme zu verstehen und zu beurteilen, steht ihm ein Vetorecht gegen ihre Durchführung zu, selbst wenn die Sorgeberechtigten einwilligen. Davon wird ab einem Alter von 16 Jahren regelmäßig ausgegangen. Bei bedeutsamen oder riskanten ärztlichen Maßnahmen ist neben der Zustimmung des minderjährigen Patienten auch die Einwilligung der Sorgeberechtigten erforderlich. Können Meinungsverschiedenheiten zwischen Sorgeberechtigten untereinander oder mit dem Minderjährigen für eine solche Entscheidung über die medizinische Betreuung oder Behandlung nicht ausgeräumt werden, muss eine familiengerichtliche (Eil-)Entscheidung eingeholt werden.

VI. **Vorsorgliche Willensbekundungen** des Patienten: Willensbekundungen, in denen sich Patienten vorsorglich für den Fall des Verlustes der Einwilligungsfähigkeit zu der Person ihres Vertrauens und der gewünschten Behandlung erklären, sind eine wesentliche Hilfe für ärztliche Entscheidungen. Die Bundesärztekammer und die Zentrale Ethikkommission bei der Bundesärztekammer haben Empfehlungen zum Umgang mit Vorsorgevollmacht und Patientenverfügung in der ärztlichen Praxis erarbeitet.

1. **Bestellung einer Vertrauensperson:** Die Auswahl und die Bestellung einer Vertrauensperson können in unterschiedlicher Weise erfolgen: Mit der Vorsorgevollmacht bestellt der Patient selbst einen Vertreter (Bevollmächtigten in Gesundheitsangelegenheiten). Das Betreuungsgericht muss in diesen Fällen keinen Vertreter (Betreuer) bestellen. Bei fehlender Einwilligungsfähigkeit des Patienten kann die Vertrauensperson sofort tätig werden. Eine Vollmacht in Gesundheitsangelegenheiten muss vom Patienten eigenhändig unterschrieben sein und ärztliche Maßnahmen ausdrücklich umfassen. Bestehen Zweifel an der Wirksamkeit einer Vollmacht, soll sich der Arzt an das zuständige Betreuungsgericht wenden. In einer Betreuungsverfügung schlägt der Patient dem Gericht eine Person seines Vertrauens vor. Die Bestellung zum Betreuer erfolgt durch das Betreuungsgericht, sofern der Patient seine Angelegenheiten nicht (mehr) selbst zu besorgen vermag. Das Gericht prüft dabei auch, ob der Vorschlag dem aktuellen Willen des Patienten entspricht sowie die vorgeschlagene Person als Betreuer geeignet ist, und legt den Aufgabenkreis fest. Die vorgeschlagene Person kann erst nach ihrer Bestellung zum Betreuer für den Patienten handeln.

2. **Patientenverfügungen und andere Willensbekundungen zur medizinischen und pflegerischen Behandlung und Betreuung:** Der Arzt und der Vertreter haben stets den Willen des Patienten zu achten. Der aktuelle Wille des einwilligungsfähigen Patienten hat immer Vorrang; dies gilt auch dann, wenn der Patient einen Vertreter (Bevollmächtigten oder Betreuer) hat. Auf frühere Willensbekundungen kommt es deshalb nur an, wenn sich der Patient nicht mehr äußern oder sich zwar äußern kann, aber nicht einwilligungsfähig ist. Dann ist die frühere Willensbekundung ein Mittel, um den Willen des Patienten festzustellen. Seit der gesetzlichen Regelung der Patientenverfügung durch das Dritte Betreuungsrechtsänderungsgesetz 2009 sind folgende Formen von vorsorglichen Willensbekundungen zu unterscheiden: Der Patient kann eine Patientenverfügung verfassen. Das Gesetz (§ 1901a Abs. 1 BGB) versteht darunter eine vorsorgliche Erklärung des Patienten, mit der er selbst in bestimmte ärztliche Maßnahmen, die nicht unmittelbar bevorstehen, sondern erst in Zukunft erforderlich werden können, im Vorhinein einwilligt oder diese untersagt. Sie muss daher konkrete Festlegungen für bestimmte beschriebene Situationen enthalten. Diese Erklärung ist für andere verbindlich. Eine Patientenverfügung setzt die Einwilligungsfähigkeit des Patienten voraus; sie bedarf der Schriftform. Andere Formen

der vorsorglichen Willensbekundung eines Patienten (z. B. mündliche Erklärungen) sind daher keine Patientenverfügung im Sinne des Gesetzes; sie sind aber als Behandlungswünsche oder als Indizien für die Ermittlung des mutmaßlichen Willens zu beachten. Der Vertreter hat diese in den Behandlungsprozess einzubringen und auf dieser Grundlage ärztlichen Maßnahmen zuzustimmen oder diese abzulehnen. Ist nichts über die Präferenzen des Patienten bekannt, darf der Vertreter davon ausgehen, dass der Patient den ärztlich indizierten Maßnahmen zustimmen würde.

2.7 Schwerkranke und Sterbende – Richtlinien für ethische Entscheidungen angesichts des Abbruchs oder im Hinblick auf das Nichteinleiten lebensverlängernder Therapiemaßnahmen

Richtlinie 1
Ethische Entscheidungen über das Nichteinleiten oder Abbrechen von lebensverlängernden Therapiemaßnahmen sowie über palliative Maßnahmen sollen vom Arzt in enger Kooperation mit Patient, Angehörigen und Pflegepersonal getroffen werden.

Kommentar Das Stichwort heißt »vorbereitende Kommunikation«. Bei Patienten mit hohem Alter und/oder Diagnose(n) mit schlechter Lebensprognose kann fast allen potenziellen ethischen Konfliktsituationen durch offene, vorbereitende Gespräche vorgebeugt und ein Einvernehmen über weitere Vorgehensmaßnahmen erzielt werden, sodass das Einschalten des Gerichts oder eines »Gesundheitssachverwalters« oder Betreuers überflüssig wird.

Richtlinie 2
Wichtige Voraussetzungen für ethische Entscheidungen aufseiten des Arztes sind gute Kenntnisse bezüglich der Krankheits- und Lebensgeschichte des Patienten und die fachliche Kompetenz, medizinische und ethische Herausforderungen beurteilen zu können. Falls notwendig, sollte der Arzt Rat bei einem erfahrenen Kollegen einholen.

Kommentar Die große Herausforderung ist zwar zunächst erst einmal die Erlangung der fachlichen Kompetenz, um den Krankheitszustand und die aktuellen medizinischen und ethischen Fragen und Behandlungsoptionen beurteilen zu können. Jedoch wird diese Beurteilung um ein Vielfaches kompetenter sein, wenn der Arzt den Patienten und dessen Angehörige kennt, verglichen mit einem im akuten Notfall dazu gerufenen diensthabenden Arzt oder einem Notarzt, der diese Vorkenntnis nicht besitzt. In Situationen, in denen der Arzt im Zweifel oder in Bezug auf seine eigene fachliche oder ethische Kompetenz unsicher ist, sollte er Rat bei einem auf diesem Gebiet erfahrenen Kollegen, wie einem Palliativmediziner, einholen.

Richtlinie 3
Bei Patienten, die selbst kompetente Entscheidungen treffen können, ist der Arzt immer verpflichtet, ein informiertes Einverständnis einzuholen bzw. herzustellen.

Kommentar Bei der Planung aller diagnostischen und therapeutischen Maßnahmen muss, soweit möglich, ein offenes Gespräch mit dem Patienten geführt werden. Ziel solcher Gespräche ist es v. a., ein gemeinsames Verständnis über die Erkrankung(en) und Diagnose(n) zu erzielen. Darauf folgend werden die Möglichkeiten und der Nutzen bezüglich weiterer Diagnostik und Therapieoptionen besprochen wie auch mögliche Nebenwirkungen oder Folgen dieser Maßnahmen.

Ist die Lebensprognose trotz optimaler Therapie begrenzt, ist der Arzt dem Patienten gegenüber verpflichtet, während der Gespräche die zeitliche Perspektive zu thematisieren.

Falls der Gesundheitszustand sich ändert, müssen neue Gespräche geführt werden, in denen ein der neuen Situation angepasstes informiertes Einverständnis anzustreben ist.

Wenn der informierte Patient dies ablehnt, dürfen weder diagnostische noch therapeutische Maßnahmen durchgeführt werden, auch dann nicht, wenn die Ablehnung im Konflikt steht zu den ärztlich vorgeschlagenen und medizinisch sinnvollen Therapiemaßnahmen. Im Klartext heißt das, wenn z. B. ein schwerkranker, beatmungspflichtiger Patient das Einstellen der Beatmung fordert, v. a. wenn keine Aussicht auf eine Verbesserung seines sonstigen Krankheitszustands besteht, kann es auch rechtswidrig sein, die Beatmung fortzusetzen.

Richtlinie 4
Bei diesen Gesprächen sollten nach Möglichkeit zusätzlich zum Patienten die nahen Angehörigen und ein Vertreter des Pflegepersonals anwesend sein.

Kommentar Unser Auftraggeber ist der Patient. Wenn der Patient wach und orientiert ist, sollten niemals Aufklärungsgespräche oder das Einholen eines informierten Einverständnisses über den Kopf des Patienten hinweg stattfinden, etwa nur in Abstimmung mit Angehörigen oder Betreuern. Es kann aber auch sein, dass der Patient ausdrücklich wünscht, an diesen Gesprächen nicht teilzunehmen. Ansonsten dürfen nur bei minderjährigen Kindern Angehörige das informierte Einverständnis für die Behandlungsmaßnahmen des Patienten erteilen.

Wenn nun einerseits die Angehörigen Informationen bekommen, die der Patient aber nicht hat, folgt daraus sehr häufig, dass die Familie ihrer Möglichkeiten beraubt wird, in der letzten Lebensphase des Patienten gemeinsam Herausforderungen und wichtige Themen besprechen zu können. Auch eine für alle Familienmitglieder heilende, vorbereitende Trauer kann so nicht gelebt werden. Auf der anderen Seite brauchen auch die Angehörigen wichtige Informationen über Krankheitsverlauf und Zukunftsperspektiven, und sie sollten so früh wie möglich in wichtige Aufklärungsgespräche integriert werden. Dabei hat es gerade für Kinder und jugendliche Angehörige des Patienten eine zentrale Bedeutung, dass sie soweit wie möglich in den bevorstehenden Prozess integriert werden.

Das Einbeziehen der Pflegenden in diese Gespräche kann die Qualität dieser Prozesse um ein Vielfaches erhöhen. Oft haben die Pflegenden Kenntnisse über den Patienten und seine Angehörigen, die der Arzt nicht hat. Des Weiteren gibt die Anwesenheit einer Pflegeperson den Patienten die Möglichkeit, später klärende oder vertiefende Gespräche mit diesen Pflegenden zu führen, wenn der Arzt nicht da ist. Zusätzlich können Pflegende eine Unterstützung für den Arzt vor, während und nach diesen oft schwierigen Gesprächen sein und im Betreuungsteam vermitteln, worüber gesprochen wurde und wo in den nächsten Tagen die Herausforderungen liegen.

Richtlinie 5
Falls die Erhebung und Dokumentation des informierten Einverständnisses auf Grund von eingeschränktem Bewusstsein, Verwirrtheit, Delirium, Demenz oder Bewusstlosigkeit des Patienten nicht möglich ist, muss der Arzt den mutmaßlichen Patientenwillen nach Einholen entsprechender Information (Angehörige, Pflegepersonal, Hausarzt, Patientenverfügung, Gesundheitsbevollmächtigter etc.) ermitteln und als Grundlage für seine Behandlungsentscheidungen nehmen und dies hinreichend dokumentieren.

Kommentar Ethische Entscheidungen bei bewusstseinsklaren, schwer kranken Patienten müssten einfach sein, weil diese Entscheidungen weitgehend von den Patienten selbst nach der Erhebung des informierten Einverständnisses getragen werden. Um ein Vielfaches schwerer sind diese Entscheidungen, wenn das eingeschränkte Bewusstsein aufgrund der Krankheitsentwicklung die Erhebung eines informierten Einverständnisses nicht länger ermöglicht. Das zentrale Problem ist dann die Ermittlung des mutmaßlichen Patientenwillens, welche in vielfachen Entscheidungen des deutschen Bundesgerichtshofs und in den Grundsätzen der Bundesärztekammer zur ärztlichen Sterbebegleitung thematisiert wird.

Die Frage, die dann immer gestellt werden sollte, ist: *Welche Entscheidung hätte der Patient in seiner jetzigen Situation getroffen?*

Falls der Patient einen Vorsorgebevollmächtigten ernannt hat, muss dieser gehört werden. Seine Aussage ist rechtlich mit der des vollmachtgebenden Patienten gleichzusetzen.

»1. Bei einem unheilbar erkrankten, nicht mehr entscheidungsfähigen Patienten kann der Abbruch einer ärztlichen Behandlung oder Maßnahme ausnahmsweise auch dann zulässig sein, wenn die Voraussetzungen der von der Bundesärztekammer verabschiedeten Richtlinien für die Sterbehilfe nicht vorliegen, weil der Sterbevorgang noch nicht eingesetzt hat. Entscheidend ist der mutmaßliche Wille des Kranken. 2. An die Voraussetzungen für die Annahme eines mutmaßlichen Einverständnisses sind strenge Anforderungen zu stellen. Hierbei kommt es vor allem auf frühere mündliche oder schriftliche Äußerungen des Patienten, seine religiöse Überzeugung, seine sonstigen persönlichen Wertvorstellungen, seine altersbedingte Lebenserwartung oder das Erleiden von Schmerzen an«, Urteil des 1. Strafsenats vom 13. September 1994 (BGHSt 40, 257).

»Ist ein Patient einwilligungsunfähig und hat sein Grundleiden einen irreversiblen tödlichen Verlauf angenommen, so müssen lebenserhaltende oder – verlängernde Maßnahmen unterbleiben, wenn dies seinem zuvor – etwa in Form einer sog. Patientenverfügung – geäußerten Willen entspricht. Dies folgt aus der Würde des Menschen, die es gebietet, sein in einwilligungsfähigem Zustand ausgeübtes Selbstbestimmungsrecht auch dann noch zu respektieren, wenn er zu eigenverantwortlichem Entscheiden nicht mehr in der Lage ist«, Urteil vom 17. März 2003 (BGHZ 154, 205).

In dem gleichen Urteil heißt es weiter:

»Ist für einen Patienten ein Betreuer bestellt, so hat dieser dem Patientenwillen gegenüber Arzt und Pflegepersonal in eigener rechtlicher Verantwortung (und nach Maßgabe des § 1901 BGB) Ausdruck und Geltung zu verschaffen. Seine Einwilligung in eine ärztlicherseits angebotene lebenserhaltende oder –verlängernde Behandlung kann der Betreuer jedoch nur mit Zustimmung des Vormundschaftsgerichts wirksam verweigern. Für eine Einwilligung des Betreuers und eine Zustimmung des Vormundschaftsgerichts ist kein Raum, wenn ärztlicherseits eine solche Behandlung oder Weiterbehandlung nicht angeboten wird – sei es dass sie von vornherein medizinisch nicht indiziert, nicht mehr sinnvoll oder aus sonstigen Gründen nicht möglich ist...«

Richtlinie 6
Alle wichtigen Therapieentscheidungen, die ein medizinethisches Problem betreffen, sollen in der Krankenakte dokumentiert und begründet werden – mit Blick auf das informierte Einverständnis oder den mutmaßlichen Patientenwillen.

Kommentar Diese Dokumentation wird sehr häufig vernachlässigt. Eine fehlende Dokumentation kann jedoch besonders bei der Behandlung von bewusstlosen, sterbenden Patienten zu Fehlentscheidungen führen, die den Patienten und Angehörige mehr als geboten belasten, wie etwa unnötige Wiederbelebungsmaßnahmen, Transporte oder Krankenhauseinweisungen. Für einen in solchen Situationen gerufenen Notarzt ist es oft unmöglich, die medizinethische Lage zu erfassen, wenn eine entsprechende Dokumentation (am besten direkt am Krankenbett, auf dem Nachttisch etc.) nicht vorliegt.

Richtlinie 7
Diese Entscheidungen sollten, falls möglich, in der normalen Arbeitszeit getroffen werden und in den entsprechend zuständigen Gremien (Team- oder Stationsbesprechung, Ärzte- und Pflegekompetenz, Patienten und Angehörige).

Kommentar Mehr als die Hälfte aller Todesfälle im deutschsprachigen Raum findet in Kliniken statt. Die große Mehrheit dieser Todesfälle tritt nicht plötzlich und unerwartet ein, sondern ist bei angemessener fachlicher Betreuung vorauszusehen, d. h. dass die notwendigen medizinischen, ethischen, kommunikativen und palliativen Maßnahmen antizipiert, vorbereitet und geplant werden könnten. Diese Vorbereitung und Planung sollte mit optimaler Kompetenz geführt werden, d. h. – wenn möglich – in der normalen Arbeitszeit, damit alle professionell involvierten Personen einbezogen und erreicht werden können.

Richtlinie 8
Sollten die Grundlagen für das erteilte informierte Einverständnis oder den ermittelten mutmaßlichen Patientenwillen sich unerwartet ändern, z. B. bei Veränderungen im Gesundheitszustand, müssen die Entscheidungen neu überprüft werden.

Kommentar Die Beurteilung medizinethischer Herausforderungen, wie sie bei schwer kranken Patienten in Bezug auf Entscheidungen über Therapie oder den Abbruch von Therapiemaßnahmen entstehen können, bezieht sich stets auf die aktuelle, vorliegende Situation in der Patientenbehandlung. Ändert sich die Situation, müssen sowohl Beurteilung als auch Zustimmung (oder Ablehnung) erneuert werden. Hat der eigentliche Sterbeprozess bereits begonnen, so werden lebensverlängernde Maßnahmen in aller Regel schon ärztlich nicht mehr indiziert sein, sodass sie auch ohne Feststellung eines ausdrücklichen oder mutmaßlichen Patientenwillens unterlassen werden dürfen.

Richtlinie 9
Von zentraler Bedeutung ist es, den Patienten (falls möglich), die Angehörigen und das Pflegepersonal laufend über Änderungen des Gesundheitszustands und Veränderungen der ethischen Fragestellung und Entscheidung zu informieren.

Kommentar Die Voraussetzung für kompetente Entscheidungen und Vorbereitungen ist, die Landkarte zu kennen. Klärende Fragen und gefühlsmäßige Reaktionen können vorbereitend zugelassen werden, wodurch das Vertrauen und der oft mühsame Prozess des Loslassens gefördert wird. Dadurch können potenzielle Konflikte vermieden werden.

Richtlinie 10
Optimal sind offene, mutige, vorbereitende ethische Gespräche mit Patient, Angehörigen und Pflegepersonal – möglichst gemeinsam, möglichst zeitnah zu Aufnahme, Diagnose, Veränderung des Zustandes etc., damit die wichtigen Bezugspersonen sich vorbereiten können und die Möglichkeit bekommen, wichtige Fragen zu stellen und gehört zu werden.

Kommentar Wenn Informationen über eine lebensbedrohliche Krankheitsentwicklung mit schlechter Prognose vermittelt werden, werden viele Betroffene in der akuten Phase mit Schock, Wut, Apathie oder Verdrängung reagieren. Oft wird der Botschaftsüberbringer zum Feind erklärt. Diese zu erwartenden Reaktionen sind vorwiegend Trauerreaktionen. Erst mit der Zeit kann die Situation erfasst und akzeptiert werden (Kap. 3 »Kommunikation«).

Besonders in Pflegeinstitutionen können Pflegende oder anderes Personal eine wichtige Rolle ähnlich derjenigen der Angehörigen einnehmen, daher sollten sie integriert werden in die Kommunikationsprozesse vor, während und nach dem Sterben des Patienten.

Ethische Konflikte am Lebensende können durch vorbereitende, offene Gespräche vermieden werden. Dabei ist v. a. zu bedenken, dass mehrere Gespräche geführt werden müssen, weil erst in dem Prozess der Kommunikation die Feindbilder erlöschen und eine Akzeptanz des zu Erwartenden erreicht werden kann.

Richtlinie 11

Wenn der Arzt oder das Pflegepersonal erkennen, dass der Patient sterbend ist, sollen die Angehörigen darüber unverzüglich informiert werden, um ihnen die Möglichkeit zur Vorbereitung und zur Anwesenheit beim Sterben zu geben.

Kommentar Es gibt Augenblicke, die wichtiger als alle anderen sind. Für die meisten Menschen ist dies der Augenblick, wenn ihre nächsten Angehörigen sterben.

Dieser Moment kann ein Höhepunkt des Lebens bedeuten, oder wie viele es ausdrücken: – *Es war wie eine Hochzeit...*

Nochmals ist das Stichwort: Vorbereitung. Hier geht es auch wieder um Deutlichkeit. Ist die Mutter oder der Ehepartner sterbend, müssen Sätze wie: *»Ihre Mutter (Ihr Ehemann) stirbt jetzt.«* gesagt werden. Sehr viele Angehörige sind erst bei dieser Deutlichkeit in der Lage, sich auf den bevorstehenden Abschied einzustellen und in dieser Situation im Krankenzimmer zu bleiben. Die Angehörigen sollten auch aufgefordert werden, Kinder oder Enkelkinder in diesen Prozess zu integrieren.

Richtlinie 12

Spätestens wenn das Sterben sich nähert oder unmittelbar bevorsteht, soll der Arzt sofort gemeinsam mit dem Pflegepersonal einen Plan für Palliative Care und Symptomlinderung erstellen, wobei alle unnötigen, belastenden oder unnötig sterbensverlängernden Therapiemaßnahmen einzustellen sind.

Kommentar Palliative Care ist ein Gesamtkonzept für optimale Lebensqualität in der letzten Lebensphase. Gegenwärtig wird dies aber vorwiegend jüngeren Krebspatienten angeboten. So gut wie alle Sterbenden brauchen aber Palliative Care, und zwar unabhängig von ihrer Diagnose, ihrem Alter oder ihrem Aufenthaltsort. So sollte es Routine sein, bei allen schwer Kranken oder Sterbenden vorbereitend einen Plan für palliativmedizinische Maßnahmen zu erstellen, bevor es zu spät ist.

Richtlinie 13

Falls das Pflegepersonal oder andere erkennen, dass der Sterbende an Schmerzen oder anderen belastenden Symptomen leidet, soll unverzüglich Kontakt mit dem zuständigen Arzt aufgenommen werden.

Kommentar Schmerzen und andere belastende Symptome sind bei den Sterbenden die Regel und nicht die Ausnahme. Zum Beispiel sterben die meisten

Menschen an einem Herzversagen. Die überwiegende Mehrzahl der Patienten entwickelt beim terminalen Herzversagen akute Dyspnoe mit einem vernichtenden
Erstickungsgefühl. Die einzige suffiziente Linderung in diesem sich oft akut ent-
wickelnden finalen Zustand ist die Applikation von Morphin (Opioide). Häufig
aber ersticken diese Patienten, weil das Personal am Krankenbett das Problem
nicht erkennt und kein kompetenter Arzt in der notwendigen Reichweite ist oder
aber, weil nicht für Verfügbarkeit eines Opioids für den Bedarfsfall gesorgt wurde.

Richtlinie 14
Bei nicht erwartetem Todesfall sollen Arzt und Angehörige sofort informiert
werden.

Kommentar Einige Patienten sterben plötzlich oder unerwartet. Für die Hinterbliebenen kann dies oft eine erhebliche Belastung darstellen, weil die Möglichkeit der Vorbereitung und des Abschieds nicht gegeben war. War der Todesfall
dramatisch, sollten auf jeden Fall Nachgespräche geplant werden.

Besonders in Pflegeinstitutionen können die Pflegenden oder andere eine wichtige
Rolle ähnlich der von Angehörigen einnehmen, daher sollten sie integriert werden
in die Kommunikationsprozesse nach dem Sterben des Patienten.

Richtlinie 15
Den Angehörigen muss reichlich Zeit und Gelegenheit geboten werden, um
Abschied von dem Toten nehmen zu können. Dies bedeutet auch, falls erwünscht,
Gelegenheit zu bekommen, andere Angehörige, Kinder oder Enkelkinder usw.
holen zu können, beim Waschen, Kleiden und Herrichten des oder der Ver-
storbenen teilzunehmen und später oder am nächsten Tag zurückzukommen.

Kommentar Noch vor etwa 100 Jahren starb kaum jemand nicht in seiner häuslichen Umgebung, heute gilt dies nur noch für die meisten Entwicklungsländer.
Das heißt, so gut wie alle Familien hatten seinerzeit aus nächster Nähe Erfahrung
im Umgang mit Tod und Sterben. Heute finden Sterben und Tod weitgehend in
Institutionen statt. Die früher über Tage stattfindende Verabschiedung von der
Leiche hatte für den Trauerprozess und unsere Kultur eine zentrale Bedeutung,
heute verabschiedet man sich oft nur wenige Minuten oder gar nicht, und viele
wichtige Rituale sind in Vergessenheit geraten.
  Das betreuende Personal hat beim Umgang mit dem Verstorbenen die Schlüssel
in der Hand. Wir können die Angehörigen integrieren oder vor der Tür lassen. Wir
können ihnen die notwendige Zeit und Rituale anbieten und sie auffordern, diese
Zeit zu nutzen. Wir können sie auffordern, die Kinder der Familie zu integrieren
in die Verabschiedung, oder wir können sie auch in Fällen, in denen es erwünscht
ist, unterstützen, damit sie den oder die Verstorbene bis zum Begräbnis zur Auf-
bahrung mit nach Hause nehmen können.

Was bedeuten Einverständnis und gute Kommunikation?

• Informiertes Einverständnis

bedeutet, dass der Patient über seinen aktuellen Gesundheitszustand, d. h. Diagnose, Krankheitsbild, weitere diagnostische und therapeutische Möglichkeiten sowie Alternativen, Risiken und Prognose informiert wird, und zwar auf eine Weise, die er versteht und, falls nötig, wiederholte Male. Nachdem der Patient die Information verstanden hat und seine Fragen kommentiert und beantwortet wurden, gibt er seine Zustimmung – informiertes Einverständnis – oder er gibt sie nicht, oder er entzieht sie. Falls der Gesundheitszustand sich ändert, muss der zur Erteilung eines informierten Einverständnisses notwendige Prozess erneut durchlaufen werden. Bei bewusstseinsklaren Patienten darf keine diagnostische oder therapeutische Maßnahme ohne das ausdrückliche, informierte Einverständnis durchgeführt werden.

• Mutmaßlicher Patientenwille

bedeutet, dass wir bei Patienten, die aufgrund ihrer Erkrankung oder ihres Zustands selbst nicht die Situation erfassen oder Entscheidungen treffen können (bewusstlose, kognitiv eingeschränkte, verwirrte, psychotische oder demente Patienten), erhebliche Anstrengungen aufwenden müssen, um zu erfassen, welche Entscheidung sie in ihrer aktuellen Situation getroffen hätten. Quellen der Information für diesen Prozess sind v. a. Personen: Angehörige, betreuendes Personal, Hausarzt oder andere Menschen, die dem Patienten nahestanden, und zusätzliche Informationen wie: Lebensgeschichte, Krankengeschichte, Patientenverfügung, frühere Gespräche, Lebenseinstellung oder Religion.

• Sowohl als auch

Sehr viele Patienten, v. a. alte Menschen, können etwas oder viel verstehen und erfassen – aber nicht alles. Ein informiertes Einverständnis kann und muss nicht vollständig erreicht werden. Manche Kritiker halten das Konzept des informierten Einverständnisses für eine Fiktion.

Oft sagt der Patient, nicht selten zu Recht: *Das verstehe ich nicht – Sie müssen für mich entscheiden, Herr Doktor.* Die Aufgabe ist es, dann zu begreifen, dass diese Verhandlungen wichtig sind – um zu einer Entscheidung zu kommen, die dem tatsächlichen Willen des Patienten entspricht. Der Arzt sollte dann nicht die Entscheidungen treffen, die er in dieser Situation für sich selbst für richtig halten würde, sondern die Entscheidung, die dem mutmaßlichen Willen des Patienten entspricht, gestützt auf das, was er von und über ihn erfahren konnte und unter Berufung auf seinen respektvollen Umgang mit dem Leben und Sterben des Patienten, der sich seiner Fürsorge anvertraut, indem er ihm das *Einverständnis* dazu gegeben hat, *für ihn* zu entscheiden.

Literatur

Ärzte Zeitung Online (2005) Holland regelt Tötung unheilbar kranker Babies. Ärzte Zeitung. www.aerztezeitung.de. Zugegriffen: 1. Dez. 2005

Ahronheim JC, Gasner MR (1990) The sloganism of starvation. Lancet 335:278–279

Allensbacher Archiv (2010) IfD-Umfrage 5265

Andrae M (1994) Facing death. Physicians' difficulties and coping strategies in cancer care. Medical Dissertations No 395, Umeå University

Andrews M, Beel ER, Smith SA (1993) Dehydration in terminally ill patients – is it a appropiate palliative care? Postgrad Med J 93:201–208

Appleton Consensus (1992) International guidelines for decisions to forgo medical treatment. Proceedings of guidelines for non-treatment decicions. In: ` KE (Hrsg) Medisinsk etikk i vår tid. Sigma forlag, 5060 Søreidegrend/Norwegen

Beck-Friis B (1993) Hospital based homecare of terminal ill cancer patients. The Motala model. Comprehensive Summaries of Uppsala Dissertations from the Faculty of Medicine 309. Uppsala University

Beleites M (1997) Entwurf der Richtlinie der Bundesärztekammer zur ärztlichen Sterbebegleitung und den Grenzen zumutbarer Behandlung. Dtsch Ärztebl 94(20):1064–1065

Beleites M (2004) Ärzte wollen in Zukunft dem Willen der Patienten entsprechen. Ärzte Zeitung. http://www.aerztezeitung.de Zugegriffen: 5. Mai 2004

Borasio GD (2014) Selbst bestimmt sterben. CH Beck, München, S 100–115

Brock D (1993) Life and death Philosophical essays in medical ethics. Cambridge Univ Press, Cambridge

Bruera E (1994) Ethical issues in palliative care research. J Palliat Care 10(3):7–9

Bruns F, Blumenthal S, Hohendorf G (2016) Organisierte Suizidbeihilfe. Dtsch Med Wochenschr 141:266–267

Buchanan AE, Brock DW (1989) Deciding for others. Cambridge Univ Press, Cambridge

Buckman R (1996) Talking to patients about cancer. No excuse now for not doing it. BMJ 313:699–671

Bundesgerichtshof (2005) Zivilsenat, Beschluss vom 8. Juni 2005 Az. XII ZR 177/03

Callahan D (1991) Medical futility, medical necessity: the problem without a name. Hastings Cent Rep 21:30–35

Cassell EJ (1982) The nature of suffering and the goals of medicine. N Engl J Med 305:639–645

Cherny NI, Coyle N, Foley KM (1994a) Suffering in the advanced cancer patient: a definition and taxonomy. J Palliat Care 10:57–70

Cherny NI, Coyle N, Foley KM (1994b) The treatment of suffering when patients request elective death. J Palliat Care 10:71–79

Cherny NI, Portenoy EK (1994) Sedation and the management of refractory symptoms: Guidelines for evaluation and treatment. J Palliat Care 10:31–38

Cherny NI, Radbruch L (2009) European Association for Palliative Care (EAPC) recommended framework for the use of sedation in palliative care. Palliat Med 23:581–593

Chochinov HM, Hack T, Hassard T, Kristjanson LJ (2002) Dignity in the terminally ill: a cross sectional cohort study. The Lancet 360:2026–2030

Cohen S (Hrsg) (1989) Casebook on the termination of life-sustaining treatment and the care of the dying. Indiana Univ Press, Indiana

Downie RS, Calman KC (1994) Healthy respect: ethics in health care. Oxford Univ Press, Oxford

Dunstan GR, Shinebourne EA (Hrsg) (1989) Doctors' decisions: ethical conflicts in medical practice. Oxford Univ Press, Oxford

EAPC Ethics Task Force (2003) Euthanasia and physician-assisted suicide: a view from an EAPC Ethics Task Force. Eur J Palliative Care 10(2):63–66

Eser A, Lutterotti M, Sproken P (1992) Lexikon Medizin-Ethik-Recht. Herder, Freiburg i. Br.

Fainsinger R, Bruera E (1994) Management of dehydration in terminally ill patients. Palliat Care 10:55–59

Fallowfield L (1997) Truth sometimes hurts, but deceit hurts more. In: Surbone A, Zwitter M (Hrsg) Communication with the cancer patient. Information and truth. Ann N Y Acad Sci 809: 525–537

Feichtner A (2014) »Ich kann nicht mehr, ich möchte sterben« – Der Sterbewunsch und die Rolle der Pflege. Z Palliativmed, Beilage März

Foley KM (1985) The treatment of cancer pain. N Engl J Med 313:84–95

Foley KM (1991) The relationship of pain and symptom management to patient request for physician-assisted suicide. J Pain Symptom Manage 6:289–297

Foley KM (2002) Improving palliative care: The need for change. J Am Med Womens Assoc 5:71–77

Gamondi C, Borasio GD, Limoni C, Preston N, Payne S (2014) Legalisation of assisted suizide: a safeguard to euthanasia? Lancet 384:127

Gaylin W et al (1988) Doctors must not kill. JAMA 259:2139–2140

Gordijn B, Janssens R (2000) The prevention of euthanasia through palliative care: new developments in the Netherlands. Patient Educ Couns 41:35–46

Harris J (1985) The value of life. Routledge & Kegan, London

Hochspringen NH (2016) Sterbehilfe. https://de.wikipedia.org/wiki/Sterbehilfe#Aktive_Sterbehilfe. Download 31.5.16

Hotopf M, Chidgey J, Addington-Hall J, Ly KL (2002) Depression in advanced disease: a systematic review part 1. Prevalence and case finding. Palliat Med 16:81–97

Husebø S (1992) Medisin – kunst eller vitenskap. Ad Notam Gyldendal, Oslo

Husebø S, Tausjø J (1986) Dying patients in hospital. Tidsskr Nor Lægef 110:2233–2235

James CR, MacLeod RD (1993) The problematic nature of education in palliative care. J Palliat Med 9:5–10

Janssens R, Gordijn B (1998) Palliativmedizin in den Niederlanden. Dtsch Med Wochenschr 123:432–435

Jaspers B, Schindler T (2004) Stand der Palliativmedizin und Hospizarbeit in Deutschland und im Vergleich zu ausgewählten Staaten (Belgien, Frankreich, Großbritannien, Niederlande, Norwegen, Österreich, Polen, Schweden, Schweiz, Spanien), erstellt im Auftrag der Enquete-Kommission »Ethik und Recht der modernen Medizin« des Deutschen Bundestags, 15. Legislaturperiode. http://www.bundestag.de/parlament/kommissionen/archiv15/ethik_med/gutachten/gutachten02_palliativmedizin.pdf

Jecker NS, Pearlman RA (1992) Medical futility: who decides. Arch Intern Med 152:1140–1144

Kemp P (1992) Medisin, teknikk og etikk. Munksgaard, Copenhagen

Kierkegaard S (1859, Ausg 1994) Fra en forfatters virksomhet (Aus dem Wirken eines Verfassers). Eine einfache Mitteilung. Sören Kierkegaard Gesammelte Werke. Munksgaard, Copenhagen

Kintzi H (2002) Ärztliche Indikationen zum Töten. Deutsche Richter Zeitung Juli: 256–263

Kissane DW, Clarke D, Street A (2001) Demoralization syndrome: a relevant psychiatric diagnosis for palliative care. J Palliat Care 17:12–21

Kissane DW (2004) The demoralization scale: a report of its development and preliminary validation. J Palliat Care 20:269–276

Klaschik E, Husebø S (1997) Palliativmedizin. Anaesthesist 46:177–185

Klaschik E, Ostgathe C, Nauck F (2002) Defizite in der studentischen Ausbildung. Dtsch Ärztebl 99:1286–1288

Kutzer K (2005) Vorsitzender des 1. Zivilsenats des Bundesgerichtshofes a. D. Vortrag in Karlsruhe Oktober 2005

Lögstrup KE (1989) Den etiske fordring, 12. Aufl. Gyldendal, Copenhagen (1. Aufl. 1956)

McCann RM, Hal WJ, Groth Juncker A (1994) Comfort care for the terminally ill patients, the appropriate use of nutrition and hydration. JAMA 272: 1263–1266

Morgan JD (Hrsg) (1996) Ethical issues in the care of the dying and bereaved aged. Baywood, New York

Moulin DE, Latimer EJ, MacDonald N et al (1994) Statement on euthanasia and physicianassisted suicide. J Palliat Med 10:80–81

Mount BM, Hamilton P (1994) When palliative care fails to control suffering. J Palliat Care 10:24–26

Müller-Busch HC (2004) Sterbende sedieren? Z Palliativmed 5:107–112

Musgrave CF, Opstad B, Opstad J (1995) The sensation of thirst in patients receiving iv. hydration. J Palliat Care 11:17–21

Pellegrino ED, Thomasma DC (1994) The virtues in medical practice. Oxford Univ Press, Oxford

Rachels J (1975) Active and passive euthanasia. N Engl J Med 292:78–80

Radbruch L, Leget C, Bahr P et al (2016) Euthanasia and physician-assisted suicide: a white paper from the European Association for Palliative Care. Palliat Med 30:104–116

Randall F, Downie RS (1996) Palliative care ethics. A good companion. Oxford Medical Publications, Oxford

Roy D (1990) Euthanasia – taking a stand. J Palliat Med 1:3–5

Roy DJ (1991) Relief of suffering: the doctor's mandate. J Palliat Care 7:3–4

Schildmann J, Dahmen B, Vollmann J (2014) Ärztliche Handlungspraxis am Lebensende. Ergebnisse einer Querschnittsumfrage unter Ärzten in Deutschland. Dtsch Med Wochenschr. https://doi.org/10.1055/s-0034-1387410

Scott JF, MacDonald N (1993) Education in palliative medicine. In: Doyle D, Hanks J, MacDonald N (Hrsg) Oxford Textbook of Palliative Medicine. Oxford University Press, Oxford, S 761–781

Smith GP (1995) Restructuring the principle of medical futility. J Palliat Med 11(3):9–16

Strätling M, Sedemund-Adib B, Schmucker P (2004) Patientenverfügungen und Rahmenbedingungen für Entscheidungen am Lebensende in Deutschland. Praktische, standesrechtliche und berufspolitische Konsequenzen der jüngsten Entscheidung des Bundesgerichtshofs. Z Palliativmed 5:13–18

Sullivan RJ (1993) Accepting death without artificial nutrition or dehydration. J Gen Intern Med 8:220–224

Ten Have HAMJ, Welie JVM (1996) Euthanasia in the Netherlands. Crit Care Clin 12:97–108

Toulmin S (1982) How medicine saved the life of ethics. Perspect Biol Med 32:72–79

Tranøy KE (1992) Medisinsk etikk i vår tid. Sigma forlag, 5060 Søreidegrend/Norwegen

Twycross RG (1993) Symptom control: the problem areas. J Palliat Med 7:1–8

Van der Wal G, Van der Maas PJ, Bosma JM (1996) Evaluation of the notification procedure for physician assisted suicide, and other medical practices ivolving the end of life in the Netherlands. N Engl J Med 335:1706–1711

Verhagen E et al (2005) The groningen protocol – Euthanasia in severely ill newborns. NEJM 352:959–962

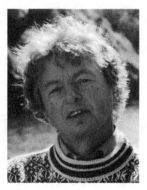

Dr. med. Stein Husebø Medizinstudium in Graz und Lübeck

1982	Leiter des ersten norwegischen Teams für Schmerztherapie und Palliativmedizin, Universitätskrankenhaus Bergen, Norwegen
1984	Leitender Redakteur der Skandinavischen Zeitschrift für Palliativmedizin
1988	Gründungsmitglied und erster Präsident der Skandinavischen Gesellschaft für Palliativmedizin
1989	Gründungsmitglied der Europäischen Gesellschaft für Palliativmedizin
1990	Chefarzt für Anästhesie, Intensivmedizin und Schmerztherapie an der Universitätsklinik Bergen

1995	Gastwissenschaftler in Bonn, gefördert von der Deutschen Krebshilfe
1998	Gastprofessur an der Universität Wien
1998	Leiter eines nationalen Projekts im Rote-Kreuz-Geriatriezentrum, Bergen, »Palliativmedizin für alte Menschen«
2000	Deutscher Schmerzpreis
2003	Gastprofessor an der IFF, Fakultät für interdisziplinäre Forschung und Fortbildung der Universität Klagenfurt/ Wien
2003	Leiter des europäischen Projekts: »Würde für die schwächsten Alten«
2008	Auszeichnung durch das Norwegische Rote Kreuz
2008	Eröffnung des Zentrums für »Würde – Fürsorge und Behandlung alter Menschen«, Rote Kreuz Pflegeheim, Bergen

Kommunikation

3

Stein Husebø

Inhaltsverzeichnis

S. Husebø (✉)
Fana, Norwegen
E-Mail: steinhuse@gmail.com

© Der/die Autor(en), exklusiv lizenziert an Springer-Verlag GmbH, DE, ein Teil von
Springer Nature 2023
S. Husebø et al. (Hrsg.), *Palliativmedizin*,
https://doi.org/10.1007/978-3-662-65768-3_3

Zeige mir deine Maske und ich kann dir sagen, wer du bist. (Maurice English)

3.1   Kommunikation – Hintergründe

Der Umgang und die Kommunikation mit schwerkranken Patienten stellen für den Arzt eine erhebliche fachliche, ethische und menschliche Herausforderung dar. Nicht selten führt dieser Umgang zu Problemen und Belastungen, weil Kommunikation schwierig ist und ihre Bedeutung zunimmt, wenn sich ein Mensch innerhalb kurzer Zeit auf eine neue Lebenssituation einstellen muss.

Die meisten Patienten konsultieren im Laufe einer ernsten Erkrankung mehrere Ärzte, die unterschiedliche Fähigkeiten zur Kommunikation besitzen und unterschiedliche Kenntnisse über die Person des Patienten haben.

Kommunikation lernen wir im Leben; in der Kindheit, im Umgang mit Menschen, durch Erfahrungen und Begegnungen mit guten und schlechten Vorbildern. Nicht zuletzt wird Kommunikationsfähigkeit entwickelt durch unsere Fähigkeit zur eigenen Reflexion, dadurch, dass wir in der Lage sind, über eigene Unzulänglichkeiten und sichtbare wie unsichtbare Probleme nachzudenken.

Kunst ist Kommunikation und Kommunikation ist Kunst (Husebø 1992). Kann diese Kunst gelehrt und gelernt werden? Ist es möglich, durch das Lesen eines Lehrbuches seine eigene Fähigkeit zur Kommunikation zu verbessern?

Das Hauptanliegen dieses Kapitels ist es, durch Beispiele und Kommentare zu einem größeren Verständnis der Ziele und der Möglichkeiten der Kommunikation zwischen Arzt und Patient beizutragen. Die Rechte der Patienten und die Pflichten der Ärzte werden diskutiert. Die Kommunikation bei schwerer, lebensbedrohlicher

Krankheit, die Hoffnung und Hoffnungslosigkeit beim Patienten und seinem Arzt sollen beleuchtet und beschrieben werden.

Viele fragen sich, wie es dazu gekommen ist, dass die Mediziner es über viele Jahrhunderte für richtig hielten, ihre Information und Einsicht für sich zu behalten und nicht mit ihren Patienten zu teilen. Im Jahr 1672 schrieb der französische Arzt Samuel de Sorbiere (1984) einen Aufsatz, in dem er das Problem, den Patienten die Wahrheit vorzuenthalten, erkannte, sah aber keine Möglichkeit, die vorhandene Praxis zu ändern.

Auch 300 Jahre später halten viele Mediziner an dieser Strategie fest. Wir erkennen, dass etwas getan werden muss, um den Patienten als gleichwertigen Gesprächspartner anzuerkennen. Es fehlt uns aber nicht an Entschuldigungen, um ihn vor der Wahrheit zu schützen. Im Jahr 1961 (Oken) zeigte eine Untersuchung unter Chirurgen in den USA, dass mehr als 90 % der Ärzte den Patienten nicht über seine Krebsdiagnose aufklärten.

Onkologen führen in ihrem Berufsleben etwa 100.000–200.000 Gespräche mit Krebspatienten und deren Angehörigen (Falowfield 1995). In den meisten anderen klinischen Spezialgebieten finden wir ähnliche Situationen. Gespräche mit Patienten nehmen mehr Zeit in Anspruch als jede andere ärztliche Tätigkeit. Sie werden von vielen Ärzten als der schwierigste und am meisten belastende Teil ihrer Berufsaufgaben angegeben. Fallowfields Studie (1996) über Kommunikationsprobleme hat diese »Problemgebiete« der Ärzte in fünf Punkten zusammengefasst:

1. Schlechte Nachrichten vermitteln
2. Informiertes Einverständnis erzielen
3. Mit Angehörigen sprechen
4. Diskussion von Therapiealternativen
5. Psychosoziale Probleme ansprechen

Bis heute hat kaum ein Arzt eine Ausbildung in Kommunikation erhalten. Sie hat nur einen äußerst geringen Stellenwert im Fächerkanon des Medizinstudiums. Im späteren Berufsleben bekommen Ärzte nur in Ausnahmefällen eine Weiterbildung.

Wir haben lange gedacht, dass Kommunikation nicht gelernt werden kann. Erfahrungen mit Studentenunterricht und Weiterbildungsprogrammen, v. a. im englischsprachigen Raum und in Skandinavien, zeigen uns heute, dass diese Annahme nicht zutrifft (Maguire 1990; Bird et al. 1993; Fallowfield 1996). Es gibt wohl kaum ein Gebiet der Medizin von größerer Bedeutung für den Patienten und seinen Angehörigen. Es bleibt für uns in den kommenden Jahren viel nachzuholen.

3.2 Sollen wir den Patienten vor der Wahrheit schützen?

Ärzte beschäftigen sich intensiv mit der Frage, ob und wann ein Patient über sein Leiden aufgeklärt werden soll oder ob die Aufklärung eine nicht akzeptable Belastung sein kann. »Der Patient muss aufgeklärt werden«, sagen die einen. »Der

Patient muss vor dem Schock brutaler Aufklärung geschützt werden«, sagen die anderen. Sie haben beide recht.

Ein häufig gehörtes Argument ist, dass »Krebs« in den Augen der Bevölkerung eine fürchterliche Diagnose ist. Das Wort allein ist so verknüpft mit Vorurteilen, Angst, Befürchtungen und Panikreaktionen, dass der Arzt es möglicherweise als seine Aufgabe empfindet, den Patienten vor der Wahrheit zu schützen.

Ärzte, die behutsam mit Aufklärung und Offenheit vorgehen wollen und selbst die Entscheidungen treffen, wie viel sie ihren Patienten sagen und wie viel sie zurückhalten, stützen sich v. a. auf zwei Argumente:

- Es war immer die Aufgabe der Ärzte, den Patienten vor Schaden zu schützen.
- Es würde vielen Patienten mehr Schaden als Nutzen bringen, wenn sie sich zu der »Wahrheit« verhalten müssten.

Ärzte, die dagegen behaupten, die Patienten müssen *immer* alles erfahren, was für sie, ihre Zukunft und ihre Entscheidungen wichtig sein kann, führen als Argumente auf:

- Das Recht auf Information und Selbstbestimmung ist ein grundlegendes Menschenrecht, das in unserer Verfassung und in den Menschenrechten der UNO verankert ist.
- Der Arzt hat nur in sehr begrenzten Situationen das Recht, Entscheidungen für den Patienten zu treffen.
- Eine fachliche Grundlage für die Behauptung, durch Zurückhalten von Information werde der Patient vor Schaden geschützt, gibt es nicht.

Wir wollen die heutige Praxis in verschiedenen Ländern kurz darstellen, um uns dann den Fragen zu widmen, unter welchen Umständen es begründbar sein könnte, dass der Arzt Entscheidungen über den Kopf des Patienten hinweg trifft, und wann und wo es gut oder schlecht ist, die Wahrheit zu erfahren.

3.2.1 Wie wird heute über bösartige Erkrankungen informiert?

Eine britische Studie zeigt, dass 44 % der Krankenhausärzte und 25 % der Niedergelassenen normalerweise mit den Krebspatienten über ihre Diagnose sprechen (Wilkes 1984). In Deutschland gibt es nur wenige vergleichbare Studien. Es liegt kein Grund zur Annahme einer größeren Offenheit vor. Eine Untersuchung über Information vor chirurgischen Eingriffen (Verres 1997) ergab, dass nur 18 % der Patienten die wichtigsten Teile der gegebenen Information verstanden hatten; 49 % konnten sich daran erinnern, dass ein Informationsgespräch stattgefunden hatte, und Fragmente des Gespräches wiedergeben. Die übrigen 33 % gaben entweder an, ein solches Gespräch habe nicht stattgefunden oder sie hatten den Inhalt völlig missverstanden.

Eine Befragung europäischer Gastroenterologen zeigt, dass die Kollegen in West- und Nordeuropa grundsätzlich eine Offenheit gegenüber ihren Krebspatienten bezüglich ihrer Diagnose befürworten. Die Mehrheit der Kollegen in Süd- und Osteuropa meint dagegen, es gehöre zu ihren ärztlichen Pflichten, ihr Wissen über Diagnose und Prognose für sich zu behalten und den Patienten vor der Wahrheit zu schützen, manchmal sogar wenn der Patient selbst ausdrücklich die Wahrheit wissen will (Østergaard et al. 1993). Sie würden eher die Angehörigen als die Patienten informieren. Allein 60 % der gesamteuropäischen Ärzte würden nur dann die Diagnose »Krebs« sagen, wenn der Patient ausdrücklich danach fragt.

Noch deutlicher wird der beschriebene Konflikt, wenn wir den Blick in den fernen Osten richten oder auf die Länder der sogenannten Dritten Welt. In China und Japan gehört es zur seltenen Ausnahme, dass ein Krebspatient die Diagnose erfährt (Li und Chou 1997). In vielen Ländern Afrikas, wie Nigeria (Solanke 1997), Ägypten (El-Ghazali 1997) oder Südafrika (Colvin und Lehoka 1997), hängt die gegebene Information über eine bösartige Erkrankung vom sozialen Status und von der Ausbildung des Patienten ab. Nur eine kleine, gut gestellte, gut ausgebildete Minorität besitzt überhaupt eine Möglichkeit, etwas über ihre Diagnose zu erfahren.

Demgegenüber zeigte eine Wiederholung der von Oken 1961 durchgeführten Studie (Novack et al.) im Jahr 1979, dass mehr als 90 % der Ärzte in den USA ihre Patienten über eine Krebsdiagnose aufklären.

Wir stehen vor einem Konflikt zwischen den zwei zentralen Begriffen in Medizin und Ethik: Paternalismus und Autonomie.

Paternalismus ist eine zwingende Einmischung in die Handlungsfreiheit eines anderen aus Gründen, die sich ausschließlich auf das Gute für einen anderen, auf das Wohl und das Glücklichsein und auf die Bedürfnisse, Interessen oder Werte des anderen berufen. (Dworkin 1972)

Bei der Autonomie trifft der Patient selbst Entscheidungen. Wie vorsichtig und begrenzt der Arzt mit Paternalismus vorgehen muss, ist im Kapitel über Ethik (Kap. 2) besprochen.

Aufklärung ist nicht nur eine Frage von Medizin und Ethik. Es ist auch eine Frage von Kultur, Tradition und Altersgeneration der Ärzte und Patienten. Wir beobachten in unserer Gesellschaft eine unaufhaltsame Entwicklung zu mehr Offenheit und Aufklärung. Gleichwertigkeit, Gleichberechtigung und Autonomie stellen bei uns grundlegende Wertbegriffe dar. Diese Werte werden heute ganz anders verstanden als in früheren Generationen. Auch in der heutigen Zeit sind zwischen Großeltern, ihren Kindern und Enkelkindern erhebliche Unterschiede in der Auffassung und im Verständnis dieser Begriffe vorhanden.

Sowohl die Menschenrechte der Vereinten Nationen (1948) als auch Beschlüsse des Europarats unterstreichen das Selbstbestimmungsrecht eines jeden. Der Europarat geht in einem Dokument über die Rechte des Sterbenden hinaus (Condrau 1991). In dem Dokument wird rechtsverbindlich für alle zwölf Staaten

des Europarates das *Recht* des Patienten auf Autonomie und Information festgehalten. Inzwischen sind das Recht des Patienten auf ausführliche und offene
Information – inklusive dem Recht, die Diagnose zu erfahren, und die Pflicht
des Arztes, diese mitzuteilen – in vielen Ländern (USA, Kanada, Skandinavien)
gesetzlich verankert (Buckman 1996).

Bei kompetenten, entscheidungsfähigen Patienten gibt es für den Arzt keine
fachliche oder moralische Grundlage, paternalistisch zu handeln. Wenn er sich
vor Entscheidungen über Aufklärung oder Nichtaufklärung auf seine eigene
Intuition beruft, wird er vielen Patienten Unrecht und Schaden zufügen. Ärzte,
die das Selbstbestimmungsrecht des Patienten nicht als Hauptgrundlage ihrer
medizinischen Tätigkeit bewerten, verstoßen sowohl gegen die heute anerkannten
Grundregeln der medizinischen Ethik als auch gegen die zentralen Rechtsgrund-
lagen der Gesellschaft (Eser et al. 1992; Loewy 1995; Kahlke und Reither-Theil
1995; Buckman 1996).

- Somit besteht nicht die Frage, ob der Arzt oder der Patient entscheiden soll,
  was für den Patienten gut und richtig ist. Denn:
- Solange der Patient entscheidungsfähig ist, darf *nur* der Patient selbst diese
  Entscheidungen treffen.

Dabei müssen wir Rücksicht auf die Kultur, die Erfahrungen und den Hintergrund
des Patienten nehmen. Diese kulturellen, individuellen und gesellschaftlichen
Hintergründe sind die Voraussetzungen für das Selbstbestimmungsrecht.

Patienten haben auch das Recht, *nicht* gegen ihren Willen aufgeklärt zu werden
(Buckman 1993a, b; 1996; Husebø 1997). In seinem Buch über Krebsrisiko und
Psyche schreibt Verres (1994):

> Es kann auch inhuman sein, einem Menschen das Wissen von seinen Tod gleichsam auf-
> zuzwingen und ihn dadurch in ein Stadium von Hoffnungslosigkeit zu versetzen.

Aber wie wissen wir, welchen Willen der Patient hat, ohne ihn gefragt zu haben?

Wenn der Patient bei einem Gespräch über die Krankheit sagt: »Ich will aber
nicht mehr über diese Diagnose wissen. Ich habe verstanden, dass es ernst aus-
sieht. Helfen Sie mir bitte, damit ich kämpfen kann und mit Würde diese Zeit
überstehe.«, wissen wir, dass er heute nicht mehr verkraften kann.

Viele Patienten zeigen mit dieser Aussage Vorurteile und Befürchtungen.
Es wäre ein Fehler zu glauben, weitere Gespräche über die Erkrankung sollten
jetzt gemieden werden. Der Arzt muss durch Offenheit und Vertrauen in der
kommenden Zeit vorsichtig versuchen, notwendige Information zu geben und
Gesprächsbereitschaft zu zeigen, damit Angst und unrealistische Befürchtungen
reduziert werden können und der Patient wichtige Entscheidungen über seine
Zukunft treffen kann.

Das Recht des Patienten, selbst Entscheidungen zu treffen, bedeutet nicht das
Recht auf unangemessene Behandlung oder Diagnostik (Kap. 2 und Abschn. 9.2).
Auch Patienten haben Pflichten. Sie müssen sich an die sittlichen und moralischen

Grundlagen der Gesellschaft anpassen. Kranke sollen, wie Ärzte, nicht lügen oder rücksichtslos sein.

Wir dürfen Patienten nicht allein lassen bei wichtigen Entscheidungen. Es ist unsere Aufgabe, die Situationen mit ihnen zu diskutieren und verantwortungsbewusst mitzutragen (Degner und Sloan 1992). Patienten ohne Unterstützung und Hilfestellung ihrer Autonomie auszuliefern, hieße ärztliche oder pflegerische Pflichten sehr leicht zu nehmen. Der Arzt besitzt einen Überblick über Information und Wissen, worauf der Patient angewiesen ist, um eine in dieser Situation »richtige« Entscheidung treffen zu können (Holland 1989).

- »Für solche Gespräche habe ich einfach keine Zeit. Wer von mir erwartet, Zeit für lange Informationsgespräche mit Patienten zu haben, versteht nicht, wie groß meine Arbeitsbelastung ist.«
- »Ich war froh, als ich das Krankenzimmer betrat und der Patient nicht da war. Dadurch wurde ich vor einem schwierigen Gespräch bewahrt.«

Aussagen wie diese sind nicht ungewöhnlich (Senn 1985). Es mag zutreffen, dass Ärzte zunehmend Aufgaben auf sich genommen, vom Arbeitgeber auferlegt bekommen und weniger Zeit für den einzelnen Patienten haben. Aber Informations- und Aufklärungsgespräche sind eine ärztliche *Pflicht*. Überall in der Ausübung unseres Berufes stellen wir hohe Forderungen an Qualität und Kompetenz, Forderungen, die von den Patienten und den Arbeitgebern sehr unterstützt werden.

Es kann nicht angehen, dass wir bezüglich Diagnostik und Behandlung ein Höchstmaß an Qualität anstreben, während wir dem Selbstbestimmungsrecht, der Ethik und Kommunikation Qualitätsforderungen zugrunde legen, die entweder im vorigen Jahrhundert aktuell waren oder auf einem anderen kulturellen Kontext beruhen, z. B. Osteuropa oder Afrika, und somit nicht ohne Weiteres übertragbar sind!

Bei schwerkranken Patienten ist wohl keine Aufgabe wichtiger, als die Schmerzen und das Leiden zu lindern. Für viele Patienten ist dieses Ziel kaum erreichbar ohne Offenheit und gute Kommunikation. Oder, wie Viktor Frankl (1975) es ausdrückt:

Es gilt, das Leiden anzunehmen, das Schicksal zu bejahen, sich zu stellen. Auf diesem Weg kommen wir an die Wahrheit heran, kommen wir ihr nahe, auf diesem Weg allein, nicht auf den Wegen der Flucht und Furcht vor dem Leiden.

3.2.2 Wie viel Information und Offenheit wollen die Patienten?

Der Anteil der Patienten, die eine vollständige Offenheit von ihrem Arzt bezüglich Diagnose, Therapie und Prognose wollen, unterliegt lokalen und zeitlichen Variationen. Studien, die in Nordeuropa und Nordamerika in den letzten 20 Jahren durchgeführt wurden, zeigen einen Durchschnitt von 85–95 % (Northouse und Northouse 1987; Meredith et al. 1996).

Meredith et al. fanden in ihrer Befragung von 250 Patienten eines onkologischen Zentrums in Schottland, dass 79 % der Patienten so viel wie möglich über Krankheit, Diagnose, Therapie und Prognose erfahren wollten; 96 % der Befragten wollten ausdrücklich wissen, ob sie Krebs hatten oder nicht. Fast alle wollten auch Informationen über die Möglichkeit einer Heilung, die Prognose und die Nebenwirkungen der Therapie erhalten.

In einer anderen Untersuchung von 1996 (Benson und Britten) sagten fast sämtliche Patienten (94 %), dass die Angehörigen nur nach einer dazu gegebenen Erlaubnis des Patienten über die Krebserkrankung informiert werden sollten. *Alle* Patienten sagten, dass ihre Angehörigen unter keinen Umständen das Recht hätten, vom Arzt zu verlangen, er solle Informationen vor dem Patienten verheimlichen.

50 Patienten wurden nach der Aufklärung über Lungenkrebs über ihre Reaktionen auf die Aufklärung befragt (Sell et al. 1993). Zwei Patienten sagten, dass keiner sie aufgeklärt habe. Zwei wären lieber ohne diese Information geblieben. Die restlichen 46 (92 %) erlebten die ehrliche, offene Information als richtig. Keiner sagte aus, er hätte zu viel Information bekommen, aber 26 % wollten mehr über die Prognose wissen.

In Deutschland wurden 537 Personen (Tumorpatienten, Laien, Pflegepersonal und Ärzte) zu ihrer Einstellung bezüglich Aufklärung und Wahrhaftigkeit befragt (Husebø 1997). Die Ergebnisse (Tab. 3.1) zeigen eine eindeutige Bestätigung der in den letzten Jahren in Großbritannien, in den USA und in Skandinavien durchgeführten Studien.

Diese Studie (sie wurde 1998 publiziert) bestätigt eindeutig, dass die Patienten dem Arzt ein klares Mandat zur Offenheit und Kooperation geben. Die Befragten sagen fast ohne Ausnahme, dass sie alles über Diagnose, Krankheit, Therapie und Prognose erfahren wollen. Therapieentscheidungen wollen sie entweder selbst oder gemeinsam mit dem Arzt treffen; 98 % von ihnen wollen keinen »sinnlosen« Therapien ausgesetzt werden. Die häufig mit den Angehörigen anberaumten Aufklärungsgespräche sollten nur in Anwesenheit des Betroffenen durchgeführt werden, es sei denn, dieser hat vorher die Erlaubnis zu separaten Gesprächen erteilt.

3.2.3 Ist es besser für den Patienten, wenn wir ihn vor unangenehmen Wahrheiten schützen?

Die Qualität der Kommunikation zwischen Arzt und Patient hat, wie in vielen Untersuchungen nachgewiesen, einen größeren Einfluss auf die Lebensqualität, die Gesundheit und das Wohlergehen der Patienten als alle anderen Faktoren (Simpson et al. 1991; Kaplan et al. 1989; Headache Study Group 1986). Sie zeigt auch, wie Kommunikationsprobleme den Patienten und die Behandlung schwer belasten können (Stewart et al. 1979; Stedeford 1994). Diese und eine Reihe

Tab. 3.1 Ergebnisse zur Umfrage »Falls ein Krebsleiden bei Ihnen diagnostiziert wird, wie möchten Sie vom Arzt aufgeklärt werden?« (Angaben in Klammern: Prozentzahlen)

Antwortmöglichkeit	Tumorpatienten n=144	Laien n=112	Pflegepersonal n=117	Ärzte n=164	Befragte insgesamt n=537
Ich erwarte völlige Offenheit des Arztes hinsichtlich Krankheit, Diagnose, Therapie und Prognose.	132 (92)	109 (97)	162 (98)	116 (99)	519 (96)
Ich erwarte von meinem Arzt, dass er					
– mir gegenüber die Initiative ergreift, wenn er die Information bekommen hat.	105 (73)	89 (80)	149 (91)	91 (78)	434 (80)
– sich Zeit lässt und mir die Information über mehrere Wochen (verteilt) vermittelt.	67 (47)	33 (30)	67 (41)	41 (35)	208 (39)
– mir die Information nur gibt, wenn ich darum bitte.	7 (4,9)	3 (2,7)	2 (1,2)	3 (2,6)	15 (2,8)
– selbst entscheidet, ob ich eine offene Information verkraften kann.	4 (2,8)	1 (0,9)	–	2 (1,2)	7 (1,3)
– mich schützt, indem er mir seine Information verschweigt.	1 (0,7)	–	–	–	–
– nicht ohne meine Anwesenheit/mein Einverständnis mit meinen Angehörigen spricht.	135 (94)	106 (97)	162 (99)	511 (95)	108 (92)
Ich will selbst entscheiden, welche Therapie ich bekommen soll.	86 (60)	93 (83)	149 (91)	101 (86)	429 (80)
Ich will die Therapieentscheidungen gemeinsam mit meinem Arzt treffen.	54 (38)	18 (17)	12 (7)	15 (3)	99 (18)
Ich will, dass mein Arzt für mich diese Entscheidungen trifft.	4 (2,7)	1 (1)	–	1 (0,6)	6 (1,1)
Ich will, dass mein Arzt niemals eine Therapie durchführt, die sinnlos ist.	142 (99)	109 (97)	161 (98)	113 (97)	525 (98)

anderer Studien zeigen auch, dass der Arzt falsche Vorstellungen hat bezüglich der von den Patienten gewünschten Art, dem Ausmaß und Inhalt von Information (Simpson 1980; Frances et al. 1969; MacKillop et al. 1988). Die Ergebnisse der Behandlung waren bedeutend besser, wenn der Arzt die vorliegenden Probleme gemeinsam mit dem Patienten identifizieren konnte und dann mit ihm über seine Vorstellungen, Gedanken, Befürchtungen und Gefühle sprach (MacLeod 1991).

Die Fähigkeit oder Unfähigkeit eines Arztes, mit seinen Patienten über Krankheit, Behandlung und Leben zu kommunizieren, macht nicht selten den Unterschied zwischen einem Leben in Verzweiflung und Angst und einem Leben mit Hoffnung und Zukunft aus. Viele Ärzte denken, wir haben kein Recht, den Patienten die Hoffnung, den letzten »Strohhalm« zu nehmen.

- Wie kann aber der Patient eine Einstellung zu seiner Krankheit, zu den therapeutischen Möglichkeiten und zu seiner Lebenssituation entwickeln, wenn er nicht die Möglichkeit bekommen hat zu erfassen, in welcher Lebenssituation er sich befindet?
- Würden Sie einen Arzt aufsuchen, von dem Sie wüssten, dass er nicht in der Lage ist, offen mit Ihnen über alles, was für Sie wichtig ist, zu reden?
- Hätten Sie Vertrauen zu Ihrem Arzt, wenn Sie wüssten, dass er lügt?
- In den letzten Jahren hat eine Reihe von Untersuchungen gezeigt, dass fast alle Patienten mit fortgeschrittener Krankheit und infauster Prognose selbst wissen, wie es um sie steht. Es gibt mehrere Gründe, warum dies der Fall ist (Simpson et al. 1991; Buckman 1996; Fallowfield 1996):
- Patienten sind hellhörig.
  Sie beobachten die Krankheitsentwicklung und den Erfolg oder Misserfolg der Therapie. Sie achten auf ihre Umgebung, z. B. wie dem Arzt und den Angehörigen zumute ist. Eine bei ihnen zu beobachtende unerwartete oder andauernde Traurigkeit, eine unerwartete Zuwendung oder Abwendung sagt viel. Die dabei verwendete Körpersprache, der Ausdruck des Gesichts bedeutet mehr, als die meisten sich vorstellen können.
- Patienten haben Befürchtungen.
  Viele Menschen haben lange vor der sicheren Diagnose Befürchtungen, dass es um sie ungünstiger steht, als der Arzt es angedeutet hat. Dies hat nicht nur mit der Eigenschaft vieler Menschen zu tun, bei Problemen das Schlimmste zu befürchten, sondern auch mit der Lebenserfahrung.
- Der Patient erhielt Informationen. Viele Ärzte bemühen sich um Offenheit und haben dem Patienten die Diagnose, die Krankheitsentwicklung und deren Konsequenzen mitgeteilt. Vielleicht haben die Patienten auch Bruchstücke von Gesprächen zwischen Ärzten, Krankenschwestern oder anderen Personen mitbekommen, aus denen sie die entsprechenden Folgerungen ziehen. Nicht selten konnten Patienten einen Einblick in die Krankenakte oder einzelne Befunde nehmen.

Menschen haben Vorstellungen. Viele Menschen werden durch Alter oder Krankheit geschwächt und durch Schicksalsschläge getroffen. Viele sehen den Tod nicht länger als einen Feind an. Dies trifft besonders im Alter oder bei fortgeschrittener schwerer Krankheit zu.

Unabhängig von der Einschätzung des Patienten bezüglich seiner Erkrankung ergibt sich für den Arzt das Problem der Aufklärung. Diese Frage ist v. a. eine Frage der menschlichen Würde. »Die Würde des Menschen besteht in der Wahl.«, schreibt Max Frisch.

Nur wer die vor ihm liegende Landschaft kennt oder eine Landkarte besitzt, weiß, welche Ziele erreichbar sind und welche Wege er einschlagen muss, um ans Ziel zu kommen. Das Problem für einen Patienten mit unerwarteter lebensbedrohlicher Krankheit besteht darin, dass die Landschaft weitgehend unbekannt ist und nur der Arzt den Überblick und die Landkarte besitzt. Die Patienten wissen mehr über die Krankheit und Prognose, als wir vermuten.

- Sollen wir sie allein lassen?
- Müssen wir nicht eine Brücke zwischen dem, was der Patient vermutet und befürchtet, und unserem eigenen Wissen schlagen, damit eine offene Kommunikation und Bearbeitung des Problems stattfinden kann?

Der Wunsch, den Patienten vor der Wahrheit schützen zu wollen, kann manchmal aus »guten« Motiven hervorgehen. Trotzdem wird der Arzt, der nicht in der Lage ist, dem Patienten zu sagen, dass er Krebs hat, auf Dauer Schaden und Hoffnungslosigkeit verursachen (Butow et al. 1995). Die Wahrheit kann eine schmerzvolle Belastung bedeuten; Betrug ist aber eine weit größere Belastung (Fallowfield 1997). Es widerspricht ärztlicher Ethik, wenn ein Arzt nicht zu dieser Offenheit beiträgt (Buckman 1996; Loewy 1995). Für den Patienten machen Offenheit und Verständnis einerseits und Heimlichkeit und Unverständnis andererseits den Unterschied zwischen Würde und Unwürde aus.

Die Krise des Menschen ist immer durch fehlendes Verständnis verursacht. Was wir verstanden haben, können wir ertragen und ausführen. (Raymond Williams)

3.3 Warum sind Aufklärungsgespräche so schwierig?

Immer wieder berichten Patienten und Angehörige, welche Belastung es für sie war, als der Arzt sich mit ihnen über die Krankheit und deren Folgen unterhielt. Für andere kann es eine unerträgliche Belastung sein, dass der Arzt überhaupt keine Aufklärungsgespräche geführt hat. Es fehlt nicht an Literatur über die erlebte Belastung der Ärzte bei Aufklärungsgesprächen (Andrae 1994; Bennet 1987; Gorlin et al. 1983; Vachon 1987). Wir müssen darum Verständnis haben, wenn viele Kollegen diese Gespräche und Schwierigkeiten scheuen.
Warum sind diese Gespräche so schwierig?

- Wir schützen uns vor etwas, das für uns unerträglich ist.
- Es fehlt uns an Fachkenntnissen über die Reaktionen von Patienten.
- Es fällt uns schwer, eine Niederlage zuzugeben.
- Es fehlt uns an Ausbildung, Praxis und guten Vorbildern.
- Wir haben Erfahrung mit Aufklärungsgesprächen, die schwere Folgen hatten.
- Es ist nicht jedermanns Sache, sich mit gefühlsmäßigen Reaktionen auseinanderzusetzen.
- Wir möchten nicht sterben.

3.3.1 Wir schützen uns vor etwas, das für uns unerträglich ist

In der Geschichte finden wir wiederholt, wie folgenschwer es für einen Boten war, schlechte Nachrichten zum Hofe zu bringen. Der König duldete kein Versagen in seinem Reich. Anstatt nach der Ursache des Schadens zu fragen, wurde derjenige, der die Botschaft übergab, nicht selten umgebracht.

Aufklärung hat häufig zur Folge, dass der gesprächsführende Arzt vom Patienten oder seinen Angehörigen mit Aggressionen konfrontiert wird. Folgendes Beispiel soll das verdeutlichen:

Fallbeispiel

Es war meine Aufgabe als Oberarzt der Intensivabteilung, die Eltern eines zweijährigen Kindes darüber aufzuklären, dass ihr Kind hirntot sei. Obwohl die Eltern über den Verlauf und die ernste Lage des Kindes informiert waren, konnten sie diese Realität nicht akzeptieren. Nach einigen Minuten des Schweigens sagte die Mutter: »Sie wissen, dass wir nie aufgeben werden. Falls Sie die Therapie beenden und die Beatmung einstellen, werden wir den kompetentesten Rechtsanwalt in Norwegen nehmen und Sie bis zu Ihrem Lebensende verfolgen.«

Spätestens zu diesem Zeitpunkt wurde mir klar, dass ich einen schweren Beruf gewählt hatte. Es war hilfreich für mich, dass ich mich in die Lage der Eltern versetzen konnte.

Dabei »hörte« ich, was sie nicht ansprachen: »Sie versuchen uns zu erklären, dass unsere Tochter nicht mehr am Leben ist. Wir sind nicht imstande, das zu verstehen. Wir lieben unsere Tochter über alles auf der Welt. Unser Hauptanliegen in diesem Augenblick ist es, zu schreien. Bitte bleiben Sie bei uns, damit wir Sie anbrüllen können.«

Durch diese meine Vorstellung wurde es mir leichter zu bleiben. Nach etwa zehn Minuten, die mir unendlich lang vorkamen, sagte ich dann: »Sie können bei ihrem Kind sitzen, so lange Sie es wollen. Bitte überlegen Sie dabei, was für Ihr Kind gut ist.« Am nächsten Tag wollten sie nicht mit mir reden, auch am übernächsten nicht. Dann kamen sie zu mir und sagten: »Jetzt können Sie die Beatmung beenden. Vielen Dank, dass wir Zeit bekommen haben.« ◄

Dieses Erlebnis ist für Eltern eine unendliche Belastung. Die Situation bleibt mir v. a. in Erinnerung, weil sie mir vor Augen geführt hat, dass Wut, Verzweiflung und Aggressivität natürliche Reaktionen sind. Diese Reaktionen sind für den Betroffenen therapeutisch, d. h. sie haben die wichtige Funktion, das Unerträgliche und Unverständliche erträglicher und verständlicher erscheinen zu lassen. Unsere Aufgabe ist es, diese Aggressivität und Verzweiflung zuzulassen und zu ertragen. Wenn wir uns dagegen wehren, werden Patienten und Angehörige noch mehr leiden.

3.3.2 Es fehlt uns an Fachkenntnissen über die Reaktionen von Patienten

Vor fast 40 Jahren hat Elisabeth Kübler-Ross als erste (1970) anhand ihrer klinischen Erfahrungen mit Sterbenden Phasen beschrieben, die von Sterbenden und Angehörigen im Laufe der letzten Lebenszeit durchlaufen werden. Die von Kübler-Ross beschriebenen Phasen sind:

- **Verneinung und Isolation:** das Nicht-wahrhaben-Wollen der Gegebenheit des kommenden Todes.
- **Zorn, Wut und Auflehnung gegen das Schicksal:** Die Patienten zeigen dabei nicht selten ein aggressives Verhalten gegenüber dem Arzt, dem Helfer und den Angehörigen.
- **Verhandeln mit dem Schicksal:** Versuche des Patienten, mithilfe von immer neuen Spezialisten oder paramedizinischen Helfern dem drohenden Schicksal zu entrinnen oder dieses hinauszuzögern.
- **Depression:** Traurigkeit, Isolation und Vereinsamung – dabei ein großes Bedürfnis nach Kontakt und Nähe eines verständnisvollen Menschen.
- **Anpassung und Annahme des nahenden Todes:** Bejahung der deutlicher werdenden Realität.

Kübler-Ross beschreibt, wie Patienten schrittweise diese Stadien durchlaufen. Heute ist man der Ansicht, dass diese Stadien einen wichtigen Beitrag zum besseren Verständnis schwerkranker Patienten leisten, legt sie aber nicht in einer Reihenfolge fest. So können mehrere Phasen gleichzeitig auftreten oder bereits durchlaufene Phasen erneut für den Patienten relevant werden. Die Intensität der Reaktionen in den einzelnen Phasen hängt sehr von der Persönlichkeit und der Lebenserfahrung ab. Für den einen stehen Wut und Aggression im Vordergrund, für den anderen Verzweiflung und Isolation. Der kritische Leser sieht, wie vergleichbar Trauerreaktionen mit den beschriebenen Phasen sind. Dieser Vergleich ist fachlich begründbar, da viele Verhaltensmuster als Trauerreaktionen verstanden werden können.

Die fünf Stadien von Kübler-Ross sind hilfreich, aber nicht ausreichend, um die Lage der Sterbenden zu verstehen. Menschen haben sehr individuelle Reaktionsmuster, wenn sie sich in einer lebensbedrohlichen Krise befinden. Angst und Panik sind so normale Reaktionen, dass wir uns fragen müssen, ob ein Patient die Botschaft verstanden hat, wenn er keine Angstreaktionen zeigt.

Paul Sporken (1982) hat zu dem Phasenmodell Stellung bezogen. Er ist der Meinung, dass dieses Modell nicht erst zum Tragen kommt, wenn der Patient bereits seine Diagnose kennt. Schon lange bevor jemand mit ihm über die »Wahrheit« spricht, bemerkt er am veränderten Verhalten des Körpers und der Umgebung den Ernst der Lage. Sporken beschreibt vier Etappen *vor* der Phaseneinteilung nach Kübler-Ross:

- **Unwissenheit:** des Kranken, während andere, der Arzt, Helfer oder Angehörige etwas mehr wissen.
- **Unsicherheit:** Phase des einerseits/andererseits – zunehmende Unruhe.
- **Unbewusstes Leugnen:** unbewusster Widerstand gegen die immer deutlicher werdenden Zeichen, dass die Krankheit keinen guten Verlauf nehmen wird.
- **Entdeckung und Besprechung:** der schon vermuteten Wahrheit über die unheilbare Krankheit.

Bei Kindern können wir den Wechsel der Phasen und die Vielfalt der Reaktionen besonders gut beobachten. Kinder können in der einen Sekunde traurig und verstimmt sein, in der nächsten offen und spielend, kurz darauf hören wir lautes Lachen und sind später wieder mit Weinen konfrontiert.

Dieser Wechsel zwischen Hoffnung und Hoffnungslosigkeit, Mut und Verzweiflung, Schuld und Offenheit scheint geradezu identisch mit der Wirklichkeit des Kranken. Der Patient hat die Zuversicht, dass es noch gut gehen kann, und weiß gleichzeitig, dass dies nicht der Realität entspricht.

Er empfindet es als ungerecht, auf diese Weise bestraft zu werden, und hat gleichzeitig Schuldgefühle. Menschen zu hinterlassen, die seiner Hilfe bedürftig sind, wird jeder als eine Belastung empfinden.

Humor ist sowohl bei Kindern als auch bei Erwachsenen eine Hilfe bei der Bewältigung einer schweren Krankheit. Der Begriff »Galgenhumor« entspricht der Wirklichkeit. Das Lachen bedeutet jetzt mehr als im »normalen« Leben; es kann eine unerträgliche Situation oder einen schlechten Tag erträglicher gestalten. Es wäre ein Fehler, diese auch in noch so aussichtslosen Situationen fröhlichen Seiten bei den Patienten und bei uns selbst zu übersehen (Jaffee 1996). Gerade in aussichtslosen Situationen ist es möglich und therapeutisch, mit Feingefühl Fröhlichkeit zu aktivieren und gemeinsam zu lachen.

Solange noch offene, nach außen getragene Reaktionen des Kranken zu beobachten sind, ist dies eher als ein positives Zeichen in Bezug auf die innere Verarbeitung aufzufassen. Dies trifft auch zu für die häufig missverstandene Aggressivität. Aggressives Verhalten ist als eine normale Reaktion anzusehen, die leichter zu ertragen ist, wenn sie zugelassen wird. Problematischer ist es, wenn der Patient sich über längere Zeit in sich zurückzieht und sich isoliert, wenn Gefühle und Reaktionen, Angst oder Verzweiflung nicht mehr zu beobachten sind.

Alle diese Reaktionen können bei dem Kranken *und* bei den Angehörigen beobachtet werden. Verhaltensweisen der Angehörigen, des Arztes oder des Krankenpflegepersonals können die Reaktionen der Kranken verstärken oder abschwächen. Es ergibt sich folgendes Fazit:

Es wäre ein Missverständnis anzunehmen, dass die Phasen genau beschreiben, wie es dem Patienten in Wirklichkeit geht. Die Landkarte ist eine Stütze, um einen Überblick über die Landschaft zu bekommen, sie ist nicht die Landschaft selbst.

3.3.3 Es fällt uns schwer, eine Niederlage zuzugeben

Wir haben in unserem Medizinstudium gelernt, dass wir als gute Ärzte die Lösungen für medizinische Probleme bereitstellen müssen. Dass es manchmal eine schwere oder unmögliche Aufgabe ist, Lösungen zu finden, wurde uns im Studium kaum gesagt.

Es kommt leider selten vor, dass der Arzt mit Patienten offen über seine diagnostischen und therapeutischen Begrenzungen spricht (Maguire 1988).

Dabei ist es nicht schwer zu verstehen, warum dies dem Arzt so schwerfällt. Niederlagen und die Angst, das Gesicht zu verlieren, sind für uns alle ein großes Problem. Von besonderer Bedeutung ist die Betrachtung, warum der Arzt es als eine Niederlage auffasst, wenn eine Therapie nicht den erwarteten Erfolg hat, wenn unerwartete Komplikationen auftreten oder wenn der Patient, den er betreut hat, stirbt.

Der Arzt will sich gewissenhaft um seinen Patienten kümmern. Er möchte, dass der Patient zufrieden ist, weil Ärzte auch Menschen sind, die gerne erfahren, dass sie gebraucht werden und dass sie etwas Gutes getan haben. Es ist nicht nur eine Frage der richtigen fachlichen Einstellung des Arztes. Der Arzt steckt seine persönliche Überzeugung und seine Kraft in die von ihm vorgeschlagene Therapie. Und dieser persönliche Einsatz des Arztes ist eine wichtige Voraussetzung, er stellt einen unentbehrlichen Teil eines möglichen Therapieerfolges dar. Deswegen erleben die Ärzte es nicht selten als eine sehr persönliche Niederlage, wenn die Behandlung eines Patienten nicht ausgeht, wie erwartet und gehofft (Kap. 9).

Das Problem verschärft sich dadurch, dass die Patienten ihren Arzt mehr als zuvor brauchen, wenn die Therapieerfolge ausbleiben und die Krankheit unaufhaltsam fortschreitet.

»Die Operation ist nicht so ausgegangen, wie wir gehofft haben. Damit kann ich leben«, sagte der wegen eines Pankreastumors frisch operierte, schwer kranke Patient. »Ich verstehe aber nicht, warum er nicht mehr zu mir hereinkommt. Ich bin überhaupt nicht böse auf ihn, ganz im Gegenteil, es tut mir so unheimlich leid für ihn. Er hat sich solche Hoffnungen gemacht, dass es mit der Operation gut gehen wird. Mein Problem ist jetzt, dass er nicht mehr zu mir kommt. Ich schätze ihn ungeheuer, sowohl als Arzt wie als Mensch. Jetzt brauche ich ihn mehr denn je.«

3.3.4 Es fehlt uns an Ausbildung, Erfahrung und guten Vorbildern

Diese hier aufgezeigten Hintergründe sind kaum ein Thema in der theoretischen Ausbildung von Medizinstudenten. Sie spielen auch in der praktischen Ausbildung kaum eine Rolle. Klinische Psychologie nimmt heute einen Anteil von 4,5 % in der vorklinischen Ausbildung der Medizinstudenten ein (Verres 1997). Im klinischen Curriculum fehlt das Fach vollständig, mit Ausnahme von Unterricht in Psychiatrie oder psychosomatischer Medizin.

Kommunikationsgrundlagen und -fähigkeiten werden fast nie im Unterricht der anderen klinischen Fächer erwähnt (Calman 1996).

Das Hauptproblem liegt im fehlenden bzw. falschen Konzept. In den letzten 50 Jahren hat die Medizin ihr naturwissenschaftliches Wissen vervielfältigen können, ohne dass die humanistischen Perspektiven der Medizin ihren notwendigen Platz in Forschung und Lehre haben behalten können. Das Ergebnis ist besonders problematisch für diejenigen Patienten, die dann mit den naturwissenschaftlichen Erkenntnissen der Mediziner nicht geheilt werden können.

Die Studenten sind beim Eintritt in das Studium offen, neugierig und menschlich. In den ersten Studienjahren erfahren sie dann in der Tat, dass der Mensch ein totes Objekt sein kann (an der Leiche) und dass Kenntnisse der Organe und der lebenden Zelle im Zentrum des Studiums stehen.

Der Umgang mit den Patienten ist aber v. a. eine menschliche Herausforderung. Im Medizinstudium lernen wir das Benehmen und das Verhalten gegenüber den Patienten an Lernmodellen:

- Wie geht der Vorgesetzte, wie geht der Professor mit den Patienten um?
- Wie werden die Patienten aufgeklärt?
- Werden Gefühle, Ängste, Fragen und Schweigen zugelassen, wenn sie für den Patienten natürliche und notwendige Reaktionen sind?
- Ist es die Regel oder die Ausnahme, dass der Arzt sich bei der Visite zu dem Patienten hinsetzt?
- Ist es die Regel oder die Ausnahme, dass der Arzt Pausen macht, die lang genug sind, um dem Patienten die Möglichkeit zu geben, bei Wichtigem nachzufragen?

Den Vorbildern, das heißt den den Studenten vorgesetzten Ärzten, fehlt es wieder an Vorbildern. Über viele Jahre hinweg hat sich eine Hierarchie entwickelt, in der der Arzt einen großen Abstand zu seinen Patienten hält.

3.3.5 Wir haben Erfahrung mit Aufklärungsgesprächen, die schwere Folgen hatten

Fallbeispiel

Ein 46 Jahre alter Patient mit Lungenkrebs lag im Sterben. Seit dem Zeitpunkt seiner Diagnose war er aggressiv und leugnete die Situation. In Gesprächen mit mir und seinen früheren Ärzten hatte er keine Bereitschaft gezeigt, über seine Diagnose, Situation oder Zukunft sprechen zu wollen. Er kämpfte unerbittlich um sein Leben und er wartete jeden Tag, dass ein Wunder geschehen solle. Wiederholt verlangte er von uns, jede Therapie zu versuchen, auch unter der Möglichkeit eines geringen Erfolges. Als wir ihm erklärten, dass wir keine kurativen Möglichkeiten mehr sähen und dass weitere Chemotherapie,

Bestrahlung oder Chirurgie sein Leiden nur vergrößern werde, wendete er sich den paramedizinischen Heilverfahren zu. Er suchte einen Heiltherapeuten nach dem anderen auf.

Seine Frau und seine Kinder im Alter von 18 und 20 Jahren kümmerten sich vorbildlich um ihn. Sie sahen, wie die Krankheit fortschritt. Sie sahen, dass der Tod näher kam. Als der Patient nicht mehr die Kraft hatte, sein Bett zu verlassen, baten sie mich, ihnen zu helfen, damit sie von ihrem Ehemann und Vater Abschied nehmen könnten.

Wiederholt versuchte ich, vorsichtig mit dem Patienten über seine Aussichten zu sprechen. Dieser versicherte mir, dass es keinen Grund zur Besorgnis gäbe.

»Es geht mir momentan nicht ganz gut. Ich habe aber Zuversicht, dass die Ersatzmedikamente, die mein Heilpraktiker verschreibt, den ›Schatten‹ auf der Lunge, meine ›Lungenentzündung‹ unter Kontrolle bekommen werden.« Die Verzweiflung seiner Angehörigen gab mir die Kraft, einen letzten Versuch zu machen. In einem Gespräch, in dem Ehefrau und Kinder anwesend waren, zeigte ich ihm die letzten Röntgenaufnahmen der Lunge und sprach die massive Metastasierung an.

Das Ergebnis war fatal. Er wendete sich gegen die Wand und befahl allen, den Raum zu verlassen. Zehn Tage später starb er. In den verbliebenen Tagen lehnte er es ab, mit mir zu sprechen. Der Versuch, zu einer Offenheit beizutragen, führte eher zu einer Verschlechterung der Beziehung zu seiner Frau und seinen Kindern.

Ich habe mir lange Zeit schwere Vorwürfe wegen dieses Gesprächs gemacht (Husebø 1997). Viele Kollegen haben leider ähnliche Erfahrungen. Sie sagen nicht selten:

»Wissen Sie, bei mir (oder bei einem Kollegen) hat ein Patient Suizid begangen, nachdem er erfuhr, dass er Krebs hatte. Sie können wohl nicht von mir erwarten, dass ich in Zukunft einem Patienten erzähle, dass er Krebs hat, ohne dass er ausdrücklich danach fragt!« ◄

Diese Kommentare sind verständlich. Wir haben aber gelernt, dass unsere Diagnostik und Behandlung sich nicht nur auf Vermutungen und Gefühle berufen sollten. Wenn ein Informationsgespräch nicht gelungen ist, wäre es ein Fehler, darum alle Informationsgespräche abzulehnen. Wir sollten uns fragen:

- Was ist schief gelaufen?
- Was kann auf welche Weise besser gemacht werden?
- Hätten wir aufgrund der Vorgeschichte des Patienten anders vorgehen sollen?
- Bin ich zu schnell vorgegangen?

Wie an anderer Stelle dargestellt (Bolund 1985; Breitbart und Passik 1993), ist die Suizidrate in der Bevölkerung erschreckend hoch. Die Gefahr, dass ein Krebspatient sich *wegen eines Aufklärungsgesprächs* und der dabei vermittelten Diagnose selbst tötet, wird dagegen als äußerst gering eingestuft.

Dies gibt uns niemals ein Recht, brutale Aufklärungsgespräche zu führen. Unsere Fehler geben uns einmalige Gelegenheiten zu lernen, was und wie etwas besser gemacht werden kann. Welche Gedanken ich heute zu dem erwähnten, fehlgeratenen Gespräch habe, werde ich im Folgenden darstellen.

3.3.6 Es ist nicht jedermanns Sache, sich mit gefühlsmäßigen Reaktionen auseinanderzusetzen

Wir haben im Leben und im Beruf Erfahrungen gemacht. Zu diesen Erfahrungen gehört auch der Umgang mit den eigenen Gefühlen:

- Wie reagiere ich, wenn es mir schlecht geht?
- Wie waren die Reaktionen in meiner Familie?
- Wie reagiere ich, wenn es meinem Patienten schlecht geht?
- Wie reagiere ich, wenn ich bei einem aufklärenden Gespräch mit meinem Patienten seiner Reaktion entnehme, dass er den Boden unter den Füßen verliert?
- Wäre es für mich dann wichtig, nicht »mitgerissen« zu werden, weil ich Angst vor meinen eigenen Reaktionen habe?

Der Chirurg des in Abschn. 3.8 erwähnten Patienten mit Pankreastumor hat es so ausgedrückt:

> „Meine Patienten bedeuten viel für mich. An einigen Tagen muss ich bei fünf oder mehr Patienten Visite machen, die unheilbar sind und bald sterben werden. Ich könnte diese Aufgabe nicht überleben, wenn ich nicht vorher einen bleiernen Schutzmantel anzöge. Ich sage zu mir selbst, bevor ich das Krankenzimmer betrete: »Bleibe gefasst, zeige nicht, wie schwer es für dich selbst ist.“

Dieser Chirurg steht keinesfalls allein. Viele haben in solchen Situationen Angst oder wissen nicht, wie sie damit zurechtkommen können. Eine Strategie liegt dann darin, in diesen Situationen die Selbstkontrolle zu behalten oder zu verhindern, überhaupt in solche Situationen zu geraten. Es wird andererseits heute vom Arzt v. a. Menschlichkeit erwartet. Diese Fähigkeit, sich in die Lage des Patienten zu versetzen, Mitgefühl und Gefühl zu zeigen, nennen wir Empathie. Wie wir unsere Empathie wiederentdecken können, wird in Kap. 10 (»Die Rolle des Arztes«) beschrieben.

3.3.7 Wir möchten nicht sterben

Ärzte fürchten sich vor dem Sterben und dem Tod wie jeder andere Mensch (Feigenberg 1977).

Der Arzt wird der Herausforderung, sterbende Patienten zu betreuen, nur in dem Maß gewachsen sein, wie er die eigene Sterblichkeit vor Augen hat. Das

Verhältnis nämlich zur eigenen Endlichkeit, zum eigenen Sterben, zum eigenen Tod bestimmt auch das Verhalten des Arztes gegenüber dem Sterben des von ihm betreuten Patienten. Selbst nach dem Versterben des Patienten muss der Arzt sich mit dessen Tod auseinandersetzen. Er muss mit den Angehörigen sprechen, die sich selbst oder andere für den Tod verantwortlich machen könnten und die von Trauer und Schuldgefühlen belastet werden. Und er muss mit eigenen Vorwürfen und Gefühlen zurechtkommen.

Nur wer zur eigenen Not und zur eigenen Angst steht, kann die Angst und die Not des anderen verstehen (Andrae 1994).

3.4 Das schwierige Gespräch

- Wodurch kann ein Gespräch unangenehm werden?
- Und was lässt einen Patienten unangenehm erscheinen?

Das schwierige Gespräch ist unangenehm, weil wir wissen, dass belastende Gefühle entstehen werden, die wir aushalten müssen. Jeder von uns wird seine persönliche Strategie entwickeln, um mit diesen Situationen zurechtzukommen. Die im Privatleben erworbenen Strategien werden von uns auch im Berufsleben angewandt.

Patienten werden für uns unangenehm, wenn ihre Vorstellungen nicht mit unseren übereinstimmen, wenn unsere Therapie keinen Erfolg bringt und wenn Patienten oder Angehörige uns mit Reaktionen wie Enttäuschung, Aggression, Wut oder Trauer belasten.

3.4.1 Praktische Grundlagen

Jeder Arzt muss sich wiederholt den Problemen der schwierigen Gespräche stellen. Wichtige Fragen sollten dabei berücksichtigt werden:

- Wie können wir die schwierige Botschaft übermitteln?
- Welche Vorbereitung, welcher Rahmen, welche Bereitschaft und welche Nachsorge sind erforderlich?
- Der Patient sollte nicht nur erfahren, wie seine Zukunft aussehen wird (Diagnostik, Diagnose, Therapie, Risiko und Prognose). Er sollte v. a. erfahren, wie er sich zu seiner Situation verhalten kann.

3.4.2 Vorbereitung

Es ist nicht immer möglich, sich vorzubereiten. Ein Gespräch oder eine Situation entstehen oft spontan, wobei die Teilnehmer des Gesprächs unerwartete, neue Fragen stellen können. Wenn irgendwie möglich, gibt eine kurze Vorbereitung uns die Möglichkeit, uns Gedanken zu machen, wie, wo und warum das Gespräch stattfinden soll. Dabei können, falls möglich, gemeinsam mit einem Kollegen oder einer Krankenschwester der Inhalt und der Rahmen des Gesprächs und die Bereitschaft zum Gespräch besprochen werden.

3.4.3 Inhalt

Die Botschaft
- Welche Informationen habe ich als Arzt, die der Patient braucht, um für seine Erkrankung und sein Leben die richtigen Entscheidungen zu treffen?
- Wie kann ich ihn unterstützen, damit er seine eigenen Möglichkeiten in der kommenden Zeit erkennt?

Diese Informationen können Erkenntnisse über die Diagnose, die Behandlung oder die Prognose sein. Dabei ist es wichtig zu wissen, welche Kenntnisse der Patient bereits hat und wie eine Brücke gebaut werden kann zu dem notwendigen Verständnis für die Erkrankung und den daraus resultierenden Entscheidungen.

Wir Ärzte lernen, uns in unserer Fachsprache und unseren Fachausdrücken auszudrücken und uns dahinter zu verstecken (Maguire 1989). Im Gespräch mit dem Patienten muss das zu vermittelnde Wissen in einer für den Patienten verständlichen Sprache ausgedrückt werden.

Diagnose und Therapie sind *verständlich* zu vermitteln, v. a. für den betroffenen Patienten. Eine Diagnose kann mehr schaden als nutzen, wenn der Arzt nicht hinterfragt, was der Patient sich bei dieser Diagnose vorstellt. Wenn der Arzt zu dem Patienten sagt: »Sie haben Krebs«, kann der Patient *ohne* weitere Erklärungen durch den Arzt keine folgerichtigen Konsequenzen für die Therapie und sein Leben ziehen. Er würde wahrscheinlich die Diagnose »Krebs« mit »unheilbar« oder »Tod« verbinden. Eine solche Aufklärung wäre eine Katastrophe.

Zur Botschaft gehört, dass der Arzt dem Patienten ermöglicht, die Konsequenzen seiner Krankheit und der vorliegenden Therapiemöglichkeiten zu erfassen (Kap. 2).

Die Reife
- Wie reif ist der Patient, die Wahrheit zu erfassen?
- Wie reif bin ich als Arzt, diese Botschaft zu vermitteln?

Die Antworten auf diese Fragen entscheiden oft über den bevorstehenden Kommunikationsprozess.

Die Reife des Patienten ist abhängig von seiner Biografie, von den von ihm gemachten Lebenserfahrungen, beispielsweise wie er mit Krankheiten und Krisen vorher zurechtgekommen ist. Der Arzt muss diese Biografie kennen, ein Bereich, der in der heutigen Praxis stark vernachlässigt wird. Die besten Kenntnisse darüber, und damit gute Voraussetzungen für die Information, hat oft der Hausarzt des Patienten.

Eine zentrale Bedeutung für das Ausmaß der Aufklärung hat auch die Reaktion des Patienten auf die aktuelle Erkrankung.

- Hat er die frühere Information verstanden?
- In welcher Gefühlslage befindet er sich?
- Überwiegen Trauer und Wut oder hat er sich zunehmend mit seinem Lebensschicksal versöhnt?
- Wie weit soll das heutige Gespräch gehen?
- Sollte mehr Gewicht auf Zeit und Behutsamkeit gelegt werden?
- Schützt er sich oder Angehörige vor der Wahrheit?

Das Ziel, »richtig« zu informieren, ist häufig unerreichbar. Information ist mehr oder weniger »richtig« oder mehr oder weniger »falsch«. Information wird häufig mit technischen Fachausdrücken überlastet und bleibt optimistisch, selbst wenn sich die Prognose für den Patienten verschlechtert. Durch kühle Distanz des Arztes zu den aktuellen Problemen können die Patienten mit ihren Ängsten und der zunehmenden Gewissheit des nahenden Todes allein gelassen werden. In Kap. 10 »Die Rolle des Helfenden« wird genauer erläutert, wie diesen Ärzten geholfen werden kann.

Der Prozess
- Wie viel Zeit brauchen unsere Patienten, um die von uns gegebene Information zu verstehen?

Wir brauchen alle Zeit, um uns an eine neue Lebenssituation zu gewöhnen. Sich Zeit zu lassen und Wiederholungsmöglichkeiten einzuplanen, ist deswegen unerlässlich. Was heute nicht von dem Patienten verstanden werden kann, weil die innere Bereitschaft dazu fehlt, kann morgen oder übermorgen möglich sein. Es wird immer eine Diskrepanz vorliegen zwischen dem, was gesagt wird, und dem, was der Patient versteht. Durch den Informationsprozess kann dieser Abstand verringert werden.

Der Arzt sollte nie wichtige Informationen vermitteln, ohne am Ende des Gesprächs ein neues Gespräch für die nächsten Tage zu vereinbaren und den Patienten dabei aufzufordern, sich Gedanken darüber zu machen, welche Fragen er dann erläutert haben möchte und wer anwesend sein soll.

Verbale/nonverbale Kommunikation
- Was sieht der Patient in unserem Verhalten?
- Welche Bedeutung hat unser Körperausdruck?
- Welche Aussage liegt in dem, was nicht gesagt wird?

Jeder hat erfahren, welche Auswirkungen es auf uns hat, wenn wir einer Verschlossenheit oder einer Unhöflichkeit begegnen. Unfreundlichkeit kann eine gute Stimmung stören oder einen eigentlich guten Tag in einen schlechten verwandeln.

Umgekehrt kann eine unerwartete Freundlichkeit oder der Ausdruck von Vertrauen bei uns neue Hoffnung und Kraft freisetzen.

Während wir uns mit anderen unterhalten, werden unsere Worte durch das, was nicht gesagt wird, ergänzt. Die Körpersprache gibt zusätzliche Informationen, die für unser Verständnis wichtig sein können. Von den Patienten wissen wir, dass sie sehr genau beobachten, wie der Arzt ihnen begegnet, wie er grüßt, ob er Freundlichkeit und Offenheit ausstrahlt, ob das, was er sagt, positiv verstärkt oder ob es im Gegensatz zu seinem Benehmen steht. Viele Patienten haben schnell ein Gespür dafür, wenn der Arzt etwas verbirgt oder wenn es ihm schwerfällt, etwas auszusprechen. Sie machen Beobachtungen, ob der Optimismus oder der Pessimismus, der zum Ausdruck kommt, vom sonstigen Verhalten abgeschwächt oder verstärkt wird.

Untersuchungen zeigen auch, dass der Patient sich viel besser an die gegebene Informationen erinnern kann, wenn der Arzt ihm zusätzlich zu den verbalen Erklärungen auch z. B. Skizzen, Bilder oder Zeichnungen zeigt (Maguire 1988a, b; Buckman 1993a, b, 1994).

Obwohl Musik nicht direkt mit der Vermittlung schlechter Nachrichten verglichen werden kann, gibt es viele interessante gemeinsame Perspektiven. Viele Musiker haben zum Ausdruck gebracht, dass der Unterschied zwischen guter und schlechter Musik in den Pausen liege, in den Intervallen und in der Betonung. Musik ist mehr als alles andere Kommunikation. Sie gibt uns die Möglichkeit, zu denken und zum Ausdruck zu bringen, was nicht gesagt werden kann. Oder wie Novalis es zum Ausdruck brachte: »Jede Krankheit ist ein musikalisches Problem – die Heilung eine musikalische Auflösung. Je kürzer und dennoch vollständiger die Auflösung – desto größer das musikalische Talent des Arztes.«

Nicht nur Ärzte kommunizieren nonverbal. Die Mimik, die Gesten, die Atmung, der Blick des Patienten sagen oft deutlicher als seine Worte, wie ihm zumute ist.

3.4.4 Der Rahmen

- Wo fühlen Sie sich wohl?

Jeder von uns kennt den Rahmen, der jeweils zu uns passt und der unser Selbstwertgefühl fördert. Unser ausgewählter Rahmen vermittelt Geborgenheit und Vertrautheit. Dorthin ziehen wir uns zurück, um uns zu erholen und um neue Kräfte zu sammeln. Eine der Voraussetzungen dafür ist, dass es uns in dieser Atmosphäre gestattet ist, unsere Schwäche zu zeigen. Keiner kann über längere Zeit ohne diesen vertrauten Rahmen körperliches und seelisches Gleichgewicht aufrechterhalten.

Die Patienten befinden sich meist nicht in einem Rahmen, der ihnen Geborgenheit vermittelt. Sie sind durch die Ungewissheit und die Erkrankung verunsichert. Zusätzlich kann die Atmosphäre im Krankenzimmer eher erschreckend sein. Sie fördert, wenn nicht besondere Rücksicht gezeigt wird, eher Angst und Unsicherheit. Diese Rücksicht sollte in unserem täglichen Verhalten einen festen Platz einnehmen. Sie ist besonders wichtig, wenn es dem Patienten schlecht geht, wenn z. B. zusätzlich zu der Krankheit psychische und seelische Belastungen entstehen. Viele der Patienten berichten mit Entsetzen, wo und wie sie die Diagnose oder eine für sie belastende Nachricht erhalten haben. Per Brief oder Telefon sollten solche Nachrichten *nie* vermittelt werden, es sei denn, in ganz ungewöhnlichen Ausnahmefällen.

Viele haben gute Erfahrungen mit einem dafür geeigneten Botschafter. Je nach Möglichkeiten kann ein Verwandter, ein Nachbar, ein Freund, der Hausarzt, ein Seelsorger oder ein Polizist die »schlechte Nachricht« vermitteln. Besonders wichtig kann der Einsatz eines solchen »Botschafters« bei einem unerwarteten, plötzlichen Todesfall sein.

Der Raum

Wo ist es für Sie gemütlich:

- Zu Hause?
- In der Natur?
- In Ihrem Büro?
- Wo möchten Sie etwas Wichtiges über Ihre Zukunft erfahren?

Es muss nicht unbedingt ein Nachteil sein, dass das Gespräch dort stattfindet, wo der Patient sich gerade befindet. Die Voraussetzung ist aber, Vorsorge zu treffen, damit die Gesprächspartner während des Gesprächs ungestört bleiben. Und es ist erforderlich, dass alle sich bequem in gleicher Augenhöhe gegenübersitzen.

Falls der Patient bettlägerig ist, ist es noch wichtiger, dass die anderen Beteiligten, insbesondere der Arzt, sich hinsetzen. Es ist nicht möglich, ein offenes Gespräch zu führen, wenn derjenige, der von vornherein schwach ist, im Bett liegt, und derjenige, der von vornherein stark ist, an der Bettkante steht.

Die Krankenhäuser sind leider oft gebaut worden, ohne an Gesprächszimmer zu denken. In Zukunft müssen wir erwarten können, dass jede Station mit einem solchen Zimmer ausgestattet ist. Viele haben aus der Not eine Tugend gemacht und ein kleines ungenutztes Areal gefunden und hergerichtet. Viel ist keinesfalls notwendig. Ein Sofa, ein paar Sessel, eine Lampe, Blumen und Bilder, und schon ist viel gewonnen.

Die Zeit

»Wenn wir bloß mehr Zeit hätten!« Wie oft wird dies gedacht oder geäußert. Und es scheint tatsächlich schlechter zu werden mit der uns zur Verfügung stehenden Zeit. Es gibt eine Reihe von Untersuchungen, die zeigen, dass die Ärzte weniger Zeit mit den Patienten verbringen als bisher. Der Effektivitätsdruck in den Krankenhäusern und in den Praxen ist groß. Es wird erwartet, dass wir Patienten wie am Fließband behandeln, um Kosten zu senken. Die Klagen von Patienten und Angehörigen, die sich auf mangelhafte Information und Zeit der Ärzte beziehen, haben deutlich zugenommen; eine Entwicklung, die sich in der Zukunft noch verstärken wird.

Auf der einen Seite scheint weniger Zeit vorhanden zu sein. Auf der anderen Seite besteht die Forderung, dass wir uns Zeit nehmen müssen, weil die Patienten ihr »informiertes Einverständnis« geben müssen und Hilfe bei der Bearbeitung von Problemen brauchen.

- Ist wirklich weniger Zeit vorhanden?
- Verbringen wir nicht viel Zeit mit sinnlosen Beschäftigungen?
- Gibt es nicht *immer* die Möglichkeit, die Prioritäten anders zu setzen?

Wir können viel erreichen, wenn wir dem Patienten von Anfang an ein Signal geben, wie viel Zeit wir zur Verfügung haben. Man sollte sich auch auf die Tatsache besinnen, dass ein Gespräch zu führen mehr eine Sache der Tiefe als der Länge ist. Mit zehn Minuten kann viel Gutes getan werden, falls diese zehn Minuten zugunsten des Patienten genutzt werden. Dreißig Minuten reichen unter den gleichen Voraussetzungen weit. In besonderen Situationen kann eine volle Stunde erforderlich sein. Länger ist selten notwendig; da lohnt es sich eher, eine Wiederholung oder Nachfolge zu planen.

Der Münchner Richter Ernst Wolf (1987) beschreibt seine über viele Jahre gewonnene Erfahrung mit dieser Frage wie folgt:

> Ist es, weil die Patienten öfters nicht in der Lage waren, die Sprache des Arztes zu verstehen? Ist es, weil diese Gespräche statistisch gesehen eine Dauer von 3,5 Minuten haben? Haben die Ärzte wirklich zu wenig Zeit, um ihre Patienten angemessen zu informieren? [...] Ist es, weil die Ärzte unerschütterlich davon überzeugt sind, dass jedes denkbare ärztliche Vorgehen von der Definition her im Interesse der Patienten liegt? Sind es die Ängste der Patienten, die es für sie so schwierig machen, die Information zu verstehen?

Die Personen
- Wer soll dabei sein?
- Wer hat Bedeutung für den Kranken und wen möchte er dabei haben?
- Wer hat Bedeutung für den Arzt und sollte dabei sein?
- Dürfen wir die Angehörigen informieren, wenn der Patient nicht anwesend ist?

Der Patient ist unser Hauptauftraggeber. Er allein soll entscheiden, ob Angehörige bei Informationsgesprächen dabei sein sollen oder nicht (Fitch 1994). Untersuchungen zeigen, dass die Patienten keineswegs Entscheidungen der Angehörigen über die Art und Menge der Information akzeptieren können (Benson und Britten 1996).

Wir sollten frühzeitig *gemeinsame* Gespräche mit den Angehörigen vorschlagen. Diese gemeinsamen Gespräche bewähren sich fast immer. Sie können Kommunikationsprobleme innerhalb der Familie vorbeugen und die Isolation und die Vereinsamung des Patienten reduzieren. Bei minderjährigen Kindern ist es selbstverständlich, dass die Eltern anwesend sind.

Wenn die Angehörigen ohne den Patienten informiert werden, entstehen besondere Belastungen. Die Praxis von »getrennter« Information unter dem Motto »Der Patient kann nicht vertragen, die Wahrheit zu hören, die Angehörigen können es vertragen, und sie müssen es wissen, weil sie die Konsequenzen zu tragen haben...« kann tiefe

Risse im Verhältnis zwischen dem Kranken und seinen Angehörigen bewirken. Sie verhindert die Möglichkeit vorbereitender Trauer. Dadurch können der Kranke und die Angehörigen der Möglichkeit beraubt werden, die Herausforderungen in der letzten Zeit gemeinsam anzugehen. Der so wertvolle offene Abschied kann verloren gehen.

Oft werden Angehörige den Patienten vor schlechten Nachrichten in Schutz nehmen wollen, wobei das eigentliche Problem ihre eigenen Reaktionen sind (Fallowfield 1997). Eine getrennte Information von Patient und Angehörigen sollte *niemals* stattfinden, es sei denn in besonderen Situationen, wie z. B. Bewusstlosigkeit oder Gesprächsunfähigkeit des Patienten.

Es kommt vor, dass die Patienten uns bitten, allein mit ihren Angehörigen zu sprechen und sie über die Erkrankung und die Zukunft aufzuklären. Dabei sollten wir die Gelegenheit nutzen, die Patienten zu fragen, welche Gründe sie haben, selbst nicht dabei zu sein. Wir sollten auch mit ihnen über die Bedeutung gemeinsamer Gespräche reden und unsere Hilfe anbieten, damit ein gemeinsames Gespräch über diese für sie schwierigen Fragen doch gelingen kann.

Im Krankenhaus hat es sich oft bewährt, Informationsgespräche zu zweit durchzuführen. Die zweite Person kann ein Arzt oder eine Krankenschwester oder ein Pfleger sein. Teils kann diese Person für Arzt und Patient im Gespräch oder danach eine Stütze sein. Er/sie kann auch eine wichtige Rolle übernehmen in den nächsten Stunden und Tagen, falls der Arzt nicht anwesend ist. Es fördert auch die Transparenz im Team und die Möglichkeit, mit dem Patienten offen zu kommunizieren.

3.4.5 Die Bereitschaft

Das Zuhören
Jedes Gespräch sollte ein Austausch von Information sein.

Dieser Informationsaustausch ist häufig schwierig, weil nicht alle gute Zuhörer sind. Nur durch aktives Zuhören können wir uns ein Bild von der Gedankenwelt des Patienten machen. Durch das Verstehen dieser Gedankenwelt können wir einschätzen, wie Informationen vom Patienten verarbeitet werden.

Aktives Zuhören heißt, sich Zeit zu nehmen und sich dem Gesprächspartner zu widmen. Während eines Gespräches ist es wichtig zu hinterfragen:

- Worüber sprechen der Patient (und der Arzt) nicht?

Bei der Antwort auf diese Frage sollten wir uns Gedanken machen über die Situation, in der sich der Patient und die Angehörigen befinden, über die bisherigen Informationen und über die Reife der Betroffenen, die Situation zu verstehen.

Die Fragen
»Mehr fragen und zuhören als erzählen.« ist die Voraussetzung für einen guten Informationsaustausch. Wenn wir ein Gespräch über eine ernste Erkrankung so

führen können, dass der Patient selbst die für ihn wichtigen Fragen stellt, ist vieles gewonnen.

Um das zu erreichen, brauchen wir Zeit und Geduld. Unter Zeitdruck ist ein Patient kaum in der Lage, die für ihn wichtigen Fragen zu stellen oder die Aussagen des Arztes zu verstehen.

Eine zentrale und gute Anfangsfrage ist fast immer: »Wiederholen Sie etwas von dem, was der Arzt zu Ihnen über die Krankheit gesagt hat.« Diese Frage ist dann auch nützlich, wenn wir selbst der Informant waren.

Damit gewinnen wir einen Eindruck, nicht so sehr darüber, was die Ärzte gesagt haben, sondern darüber, was der Patient in der Lage war zu verstehen. Wir bekommen Information über die Reife des Patienten.

Schwerkranke Patienten – was darf der Arzt sagen, und was sollte er nicht sagen?

Was darf der Arzt sagen?

- Welche Information haben Sie von den Ärzten über Ihre Erkrankung bekommen?
- Was glauben Sie selbst, was die Ursache für ihre Beschwerden ist?
- Haben Sie gedacht, es könnte Krebs sein?
- Wer ist das Kind auf dem Bild?
- Machen Sie sich Sorgen über die Zukunft?
- Machen Ihre Angehörigen sich Sorgen?
- Sagen Sie etwas mehr darüber…
- Das habe ich nicht ganz verstanden, können Sie das genauer erklären?
- Möchten Sie, dass wir uns etwas genauer über diese Fragen unterhalten?
- Ist es für Sie passend, wenn ich zu diesem Thema einige Fragen stelle?
- Wie denken Sie selbst darüber?
- Ich kann diese Frage heute nicht sicher beantworten, aber ich verspreche Ihnen, bis zum nächsten Mal habe ich mich ausführlich informiert.
- Sehen Sie es immer so optimistisch oder gibt es auch Zeiten, in denen Sie andere Gedanken haben?
- Haben Sie noch Fragen an mich?
- Gibt es Fragen, über die Sie gerne in Anwesenheit Ihrer Angehörigen sprechen möchten?
- Wie kann ich Sie am besten unterstützen?
- Wie kann ich Ihre Familie am besten unterstützen?
- Es gibt unendlich viel, was wir für Sie und Ihre Familie noch tun können.

Was sollte der Arzt nicht sagen?

- Es besteht keine Hoffnung mehr. (Auch wenn die Heilung keine realistische Möglichkeit mehr ist.)
- Jetzt kann ich nichts mehr für Sie tun.

- Es besteht kein Grund, sich Sorgen zu machen. (Wenn Grund besteht)
- Sie werden wieder gesund. (Wenn diese Aussicht nicht mehr besteht.)
- Sie werden morgen sterben. (Auch wenn die Wahrscheinlichkeit da ist.)
- Ich verspreche, dass Sie schmerzfrei sein werden.
- Sie müssen leider mit Ihren Schmerzen leben.
- Ich habe diese und nächste Woche leider keine Zeit.
- Wir haben noch die Möglichkeit einer Chemotherapie. (Wenn diese Möglichkeit sinnlos ist.)
- Wir haben noch die Möglichkeit einer Operation. (Wenn diese Möglichkeit sinnlos ist.)
- Warum hören Sie nicht auf mit Ihren blöden Vorwürfen?
- Reißen Sie sich zusammen!
- Was ich Ihnen erzählt habe, sollten Sie für sich behalten. Bitte sprechen Sie nicht mit dem Patienten darüber.

Die eigene Offenheit
- Welche Bereitschaft hat der Arzt, ein Gespräch zu führen?
- Welche Fragen stellt er, wenn er zu einem Patienten geht, um ein Aufklärungsgespräch zu führen?
- Ist er bereit, die schwierigen Probleme bezüglich Diagnose, Therapie, Prognose und Zukunft des Patienten anzusprechen?
- Falls er diese Offenheit hat, ist er bereit, die Fragen und Antworten, die Angst und die Verzweiflung des Patienten zuzulassen?

In Gesprächen mit Ärzten fällt es immer wieder auf, wie unterschiedlich die Kollegen sich zu der Frage der Aufklärung verhalten. Der eine will maximale Offenheit, während der andere meint, dass man einige Patienten vor der Wahrheit schützen muss. Eine fehlende Offenheit des Arztes in der letzten Lebensphase eines Patienten kann die Regelung wichtiger Dinge für Patienten wie Angehörige verhindern.

Diese Patienten sind dem Arzt fast vollständig ausgeliefert. Wenn der Arzt bestimmte Themen und Probleme ausklammert, werden Patienten selbst selten wagen, diese anzusprechen. Wenn der Arzt, aus verschiedenen Motiven, den Patienten durch Zurückhaltung von Informationen in Schutz nehmen will, unterbindet er gleichzeitig die Möglichkeit des Patienten, Befürchtungen und Ängste auszusprechen.

Schlimmstenfalls wird durch die fehlende Offenheit des Arztes die letzte Lebensphase des Patienten und die Zukunft der Angehörigen zu einer unkontrollierbaren und andauernden Katastrophe.

Das Problem ist häufig die innere Bereitschaft des Arztes.

- Hat der Arzt akzeptiert, dass er selbst sterben wird?
- Ist er bereit, darüber zu reden?
- Wird er, wenn die Zeit dafür reif ist, mit Offenheit seine Umgebung aufsuchen?

Die Beantwortung dieser Fragen entscheidet häufig darüber, mit welcher Offenheit der Arzt seinen Patienten begegnet. Eine gewöhnliche Aussage vieler Kollegen ist: »Ich spreche mit meinen Patienten über alles, aber nur wenn sie selbst fragen.« Diese Aussage ist ein Beispiel für fehlende Bereitschaft zur Kommunikation. Gute Kommunikation setzt eine *aktive* Bereitschaft des Arztes voraus. Er muss selbst die Initiative ergreifen, um wichtige Problemgebiete anzusprechen. Die allermeisten Patienten sprechen nur das an, was der Arzt erlaubt.

Vor schwierigen Gesprächen sollten wir uns immer vor der Visite fragen:

- Was wäre jetzt für meinen Patienten wichtig zu verstehen?
- Wie helfe ich ihm dabei?

Die Wiederholung

Jeder, der einmal auf der Schule war, weiß, wie wichtig Wiederholungen für Lernprozesse sind. Untersuchungen über Arzt-Patient-Gespräche zeigen uns, dass der Patient nur einen Bruchteil der gegebenen Information behalten und verstehen kann, falls Wiederholungen nicht regelmäßig stattfinden.

Wir haben alle einen sehr persönlichen »Händedruck« und Kommunikationsstil. Mit einigen Menschen kommunizieren wir gut, mit anderen weniger gut. Einige Patienten mögen vielleicht »schwierig« oder »konfliktsuchend« sein. Im Grunde genommen sind Patienten, wie Ärzte, Menschen. Der Unterschied ist, dass *wir* von den Patienten bezahlt werden, damit sie Hilfe bekommen. Wenn die Hilfe versagt, haben wir unsere Aufgabe nicht erfüllt.

Untersuchungen der letzten Jahre zeigen, dass es doch möglich ist zu lernen, wie Kommunikation besser gelingen kann (Falowfield 1995; McHugh et al. 1995). Zusätzlich liefert die Wiederholung die Möglichkeit einer »Reparatur«, wenn einiges im ersten Gespräch schwierig verlaufen ist. Beim Erstgespräch ist zu erwarten, dass Missverständnisse, Kurzschlüsse und Abwehrreaktionen auftreten. Entscheidend ist vielmehr, ob es gelingt, einen Kommunikationsprozess mit dem Patienten und den Angehörigen zu etablieren.

Der Wert des Wiederholungsgesprächs liegt zum einen in der Rekapitulation der bereits gegebenen Informationen. Noch wichtiger ist es aber, um die Gedanken, Fragen und Gefühle zu erfahren. Die meisten Patienten und Angehörigen entwickeln in diesem Prozess eine große Offenheit und sprechen dann selbst die für sie wichtigen Themen und Fragen an. Der Arzt wird auch erleben, wie von ihm gestellte Fragen (vgl. »Die Fragen«), die im ersten Gespräch kaum von dem Patienten beantwortet wurden, in späteren Gesprächen vertieft besprochen werden können.

Im modernen Gesundheitswesen ist es manchmal nicht einfach, der zentralen Bedeutung der Wiederholung gerecht zu werden. Im Krankenhaus findet ein ständiger Wechsel der zuständigen Ärzte statt. Der Patient kann leider heute nicht damit rechnen, dass *ein* Arzt während des Aufenthalts oder der Aufenthalte für ihn zuständig ist. Gemessen an der Bedeutung der Kontinuität für schwer kranke Patienten muss Vorsorge getroffen werden, damit *ein* zuständiger Arzt sich um sie kümmert und dafür sorgt, dass der Kommunikationsprozess nicht unterbrochen wird.

Der Hausarzt besitzt die besten Voraussetzungen für den Kommunikationsprozess mit seinen Patienten. Er kennt meistens den Patienten und sein Umfeld. Er hat die Möglichkeit, mit dem Patienten zwischen den Krankenhausaufenthalten zu kommunizieren. Er kann auch den Patienten unterstützen in der wichtigen Zeit, wenn er zu Hause ist und viel Zeit zum Nachdenken hat. Die Voraussetzung dafür ist aber, dass die für den Patienten verantwortlichen Krankenhausärzte einen guten und laufenden Kommunikationsprozess mit dem Hausarzt in Gang halten. Jeder Krankenhausarzt ist gut beraten, sich beim Hausarzt über die Lebensumstände des Patienten und seiner Familie zu informieren.

3.4.6 Was wurde nicht angesprochen?

Grundsätzlich sollten wir uns immer Gedanken machen, wie unsere Gespräche verlaufen sind und was in der folgenden Zeit von Bedeutung sein kann.

Aus dem Krankenzimmer kommend oder nach dem Abschluss eines wichtigen Gespräches, ist es meist sinnvoll, sich einige Fragen zu stellen, damit der weitere Informationsprozess gut gelingen kann. Eine zentrale Frage dabei ist: »Was haben wir heute nicht angesprochen?« Das ist besonders wichtig für diejenigen Dinge, von denen wir annehmen, dass sie für das Leben und die Zukunft des Patienten und der Angehörigen von Bedeutung sein werden.

Die unausgesprochenen Fragen und Themen geben zum einen Aufschluss darüber, was in den nächsten Gesprächen berücksichtigt werden sollte. Sie werden uns andererseits etwas über Abwehrmechanismen des Patienten (oder der Angehörigen oder von uns selbst) vermitteln. Es sollte nicht unser Ziel sein, die Abwehr des Patienten zu brechen. Wenn Mauern zur Selbstverteidigung errichtet werden, sind sie meistens zu dieser Zeit notwendig, damit der Patient mit den vermittelten schlechten Nachrichten in seiner gegenwärtigen Lage zurechtkommt.

Diese »Mauern« sind aber flexibel. Der Arzt braucht Geduld und er sollte sich fragen:

- Wo sind die Mauern?
- Warum sind sie zurzeit für den Patienten notwendig?
- Welchen Schaden haben sie auf Dauer für den Patienten und die Angehörigen?

Wenn der Arzt Geduld aufbringt, ist vieles gewonnen.

> Wenn einem Sterbenden erlaubt wird, stufenweise, in kleinen Schritten, mit seinem eigenen Tempo voranzuschreiten, und vorausgesetzt, er darf die dabei entstehenden Gefühle mit anderen teilen, und diese anderen überlasten ihn nicht mit ihren Ängsten, wird er sich weiterbewegen, bis er seine Situation erfassen kann, ohne von Panik oder Hoffnungslosigkeit überwältigt zu werden (Parkes 1978).

3.5   Es ist schwer zu sterben

Wie wir besprochen haben, ist das Leugnen eine Reaktion, die bei Patienten
und bei Trauer sehr häufig zu erwarten ist. Das Leugnen ist eine Abwehr, eine
unbewusste Reaktion, die den Menschen vor einer existenzbedrohenden Belastung
schützt. Wenn sie nach Information über eine schwere Erkrankung oder einen
Todesfall auftritt, ist sie ein Zeichen, dass die Wahrheit für den Patienten zu
schmerzvoll ist.

- Gibt es Situationen, in denen es im Interesse des Patienten liegen kann, dass
  diese Abwehr gebrochen wird?

Anhand des Beispiels in Abschn. 3.3.1 wurde dargestellt, wie ein Aufklärungsgespräch zu einer Verstärkung der Probleme des Patienten führte.

Für mich war dieses Erlebnis ein erschütterndes persönliches Beispiel, wie
folgenschwer es sein kann, wenn der Arzt eine »Wahrheit loswerden will«, die der
Patient leugnet (Husebø 1997). Ich dachte, dass ich als Arzt besser weiß als der
Patient, was für ihn gut ist. Mit diesem meinem »Mehr-Verständnis« versuchte ich,
ihm zur Einsicht zu verhelfen (s. auch Kierkegaards Kommentar zum »Mehr-Verständnis«, Kap. 2). Ich habe nicht nur die Autonomie und Integrität des Patienten
gekränkt. Meine Kommunikation mit Angehörigen und dem Patienten war ein Versagen.

Der Patient versuchte, mir zu sagen, dass er nicht in der Lage ist, mit seinem
bevorstehenden Tod zurechtzukommen. Im Leugnen seiner Krankheit fand er
seine individuelle Strategie, Gesicht und Würde zu wahren.

Auf das Leugnen eines Patienten einzuwirken, kann unter bestimmten Voraussetzungen richtig sein (Faulkner et al. 1994). Kritisch gegenüber stehe ich aber
meinem eigenen Verhalten, seine an mich gerichtete Botschaft übersehen zu
haben:

- Ich bin nicht in der Lage zu akzeptieren, dass ich sterben muss.
- Ihr braucht mich nicht wiederholt mit meinem Tod zu konfrontieren, ich habe
  es bereits verstanden.
- Es ist schwer zu sterben.
- Wofür ich Hilfe brauche, ist meine zunehmende Einsamkeit.
- Frag mich, wer ich bin, und du wirst meine Reaktionen und mein Verhalten
  besser verstehen können.

Wie kommt es, dass wir so wenig Interesse und Verständnis für die Biografie eines
Patienten haben?

Er war leitender Direktor einer größeren Firma mit mehreren hundert
Angestellten. Über die letzten 3–4 Jahre hatte er mit großer Kraft eine Firmen-
erweiterung erfolgreich vorgenommen und dadurch einen Konkurs vermieden.
Sein Berufsmotto: »Ich kämpfe und werde niemals aufgeben.« galt auch für sein
Privatleben. Sein ältester Sohn war vier Jahre zuvor nach einem Motorradunfall

gestorben. Seine Strategie, mit dem Verlust zurechtzukommen, war, noch ernster und intensiver zu arbeiten als zuvor. Über den Verlust des Sohnes war er kaum in der Lage zu sprechen. In seiner Familie sprach man wenig über Gefühle. Niederlagen wurden durch Stärke überlebt.

- Was habe ich aus dieser Situation gelernt?

3.5.1 Es ist schwer, über den eigenen Schatten zu springen

Leugnen ist der Schutz des Einzelnen. Er muss gewahrt bleiben, außer in Situationen einer ernsten Belastung für den Patienten oder die Angehörigen.

Ohne unser Drängen hätte dieser Patient in seinen verbleibenden Tagen vielleicht eine Möglichkeit gehabt, mit Offenheit Abschied zu nehmen.

Umgekehrt können wir sagen: Er hat auf seine Weise Abschied genommen. Unsere Trauer war zu viel für seinen Mut und seine Kraft. Vielleicht wäre es anders gekommen, wenn wir seine Lösung akzeptiert hätten, wenn wir ihn wie zuvor liebevoll und anspruchslos betreut hätten. Die meisten Menschen werden sterben, wie sie gelebt haben. Nicht jeder kann über den eigenen Schatten springen. Wir fügen Patienten Schaden zu, wenn wir sie zwingen wollen, etwas zu verstehen, wozu ihnen die Kraft fehlt.

3.5.2 Die Lebensgeschichte und die Wertsysteme des Patienten sind grundlegende Voraussetzungen für die Kommunikation

Heute sehe ich mein Vorgehen als einen paternalistischen Übergriff auf die Autonomie dieses Mannes. Mir war nicht ausreichend bewusst, dass häufig Verwundbarkeit und persönliche Niederlagen Leugnen und Regression zur Folge haben. Überstandene Lebenskrisen können zu einer größeren Reife führen mit Offenheit und Verständnis, wenn der Betroffene dazu bereit ist. Kenntnis über und Einsicht in die betreffende Lebensgeschichte und Wertsysteme des Patienten sind Voraussetzungen, in vergleichbaren Situationen eine positive Änderung zu bewirken.

Wir dürfen nicht glauben, einem Menschen in schweren Lebenskrisen helfen zu können, ohne zu wissen, wer er ist. Nur mit diesem Verständnis können schwierige Fragen und Belastungen angesprochen werden, um Betroffenen die Möglichkeit zu geben, Alternativen für eine aussichtslose Lage zu sehen.

3.5.3 Für schwierige Gedankenprozesse brauchen Patient und Arzt Zeit

Die Begrenzung der Zeit bei lebensbedrohlicher Erkrankung und bei sterbenden Patienten ist eine Belastung. Auch wenn wir nur noch wenig Zeit haben, müssen wir behutsam vorgehen. Fragen können vorsichtig gestellt werden. Sobald die Abwehr des Patienten deutlicher wird, sollte der Arzt sich Zeit lassen und einen Schritt zurücktreten.

Fallbeispiel

In unserem Beispiel könnte ein anderes Gespräch stattgefunden haben:

Arzt: Wie geht es Ihnen heute?
Patient: Nicht so gut. Aber es wird sich bald wieder bessern.
Arzt: Möchten Sie, dass wir gemeinsam über die Situation sprechen?
Patient: Heute fehlt mir die Kraft, Doktor, morgen wäre besser.

Der Arzt sollte dann bis morgen warten. Am nächsten Tag kann es aber weitergehen:

Arzt: Guten Morgen, Herr Peters. Wie sieht es heute aus? Haben Sie eine
          ruhige Nacht verbracht?
Patient: Ganz gut Doktor. Ganz gut. Es ist bloß diese Atemnot...Aber es
          wird bald wieder besser.
Arzt: Sind Sie sich sicher, dass es bald wieder besser geht?
Patient: Ja, sicher. Es wird bald wieder besser, ich bekomme ja jetzt
          Penicillin. Das wird schon wirken.
Arzt: ...[Pause]...Herr Peters, ich verstehe, dass Sie die Vorstellung haben,
          es wird besser durch das Penicillin. Aber gibt es Zeiten, in denen Sie
          nicht so sicher sind? In denen Sie denken: So einfach ist es nicht? ◀

Wenn der Patient dann sagt:»Nein, ich bin absolut sicher, es wird gut gehen.«, sollten wir uns nochmals Zeit geben. Manchmal ist das Problem, dass es keine Zeit mehr gibt. Der Kranke wird zu schwach, um solche Gespräche zu führen. Er stirbt, bevor eine Versöhnung möglich ist. Dann bleibt die Aufgabe, sich um die Hinterbliebenen zu kümmern.

Sagt der Patient aber: »...Ja...Es gibt eine Dunkelheit. Ich kann sie aber nicht ertragen.«, kann ein weiteres Gespräch vorsichtig an diese Dunkelheit anknüpfen, damit der Patient es wagt, in kleinen Schritten weiterzugehen.

3.5.4 Ein Gespräch, in dem die Teilnehmer Befürchtungen und Gefühle äußern dürfen

Erfahrungen aus der Familien- und Systemtherapie haben neue Türen zur Kommunikation mit der Familie geöffnet. Wenn ein oder mehrere Familienmitglieder Verdrängungs- und Leugnungsreaktionen zeigen, können in einem gemeinsamen Gespräch mit der betroffenen Familie Problemgebiete auf eine Weise angesprochen werden, die zu einer größeren Offenheit beitragen kann. Diese *gemeinsamen* Gespräche kann der Arzt anbieten, sobald ein oder mehrere Familienmitglieder darum bitten. Sie müssen aber auf freiwilliger Basis der einzelnen Teilnehmer beruhen.

Fallbeispiel

Arzt: Guten Morgen, Herr Peters. Wie sieht es heute aus? Haben Sie eine ruhige Nacht verbracht?

Patient: Ganz gut, Herr Doktor. Ganz gut. Es ist bloß diese Atemnot…Aber es wird bald wieder besser.

Arzt: Sind Sie sicher, dass es bald wieder besser geht?

Patient: Ja, sicher. Es wird bald wieder besser, ich bekomme ja jetzt Penicillin. Das wird schon wirken.

Arzt: Und Sie, Frau Peters, wie geht es bei Ihnen?

Frau P.: Mir geht es…schlecht.

Arzt: …Machen Sie sich Sorgen um Ihren Mann?

Frau P.: Sorgen? Ihn so zu sehen? Es wird ja jeden Tag schlechter. Ich kann es nicht ertragen…

Arzt: …Was können Sie nicht ertragen?

Frau P.: Dass wir nicht darüber reden können… ◀

Wenn Herr Peters nicht mit uns über *seine* Situation reden möchte, besteht die Möglichkeit, dass seine Frau oder die Kinder in seiner Anwesenheit *ihre* eigenen Probleme ansprechen. Dadurch bekommt der Patient eine Möglichkeit, sich zu den Reaktionen und Sorgen seiner Familie zu verhalten. Aus Erfahrung weiß ich, dass solche Gespräche äußerst wertvoll für alle Beteiligten sein können. Der Arzt oder Therapeut muss vorsichtig und aufmerksam vorgehen, damit die Belastung für den Patienten nicht zu groß wird. Dieser Rahmen ist auch wertvoll, wenn Familienmitglieder Leugnen und Verdrängung zeigen und der einsichtsvolle, sterbende Patient Abschied nehmen möchte.

3.5.5 Ein früheres, brutales Aufklärungsgespräch oder eine fehlende Aufklärung können die Ursache für Leugnen und Verdrängung sein

Das Ideal der Aufklärung ist ein Prozess über mehrere Gespräche, in denen Arzt und Patient sich besser kennen lernen und der Patient stufenweise seine Situation, Diagnose, Therapiemöglichkeiten und Zukunft erfassen kann. Dies ist ein Ideal.

In der Wirklichkeit wird ein solcher Prozess häufig nicht stattfinden, weil Ärzte sich dafür zu wenig Zeit nehmen, weil die Ausbildung und erforderliche Kompetenz fehlen und weil der schwerkranke Patient meist mit zahlreichen Ärzten konfrontiert wird. Nicht selten liegt die Verdrängung der Krankheitsentwicklung aufseiten des Arztes und der Patient wird dadurch der Möglichkeit beraubt, seine Situation zu erfassen.

Wenn der Arzt in der Aufklärung die entgegengesetzte Strategie wählt und »alles auf einmal« sagt, um die »Wahrheit« loszuwerden, um seiner Aufklärungspflicht nachgekommen zu sein, kann die Botschaft niederschmetternd für den Patienten sein. Eine solche brutale Aufklärung ist häufig die Ursache für Leugnen und Verdrängung (Maguire 1988a, b; Faulkner et al. 1994).

3.5.6 Ich werde bald gesund und gehe dann nach Hause

Auch Patienten haben Träume und Metaphern. Sie sind imstande, auch in aussichtsloser Lage, zu hoffen, dass es noch gut gehen kann. Viele sterbende Patienten haben bis zuletzt an dieser oder einer ähnlichen Aussage festgehalten: »Ich werde bald gesund und gehe dann nach Hause.«

Wir können dabei denken: Sie sind verwirrt. Sie haben den Bodenkontakt verloren. Sie haben bei den vielen Informationsgesprächen nichts verstanden. Sie schützen sich, weil sie die Wahrheit nicht verkraften können.

Das Gegenteil kann zutreffend sein. Ihre Worte können eine Schilderung von dem sein, was sie sich erhoffen. Sie können auch eine Metapher über das Zuhause und die Gesundheit darstellen, von dem letzten Zuhause und der letzten Gesundheit, die entsteht, wenn das Leben und das Sterben zu Ende sind. Statt in dieser Situation den »Irrtum« aufklären zu wollen, sollten wir Einsicht und Respekt für die gewählte Lösung zeigen.

3.6   »Wie lange habe ich noch, Herr Doktor?«

Viele Ärzte stehen ratlos da, wenn sie schwierige Fragen bekommen. Die obige Frage kann in den früheren Stadien einer Krebserkrankung unmöglich zu beantworten sein. Viele Kollegen geben an, dass sie auf diese Frage *grundsätzlich nicht* antworten. Eine solche Einstellung kann eine große Belastung für Patienten bedeuten, wenn sie, vor dem eigenen Lebensende stehend, Auskunft brauchen, um mit der Situation zurechtzukommen und wichtige Geschäfte in der letzten Zeit noch zu regeln. Statt sture und vorgefertigte Antworten und Haltungen zu vertreten, sollten wir jederzeit Bereitschaft zeigen, individuell auch auf schwierige Patientenfragen einzugehen.

Patienten werden nur solche Fragen stellen, wenn sie großes Vertrauen zu dem Befragten haben.

- Was ist unsere Aufgabe, wenn jemand uns dieses große Vertrauen schenkt?
- Sollen wir sie allein lassen, indem wir sagen: »Ich kann diese Frage nicht beantworten«?

Leo Tolstoj hat uns durch seine Geschichte *Der Tod des Iwan Iljitsch* (Ausgabe 1975) die wohl eindrucksvollste Schilderung der Weltliteratur über das Leben eines Sterbenden hinterlassen (Abschn. 2.1).

Ob es Morgen oder Abend, Freitag oder Samstag war, war ja ganz gleich; es war immer ein und dasselbe: der nagende, auch nicht einen Augenblick aussetzende Schmerz, das hoffnungslose Bewusstsein, dass das Leben zu Ende gehe, aber noch nicht zu Ende sei, dass der furchtbare, gehasste Tod, das einzig Wirkliche, immer näher komme, und dazu immer dieselbe Lüge. Was bedeuten da Tage, Wochen, Stunden...

Eine Stunde, zwei Stunden vergingen. Die Glocke im Vorzimmer. »Ist es vielleicht der Doktor?« Ja, es ist der Doktor, frisch, munter, fett, heiter, mit einer Miene, die zu sagen scheint: »Sie haben sich wieder geängstigt, aber wir werden es schon machen.« Der Doktor weiß, dass diese Miene hier nicht mehr wirkt, aber er hat sie nun einmal angenommen und kann sie nicht mehr lassen, ebensowenig wie ein Mensch den Frack, den er in der Frühe anzieht, um Visiten zu machen. Der Doktor reibt sich munter und vergnügt die Hände. »Ich bin ganz kalt. Eine eisige Kälte draußen. Lassen Sie mich erst ein wenig warm werden«, sagt er mit einem Ausdruck, als brauche Iwan Iljitsch nur ein wenig zu warten, bis er warm geworden sei, und dann musste alles in Ordnung kommen. »Nun, wie geht's?« Iwan Iljitsch fühlt, dass der Doktor gern gesagt hätte: »Nun, wie geht das Geschäft?« Doch auch er begreift, dass man so schließlich nicht reden darf, und fragt darum: »Wie haben Sie die Nacht verbracht?« Iwan Iljitsch sieht den Doktor an, als wollte er fragen: »Wirst du dich niemals schämen, so zu lügen?« Aber der Doktor will die Frage nicht verstehen. Und Iwan Iljitsch sagt: »Schlecht, der Schmerz geht nicht weg, lässt nicht nach, auch nicht für einen Augenblick!« »Ihr Kranken seid nun einmal so. Jetzt bin ich ganz warm geworden, selbst die empfindliche Praskowja Fjodorowna hätte nichts mehr gegen meine Temperatur einzuwenden. – Na also, guten Morgen!« Der Doktor drückt ihm die Hand. Der Spaß wird nun beiseitegelassen, und der Doktor beginnt ihn mit ernstem Gesicht zu untersuchen, den Puls, die Temperatur, er beklopft und behorcht ihn. Iwan Iljitsch weiß genau, dass alles Unsinn und leerer Betrug ist... Sie begann von der Arznei zu sprechen. Er wandte den Blick nach ihr hin. Sie sprach den Satz nicht zu Ende, den sie begonnen hatte, so böse war der Blick, mit dem er sie ansah. »Um Christi willen, lass mich doch ruhig sterben!«, sagte er. Sie wollte hinausgehen, aber da kam die Tochter und wollte guten Morgen sagen. Er sah die Tochter mit demselben Blick an und antwortete auf die Frage nach seinem Befinden trocken, dass er sie alle bald von sich befreien werde... Zur gewohnten Stunde kam der Doktor. Iwan Iljitsch antwortete ihm: Ja-Nein, ohne seinen erbosten Blick von ihm zu wenden, und zuletzt sagte er zu ihm: »Sie wissen doch selber, dass Sie mir nicht helfen können. Lassen Sie mich also in Ruhe!« »Wir können die Leiden wenigstens erleichtern«, sagte der Doktor. »Auch das können Sie nicht. Lassen Sie mich in Ruhe.« Der Doktor ging ins Speisezimmer und teilte Praskowja Fjodorowna mit, dass es dem Kranken sehr schlecht gehe und es nur ein Mittel gebe für ihn – Opium, um die Schmerzen zu lindern, die jetzt furchtbar sein müssten. Der Doktor sprach von körperlichen Schmerzen und hatte Recht. Aber noch furchtbarer als die körperlichen Schmerzen waren die seelischen, und in ihnen lag für Iwan Iljitsch die große Qual. Die seelischen Leiden bestanden darin, dass ihm in dieser Nacht [...] plötzlich der Gedanke gekommen war: »Und wenn wirklich mein ganzes Leben, mein bewusstes Leben nicht das richtige gewesen ist?« Er sah in ihnen sich selber, alles das, wofür er gelebt hatte, und er sah klar, dass das gar nichts, dass das alles ein furchtbarer, ein ungeheurer Betrug war, der Leben und Tod verdeckte. Dieses Bewusstsein vergrößerte, verzehnfachte seine körperlichen Leiden. Er stöhnte auf, warf sich hin und her, riss die Kleider von sich, als wollten sie ihn ersticken. Dafür hasste er sie jetzt alle.

Iwan Iljitsch hatte das Gefühl, von allen im Stich gelassen worden zu sein: Der Doktor, die Ehefrau, die Tochter, der Sohn; keiner zeigte Bereitschaft, mit ihm über den Abschied zu sprechen. Einzige Ausnahme blieb der Diener Gerasim. Aus dieser Geschichte können wir unendlich viel lernen.

Wahrscheinlich wichtiger als die konkrete Antwort auf die Frage: »Wie lange noch, Doktor?« ist unser Verhalten gegenüber diesen Fragen. Patienten, die Fragen zu dem bevorstehenden Tod stellen, geben ein Signal: »Bitte setze dich zu mir. Rede mit mir. Lass mich nicht allein. Wenn ich mit dir über meine Gedanken reden darf, wird es mir besser gehen. Vielleicht brauche ich auch ein Signal von dir, dass mir tatsächlich nur mehr kurze Zeit bleibt. Ich habe noch unerledigte Geschäfte. Ich möchte mich noch von jemandem verabschieden.«

Es ist ein besonderes Verdienst der Hospizbewegung, den Sterbenden in diesen Situationen nicht allein lassen zu wollen. Der Mut zur Offenheit in diesen Gesprächen ist gefragt. (Mehr darüber in Kap. 10: »Die Rolle des Arztes«.)

Was sagt der Arzt auf die Frage: »Wie lange habe ich noch, Doktor?«
Was darf der Arzt sagen?

- Wie denken Sie selbst?
- Sagen Sie bitte mehr darüber.
- Brauchen Sie Hilfe, um von Ihren Angehörigen Abschied zu nehmen?
- Wir haben ja offen miteinander darüber gesprochen. Sie wissen, dass es ernst ist. Sie wissen auch, dass es fast unmöglich ist, einen genauen Zeitpunkt vorauszusagen. Die Krankheit kann nicht mehr geheilt werden, darüber haben wir uns unterhalten. Weil Sie mich jetzt so offen fragen, möchte ich Ihnen auch offen antworten: Die verbleibende Zeit ist begrenzt. Vielleicht ist es mehr eine Frage von Tagen oder Wochen als von Monaten…
- Wie Sie selbst wiederholt gesagt haben, jetzt ist es nur eine Frage von kurzer Zeit.
- Welche Unterstützung brauchen Sie jetzt von mir?
- Wenn es sich schnell verschlechtern sollte, verspreche ich, so schnell wie möglich mit Ihnen darüber zu reden.
- Ich sehe, Sie machen sich Sorgen, aber finden es schwer, darüber zu sprechen…Lassen Sie sich Zeit. Es wird häufig besser, wenn man anspricht, was Sorgen bereitet, und ich höre gerne zu.

Was sollte der Arzt nicht sagen?

- Diese Frage kann ich niemals beantworten.
- Solch dumme Gedanken sollten wir so schnell wie möglich vergessen.
- Der Patient wird bald sterben, Sie sollten mit ihm/ihr aber nicht darüber sprechen.

- Wir können jetzt nichts mehr tun.
- Ich finde es unverantwortlich, wenn Ärzte versuchen, auf diese unmögliche Frage zu antworten.
- Sie sollten auf jeden Fall einen Tropf bekommen, jetzt wo Sie nicht mehr die Kraft haben zu trinken.

3.7 »Ihr Kind ist tot.«

Fallbeispiel

Ein vierjähriges Mädchen wird vor dem Kindergarten angefahren. Es ist auf der Stelle tot. Die Eltern werden telefonisch benachrichtigt, dass ein Unfall passiert sei und dass ihr Kind in das nächstliegende Krankenhaus gebracht wurde. ◀

Stellen Sie sich vor, dass sie in der Aufnahme des Krankenhauses als Arzt oder Krankenpfleger arbeiten. Zehn Minuten nachdem das Kind tot eingeliefert wurde, kommen die Eltern. Das Gesicht des Kindes ist schwer entstellt. Sie sind für die weitere Information zuständig.

- Wie würden Sie vorgehen?
- Was werden Sie sagen?
- Wie ist Ihnen dabei zumute?

Es wird kaum jemanden geben, der sich bei einer solchen Herausforderung wohl fühlt. Der unerwartete Verlust eines Kindes ist für alle Beteiligten, besonders für die Eltern, unbeschreiblich traumatisch. Zeit zur Vorbereitung des Gespräches ist in diesem Beispiel kaum gegeben. Heftige gefühlsmäßige Reaktionen müssen erwartet werden und sind verständlich.

Zwei mögliche Gespräche sollen dargestellt werden. Wir versuchen, uns in die Lage des Arztes und der Eltern zu versetzen. Vielleicht können Überlegungen und Anregungen gewonnen werden, wie wir in einer solchen Situation vorgehen können.

Fallbeispiel

Version I.a
Die Eltern kommen direkt in die Ambulanz und sagen: »Wo ist unsere Tochter? Was ist passiert?«

Die angesprochene Krankenschwester antwortet: »Warten Sie eine Sekunde hier. Ich hole sofort den Arzt.«

Drei Minuten später kommt sie zurück mit dem Arzt. Alle vier befinden sich in der Eingangshalle der Ambulanz. Eine ungestörte Sitzmöglichkeit gibt es hier nicht.

Die Mutter des Kindes wiederholt ihre Frage: »Wo ist unsere Tochter? Was ist passiert?«

Doktor Hansen antwortet: »Wo können wir uns hinsetzen, Schwester, gibt es eine Möglichkeit?« Bevor die Schwester antworten kann, ergreift die Mutter das Wort und sagt mit Heftigkeit: »Ich will mich nicht hinsetzen, ich will jetzt wissen was los ist! Sagen Sie es uns!«

»Es fällt mir unendlich schwer, hier darüber zu reden.«, antwortet der Arzt.

»Ihre Tochter wurde vor dem Kindergarten von einem Auto angefahren. Es war kaum möglich, etwas zu machen…«

Die Mutter verliert jetzt die Kontrolle: »Was meinen Sie mit ›kaum möglich, etwas zu machen‹, ist sie etwa tot?!«

»Es muss unendlich traurig für Sie sein. Ich weiß nicht, wie ich es ausdrücken soll…«

»Sagen Sie es, Mann! Ich will es wissen! Ich will sofort zu ihr!« ◀

Wir können uns vorstellen, dass weitere Gespräche weder für den Arzt noch für die Eltern in angenehmer Erinnerung bleiben würden.

Fallbeispiel

Version I.b
Die Eltern kommen direkt in die Ambulanz und sagen: »Wo ist unsere Tochter? Was ist passiert?«

Die Krankenschwester antwortet: »Dann sind Sie Herr und Frau Diez. Ich bin Schwester Monika. Bitte kommen Sie mit, ich zeige Ihnen, wo Sie sich hinsetzen können. Ich hole sofort den Arzt.«

Sie bringt die Eltern in einen Untersuchungsraum, wo vier Sessel bereitstehen. Drei Minuten später kommt sie mit dem Arzt zurück.

»Herr und Frau Diez«, sagt er, »ich bin Doktor Hansen, der diensthabende Oberarzt hier in der Ambulanz. Was haben Sie erfahren?«

»Ich wurde vom Kindergarten angerufen. Sie sagten, es sei ein Unfall vor dem Kindergarten passiert, und dass unsere Tochter mit dem Krankenwagen hierher gebracht wurde. Mein Mann hat mich sofort abgeholt.«

»Ihre Tochter wurde von einem Lastwagen angefahren. Wie wir erfahren haben, war sie auf der Stelle tot.« ◀

Auch in diesem Fall ist anzunehmen, dass das weitere Gespräch nicht einfach verlaufen ist. Durch geringe, aber wichtige Unterschiede wird jedoch einiges erreicht, was für die Information und den weiteren Verlauf von Wert sein kann.

3.7.1 Höfliches und respektvolles Benehmen

Sowohl die Schwester als auch der Arzt stellen sich mit ihrem Namen und ihrer Funktion vor. Sie sprechen auch die Eltern mit ihrem Namen an. Wir können auch hoffen, dass sie bei dem Gespräch mit den Eltern in Bezug auf nonverbale Kommunikation diesen Respekt vermitteln (Blickkontakt, Zuhören, Schweigen und Gefühle zulassen etc.). Das Ergebnis: Das Gespräch wird persönlicher. Der Respekt wird schnell gegenseitig.

3.7.2 Ein ungestörter Raum

Das Vorgehen der Krankenschwester ermöglicht den Eltern, bereits in einem ungestörten Raum zu sein, *bevor* der Arzt dazukommt und *die Information beginnt.* Für den Arzt wäre es schwieriger, das Gespräch hinauszuschieben. Fast alle denkbaren Gefühlsreaktionen sind zu erwarten und sollten dann auch bei einem solchen Gespräch zugelassen werden. Wir brauchen aber nicht viel Fantasie, um uns vorzustellen, welche Belastung es in solchen Fällen sein muss, wenn das Gespräch auf einem Gang stattfindet, auf dem fremde Menschen vorbeiziehen und auf dem Telefon und Geräusche aller Art für Unterbrechung und Störung sorgen.

3.7.3 Information teilen

Die Anfangsfrage des Arztes: »Was haben Sie erfahren?« erlaubt den Eltern, sich zu äußern. Diese Möglichkeit kann eine größere Bedeutung haben, als wir denken. Sie gibt auch dem Arzt eine kurze Möglichkeit, sich auf seine nächste und entscheidende Aussage zu konzentrieren.

3.7.4 Die Botschaft im richtigen Moment verständlich erklären

Wer in solchen Situationen Erfahrung hat, weiß, dass es sinnlos und provozierend wirken kann, wenn die Information über den Zustand des Kindes verschleiert wird. In diesem Fall muss die Einleitung sehr kurz sein, weil die Anspannung für die Eltern unerträglich werden kann. Die Wortwahl ist von Bedeutung. Selbst erfahrene Ärzte haben hier Probleme. Wir sagen: »Sie ist eingeschlafen.« »Sie ist nicht mehr am Leben.« »Sie hat uns verlassen.« Damit gelingt es uns, eine direkte Aussage über den Tod zu umgehen. Aber gerade diese Aussage ist gefragt. Durch die Aussage: »Sie ist tot« wird das Unerträgliche ausgesprochen. Es wird den Eltern gestattet, sich zu der vernichtenden Botschaft zu verhalten.

3.7.5 Gefühle und Ohnmacht zulassen

Nach der Aussage: »Sie ist tot.« kann jede denkbare Reaktion möglich sein. Keiner kann voraussagen, wie wir oder andere in einer solchen Situation reagieren werden. Jede Reaktion – Wut, Verzweiflung, Stille, Verdrängung, Verschlossenheit usw. – ist als »normal« zu betrachten. Eine der wichtigsten und schwierigsten Aufgaben in einer solchen Situation ist es, solche Reaktionen mit Geduld und Feingefühl zuzulassen. Die fast schwierigste Aufgabe ist, im richtigen Moment zu schweigen und dabei die eigene Ohnmacht und die der Eltern zu akzeptieren.

3.8 »Ja, Sie haben Krebs.«

Die Situation mit dem toten Kind ist für die meisten Ärzte und Schwestern der Albtraum unter möglichen Aufklärungsgesprächen. Es gibt aber viele andere Situationen, in denen es schwerfällt, dem Patienten mit seinen Ängsten und Nöten gerecht zu werden.

Fallbeispiel

Unser Patient ist 46 Jahre alt. Er hat sich drei Wochen unwohl gefühlt, mit ständigem Druckgefühl im Oberbauch, bei gleichzeitig zunehmendem Appetitverlust. Die ersten Untersuchungen beim Hausarzt haben keine Erklärung für seine Beschwerden gebracht. Er wird stationär auf einer chirurgischen Abteilung aufgenommen. Bei einem Computertomogramm des Oberbauchs findet man einen größeren Tumor im Pankreasbereich, der bereits in das benachbarte Gewebe infiltriert ist. Eine Biopsie bestätigt den Verdacht auf soliden Pankreastumor. Am Nachmittag ist das Gespräch mit dem Patienten vorgesehen.

Version II.a
Der chirurgische Stationsarzt, Oberarzt Ganz, sucht den Patienten in seinem Dreibettzimmer auf. Alle drei Patienten haben gerade Kaffee getrunken und liegen in ihren Betten.

»Ja, Herr Müller.«, sagt Dr. Ganz an der Bettkante stehend, »Sie sind sicher gespannt, wie die Untersuchungen gelaufen sind.«

Herr Müller schweigt.

»Ich weiß nicht, wie ich das sagen soll, Herr Müller«, fährt Dr. Ganz dann zögernd fort, »aber wir haben einen Schatten hinter dem Magen entdeckt.«

Herr Müller schweigt noch immer.

»Jetzt fragen Sie sich bestimmt, Herr Müller, was das bedeuten kann, ›ein Schatten hinter dem Magen‹. Hinter dem Magen liegt die Bauchspeicheldrüse. Wir vermuten, dass Sie einen Tumor in diesem Bereich haben. Und es sieht leider nicht gut für Sie aus…«

Als Herr Müller weiter schweigt, sagt Dr. Ganz dann: »Haben Sie keine Fragen, Herr Müller?«

Nach einer kurzen Pause sagt Dr. Ganz dann abschließend: »Ja, ich kann Sie verstehen, es ist für Sie bestimmt wie ein Schock. Ich hätte selbstverständlich gern eine bessere Botschaft mitgebracht. Vielleicht können Sie sich in den nächsten Tagen mit Ihrer Frau aussprechen. Morgen bin ich nicht da, aber übermorgen können wir noch einmal darüber sprechen, falls Sie wollen.«

Dr. Ganz verlässt das Zimmer. ◄

- Wie wird jetzt Herrn Müller zumute sein?
- Und Dr. Ganz?
- Ist es ein gutes Gespräch gewesen?
- Ist Herr Müller jetzt gut informiert und auf seine Zukunft vorbereitet?

Fallbeispiel

Version II.b
»Sagen Sie, Schwester Bettina, wie sollten wir das machen?«, sagt Dr. Ganz zu seiner Stationsschwester, »Es sieht bei Herrn Müller nicht gut aus. Er hat einen soliden Pankreastumor. Er liegt ja im Dreibettzimmer. Wie können wir ungestört mit ihm sprechen?«

»Seine Frau kommt immer um diese Zeit.«, sagt Schwester Bettina. »Zimmer 14 ist gerade frei. Ich könnte den beiden sagen, dass Sie gerne mit ihnen sprechen wollen, und sie dann auf 14 mitnehmen. Darf ich dabei sein?«

»Selbstverständlich. Aber was meinen Sie: Wie wird Herr Müller die Botschaft aufnehmen, was wissen wir über ihn?«

»Er ist sehr verschlossen. Er äußert sich kaum über die Krankheit und spricht auch wenig mit den anderen Patienten. Aber er blüht auf, wenn seine Frau kommt und v. a. wenn die beiden Jungen da sind. Wie ich seinem Verhalten entnehme, muss er selbst schon einen Verdacht haben, dass etwas nicht stimmt, dass es ernst sein kann. Er hat auch erzählt, dass seine Mutter vor einem Jahr nach einem schweren Verlauf an Krebs gestorben ist.«

»Ja, er macht einen ängstlichen Eindruck. Holen Sie mich, wenn die beiden auf Zimmer 14 sind?«

Dr. Ganz betritt dann das Zimmer 14, gemeinsam mit Schwester Bettina.

»Guten Tag Frau Müller, ich bin Dr. Ganz, der chirurgische Oberarzt. Guten Tag Herr Müller.«, sagt Dr. Ganz. Sie setzen sich alle. »Wie haben Sie die Strapazen der Untersuchungen verkraftet? Wie geht es Ihnen jetzt?«

»Oh, es war nicht so schlimm, wie ich es mir vorgestellt habe.«

»Wir freuen uns, dass Sie, Frau Müller, an dem Gespräch teilnehmen – Herr Müller, wir wollen uns gerne mit Ihnen über die vorläufigen Ergebnisse der Untersuchungen unterhalten. Aber zuerst möchte ich Sie fragen, welche Gedanken Sie sich selbst gemacht haben.«, setzt Dr. Ganz fort.

»Ich? – Ja ich, habe mich – nicht wohl gefühlt. Der Hausarzt sagte, dass alles in Ordnung sei, dass er zur Sicherheit eine Krankenhauseinweisung für erforderlich hält.«

»Und, was haben Sie gedacht, könnte die Ursache sein?«

»Sie sind der Arzt, Dr. Ganz. – Ein Problem für mich ist bestimmt, dass meine Mutter vor einem Jahr an Krebs gestorben ist.«, antwortet Herr Müller. »Ich glaube aber nicht, dass es Krebs sein kann.«

»Wir haben in den letzten Tagen einige Untersuchungen gemacht, Herr Müller. Vor allem nach der heutigen Untersuchung kann es nicht ausgeschlossen werden, dass es doch etwas Bösartiges sein könnte. Wir haben einen Schatten im Gebiet der Bauchspeicheldrüse entdeckt.«

»Was bedeutet das, ›ein Schatten‹?, fragt Frau Müller nach einer Pause.

»Das heißt, wir können nicht ausschließen, dass es sich hier um einen Tumor handelt.«

»Das darf nicht sein.«, antwortet Frau Müller, »Sie müssen sich irren.«

»Falls es ein Tumor sein sollte«, sagt Dr. Ganz, »kann dieser gutartig oder bösartig sein. In beiden Fällen können wir viel machen. Ich würde vorschlagen, dass wir zur weiteren Klärung in den nächsten Tagen eine kleine Operation vornehmen. Hierbei können wir eine sichere Diagnose stellen und besser entscheiden, was gemacht werden kann.«

»Eine Operation? Ist das notwendig?«, fragt Herr Müller.

»Notwendig ist es nicht. Ich glaube aber, dass Sie beide großen Wert darauf legen, zu erfahren, was los ist und was gemacht werden kann. Ich werde auch nochmal die Computerbilder und die anderen Ergebnisse mit meinen Kollegen besprechen und morgen zu Ihnen kommen. Dann besprechen wir nochmals die Situation und was gemacht werden kann. Sind Sie damit einverstanden?«

»…Wir haben zwei kleine Jungen, Dr. Ganz,« sagt Frau Müller leise. »Was soll ich sagen, wenn ich heute nach Hause komme?«

»Ja, ich verstehe, wie wichtig die Jungen für Sie sind. Wie alt sind sie?«

»Fünf und acht.«

»Erzählen Sie etwas über die beiden. Wie sind sie?«

»Lukas ist fünf.«, sagt Frau Müller, anfangs zögernd, aber nach und nach aufgeschlossener. »Und Jacob ist acht. Jacob ist der Ruhigere, etwas schüchtern – ja, fast wie der Vater. Für Lukas gibt es selten Probleme. Aber Temperament hat er und brüllen kann er auch.«

Dr. Ganz nimmt sich Zeit für die Antwort. »Ich würde mir an Ihrer Stelle Zeit lassen. Auf der einen Seite sollten wir mit Kindern immer offen sprechen, damit kommen sie am besten zurecht. Auf der anderen Seite wissen wir noch nicht ganz sicher, wie es mit Ihrem Mann weitergeht. Wenn Sie wollen, können Sie gerne die Kinder in den nächsten Tagen mitbringen, damit ich sie kennenlernen kann. Überlegen Sie es sich. Ich komme morgen zwischen drei und vier wieder, Herr Müller, ich glaube auch, dass es für Sie beide wichtig ist, wenn Sie morgen hier sein können, Frau Müller. Wäre das möglich?«

»Ja, ich komme morgen um drei.«, antwortet Frau Müller.

»Sehr schön. Und vielleicht fallen Ihnen beiden bis morgen wichtige Fragen ein, die Sie mir stellen wollen. Bis morgen, Herr Müller. Bis morgen, Frau Müller.« Einige Schwerpunkte des zweiten Gesprächs sollen im Folgenden besprochen werden. ◀

3.8.1 Welche Geschichte hat der Patient?

Der Arzt erkundigt sich vor dem Gespräch bei der Stationsschwester über Herrn Müller. Die Informationen über das Verhalten des Patienten seit der stationären Aufnahme, über seine Familie und sein bisheriges Leben zeigen, dass dieser Patient wahrscheinlich viel Zeit brauchen wird, bevor er die Konsequenzen seiner Erkrankung verstehen kann.

3.8.2 Gemeinsames Gespräch mit der wichtigsten Bezugsperson

Aus der Schilderung der Stationsschwester ergibt sich, dass die Ehefrau für den Patienten eine wichtige Vertrauensperson ist. Deswegen sollte großer Wert darauf gelegt werden, dass das Ehepaar gemeinsam an dem Aufklärungsgespräch teilnimmt. So sind beide gleichermaßen informiert und wissen voneinander und haben Voraussetzungen bekommen, um die Probleme und Fragen offen miteinander zu diskutieren. Andernfalls könnte es zu Schwierigkeiten führen, wenn etwa Frau Müller mehr Information bekäme als ihr Mann und sie diese aus verschiedenen Gründen gegenüber ihrem Mann verschwiege.

Bevor wir ein gemeinsames Gespräch anbieten, muss klar sein, wie das Verhältnis der Partner zueinander ist. Es könnte sein, dass die Beziehung zwischen den Ehepartnern kompliziert ist oder dass Herr Müller größten Wert darauf legt, zuerst informiert zu werden.

Wir sollten *nie* die Informationen an Angehörige geben, ohne dass der Patient anwesend ist oder uns dazu aufgefordert hat! Herr Müller ist in diesem Fall unser Patient und Vertragspartner, nicht seine Familie.

Aufgrund der Vorinformationen konnten wir davon ausgehen, dass das Ehepaar ein gutes Verhältnis zueinander hat und dass deswegen das Gespräch gemeinsam geführt werden sollte.

3.8.3 Die Krankenschwester nimmt an dem Gespräch teil

Obwohl es in vielen Krankenhäusern nicht üblich ist, dass eine Krankenschwester am Aufklärungsgespräch teilnimmt, hat sich dies dort bewährt, wo es eingeführt wurde. Es kann sein, dass der Arzt wenig Zeit hat, in den nächsten Tagen nicht zur Verfügung steht oder dass es ihm bei dem Informationsgespräch nicht gelingt, den Gedanken und Gefühlen des Patienten gerecht zu werden. Wenn die Krankenschwester anwesend ist, weiß der Patient, dass sie das Gespräch gehört hat, und es wird sowohl für ihn wie für die Krankenschwester leichter sein, sich in den folgenden Tagen darüber zu unterhalten. Die Schwester besitzt jetzt wichtige Informationen über die Reaktionen des Patienten und den Inhalt des Gesprächs, Information, die für sie und die anderen Pflegenden und Behandelnden von größter Bedeutung sein können. Vielleicht kann ihre Teilnahme dem Patienten in den nächsten Tagen erlauben, wichtige Fragen oder Reaktionen zuzulassen. Krankenschwestern verbringen meist viel mehr Zeit mit den Patienten als Ärzte. Es wäre ein Fehler, ihre Kommunikationsmöglichkeiten mit den Patienten nicht zu unterstützen und zu fördern.

3.8.4 Höflichkeit und Menschlichkeit

Höflichkeit und Menschlichkeit sind elementar wichtige Eigenschaften im Umgang mit Menschen. Der Arzt stellt sich vor, setzt sich hin und nimmt sich zwei Minuten Zeit, um auch den anderen besser kennen zu lernen. Dies wird konsequent während des ganzen Gespräches durchgeführt. Patienten und Angehörige sind unendlich dankbar, wenn sie dies im Umgang mit Ihnen erleben. Sie werden selbst mit Offenheit und Vertrauen reagieren, wenn sie mit Offenheit und Vertrauen behandelt werden. Wenn der Arzt sich menschlich zeigt, werden sie eher Mut haben, sich menschlich zu zeigen. Menschliche Reaktionen und Gefühle sind die Hauptgrundlage im Umgang mit schwer kranken Patienten.

3.8.5 Offenheit und nicht alles auf einmal

Eine schwierige Frage in solchen Situationen ist:

- Wie viel soll erzählt werden?
- Alles auf einmal oder nach und nach?

Es gibt keine Standardantwort. Auf der einen Seite geht es nicht ohne Offenheit. Auf der anderen Seite gibt es Situationen und Menschen, bei denen es richtig ist, sich Zeit zu nehmen. Bei Herrn Müller müssen wir annehmen, dass er sich in panischer Angst vorstellt: »Es könnte wie bei meiner Mutter Krebs sein.« Gerade seine Aussage: »Ich glaube aber nicht, dass es Krebs sein kann.« muss als Beweis bewertet werden: Er befürchtet stark, dass es Krebs ist.

Unsere Aufgabe ist es, mit Herrn Müller mit Behutsamkeit und Vorsicht Informationen zu teilen und ihm wiederholt Möglichkeiten zu geben, seine Situation zu erfassen. Nur wenn er seine Situation erfasst hat, kann er zu den für ihn wichtigen, geradezu lebensentscheidenden Fragen Stellung nehmen. Die Gefahr ist bei ihm groß, dass er, falls »alles auf einmal« erzählt wird, sich zu schützen sucht. Solche Schutzmechanismen können sich auf viele Arten äußern: Wut, Aggression, Gleichgültigkeit, Depression und Angst usw.

Behutsames Vorgehen heißt aber nicht, dass die Wahrheit verschwiegen werden soll.

Herr Müller hat ein Recht darauf zu erfahren, wie es um ihn steht. Die Gefahr ist mehr als groß, dass er ohne diese Offenheit nicht in der Lage sein wird, die für ihn und seine Familie richtigen Entscheidungen zu treffen. Am besten wäre es, wenn Herr Müller selbst in den nächsten Tagen fragt: »Sagen Sie, Dr. Ganz, wie es ist, ich muss es wissen, ich bin schließlich der Patient…« Falls Herr Müller dies nicht sagt, und die Gefahr dürfte in seinem Fall sehr groß sein, gibt es für Dr. Ganz viele Möglichkeiten, ihm auf dem Weg dorthin zu helfen.

Bei der ersten Informationsvariante können wir ziemlich sicher sein, dass der Patient im Schockzustand zurückgelassen wird. Das Vertrauen und die weitere Kommunikation werden sehr darunter leiden.

Bei der zweiten Variante setzt Dr. Ganz bewusst auf »nicht alles auf einmal«. Obwohl er selbst davon überzeugt ist, dass nichts gemacht werden kann, um die Krankheitsentwicklung aufzuhalten oder zu verlangsamen, gibt er durch den Hinweis auf die Möglichkeit einer Laparotomie eine kleine Hoffnung, dass es doch nicht sicher ist oder dass etwas gegen die Krankheit gemacht werden kann. Einige Ärzte werden diese »Hinhaltetaktik« für eine unnütze und sinnlose Verzögerung halten. Andere werden sagen, dass eine solche Laparotomie zur Sicherheit der Diagnose dienen kann und gleichzeitig dem Patienten die Möglichkeit gibt, die Situation stufenweise zu erfassen.

3.8.6 Die Lage der Kinder

Wichtig in unserem Beispiel ist, dass die Mutter der Kinder selbst die Lage ihrer Kinder anspricht und uns dadurch die Möglichkeit gibt, darauf zu reagieren. Häufig ist dies nicht der Fall und es bleibt dann unsere Aufgabe, die Lage der Kinder anzusprechen (Eden et al. 1994).

Einige werden sich fragen, ob dies nicht außerhalb der ärztlichen Aufgaben liegt. Wir müssen uns bei der Beantwortung dieser Frage vor Augen halten, dass es unsere Aufgabe ist, dem schwerkranken Patienten in seiner Krankheit beizustehen und zu sehen, was für ihn am wichtigsten ist. Wir können davon ausgehen, dass fast alle schwerkranken Patienten mit minderjährigen Kindern sich in einer solchen Situation um sie große Sorgen machen, ja es wird oft ihr größtes Problem sein. Die Probleme der Kinder sollten deswegen bewusst einen Teil unserer Betreuung dieser Patienten ausmachen.

Fragen wie »Erzählen Sie von Ihren Kindern.« oder »Wie geht es den Kindern; sehen sie, dass Sie krank sind?« können genügen. Der Arzt sollte auf jeden Fall versuchen, eine oder mehrere Begegnungen mit den Kindern zusammen mit ihren Eltern zu arrangieren; erstens, um mit ihnen bekannt zu werden; zweitens, um sich ein Bild zu machen, wie die Kinder mit der Krankheit der Mutter oder des Vaters zurechtkommen.

Kinder können in solchen Situationen als Problem aufgefasst werden, besonders dann, wenn die Krise in der Familie stattfindet, ohne dass sie eine Möglichkeit bekommen teilzunehmen. Wenn den Kindern mit Vorsicht in ihrer Sprache erzählt wird, was los ist, werden sie besser verstehen können, warum Vater weg ist und warum Mutter so traurig ist. Sie können dann trösten und getröstet werden. Besonders wenn ein Familienmitglied im Sterben liegt, kann es für die Kinder nichts Schlimmeres geben als »geschützt« und ferngehalten zu werden, bis es zu spät ist. Wenn die Kinder als Kinder von Anfang an teilnehmen dürfen, werden sie oft gut vorbereitet sein. In der Regel werden dann die Eltern erleben, dass die Kinder ihnen eine nicht wegzudenkende Unterstützung geben werden.

3.8.7 Wiederholung

»Ich komme morgen um 16 Uhr wieder.« Wir sollten Patienten in diesen Situationen nie verlassen, ohne klar zu machen, wann der nächste gemeinsame Gesprächstermin stattfinden wird.

Aus verschiedenen Gründen werden Aufklärungsgespräche oft nicht so offen und vertraulich verlaufen wie geplant. Die Ursache mag aufseiten des Patienten, des Arztes oder in der zu vermittelnden Botschaft liegen.

Wenn, wie in den dargestellten Situationen, jemand bald sterben wird oder bereits unerwartet gestorben ist, werden Gefühle und Abwehrmechanismen aktiviert. Wut und Trauer werden dann nicht auf die Botschaft, sondern auf den Vermittler der Botschaft projiziert. Obwohl dies eine normale Reaktionsweise ist, kann sie sich auf Dauer zu einer Katastrophe für den Patienten und sein Umfeld entwickeln. Die Lösung liegt in der Wiederholung und Fortsetzung dieser Gespräche.

Es ist weder im ersten Beispiel noch im zweiten zu erwarten, dass die beteiligten Personen alles verstehen können, was passiert ist. Sie brauchen Zeit und erneute Gespräche mit dem Arzt. Diese sind oft wichtiger als das Erstgespräch. Was beim ersten Gespräch »schiefgelaufen« ist, kann in den nächsten Gesprächen gut gemacht werden.

Literatur

Andrae M (1994) Facing death. Physicians' difficulties and coping strategies in cancer care. Med. Dissertation No 395, Umeå University

Bennet G (1987) The wound and the doctor. Warburg, London

Benson J, Britten N (1996) Respecting the autonomy of cancer patients when talking to their families. BMJ 313:729–731

Bird J et al (1993) Workshops for consultants on the teaching of communication skills. Med Education 27:181–185

Bolund C (1985) Suicide and cancer: II. Medical and care factors in suicide by cancer patients in Sweden 1973–1976. J Psychosoc Oncol 3:17–30

Breitbart W, Passik S (1993) Psychiatric aspects of palliative care. In: Doyle D, Hanks J, MacDonald N (Hrsg) Oxford Textbook of Palliative Medicine. Oxford Univ. Press, Oxford, S 609–626

Buckman R (1993a) How to break bad news. Macmillan, London

Buckman R (1993b) Communication in palliative care: a practical guide. In: Doyle D, Hanks J, MacDonald N (Hrsg) Oxford Textbook of Palliative Medicine. Oxford Univ. Press, Oxford, S 47–61

Buckman R (1996) Talking to patients about cancer. No excuse now for not doing it. BMJ 313:699–671

Butow PN, Dunn SM, Tattersall MHN (1995) Communication with cancer patients: does it matter? J Palliat Care 11:34–38

Calman KC (1996) Cancer: science and society and the communication of risk. BMJ 313:799–802

Cassell EJ (1982) The nature of suffering and the goals of medicine. N Engl J Med 306:639–645

Cassileth BR, Steinfeld AD (1987) Psychological preparation of the patient and family. Cancer 60:547–552

Colvin H, Lehoka J (1997) Transcultural and language problems in communicating with cancer patients in South Africa. In: Surbone A, Zwitter M (Hrsg) Communication with the cancer patient. Information and truth. Ann N Y Acad Sci 809:119–133

Condrau G (1991) Der Mensch und sein Tod. Kreuz, Zürich, S 413

Degner LF, Sloan JA (1992) Decision making through serious illness: what role do patients really want to play? J Clin Epidemiol 45:941–950

De Sorbiere (1672) Advice to a young physician. Zitiert in: Katz J (1984) The silent world of doctor and patient. N Y Free Press 10:2

Dworkin G (1972) Paternalism. Monist 56:64–84

Eden OB, Black I, MacKinlay GA, Emery AEH (1994) Communication with parents of children with cancer. Palliat Med 8:105–115

El-Ghazali S (1997) Is it wise to tell the truth, the whole truth, and nothing but the truth to a cancer patient? In: Surbone A, Zwitter M (Hrsg) Communication with the cancer patient. Information and truth. Ann N Y Acad Sci 809:97–109

Eser A et al (1992) Lexikon Medizin–Ethik–Recht. Herder, Freiburg

Falowfield LJ (1995) Communication skills of oncologists. Forum Trends Exp Clin Med 5:99–103

Fallowfield LJ (1996) Giving sad and bad news. Lancet 341:476–478

Fallowfield LJ (1997) Truth sometimes hurts, but deceit hurts more. In: Surbone A, Zwitter M (Hrsg) Communication with the cancer patient. Information and truth. Ann N Y Acad Sci 809:525–537

Faulkner A, Maguire P, Regnard C (1994) Breaking bad news – a flow diagram. Palliat Med 8:145–153

Feigenberg L (1977) Terminalvård. En metod for psykologisk vård av döende cancerpatienter. Med. Dissertation. Karolinska Institutet, Stockholm; Lund, Liber

Fitch MI (1994) How much should I say to whom. J Palliat Care 10:90–100

Frances V, Korsch BM, Morris MJ (1969) Gaps in doctor-patients-communication: patients' response to medical advice. N Engl J Med 280:535–540

Frankl V (1975) Anthropologische Grundlagen der Psychotherapie. Herder, Freiburg

General assembly of the United Nations (1948) Universal declaration of human rights. United Nations, Geneva

Gorlin R et al (1983) Physicians' reactions to patients. N Engl J Med 308:1059–1063

Headache Study Group (1986) Predictors of outcome in headache patients presenting to family physicians – a one year prospective study. Headache J 26:285–294

Holland JC (1989) Now we tell, but how well? J Clin Oncol 7:557–559

Husebø S (1992) Medisin – kunst eller vitenskap? Ad Notam Gyldendal, Oslo

Husebø S (1997) Communication, autonomy and hope. How can we treat serious ill patients with respect? In: Surbone A, Zwitter M (Hrsg) Communication with the cancer patient. Information and truth. Ann N Y Acad Sci 809:440–460

Jaffee BJ (1996) Using laughter as a cathartic process in grief counselling. In: Morgan JD (Hrsg) Ethical issues in the care of the dying and the bereaved aged. Baywood, New York, S 283–296

Kahlke W, Reither-Theil S (1995) Ethik in der Medizin. Enke, Stuttgart

Kaplan SH, Greenfield S, Ware JE (1989) Assessing the effects of physician–patient interaction on the outcome of chronic disease. Med Care 27:110–127

Kübler-Ross E (1970) On death and dying. Tavistock, London

Li S, Chou JL (1997) Communication with the cancer patients in China. In: Surbone A, Zwitter M (Hrsg) Communication with the cancer patient. Information and truth. Ann N Y Acad Sci 809:243–248

Loewy EH (1995) Ethische Fragen in der Medizin. Springer, Wien, S 37

MacKillop WJ, Stewart WE, Ginsberg AD, Stewart SS (1988) Cancer patients perception of disease and its treatment. Br J Cancer 58:355–358

MacLeod R (1991) Patients with breast cancer: the nature and disclosure of their concerns. Med. Dissertation, University of Manchester

Maguire P (1988a) Communication with cancer patients: I. Handling bad news and difficult questions. BMJ 297:907–909

Maguire P (1988b) Communication with cancer patients: II. Handling uncertainty, collusion, and denial. BMJ 297:972–974

Maguire P (1989) Barriers to a psychological care of the dying. Br Med J 291:907–909

Maguire P (1990) Can communication skills be taught? Br J Hosp Med 43:215–216

Meredith C, Symonds P, Webster L et al (1996) Information needs of cancer patients in the west of Scotland. BMJ 313:724–726

McHugh P, Lewis S, Ford S, Newlands E et al (1995) The efficacy of audiotapes in promoting psychological well-being in cancer patients: a randomised, controlled trial. Br J Cancer 71:388–392

Nelson-Jones R, Cosolo W (1994) How to assess thinking skills in cancer patients. Palliat Med 8:115–122

Northouse P, Northouse LLO (1987) Communication and cancer: issues confronting patients, health professionals and family members. J Psychosoc Oncol 5:17–45

Novack DH, Plumer R, Smith RI, Ochitill H et al (1979) Changes in physicians attitudes toward telling the cancer patient. JAMA 241:897–900

Oken D (1961) What to tell cancer patients. JAMA 175:1120–1128

Østergaard Thomsen O, Wulff HR, Alessandro M, Singer P (1993) What do gastroenterologists in Europe tell cancer patients? Lancet 341:473–476

Parkes CM (1978) Psychological aspects. In: Saunders CM (Hrsg) The management of terminal disease. Arnold, London, S 44–64

Randall F, Downie RS (1996) Palliative care ethics. A good companion. Oxford Medical Publ, Oxford

Sell LB, Devlin SJ, Bourke NC, Munro PA et al (1993) Communicating the diagnosis of lung cancer. Resp Med 87(1):61–63

Senn HJ (1985) Wahrhaftigkeit am Krankenbett. In: Meerwein F (Hrsg) Einführung in die Psychoonkologie. Huber, Bern, S 59–74

Simpson MA (1980) Clinical psycholinguistics: the language of illness and healing. Irvington, New York

Simpson M, Buckman R, Stewart M et al (1991) Doctor-patient communication: The Toronto consencus statement. BMJ 303:1385–1387

Solanke TF (1997) Communication with the cancer patient in Nigeria. Information and truth. In: Surbone A, Zwitter M (Hrsg) Communication with the cancer patient. Information and truth. Ann N Y Acad Sci 809:109–119

Sporken P (Hrsg) (1982) Was Sterbende brauchen. Herder, Freiburg

Stedeford A (1994) Facing death: Patients, families and professionals. Sobell, Oxford

Stewart MA, McWhinney IR, Buck CW (1979) The doctor-patient relationship and its effect upon outcome. J Roy Coll Gen Pract 29:77–82

Tolstoj LN (Ausg 1975) Der Tod des Iwan Iljitsch. Insel, Frankfurt a. M. (Insel-Taschenbuch 18) Verres R (1987) Ethische Probleme bei der Krebsvorsorge und der Krebsfrüherkennung im Lichte von Diskrepanzen zwischen Laientheorien und professionellen Theorien zur Krebsbekämpfung. In: Schmähl D, Erhart H (Hrsg) Ethik in der Behandlung Krebskranker. Zuckschwerdt, München

Verres R (1994) Die Kunst zu leben – Krebsrisiko und Psyche. Piper, München

Verres R (1997) Straight talking about cancer. Duty or danger? In: Surbone A, Zwitter M (Hrsg) Communication with the cancer patient. Information and truth. Ann N Y Acad Sci 809:367–381

Vachon MLS (1987) Occupational stress in the care of critically ill, the dying and bereaved. Hemisphere Publ, New York

Wilkes E (1984) The »quality of life«. In: Doyle D (Hrsg) Palliative care: The management of far advanced illness. Charles Press, Philadelphia, S 9–19

Wolf E (1987) Die Aufklärungspflicht des onkologisch tätigen Arztes: Rechtliche Beurteilung unter besonderer Berücksichtigung der klinischen Prüfung. Onkologischer Service Lederle, Wolfratshausen (7. Ausg.)

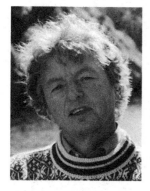

Dr. med. Stein Husebø Medizinstudium in Graz und Lübeck

1982	Leiter des ersten norwegischen Teams für Schmerztherapie und Palliativmedizin, Universitätskrankenhaus Bergen, Norwegen
1984	Leitender Redakteur der Skandinavischen Zeitschrift für Palliativmedizin
1988	Gründungsmitglied und erster Präsident der Skandinavischen Gesellschaft für Palliativmedizin
1989	Gründungsmitglied der Europäischen Gesellschaft für Palliativmedizin
1990	Chefarzt für Anästhesie, Intensivmedizin und Schmerztherapie an der Universitätsklinik Bergen
1995	Gastwissenschaftler in Bonn, gefördert von der Deutschen Krebshilfe
1998	Gastprofessur an der Universität Wien
1998	Leiter eines nationalen Projekts im Rote-Kreuz-Geriatriezentrum, Bergen, »Palliativmedizin für alte Menschen«
2000	Deutscher Schmerzpreis
2003	Gastprofessor an der IFF, Fakultät für interdisziplinäre Forschung und Fortbildung der Universität Klagenfurt/Wien
2003	Leiter des europäischen Projekts: »Würde für die schwächsten Alten»
2008	Auszeichnung durch das Norwegische Rote Kreuz
2008	Eröffnung des Zentrums für »Würde – Fürsorge und Behandlung alter Menschen«, Rote Kreuz Pflegeheim, Bergen

Schmerztherapie in der Palliativmedizin

4

Otto Gehmacher, Rudolf Likar, Reinhard Sittl,
Stefan Neuwersch-Sommeregger und Gebhard Mathis

Inhaltsverzeichnis

O. Gehmacher (✉)
Landeskrankenhaus Hohenems Palliativstation, Hohenems, Österreich
E-Mail: otto.gehmacher@lkhh.at

R. Likar
Vorstand der Abteilung für Anästhesie und Intensivmedizin,
Landeskrankenhaus Klagenfurt, Klagenfurt, Österreich
E-Mail: rudolf.likar@kabeg.at

R. Sittl
Fürth, Deutschland
E-Mail: reinhardsittl@gmail.com

4.1   Medikamentöse Schmerztherapie

Otto Gehmacher

4.1.1   Einleitung

Da war dieser vernichtende Schmerz, bohrend und drückend, der mich zur Verzweiflung brachte. Ich konnte nicht mehr klar denken, lag nächtelang wach und wollte nur sterben! Jetzt wo meine Schmerzen eingestellt sind, habe ich wieder Hoffnung. (Zitat eines Patienten mit Bauchspeicheldrüsenkrebs)

Mittlere bis starke Tumorschmerzen treten bei 58–69 % der Patienten im Stadium einer fortgeschrittenen Krebserkrankung auf (Van den Beuken-vanEverdingen et al. 2007). Die Angst, „unerträgliche Schmerzen" erleiden zu müssen, ist bei vielen Tumorpatienten vorhanden. Trotz großer Fortschritte in der Schmerztherapie geben in einer europäischen Umfrage 69 % der Patienten schmerzbedingte Beeinträchtigungen im Alltag an, 33 % meinen ihr Schmerz sei manchmal so schlimm, dass sie sterben wollen (Breivik et al. 2009).

Eine effiziente Schmerzbehandlung ist nicht nur eine moralische Verpflichtung kranken Menschen gegenüber – Patienten haben einen rechtlichen Anspruch auf eine professionelle Schmerztherapie. In der palliativen Betreuungssituation, wo versucht wird, den Schmerz in seinen physischen, psychischen, sozialen und spirituellen Dimensionen zu behandeln („Total-pain"-Konzept) schafft die medikamentöse Schmerztherapie oft erst die Voraussetzung für eine ganzheitliche Betreuung (Saunders 1978).

▶   Eine effiziente medikamentöse Schmerztherapie ebnet den Boden für eine psychosoziale und spirituelle Begleitung eines Patienten.

Die Gründe, warum immer noch viele Tumorpatienten schmerztherapeutisch unterversorgt sind, können vielfältig sein: Angefangen von der Einstellung mancher Patienten, „Schmerzen erdulden zu müssen", über die immer noch vorhandene

S. Neuwersch-Sommeregger
Klinikum Klagenfurt am Wörthersee Abteilung für Anästhesie und Intensivmedizin, Klagenfurt, Österreich
E-Mail: stefan.neuwersch-sommeregger@kabeg.at

S. Neuwersch-Sommeregger
Medizinische Universität Graz, Graz, Österreich

G. Mathis
Rankweil, Österreich
E-Mail: gebhard.mathis@cable.vol.at

Angst vor Opioiden („Morphin-Mythos") bis hin zu mangelnder schmerz-
therapeutischer Ausbildung onkologisch tätiger Ärzte (Nauck und Klaschik 2002).
Daneben leben mehr als 4 Mrd. Menschen in Ländern, wo kein Zugang zu
billigen essenziellen Opioiden besteht und Krebspatienten müssen dort massive
Schmerzen erdulden (Cherny et al. 2013).

4.1.2 Placebo-Nocebo-Effekt

Unter Placeboeffekten versteht man positive physiologische oder psychologische
Veränderungen nach der Einnahme von Medikamenten ohne spezifische Wirkung.

Aus psychologischer Sicht lassen sich Placeboantworten auf drei Schlüsselme-
chanismen zurückführen, die sich gegenseitig beeinflussen: Erwartungsprozesse, die
klassische Konditionierung sowie die Qualität der Arzt-Patienten-Kommunikation.

Neurowissenschaftliche Untersuchungen haben gezeigt, dass Placebogaben
zu einer endogenen Opioidausschüttung führen. Dadurch kommt es zu einer
Aktivierung des absteigenden schmerzhemmenden Systems (Klinger et al. 2010).

Die Erkenntnis von Platon, dass „Worte die Kraft haben, Kranke zu heilen"
findet darin eine wissenschaftliche Bestätigung. Placeboantworten tragen in erheb-
lichem Maß zur Wirksamkeit medizinischer Behandlungen bei: Die analgetische
Wirkung von Medikamenten setzt sich somit aus zwei Komponenten zusammen:
einer pharmakologischen und einer kognitiv getriggerten oder „psychologischen"
Komponente.

▶   Die richtigen Worte können über eine Aktivierung des Endorphin- und
     des Dopaminsystems das Ergebnis einer Behandlung beeinflussen!
     (Finniss und Benedetti 2005).

Im Gegenzug können Noceboantworten (negative physiologische Effekte durch
negative Erwartungen und Vorerfahrungen) die Wirksamkeit von Medikamenten
schwächen oder gar aufheben.

Wie kann der Placeboeffekt im klinischen Alltag genutzt werden?
Es stellt sich die Frage – ist die Gabe von „Placebos", auch wenn sie manchen
Patienten vielleicht gut helfen, ethisch vertretbar? Man könnte argumentieren,
dass Nebenwirkungen, die Schmerzmittel mit sich bringen, erspart bleiben und
der Patient somit von einer „nicht schädlichen" Behandlung profitiert. Der Einsatz von reinen Placebos ist jedoch sowohl aus ethischer Sicht („Missbrauchen des
Patientenvertrauens") als auch juristischen Gründen abzulehnen.

Stattdessen kann die Wirkweise von Medikamenten durch eine emphatische
Arzt/Pflege-Patienten-Kommunikation verstärkt werden.

▶   Die Art und Weise, wie Medikamente verabreicht werden, hat einen
     wesentlichen Einfluss auf die Wirksamkeit.

Mögliche praktische Ansätze, die zwar nicht durch große klinische Studien untersucht wurden, die sich aber aus der bestehenden Literatur ergeben, fasst die nachstehende Übersicht zusammen.

Anwendung von Placebomechanismen im klinischen Alltag. (Nach Klinger et al. 2010, Bingel und Schedlowski 2015)
- Positive Wirkung der Behandlung realistisch hervorheben
- Wirkweise von Medikamenten erklären
- Mögliche Nebenwirkungen ansprechen, aber nicht überbewerten (Noceboeffekt vermeiden)
- Aufmerksamkeitslenkung auf das Medikament: Koppelung der Medikamentengabe mit sensorischen Ereignissen wie Geruch, Geschmack, Gefühl
- Patienten ermuntern, ihre Schmerzmedikation in einer angenehmen Umgebung und unter beruhigenden Umständen zu nehmen
- Kombination von Medikamentengaben mit anderen nichtmedikamentösen Maßnahmen (z. B. Entspannungstechniken)
- Evt. in der Zukunft: „Placebo-kontrollierte Dosisreduktion" bei erhaltener therapeutischer Wirksamkeit
- Emphatische und authentische Arzt-Patienten-Kommunikation

4.1.3 Das WHO-Stufenschema

1986 veröffentlichte die Weltgesundheitsorganisation (WHO) Behandlungsleitlinien für die Schmerztherapie bei Tumorpatienten. (69) Das sogenannte WHO-Stufenschema (Abb. 4.1) sieht eine Anpassung der Schmerzmedikation an die Schmerzintensität vor.

Die Stufe I besteht aus Nichtopioid-Analgetika wie Metamizol, NSAR und Paracetamol, die zweite Stufe aus schwachen Opioiden wie Codein, Tilidin oder Tramadol, und die dritte Stufe aus den starken Opioiden (Hydromorphon, Morphin etc.).

▶ Bei akuten, starken Schmerzen sollen die Patienten sofort starke Opioide erhalten, das WHO-Stufenschema kann dann in umgekehrter Reihenfolge im Sinne einer schrittweisen Reduktion der Schmerzmittel angewendet werden.

Eine wesentliche Errungenschaft dieses Stufenschemas ist die strukturierte Herangehensweise an Schmerzzustände sowie die Kombination vor allem peripher wirksamer Schmerzmittel (Stufe I) mit überwiegend zentral angreifenden Medikamenten (Stufe II, III) (Zech et al. 1995).

In Fachkreisen wurde aber auch immer wieder Kritik am WHO-Stufenschema laut: (Eisenberg et al. 2005, Vargas-Schaffer 2010)

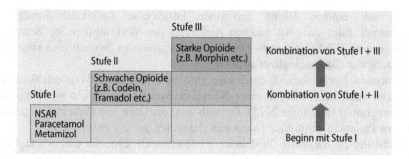

Abb. 4.1 WHO-Stufenschema (1986)

- Patienten mit starken Schmerzen sollen gleich potente Schmerzmittel erhalten.
- Braucht es überhaupt die Stufe II, oder sollen Tumorpatienten nicht gleich auf starke Opioide eingestellt werden?
- Das WHO-Schema trägt nicht den unterschiedlichen Co- Analgetika (z. B. Gabapentin oder Pregabalin bei Nervenschmerzen) Rechnung.
- Häufig wird heutzutage eine Stufe IV für invasive Schmerztherapie hinzu- gefügt: Epiduralkatheter, Intrathekale Katheter, PCA-Pumpe (Patient Controlled Analgesia) etc.

▶   Trotz berechtigter Kritikpunkte stellt das WHO-Stufenschema nach wie vor eine didaktisch wertvolle und in vielen Fällen auch klinisch anwendbare Orientierungshilfe dar. Neuerdings wird jedoch eine Mechanismen-orientierte Schmerztherapie unter Berücksichtigung der Schmerzkomponente betont.

4.1.4   Stufe-I-Medikamente

Zur Stufe I zählen die sauren, antiphlogistisch-antipyretischen Analgetika, häufig als nichtsteroidale Antirheumatika (NSAR) bezeichnet (z. B. Acetylsalicylsäure, Diclofenac, Ibuprofen etc.), die nicht-sauren antipyretischen Analgetika (Meta- mizol, Paracetamol) sowie die selektiven COX-2-Hemmer (z. B. Celecoxib).

Grundsatz bei der Behandlung des Kranken, stets zweierlei im Auge habe: helfen oder wenigstens nicht schaden. (Hippokrates 466–377 v.Chr.).

Paracetamol
Paracetamol wirkt gut schmerzstillend und fiebersenkend, wobei die analgetische Potenz geringer ist als bei Metamizol und den NSAR. Der Wirkmechanismus ist bis heute nicht eindeutig geklärt, es wird ein vorwiegend zentraler Wirkort postuliert (Beubler 2012). In hohen Dosen (ab 4 g) wirkt es auch als selektiver COX-II-Hemmer (Brune und Hinz 2001, Portenoy et al. 2014).

Die seit einigen Jahren verfügbare intravenöse Applikationsform von Paracetamol führt zu einer raschen Anflutung der Wirksubstanz im Zentralen Nervensystem (ZNS) und stellt vor allem im stationären Bereich eine sinnvolle Ergänzung dar (Basmacioglu et al. 2009).

Paracetamol zeichnet sich durch eine gute gastrointestinale Verträglichkeit aus und kann auch bei Vorliegen einer Niereninsuffizienz verabreicht werden (Leitlinienprogramm Onkologie 2015). Deshalb wird die Gabe von Paracetamol gerade bei alten Patienten empfohlen (American Geriatrics Society Panel 2009).

Nachteilig ist die kurze Wirkdauer (Halbwertszeit 2 h), die eine 4 × tägliche Einnahme notwendig macht. Vorsicht ist auch geboten bei bekannter Leberschädigung (z. B. Lebermetastasen, Alkoholanamnese), da Paracetamol über die Leber abgebaut wird und in höheren Dosen lebertoxisch wirkt.

In Kombination mit Opioiden ist die Anwendung auch bei starken Schmerzen sinnvoll, da ein Opioid-einsparender Effekt besteht, wobei die entsprechende Evidenz dazu begrenzt ist. (Nabal et al. 2011, Stockler et al. 2004)

	Einzeldosis	Maximale Tagesdosis	Dosierungsintervall	Nebenwirkungen
Paracetamol	500–1000 mg	4000 mg	4–6 h	Lebertoxisch (Vorsicht bei vorbestehender Leberschädigung!)

▶ Paracetamol ist ein gut verträgliches, nebenwirkungsarmes Stufe-I-Schmerzmittel, welches mit Opioiden kombiniert werden kann und vor allem für alte Menschen mit eingeschränkter Nierenfunktion geeignet ist.

Metamizol

Metamizol wirkt analgetisch, antipyretisch, schwach antiphlogistisch und spasmolytisch. Gerade diese „krampflösende" Wirkung macht den Einsatz bei viszeralen Schmerzen (z. B. Peritonealkarzinose) sinnvoll. Auch für Metamizol ist der genaue Wirkmechanismus nicht bekannt. Neben Beteiligung am Opioidstoffwechsel wirkt es auch auf das Endocannabinoidsystem (Rezende et al. 2008), weiters als nicht-selektiver Hemmer der Cyklooxygenase (COX) (Rogosch et al. 2012).

Der Einsatz von Metamizol wurde lange Zeit sehr kontrovers gesehen, da es in seltenen Fällen zu einer Agranulozytose führen kann. Es ist deswegen in vielen Ländern nicht erhältlich und taucht in der englischsprachigen Literatur nicht auf. Metamizol hat jedoch in den letzten Jahren vor allem in der Behandlung chronischer Schmerzen eine Renaissance erlebt.

Bei der intravenösen Verabreichung ist zu beachten, dass keine raschen Bolusgaben erfolgen sollen, wegen der Gefahr von plötzlichen Blutdruckabfällen bis hin zu Schockzuständen (Beubler 2012).

Die Verträglichkeit ist allgemein gut, manche Patienten berichten aber über starkes Schwitzen. (Cave: bei gleichzeitiger Applikation von Schmerzpflastern können sich diese leicht lösen.) Metamizol kann in Form von Tabletten, Tropfen (schmecken bitter!) oder Zäpfchen verordnet werden.

Im Jahr 2020 erschien ein Rote-Hand-Brief, der das mögliche Auftreten eines drug-induced-liver-injury unter Metamizolgabe beschrieben hat.

Wendet ein Patient Acetylsalicylsäure und Metamizol gleichzeitig an, sollte Acetylsalicylsäure stets mindestens 30 min vor Metamizol eingenommen werden, damit Acetylsalicylsäure die Thrombozytenaggregationshemmung voll entfalten kann.

	Einzeldosis	Maximale Tagesdosis	Dosierungs intervall	Nebenwirkungen
Metamizol	500–1000 mg	4000 mg	4–6 h	Blutdruckabfall bei zu rascher i.v. Gabe, Schwitzen, Exanthem

▶ Metamizol eignet sich aufgrund seiner spasmolytischen Wirkung vor allem bei viszeralen Schmerzen (Bauchkoliken, Pleurakarzinose, Peritonealkarzinose etc.).

Fallbeispiel

Ein 75-jähriger Mann mit fortgeschrittenem Kolonkarzinom, Lungen und Lebermetastasen kommt in deutlich reduziertem Allgemeinzustand zur Schmerzeinstellung auf die Palliativstation. Der Patient ist benommen, leicht verwirrt und klagt über Schmerzen im Oberbauch und Brustkorbbereich. Trotz einer Schmerztherapie mit hochdosiertem Fentanyl-Pflaster (175 µg) klagt er über starke Oberbauchschmerzen.

Eine Opiodrotation und Dosisreduktion auf 3 × 30 mg Morphin retard sowie die Gabe von Metamizol (3 × 1 g) und Dexamethason (8 mg) führen zu einer guten Schmerzeinstellung und Aufklarung des Patienten. ◀

▶ • Nicht die Stufe-I-Medikation vergessen! Gerade bei viszeralen Schmerzen ist Metamizol ein ausgezeichnetes Analgetikum.
  • Dexamethason wirkt abschwellend und wird bei Leberkapselspannungsschmerzen eingesetzt.
  • Bei unzureichender Opioidwirkung oder starken Nebenwirkungen an eine Opioidrotation denken.

Nichtsteroidale Antirheumatika (NSAR)

NSAR gehören zu den am häufigsten verordneten Arzneimitteln überhaupt. Sie wirken analgetisch, antiphlogistisch und antipyretisch, wobei vor allem die entzündungshemmende Wirkung bei Schmerzen des Bewegungsapparats zum Tragen kommt. Leider sind auch 23 % aller durch Medikamentennebenwirkungen verursachten stationären Aufnahmen bei Patienten über 65 Jahre auf diese Arzneimittel zurückzuführen (Franceschi et al. 2008).

NSAR sind als Salben, Tabletten, Saft, Suppositorien und Ampullen (für die intravenöse Gabe) verfügbar. Sie wirken vor allem über eine Hemmung der Cyclooxygenase (COX I + II), was in der Peripherie zu einer Entzündungshemmung und Hemmung der Sensibilisierung von Schmerzrezeptoren führt. Im ZNS wird die Erregungsübertragung beeinflusst (Beubler 2012, Brune und Hinz 2001).

Die Kombination von NSAR mit Stufe-III-Opioiden zeigt eine bessere Schmerzeinstellung als die alleinige Opioidgabe (Portenoy et al. 2014). In der palliativen Schmerztherapie bewährt sich der Einsatz der NSAR vor allem bei bewegungsabhängigen Knochen und Weichteilschmerzen (Leitlinienprogramm Onkologie 2015), allerdings muss sorgfältig auf mögliche Nebenwirkungen geachtet werden (siehe nachstehende Übersicht).

Häufige Nebenwirkungen der NSAR
- Dyspeptische Beschwerden (bis 50 %), Magenschleimhautläsionen bis hin zu Ulcera, Perforationen und Blutungen (1–1,5 %)
- Dünndarm und Dickdarmschädigung (bei 60–70 % der Patienten tritt eine Enteropathie mit subklinischen Mukosaschäden auf), gehäuft Ulzerationen, Perforationen, untere gastrointestinale Blutungen
- Erhöhte generelle Blutungsneigung (Thrombozyten-Aggregationshemmung)
- Blutdruckerhöhung
- Leberschädigung
- Nierenfunktionsschädigung
- Flüssigkeitsretention, Verschlechterung einer Herzinsuffizienz
- Zentralnervöse Störungen (Sedierung, Verwirrtheit)

Durch die gleichzeitige Gabe eines Antidepressivums vom Typ der Serotonin-Wiederaufnahme-Hemmer (SSRI) verstärkt sich die Blutungsgefahr (Loke et al. 2008). Bei antikoagulierten Patienten ist das Blutungsrisiko bei gleichzeitiger NSAR-Einnahme deutlich erhöht. (Lamberts et al. 2014) Patienten in einem palliativen Setting sollten bei der Verordnung eines NSAR in jedem Fall einen Magenschutz erhalten. Die Nebenwirkungen auf den unteren Gastrointestinaltrakt bleiben davon jedoch unbeeinflusst.

▶ Vor allem bei Patienten mit bewegungsabhängigen Knochen- und Weichteilschmerzen bewährt sich der Einsatz von NSAR.

Generell gilt die Empfehlung, NSAR so kurz wie möglich einzusetzen, da viele Nebenwirkungen (kardiale Toxizität, gastrointestinale Komplikationen) mit der

Dauer der Medikamenteneinnahme korrelieren. (Schick und Schulz 2010) (siehe Tab. 4.1).

Topische Anwendung von NSAR
Lange Zeit galt das, wovon Patienten immer schon berichtet haben, als wissenschaftlich nicht fundiert: die lokale Anwendung von NSAR in Form von Salben und Gels.

Eine Cochrane-Metaanalyse (Derry et al. 2012) ergab nun einen gegenüber dem Placebo signifikanten Wirknachweis, der sich im Bereich der Knie und Hände vergleichbar mit der Einnahme von Tabletten erwies, allerdings bei deutlich seltener auftretenden gastrointestinalen Nebenwirkungen.

Dabei penetriert der Wirkstoff durch das Stratum corneum und erreicht in den darunterliegenden Geweben (Faszie, Muskulatur, Sehnen Bänder, Gelenkkapsel) wirksame Gewebespiegel, während der Plasmaspiegel nur 10 % des Wertes nach systemischer Gabe erreicht (Beubler 2012).

Als Nebenwirkung kann es bei wiederholter Behandlung zu Hautirritationen (1–5 %) kommen (Vaile und Davis 1998), Gerade für ältere Patienten wird deshalb die lokale Anwendung empfohlen.

▶ „Antirheumatika – Salben und Gele" zeigen bei Gelenkbeschwerden eine mit den Tabletten vergleichbare Wirkung und sollten deshalb vor allem bei älteren Patienten angewendet werden.

COX-II-Hemmer/Coxibe
Die Coxibe zeigen ein verbessertes gastrointestinales Sicherheitsprofil im Vergleich zu den konventionellen NSAR und haben keinen Einfluss auf die

Tab. 4.1 Dosierungen der am häufigsten verordneten NSAR

	Einzeldosis	Maximale Tagesdosis	Dosierungs-intervall	Besonderheiten
Acetylsalicylsäure	500–1000 mg	3000 mg	4–6 h	
Diclofenac	50–100 mg	150 mg	6–8 h	Erhöhte kardiovaskuläre Komplikationsrate, geringere gastrointestinale NW
Indomethacin	25–50 mg	150 mg	8 h	
Ibuprofen	500–1000 mg	2500 mg	8 h	Erhöhte kardiovaskuläre Komplikationsrate
Naproxen	500 mg	1000 mg	12 h	Beste kardiovaskuläre Verträglichkeit Mittel der Wahl für eine längere Therapiedauer

Plättchenaggregation (Coxib and traditional NSAID Trialists' (CNT) Collaboration11 2013).

Das kardiovaskuläre Risiko ist erhöht (ähnlich wie bei Diclofenac), was vor allem auf einer Zunahme von koronaren Ereignissen beruht (Portenoy et al. 2014).

Von der Wirkstärke sind die Coxibe vergleichbar mit den NSAR.

Die Empfehlung lautet heute: so niedrig wie möglich dosieren und so kurz wie möglich behandeln. (Beubler 2012)

	Einzeldosis	Maximale Tagesdosis	Dosierungsintervall	Nebenwirkungen
Celecoxib	100– 200 mg	400 mg	8–12 h	Erhöhtes kardiovaskuläres Risiko

4.1.5 Stufe-II-Medikamente: schwache Opioide

Stufe-II-Opioide (Tramadol, Codein, Tilidin/Naloxon – in Österreich nicht zugelassen) werden bei mittleren Tumorschmerzen eingesetzt, wenn Nicht-Opioid-Analgetika alleine nicht ausreichen. In der aktuellen deutschen S3-Leitlinie zur Behandlung von Tumorschmerzen wird der Gebrauch von Codein wegen geringerer Effektivität und Variabilität im Metabolismus nicht empfohlen.

Generell stellt sich bei Tumorschmerzpatienten die Frage, ob die Stufe II überhaupt notwendig ist, oder ob nicht sofort mit einem niedrig dosierten Stufe III Opioid begonnen werden soll? (Maltoni 2005) Die begrenzte Datenlage zeigt, dass durch die Gabe von Morphin in niedriger Dosierung bei manchen Patienten die Schmerzeinstellung besser gelingt als durch Stufe II Analgetika. In der Empfehlung der europäischen Palliativgesellschaft (EAPC) werden deshalb niedrig dosierte Stufe III Opioide (Oxycodon ≤ 20 mg/d, Morphin ≤ 30 mg/d, Hydromorphon ≤ 4 mg) in der Stufe II aufgelistet, da sie in ihrer Wirkung vergleichbar sind. (Mercadante et al. 2012)

	Einzeldosis	Maximale Tagesdosis	Dosierungs-intervall	Bemerkungen
Tramadol	50–100 mg	400 mg	4–6 h	Übelkeit, Obstipation,
	100–200 mg		12 h	In Kombination mit SSRI Gefahr eines Serotoninsyndroms
Tilidin/ Naloxon	50–100 mg	600 mg	4–6h	Mit einem peripheren Opioidtantagonisten (Naloxon)
Tilidin/ Naloxon ret	100–200 mg		8–12 h	kombiniert, um missbräuchlicher Anwendung vorzubeugen

▶ In vielen Fällen kann in der Tumorschmerztherapie auf den Einsatz klassischer Stufe-II-Opioide verzichtet werden.

4.1.6 Stufe-III-Medikamente: starke Opioide

Seit über 25 Jahren wird orales Morphin als Prototyp eines Opioid-Analgetikums als Mittel der Wahl bei mittleren bis starken Tumorschmerzen angesehen. Leider haben über 4 Mrd. Menschen weltweit keinen Zugang zu Opioiden in der Tumorschmerztherapie (Cherny et al. 2013).

In den letzten Jahrzehnten hat die Verschreibung starker Opioide bei Tumorschmerzen deutlich zugenommen (Schubert et al. 2013). Trotz dieser Fortschritte ist der Einsatz von „Morphium" aber immer noch mit Mythen behaftet: „Angst vor der Atemdepression", „Suchtgefahr", dem „Dahinvegetieren im Dämmerschlaf" oder „Morphium bekommt man nur am Lebensende" etc. (Nauck und Klaschik 2002).

An erster Stelle steht deshalb die Aufklärung des Patienten über die Wirkweise und mögliche Nebenwirkungen von Opioid-Analgetika. Auch ein direktes Ansprechen gängiger Vorurteile gegenüber „Morphium" hat sich im klinischen Alltag, vor allem bei älteren Patienten, bewährt.

Opioide wirken über spezielle Rezeptoren im Körper (μ-, δ-, κ- Rezeptoren), sowohl zentral als auch in der Peripherie. Die verschiedenen Opioide zeichnen sich durch unterschiedliche Affinität zu den jeweiligen Rezeptoren aus. Deshalb macht es bei nachlassender Wirkung oder anhaltenden Nebenwirkungen auch Sinn eine „Opioidrotation" durchzuführen (s. u.). (Branford et al. 2010, Fine et al. 2009, Nauck und Radbruch 2011).

Für den klinischen Einsatz von Opioiden ist das Wissen um die wichtigsten Nebenwirkungen Grundvoraussetzung (siehe Tab. 4.2).

Müssen Tumorpatient Angst vor der Sucht haben?
Während bei chronischen Schmerzpatienten die „Opioidabhängigkeit" ein zunehmend häufigeres Problem darstellt (Okie 2010), ist dies bei Tumorschmerzpatienten selten der Fall. Nichtsdestotrotz muss auch bei diesen Patienten die Schmerzdiagnose hinterfragt werden, wenn ständige Steigerungen der Dosis keinen Therapieerfolg zeigen. Meist liegt dann ein komplexes Schmerzgeschehen im Sinne eines „total pain" vor, welches nicht alleine durch Steigerung der Opioid-Analgetika behandelt werden kann.

Auch die Gabe von schnell wirksamen Opioiden (v. a. bukkale/mukosale Fentanyl-Applikationen) erzeugen aufgrund der raschen Anflutung ein „Kick"-Gefühl und sind deshalb in ihrem suchtgefährdenden Potenzial (Craving) nicht zu unterschätzen.

Fallbeispiel

Eine 45-jährige Patientin mit fortgeschrittenem Ovarialkarzinom antwortet auf die Frage, wie häufig sie die Bukkaltablette verwende: „Meist nehme ich eine Tablette abends, bevor mein Mann heimkommt, dann bin ich wenigstens gut

Tab. 4.2 Nebenwirkungen von Opioiden. (Nach Nauck und Radbruch Radbruch 2011)

Nebenwirkung	Häufigkeit	1. Schritt	2. Schritt
Obstipation (bleibt im Verlauf bestehen)	Ca.90 %	Laxanzien (Bisacodyl, Macrogol, Natriumpico-sulfat etc.)	Opioidtrotation
Übelkeit (wird im Verlauf besser)	Ca.20 %	Antiemetika (Domperidon, Haloperidol, Metoclopramid)	Opioidtrotation
Atemdepression (v. a. bei Opioid-naiven Patienten oder bei Überdosierung z. B. bei alten Patienten)	0,2–0,4 %	Dosisreduktion (bei leichter Atemdepression) Opioidantagonist (Naloxon)	
Mundtrockenheit		Mundpflege und lokale Maßnahmen	
Miktionsstörungen, Harn-verhalt	5 %	Anticholinerg wirkende Medikamente absetzen (z. B. trizyklische Anti-depressiva)	Cholinesterasehemmer (z. B.Distigminbromid) Opioidtrotation
Sedierung	Ca.20 %	Dosisreduktion Opioidtrotation (Opioid ohne aktive Metaboliten	
Juckreiz, Schwitzen	Ca.2 %	Antihistaminika	Opioidrotation
Halluzinationen, Ver-wirrtheit	Ca.1 %	Dosisreduktion, Haloperidol	Opioidrotation, alter-nativer Applikationsweg
Myoklonien (meist Zeichen einer Über-dosierung bei Morphin-therapie)		Dosisreduktion, Opioid-rotation	Antikonvulsiva (Clonazepam, Tizanidin)

drauf wenn er da ist. Einmal hab ich auch schon zwei Tabletten genommen und mir gedacht – wenn jetzt Alles vorbei ist, wäre es auch kein Schaden." ◄

Sind Patienten, die Opioide einnehmen, fahrtauglich?

Zu Beginn einer Opioidtherapie kann es zum Auftreten von Müdigkeit und Benommenheit kommen, sodass Patienten in dieser Phase oder nach einer deutlichen Dosissteigerung nicht Autofahren dürfen (Aufklärungspflicht!).

Bei einer stabilen Einstellung besteht jedoch Fahrtauglichkeit. Untersuchungen an Flugsimulatoren haben gezeigt, dass Patienten unter Opioiden gleich reaktionsschnell sind wie gesunde Probanden. Wichtig ist, den Patienten darauf hinzuweisen, dass er auch eine Eigenverantwortlichkeit hat, d. h. an Tagen, an denen er sich nicht gut fühlt, sollte er nicht Autofahren!

Wie soll ich eine Opioidtherapie beginnen?
„Bei Patienten mit Tumorschmerzen können schnell und langsam freisetzende orale Hydromorphon-, Morphin-, und Oxycodon-Präparate zur Dosistitration verwendet werden. Bei einigen Patienten kann transdermales Buprenorphin oder Fentanyl das bevorzugte Stufe-III-Opioid sein." (Leitlinien 2015)

Welche Darreichungsform ist geeignet?
Für Patienten, die normal schlucken können, gilt immer noch die WHO-Empfehlung, dass der orale Weg die bevorzugte Applikationsform ist. Die flexiblere Handhabung und Dosisanpassung gegenüber den „trägen" transdermalen Systemen bleibt ein wesentlicher Vorteil.

Schmerzpflaster (Buprenorphin, Fentanyl) sind das Mittel der Wahl bei Patienten mit Schluckstörungen. Im Nebenwirkungsprofil besteht bis auf eine geringere Obstipationsneigung kein Unterschied (Tassinari et al. 2008). Die Patientenpräferenz kann auch für den primären Einsatz von transdermalen Systemen sprechen (z. B. Aversion gegen Tabletten, schlechte Compliance etc.).

Bei parenteraler Opioid-Gabe wird primär die subkutane Gabe empfohlen. Nur wenn die subkutane Gabe nicht möglich (z. B. ausgeprägte Ödeme) oder ein rascher Wirkeintritt bei starken Schmerzen notwendig ist, sollen Opioide intravenös verabreicht werden. In solchen Situationen hat sich (v. a. im stationären Bereich) die kontinuierliche Opioid-Gabe durch PCA-Pumpen oder Perfusoren bewährt. Die Dosis und Wirkstärke bei subkutaner oder intravenöser Applikation ist vergleichbar, der Umrechnungsfaktor von oral auf parenteral beträgt 3:1.

▶ Rasch anflutende Opioide können zu einem Craving führen und sollten nur nach sorgfältiger Indikationsstellung angewendet werden.

Was versteht man unter einer Opiodrotation?
Bei länger andauernder Opioid-Therapie kann es zu einem Nachlassen der Wirkung (Toleranzentwicklung) kommen bzw. ist eine weitere Steigerung aufgrund von Nebenwirkungen nicht möglich. Auch primär auftretende Nebenwirkungen (z. B. Juckreiz, anhaltende Übelkeit, Sedierung etc.) können trotz guter Schmerzeinstellung eine Fortführung der Opioidbehandlung unmöglich machen (Dale et al. 2011). In solchen Situationen macht man sich die unterschiedliche Rezeptoraffinität der verschiedenen Opioide zunutze und wechselt auf ein anderes Opioid (Indelicato und Portenoy 2002). Für diese Opioidrotation gibt es keine eindeutig definierte Vorgehensweise: Man kann von einem oralen Wirkstoff auf einen anderen wechseln oder die Applikationsart (z. B. von oral auf transdermal) ändern. Die Erfolgsrate wird in der Literatur mit 40 -80 % angegeben. Im klinischen Alltag empfiehlt sich, mit ca. 50 % der errechneten Äquivalenzdosis zu beginnen (Fine et al. 2009, Smith und Peppin 2014).

Da sowohl Unter- als auch Überdosierungen nach Wechsel des Opioids möglich sind, müssen die Patienten engmaschig beobachtet werden. Eine Opioidrotation soll nur von Ärzten mit entsprechender klinischer Erfahrung durchgeführt werden!

Was gibt es bei Schmerzpflastern zu beachten?

Transdermale Systeme haben eine lange Wirksamkeit (Buprenorphin: 96 h, Fentanyl: 72 h) und sind einfach zu handhaben. Erfahrungen aus dem klinischen Alltag zeigen, dass die Wirkstofffreigabe nicht bei allen Patienten gleich linear abläuft und häufig bereits vor empfohlenem Pflasterwechsel (die Empfehlung liegt je nach Präparat bei einem Wechsel alle drei Tage bis zu einem Wechsel alle sieben Tage) ein Nachlassen der Wirkung (End-of-dose failure) beobachtet wird (siehe Patientenbeispiel), weshalb in solchen Situationen ein früherer Pflasterwechsel sinnvoll sein kann (Likar und Sittl 2002).

Die gängigen Dosierungen der Schmerzpflaster (Fentanyl 25 µg, Buprenorphin 35 µg) entsprechen einer Tagesdosis von 60 mg Morphium, was für opioidnaive Patienten einer viel zu hohen Startdosis entspricht. Gerade bei älteren Patienten ist deshalb bei Beginn einer transdermalen Opioidtherapie Vorsicht geboten!

Die Wirkstofffreisetzung ist abhängig von der Körpertemperatur, sodass es bei hohem Fieber zu höheren Wirkstoffspiegeln (ca. 30 %) im Blut kommen kann, mit der Gefahr einer klinisch relevanten Überdosierung. Aus demselben Grund müssen Patienten davor gewarnt werden, Wärmeflaschen auf die Stelle wo das Pflaster klebt aufzulegen! (Frohlich et al. 2002)

Bei kachektischen Patienten kann wegen fehlendem subkutanem Fettgewebe die Wirkstoffaufnahme deutlich verringert sein (CAVE: bei Umstellung auf eine orale Therapie bedenken und hier bei Verdacht auf Resorptionsproblematik nicht die Äquivalenzdosis verabreichen). Ähnliches gilt für die Terminalphase, sodass in solchen Situationen auf transdermale Systeme verzichtet werden soll.

Fallbeispiel

Eine 85-jährige demente Patientin mit ausgeprägten Gelenksarthrosen ist auf Paracetamol 3×500 mg und ein Fentanyl 50 µg Pflaster eingestellt. Sie spricht schon seit längerer Zeit nicht mehr.

Dem Pflegepersonal im Heim fällt auf, dass die Frau nach Kleben eines neuen Pflasters aus dem Zimmer herauskommt und spazieren geht, aber am dritten Tag immer im Zimmer bleibt.

Ein „End-of-dose Failure" mit nachlassender Fentanyl-Wirkung wird vermutet und das Fentanyl-Pflaster ab sofort alle 48 h anstatt alle 72 h gewechselt. ◄

▶ Das Pflegepersonal spielt bei der Schmerzeinstellung eine wesentliche Rolle und nur durch ein Miteinander von Arzt und Pflege ist eine gute Schmerzbehandlung bei Heimbewohnern möglich!

Häufig verwendet Opioide

Morphin

Morphin ist das wichtigste, älteste und am besten untersuchte Opioid. Es gilt nach wie vor als Standardpräparat in der Schmerztherapie (Beubler 2012).

Morphin bildet im Körper Metaboliten. Bei eingeschränkter Nierenfunktion kommt es zu einer verminderten Ausscheidung des aktiven Metaboliten Morphin-6-Glukuronid, was sich klinisch an Überdosierungen und v. a. Auftreten von Myoklonien zeigen kann.

Fallbeispiel

Eine 80-jährige Frau mit metastasierter Brustkrebserkrankung wird auf 2 × 30 mg Morphin retard sowie Paracetamol 3 × 1000 mg eingestellt und gut schmerzkontrolliert mit einem Schmerz von 2/10 auf der visuellen Analogskala (VAS) entlassen.

Zwei Tage später findet die Hausärztin die Patientin komplett verwirrt mit Muskelzuckungen vor. Was ist passiert?

Durch eine vorbestehende Niereninsuffizienz kam es zur Kumulation von Morphin-6-Glukuronid, einem aktiven Metaboliten von Morphin. Trotz gleicher Dosiszufuhr stieg somit der Morphinspiegel im Blut an! ◄

▶ • Muskelzuckungen (Myoklonien) sind typische Zeichen einer Morphin-Überdosierung.
  • Bei Patienten mit Niereninsuffizienz kann es zur Anhäufung aktiver Metabolite kommen.

Hydromorphon

Hydromorphon ist, wie Morphin, ein reiner μ-Rezeptor-Agonist und fünfmal stärker wirksam. Es gilt als das geeignete Opioid für den alten Patienten, da es bei Niereninsuffizienz zu keiner Anhäufung toxischer Metabolite kommt.

Oxycodon

Oxycodon ist ein μ- und Kappa-Rezeptor-Agonist und doppelt so stark wirksam wie Morphin. Es bildet keine aktiven Metabolite und ist gut bei Leber- und Niereninsuffizienz einsetzbar. Die analgetische Potenz von Opioiden bei neuropathischer Schmerzkomponente ist ungewiss, wobei Oxycodon hier häufig zum Einsatz kommt.

Oxycodon gibt es auch in fixer Kombination mit Naloxon (einem peripheren Opioid-Antagonisten). Dies kann bei hartnäckiger Obstipation von Vorteil sein.

Methadon, Levomethadon In Deutschland und Österreich wird Methadon nur zur Substitutionsbehandlung eingesetzt. Für die Schmerzbehandlung ist in Deutschland nur Levomethadon als Fertigarzneimittel erhältlich. Levomethadon ist ein μ-Rezeptor-Agonist, ein NMDA-Rezeptorkanal-Blocker und Serotonin-

Wiederaufnahme-Hemmer und hat eine doppelt so hohe analgetische Potenz im Vergleich zu Methadon.

In der analgetischen Wirkung zeigen sich keine signifikanten Unterschiede zu Morphin.

Fentanyl Fentanyl ist ein reiner μ-Rezeptor-Agonist. Die Wirkstärke ist um das 100-fache höher im Vergleich zu Morphin. In der Notfall- und Intensivmedizin wird es aufgrund der guten Steuerbarkeit parenteral angewendet. In der Tumor-schmerztherapie werden einerseits Matrixpflaster verwendet (Radbruch et al. 2001), andererseits die transmukosale Applikation (Bukkaltablette, Lutscher, Nasenspray) für Durchbruchschmerzen s. u. Die Obstipationsneigung wird bei transdermaler Anwendung als geringer vermutet.

Buprenorphin Buprenorphin ist 20–40 fach wirksamer als Morphin. Es unter-scheidet sich von den anderen Opioiden deutlich, indem es ein partieller Agonist (am μ- und δ- Rezeptor) und Antagonist (am δ-Rezeptor) ist. Weiterhin wird Buprenorphin durch eine Natriumkanalblockade ein wirksamer Effekt bei neuropathischer Schmerzkomponente zugeschrieben. Ein sog. „ceiling effect" (Abnahme der Wirkungssteigerung Dosiserhöhung) wurde bei der analgetischen Wirkung am Menschen nicht nachgewiesen, ist aber bei der atemdepressiven Eigenschaft zu sehen (Dahan et al. 2006).

Buprenorphin wird als Matrixpflaster und Sublingualtablette verwendet.

Tapentadol Tapentadol ist ein neueres Analgetikum mit einem dualen Mechanis-mus. Es ist ein μ-Rezeptor-Agonist und ein Noradrenalin-Wiederaufnahme-Hemmer (ähnlicher Wirkmechanismus wie Tramadol). Die Wirkung ist um das 2–3 fache schwächer als die von Morphin. Ursprünglich nur für chronische Nicht-Tumorschmerzen zugelassen, haben neue Studien auch die Wirksamkeit bei mittleren bis starken Tumorschmerzen belegt. Gastrointestinale Nebenwirkungen (v. a. Übelkeit) sind weniger häufig (Mercadante et al. 2012).

Zu Dosierungen häufig verwendeter Opioide siehe Tab. 4.3.

Was ist bei der Opioidtherapie alter Menschen zu beachten?

Bei betagten Patienten gilt der Grundsatz: „start low – go slow – but go". Auf-grund pathophysiologischer Veränderungen im Alter reagiert der geriatrische Patient empfindlicher auf die meisten Medikamente. Speziell bei den Opioiden gilt es, durch ein behutsames Einschleichen der Therapie (50 % der empfohlenen Dosis) delirante Zustandsbilder zu vermeiden. Da die im Handel erhältlichen Opioide in ihrer Wirkstärke nicht auf den alten Patienten zugeschnitten sind, muss man sich oft damit begnügen, das Dosisintervall zu strecken (z. B. Hydromorphon retard 2 mg Kapseln statt 12 stündlich nur 1 × täglich zu geben).

Schmerzpflaster sind überdosiert für alte Menschen und eignen sich deshalb nicht für den Beginn einer Schmerztherapie, wenngleich es mittlerweile auch sehr gering dosierte Pflaster gibt, die bei Indikation zum Einsatz kommen können. Hydromorphon (nicht als Pflaster erhältlich) wird als am besten geeignet für den

Tab. 4.3 Dosierungen häufig verwendeter Opioide

	Wirkstärke im Vergleich zu Morphium	Applikations-formen	Dosierungs-intervall	Einzeldosis initial
Morphium ret. 12 h	1	Oral,	12 h	10 mg
Morphium ret. 24 h		Oral	24 h	30 mg
Morphium (schnell)		Oral, rectal	Alle 4 h	5–10 mg
Morphium parent		i.v., s.c		5–10 mg
Hydromorphon ret	× 5	Oral	12 h	2 mg
Hydromorphon (schnell)		Oral	4h	1,3- 2,6 mg
Hydromorphon parent		i.v, s.c	3–4 h	1-2 mg
Oxycodon ret	× 2	Oral	12 h	10 mg
Oxycodon (schnell)		Oral	4 h	5–10 mg
Oxycodon parent		i.v., s.c	4 h	5–10 mg
Levomethadon	× 4–20	Oral	6–8	2,5
Fentanyl TTS	× 100	Transdermal	Alle 72 h	12 -25 µg/h
Fentanyl transmukosal		Transmukosal	Alle 4 h	100–200-400 µg
Buprenorphin TTS	× 75–100	Transdermal	Alle 96 h	35 µg/h
Buprenorphin sublingual		Sublingual	Alle 4 h	0,2–0,4 mg
Tapentadol	× 0,4	Oral	Alle 12 h	50 mg

geriatrischen Patienten angesehen, da es eine niedrige Plasmaeiweißbindung zeigt, keine aktiven Metaboliten bildet und die Ausscheidung weitgehend unabhängig von der Nierenfunktion ist (Nauck und Radbruch 2011).

▶ Alte Menschen brauchen besonders viel Aufmerksamkeit in der Behandlung ihrer Schmerzen. Vorsichtiger Beginn einer Opioid-therapie und langsame Steigerung sind entscheidend, um Neben-wirkungen wie ein akutes Delir zu vermeiden!

Durchbruchschmerzen

Durchbruchschmerzen sind vorübergehende Schmerzspitzen, die trotz aus-reichend behandeltem, stabilem Schmerzgeschehen (mit Opioiden, aber auch mit anderen Analgetika und Koanalgetika) auftreten (Portenoy und Hagen 1990). 34–90 % der Tumor Schmerzpatienten leiden an solchen Schmerzattacken, (61) die Dauer beträgt typischerweise weniger als 45 min (Portenoy und Hagen 1990). In über 90 % der Fälle sind Durchbruchschmerzen durch die Tagesaktivi-tät bedingt (Davies et al. 2009) (z. B. durch Mobilisation und Pflegehandlungen), daneben gibt es aber auch spontan auftretende Schmerzexazerbationen.

Es ist wichtig für Patienten im palliativen Setting, eine Bedarfsmedikation für Durchbruchschmerzen vor Ort zu haben. Dafür eignen sich schnell freigesetzte Opioide mit kurzer Halbwertszeit. Während bei den meisten schnell wirk-samen Opioiden ein Wirkspiegel nach ca. 30 min. erreicht wird, tritt dieser bei transmukosaler Anwendung von Fentanyl nach 10–15 min ein (vergleichbar mit einer s.c.-Opioidgabe).

Bei vorhersehbaren Episoden wird die präventive Gabe eines schnell wirkenden Opioids ca. 30 min vor dem auslösenden Ereignis empfohlen (z. B. Morphinsaft 5 mg, Hydromorphon 1,3 mg, Oxycodon 5 mg etc.). Ist kein Auslöser fassbar, sollten bukkale/transmukosale Fentanyl Darreichungsformen vorgezogen werden. (z. B. Fentanyl-Bukkaltabletten oder Fentanyl-Nasenspray). Selten kann es dabei zu lokalen Reizungen kommen (Zeppetella und Davies 2013).

Bukkale/Transmukosale Fentanylprodukte sind nicht für chronische Schmerzen zugelassen!

▶ Jeder Tumorschmerzpatient soll eine geeignete Bedarfsmedikation für Durchbruchschmerzen verordnet bekommen!

Schmerzpumpen

Falls mit oraler oder transkutaner Verabreichung von Opioiden keine ausreichende Schmerzeinstellung erzielt werden kann bzw. Nebenwirkungen ein Hinauftitrieren verhindern, ist die Umstellung auf eine PCA-Pumpe sinnvoll (Pasero 2007).

Diese Schmerzpumpen können entweder subkutan (bevorzugt, weil einfacher zu betreuen) oder über ein Port-a-Cath-System bzw. einen peripheren intravenösen zentralvenösen (PICC-)Katheter intravenös angehängt werden. Der Patient hat dabei die Möglichkeit, einen voreingestellten Bolus selbst auszulösen. Ein weiterer Vorteil dieser Pumpen ist die Möglichkeit, Medikamente zu kombinieren (z. B. Ketamin, Midazolam, Opioid).

Die ambulante Betreuung von PCA-Pumpen braucht ein geschultes Ärzte- und Pflegeteam, um für etwaige Zwischenfälle (Nadeldislokation, technische Defekte, Druckalarm, leeres Reservoir, Überdosierung etc.) gewappnet zu sein.

Erst nach Ausschöpfen der Möglichkeiten einer PCA-Pumpen-Therapie soll auf invasivere Behandlungsoptionen (peridurale, intrathekale Schmerztherapie) zurückgegriffen werden (Lux und Heine 2011, Weber et al. 2008).

▶ PCA-Pumpen stellen bei richtiger Indikationsstellung eine gute, auch ambulant durchführbare Möglichkeit dar, komplexe Schmerzsituationen zu lindern.

4.1.7 Co-Analgetika

Der Begriff Co-Analgetika (oder auch adjuvante Analgetika) bezeichnet Wirkstoffe, die ursprünglich nicht zur Behandlung von Schmerzen entwickelt wurden, deren Einsatz sich jedoch (meist empirisch) bei unterschiedlichen Schmerzsituationen als hilfreich erwiesen hat. Aus einer anfänglich kleinen Gruppe von Wirkstoffen hat sich zwischenzeitlich ein breites Spektrum an Medikamenten entwickelt, welche oft auch zur First-line-Behandlung gehören (z. B. Antikonvulsiva und Antidepressiva bei neuropathischen Schmerzen).

In der Tumorschmerztherapie werden Co-Analgetika häufig nach Optimierung der Opioidtherapie bzw. bei schlechtem Ansprechen auf Opioidanalgetika eingesetzt (Portenoy et al. 2015, Portenoy und Ahmet 2013).

Glukokortikoide

Glukokortikoide haben eine abschwellende und entzündungshemmende Wirkung. Sie werden bei neuropathischen Schmerzen, Knochenschmerzen, Leberkapselspannungsschmerzen, Darmverschluss etc. eingesetzt. Während die klinische Erfahrung eine gute Wirksamkeit bei vielen Tumorschmerzsituationen zeigt, ist die Evidenz dazu sehr gering (Paulsen et al. 2013).

Eine Erklärung dafür könnte in der Tatsache liegen, dass Glukokortikoide auch eine positive Beeinflussung von Übelkeit, Appetitlosigkeit und Fatigue mit sich bringen und der Effekt somit oft in einer Verbesserung des Gesamtbefindens zu sehen ist.

Am häufigsten verwendet wird Dexamethason in einer Dosis von 4–8 mg (bei Nervenkompressionen auch in höherer Dosierung bis 24 mg) eingesetzt. Bei einmal täglicher Dosierung wird die morgendliche Gabe empfohlen.

	Einzeldosis	Maximale Tagesdosis	Dosierungs-intervall	Nebenwirkungen
Dexamethason	4–8 mg	24 mg	8 h	Flush, innere Unruhe, Cushing Symptome, Osteoporose bei Langzeitanwendung

▶ Der kurzzeitige Einsatz von Glukokortikoiden führt vor allem bei Patienten mit Knochenmetastasen und Nervenkompressionsschmerzen zu einer klinischen Verbesserung.

Antidepressiva

In der Schmerztherapie werden vor allem trizyklische Antidepressiva und Serotonin-Noradrenalin-Reuptake-Hemmer (SNRI) verwendet. Antidepressiva wirken direkt hemmend auf die absteigenden Schmerzbahnen im Rückenmark, sodass ihr schmerzlindernder Effekt unabhängig von der stimmungsaufhellenden Wirkung ist! Antidepressiva werden vor allem bei neuropathischen Schmerzen eingesetzt. (Mishra et al. 2012, Finnerup et al. 2010, Finnerup et al. 2015) Für Amitriptylin gibt es die beste Datenlage bei Tumorschmerzen (Leitlinienprogramm Onkologie 2015), allerdings wird aufgrund der anticholinergen Nebenwirkungen der Einsatz vor allem bei älteren Patienten (>65 Jahre) nicht empfohlen, sodass in der palliativen Behandlung von neuropathischen Schmerzen oft SNRI verwendet werden.

	Einzel-dosis	Maximale Tagesdosis	Dosierungs-intervall	Bemerkungen
Amitriptylin	10–25 mg	30–150 mg	1 × tgl. abends Oder 2 × tgl. (mittags und abends)	Sedierung, Verwirrtheit, Hypotonie, Herzrhythmusstörungen, anticholinerge NW (Mundtrockenheit, Verstopfung, Harnverhalt etc.), nicht für Patienten > 65 Jahre geeignet

	Einzel-dosis	Maximale Tagesdosis	Dosierungs-intervall	Bemerkungen
Duloxetin	30 mg	60 mg	1 × tgl Morgens	Übelkeit, Kopfschmerzen, Benommenheit, Tremor, Nervosität, Hypertonie
Venlafaxin	75 mg	150–300 mg	1 × tgl Morgens	Übelkeit, Kopfschmerzen, Benommenheit, Tremor, Nervosität, Hypertonie

Antikonvulsiva

Aus der Gruppe der Antikonvulsiva werden vor allem Gabapentin und Pregabalin zur Behandlung neuropathischer Schmerzen verwendet (Portenoy et al. 2015, Portenoy und Ahmet 2013).

Da die Hauptnebenwirkungen Benommenheit und Schläfrigkeit sind, soll mit einer niedrigen abendlichen Dosis (z. B. 25 -50 mg Pregabalin, 300 mg Gabapentin) begonnen werden.

Gerade Patienten, die aufgrund ihrer neuropathischen Schmerzen schlecht schlafen und nervlich angespannt sind, profitieren von dem schlaffördernden, relaxierenden Effekt von Pregabalin. Pregabalin hat auch eine Zulassung bei generalisierter Angststörung.

Umgekehrt verhindern Nebenwirkungen wie Benommenheit und Schwindel häufig ein Auftitrieren bis zur maximalen Dosis.

In einer rezenten Metaanalyse zeigte sich, dass der Einsatz von Co-Analgetika (Antidepressiva und Antikonvulsiva) bei Tumorpatienten mit neuropathischen Schmerzen generell weniger effektiv war als bei Patienten mit nicht-tumorbedingten Schmerzen (Bennett et al. 2013)

	Einzeldosis	Maximale Tagesdosis	Dosierungs-intervall	Bemerkungen
Gabapentin	300 mg	2400 mg (-3600 mg)	Alle 8 h	Beginn mit abendlicher Dosis, langsame Dosistitration.
Pregabalin	25–50 mg	600 mg	Alle 8–12 h	Dosisreduktion bei Niereninsuffizienz! Bei akutem Absetzen: Kopfweh, Schlafstörung, Durchfall etc. NW: Schwindel, Benommenheit, Verwirrtheit, Ödeme, Gewichtszunahme

▶ Pregabalin und Gabapentin gehören zu den Medikamenten der ersten Wahl bei neuropathischen Schmerzen.

Benzodiazepine

Benzodiazepine wirken anxiolytisch, sedierend und muskelrelaxierend. Während der Einsatz bei chronischen Schmerzpatienten aufgrund des Abhängigkeitspotenzials sehr strikt zu handhaben ist, spielt dies bei Patienten mit fortgeschrittener palliativer Erkrankung wegen der begrenzten Lebenserwartung nur eine untergeordnete Rolle.

Auch wenn Benzodiazepine keine „echten" Schmerzmittel sind, können sie bei Patienten, deren Schmerzen sehr angstbeladen sind, die angespannt und verspannt sind, hilfreich sein. Hier haben sich vor allem Alprazolam (0,25 mg Tbl. 2–3 × tgl. ½ Tbl.), Bromazepam (3 mg Tbl. 2–3 × tgl. ½ Tbl.) und Lorazepam (0,5–1,0 mg Tbl. bei Bedarf) bewährt.

Auf den breiten Einsatz der Benzodiazepine als Schlafmittel wird hier nicht eingegangen.

Lorazepam kann als Schmelztablette auch sublingual verabreicht werden und steht somit auch für Patienten mit Schluckstörungen (z. B. Terminalphase) zur Verfügung.

	Einzeldosis	Maximale Tagesdosis	Dosierungs- intervall	Bemerkungen
Lorazepam	1,0 mg	1–3 mg	1–2 × tgl	Als Schmelztablette auch sublingual verabreichbar (z. B. Tavor expidet)
Alprazolam	0,25 mg	0,75 mg	2–3 × tgl	Nebenwirkungen:
Bromazepram	3 mg	150 -300 mg	2–3 × tgl	Sedierung, Benommenheit, ortho- statische Regulationsstörungen para- doxe Reaktion
Midazolam	5 mg			Wird vor allem auch parenteral (z. B. als Zusatz zu PCA-Pumpen) ver- wendet

▶ Bei vielen Palliativpatienten sind Schmerzen auch mit Angst ver- bunden. In solchen Situationen kann die zusätzliche Gabe eines Benzodiazepins sinnvoll sein.

Ketamin

Ketamin, ein NMDA-Rezeptorantagonist, gehört zur Gruppe der sog. dissoziativen Anästhetika. Darunter werden Narkosemittel gefasst, die schmerzunempfindlich und bewusstlos machen.

In der Palliativmedizin wird Ketamin bei komplexen Schmerzzuständen (neuropathischen Schmerzen, Hyperalgesie etc.) als Zusatz in PCA-Pumpen oder seltener auch in oraler Form verwendet. Zum Nebenwirkungsprofil gehören psychomimetische Nebenwirkungen. Durch langsame Dosissteigerung und den Zusatz von Benzodiazepinen können Albträume/„bad trips" meist vermieden werden (Okamoto et al. 2013).

Auch wenn die Erfahrungen mit niedrig dosiertem Ketamin als Zusatz zur Opioidtherapie im klinischen Alltag durchwegs positiv sind, ist dies nicht durch Studiendaten belegt: In einem aktuellen Cochrane Review (Bell et al. 2012) wird die derzeitige Evidenz für den Einsatz von Ketamin in der Tumorschmerztherapie als nicht aus ausreichend für eine Beurteilung angesehen.

	Dosierung	Bemerkungen
Ketamin (Bolus)	0,15–0,25–(0,5) mg/kg/KG	NW: Albträume,
Ketamin (kontinuierliche Infusion)	0,05–1,5 mg/kg/KG/h	Halluzinationen, Hypertonie, Tachykardie
Ketamin (oral)	0,2–0,5 mg/kg/KG 2–3xtgl	

Cannabinoide

Cannabinoide wirken über ein eigenes Endocannabinoidsystem im Körper. Sie haben einen antiemetischen, appetitsteigernden und schmerzhemmenden Effekt.

Verwendet werden das natürliche Tetrahydrocannabinol (Dronabinol), ein synthetisiertes Derivat (Nabilon) sowie seit kurzem ein oromukosaler Spray (Nabiximols).

Als Analgetika spielen Cannabinoide in der Tumorschmerztherapie eine untergeordnete Rolle. Bei therapieresistenten neuropathischen Schmerzen, fehlender Wirkung von Opioiden und ausgeprägter Spastik kann ihr Einsatz erwogen werden. (Farquhar-Smith 2009, Kraft und Kress 2008, Smith und Peppin 2014)

	Einzeldosis	Maximale Tagesdosis	Bemerkungen
Dronabinol	2,5 mg	5–20 mg	Einnahme 30–60 min. vor dem Essen
Nabilon	0,25–0,5 mg	1–2 mg	Die Verschreibung von Dronabinol fällt unter das Betäubungsmittelgesetz NW: Mundtrockenheit, Orthostase, Halluzinationen, Verwirrtheit

Lidocain

Lidocain ist ein Natriumkanal-Blocker und gehört zur Gruppe der Lokalanästhetika. In der systemischen Schmerztherapie kann es als Kurzinfusion (2–4 mg/kg/KG) über 20–30 min bei therapieresistenten neuropathischen Schmerzen eingesetzt werden. Nebenwirkungen können Übelkeit und Benommenheit sein (Tremont-Lukats et al. 2005, Meier et al. 2003).

Als topische Anwendung steht ein 5 %iges Lidocain-Pflaster zur Verfügung, welches bei neuropathischen Schmerzen und auch bei Rückenschmerzen angewendet werden kann.

Das Pflaster wird für zwölf Stunden auf das schmerzhafte Hautareal geklebt. Die Nebenwirkungen des Pflasters beschränken sich auf lokale Hautreaktionen.

Capsaicin

Capsaicin, ein natürlich vorkommendes Alkaloid der Paprika und Chilipflanze, kann als 8 %iges Pflaster bei neuropathischen Schmerzen angewendet werden. Das Pflaster wird für 30–60 min auf die betroffenen Hautareale aufgeklebt und kann dabei eine (manchmal auch sehr schmerzhafte) Hautreaktion hervorrufen. Es führt zu einer Desensibilisierung von Hautnerven. Die Wirkung hält für ca. 3–5 Monate an.

In einer Metaanalyse wurde die Wirkung bei Post-Zosterschmerzen und HIV-Neuropathie bestätigt (Nabal et al. 2011).

Antiresorptive Therapie

Bisphosphonate wie Zoledronsäure und der humane monoklonale Antikörper Denusomab werden bei Knochenmetastasen eingesetzt. Neben der Verhinderung von Frakturen zeigen diese Medikamente eine signifikante Reduktion von Knochenschmerzen. (Wong et al. 2012)

4.1.8 Neuropathische Schmerzen

Nervenschmerzen sind häufig bei Tumorpatienten: Sie können direkt durch den Tumor verursacht werden (durch Druck des Tumors auf Nerven oder direkte Infiltration von Nervenstrukturen), als paraneoplastische Neuropathien mit einer Tumorerkrankung assoziiert sein oder die Folge von Therapien (z. B. Chemotherapie) darstellen (Fallon 2013).

Patienten schildern meist typische Symptome wie „Einschießen", „Elektrisieren", „Brennen". Es kann eine extreme Berührungsempfindlichkeit (Hyperalgesie) vorliegen, an den Extremitäten werden „Kältegefühl", „Kribbeln", „Ameisenlaufen" und ähnliche Sensationen angegeben.

Das Erkennen von Nervenschmerzen ist entscheidend für die Therapie, die sich von jener bei Tumorschmerzen deutlich unterscheidet.

Mittel der Wahl sind Antiepileptika (Gabapentin, Pregabalin), Antidepressiva (SNRI, Trizyklika). Bei Tumorkompressionssyndromen wird auch hochdosiert Dexamethason gegeben (Finnerup et al. 2010, Finnerup et al. 2015).

Anders als bei benignen neuropathischen Schmerzen werden bei Tumorpatienten auch häufig Opioide eingesetzt.

Mittel der zweiten Wahl sind Capsaicin- und Lidocain-Pflaster.

Cannabinoide und Ketamin können bei Therapieresistenz versucht werden.

Fallbeispiel

Ein 25-jähriger Mann mit frisch diagnostiziertem, metastasiertem Ösophaguskarzinom kommt zur Schmerzeinstellung. Er klagt über einschießende, elektrisierende Schmerzen im rechten Arm, die ihn „fast zur Verzweiflung bringen". Kraft und Sensibilität sind normal. Bildgebend kann bei der Durchuntersuchung kein Korrelat für diese Schmerzen gefunden werden.

Schmerzdiagnose: V.a. neuropathische Schmerzen, DD: somatoforme Schmerzstörung

Beginn mit Pregabalin 75 mg abends, Dexamethason 8 mg, Oxycontin retard 2 × 20 mg

Der Patient ist nach zwei Tagen fast schmerzfrei, visuelle Analogskala (VAS) 1–2/10. Sonographisch zeigen sich neu aufgetretene große Rippenmetastasen, welche auf den Plexus brachialis drücken und so die Nervenschmerzen erklären. Vor drei Wochen waren die Metastasen im PET-Scan nur als kleine Speicherherde zu sehen gewesen (extrem aggressiver Tumor!). Eine Schmerzbestrahlung wird in die Wege geleitet. ◄

▶ • Bei Tumorpatienten an neuropathische Schmerzen denken!
  • Die Anamnese ist zum Erkennen von Nervenschmerzen ent-
    scheidend!
  • Nicht immer lässt sich in der Bildgebung die Ursache dar-
    stellen – Nervenschmerzen werden oft vorschnell als „psychogen"
    abgestempelt!

4.2 Invasive Schmerztherapie

Rudolf Likar, Reinhard Sittl und Stefan Neuwersch-Sommeregger

Im fortgeschrittenen Tumorstadium leiden 70–90 % der Patienten unter
behandlungsbedürftigen Schmerzzuständen. Schmerzen sind das häufigste
Symptom maligner Erkrankungen. Deshalb ist eine frühzeitige interdisziplinäre
Diagnostik und Therapie von Schmerzen bei Tumorpatienten notwendig.

Neben einer Kausaltherapie muss parallel mit den symptomatischen
medikamentösen bzw. nicht-medikamentösen Schmerzbehandlungen begonnen
werden. 70–90 % der Tumorpatienten können zufriedenstellend mit oralen oder
transdermalen Medikamenten behandelt werden.

Die Behandlung erfolgt heute nicht mehr strikt nach dem WHO-Stufenschema,
sondern nach dem Mechanismen-orientierten Konzept, das heißt wichtig ist
es zu erkennen, welcher Mechanismus dahintersteckt – ob es ein nozizeptiver,
nozizeptiv-entzündlich, neuropathischer oder dysfunktionaler Schmerz ist. Dementsprechend müssen die Medikamente hier angewendet werden (Tab. 4.4).

Bei 10–30 % der Patienten, die nicht auf das orale, transdermale Therapiekonzept ausreichend ansprechen, benötigt man invasive Verfahren. Weiters ist
auch an PCA-Pumpen (patient-controlled analgesia) zu denken. Schmerzen, die
ein Problem in der Therapie verursachen können, sind der neuropathische und der
viszerale Schmerz. Zu bedenken ist, dass Tumorpatienten über mehrere Schmerz-
lokalisationen und unter mehreren Schmerzarten leiden können (Lema 2001).

Denken wir an eine Mammakarzinom-Patientin mit lokalem Rezidiv. Diese
hat im lokalen Brustbereich einen bohrenden, ziehenden Schmerz (einen sog.
Nozizeptorschmerz); kommt es zur Infiltration im Bereich des Plexus brachialis,
dann hat sie einen einschießenden neuropathischen Schmerz. Wenn sie zusätzlich
Metastasen im Bereich der Brustwirbel hat, kann das gemischte Schmerzen verursachen. Das heißt, diese Patientin hat drei verschiedenen Schmerzorte sowie drei
verschiedene Schmerzarten und das muss in der Therapie berücksichtigt werden.
Lema et al. stellten in ihrer Publikation das Vier-Stufen-Konzept vor (Abb. 4.2).

▶ Die vierte Stufe enthält also die invasiven Methoden (Nervenblockaden, patientenkontrollierte Analgesie intravenös bzw. subkutan, Verabreichung von Medikamenten über den Epiduralraum
  und Intrathekalraum, neurolytische Therapieverfahren z. B. Plexus-
  coeliacus-Blockaden bzw. intrathekale Neurolyse).

Tab. 4.4 Mechanismen-orientiertes Konzept

Schmerzcharakter/Symptome	Diagnosen-Tumorbereich	Mechanismen		Medikamentöse Schmerztherapie	
Muskel- und Skelettsystem betroffen/belastungsabhängig/lokal/druckschmerzhaft/keine Entzündungszeichen	Infiltratives Tumorwachstum	Nozizeptiv	Nozizeptoraktivierung/reduzierte endogene Schmerzhemmung	Nicht-Opioide (Metamizol, Paracetamol, NSAR), Muskelrelaxantien	Opioide
Muskel- und Skelettsystem betroffen/belastungsabhängig/Entzündungszeichen/lokal/drückend-stechend-bohrend	Knochenmetastasen	Nozizeptiv/entzündlich Gemischter Schmerz	Nozizeptoraktivierung und -sensibilisierung/zentrale Sensibilisierung	NSAR/Gukokortikoide/Opioide	
Nervale Struktur betreffend/brennend/einschießend/neurologische Begleitsymptome	Post-Zoster-Neuralgie/Cemotherapie-induzierte Neuropathie/Nerveninfiltration	Neuropathisch	Bildung neuer Kanäle und Rezeptoren/ektopische Reizbildung (Spontanaktivität)	Antikonvulsiva (Na$^+$- und Ca^{2+}-Kanalblocker)/Antidepressiva (hier v. a. Trizyklika)	
			Zentrale Sensibilisierung	Noradrenerge und serotonerge Wiederaufnahmehemmung (Antidepressiva)/Opioide	
			Reduzierte endogene Schmerzhemmung		
Multilokulär/keine pathologischen Laborbefunde/radiologischen Befunde/schmerzüberempfindlich/vegetative und/oder psychische -Symptome	Somatoforme Schmerzstörung	Dysfunktional, noziplastisch	Reduzierte endogene Schmerzhemmung und veränderte Schmerzverarbeitung	Noradrenerge und serotonerge Wiederaufnahmehemmung (Antidepressiva)	

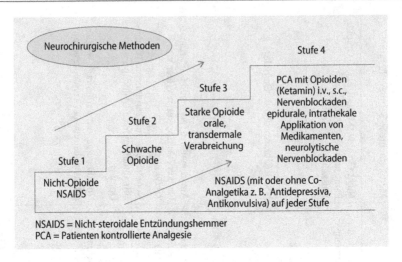

Abb. 4.2 Vier-Stufen-Konzept. (Adapt. nach Lema et al. 2001)

Die Indikation für subkutane bzw. intravenöse kontinuierliche Opioidgabe ist dann gegeben, wenn eine orale transdermale Gabe aufgrund von therapieresistenten Nebenwirkungen oder ungenügender Wirkung nicht möglich ist. Einer der Hauptgründe dafür sind die oft auftretenden Durchbruchschmerzen. Es wird empfohlen, einfache Pumpensysteme zu verwenden. Die Pumpensysteme können gefüllt werden mit bis zu 4 %igem Morphin. Wenn der Verbrauch von Morphin mehr als 200 mg pro Tag beträgt, empfiehlt es sich, S-Ketamin in der Dosierung von 50–100 mg pro Tag beizumischen, um die Dosissteigerung der Opioide gering zu halten.

Wichtig ist, die Patienten und deren An- und Zugehörige bezüglich der Anwendung der Pumpe zu schulen. Der Patient bekommt über die Schmerzpumpe eine kontinuierliche Rate von Morphin pro Stunde, kann sich aber eine Bolusgabe selbst dazu drücken – in der Regel alle 15 min, wobei die Menge des Bolus 50–100 % der Stundendosis beträgt. Die ambulante Weiterbetreuung der Patienten soll über den Hausarzt in Zusammenarbeit mit der Hauskrankenpflege und dem mobilen Palliativteam erfolgen.

Man kann Morphin auch subkutan verabreichen. Es kann hier aber lokal zu einer Histaminausschüttung und damit zu Knötchenbildungen kommen. Diese Knötchen können sich sekundär infizieren. Daher ist es ratsam, primär einen Port-a-Cath- oder PICC-Katheter (peripheren intravenösen zentralvenösen Katheter) zu implantieren und über den Port-a-Cath- oder den PICC-Katheter das Opioid (Hydromorphon oder Morphin) via Schmerzpumpe zu verabreichen. Die Patienten sollen regelmäßig auf Wirkung und Nebenwirkungen der Medikamente kontrolliert werden.

Indikationen für die rückenmarksnahe Verabreichung epidural oder intrathekal sind dann gegeben, wenn systemische Analgetika aufgrund therapieresistenter

Nebenwirkungen ohne Erfolg bleiben. Die epidurale Verabreichung ist indiziert, wenn man Lokalanästhetika verabreicht. Die Verabreichung von Lokalanästhetika ist notwendig, wenn durch ein Pleuramesotheliom mehrere Interkostalnerven infiltriert sind und dadurch massive neuropathische Schmerzen auftreten (Raphael et al. 2010; Baker et al. 2004; Williams et al. 2000; Nitescu et al. 1990).

Die intrathekale Verabreichung von Opioiden ist bei therapieresistenten Schmerzen gegeben, die multilokulär auftreten. Der Vorteil ist hier, dass intrathekal z. B. von Morphin nur mehr ein Hundertstel der Dosis notwendig ist. Bei der intrathekalen Verabreichung muss man häufig verschiedene Medikamente wie Bupivacain, Clonidin und Morphin kombinieren.

Die letzte Konsensusempfehlung der Verabreichung von intrathekalen Medikamenten, publiziert in der Zeitschrift Neuromodulation 2017, unterscheidet bei Karzinom-bedingten Schmerzen zwischen lokalisierten und diffusen nozizeptiven und neuropathischen Schmerzen. Bei lokalisiertem nozizeptivem und neuropathischem Schmerz werden als First-line-Medikamente empfohlen: Ziconotid und Morphin. Bei diffusen nozizeptiven neuropathischen Schmerzen sind ebenfalls als First-line Medikamente Ziconotid und Morphin erhältlich (Deer et al. 2012). Aus klinischer Erfahrung werden auch andere Substanzen intrathekal verwendet wie Bupivacain, Clonidin, Fentanyl, Hydromorphon, Sufentanil (Deer et al. 2012).

Zu bedenken ist, dass bei intrathekaler Verabreichung der Medikamente natürlich auch vermehrt Nebenwirkungen auftreten, die intrathekal stärker sind als bei der oralen Verabreichung von Opioiden, wie z. B. Harnretention, Juckreiz und auch Übelkeit (Ballantyne et al. 1996).

Bei neuropathischen Schmerzen steht heute Ziconotid als eine neue Substanz zur Verfügung. Ziconotid wirkt über den N-Typ des Kalziumkanals.

Bevor man eine Schmerzpumpe implantiert, empfiehlt sich eine Austestung über einen intrathekalen Katheter mit Port-a-Cath. Erst wenn die Austestungsphase positiv ist, das heißt die Schmerzlinderung mehr als 50 % erreicht, kann man an die Möglichkeit der Implantation einer Schmerzpumpe unter die Haut denken.

Bei Patienten mit Tumorerkrankungen ist es wichtig, den Benefit und das Risiko von invasiven Methoden gegeneinander abzuwägen. Bei der epiduralen, spinalen Verabreichung von Medikamenten orientiert man sich an der Lebenserwartung.

Ein möglicher Algorithmus hinsichtlich der Lebenserwartung weniger und mehr als 3 Monate ist in Abb. 4.3 dargestellt (Smith et al. 2002).

Neurolysen
Voraussetzungen für Neurolysen sind gegeben, wenn eine Kausaltherapie nicht mehr möglich oder wenn die medikamentöse Therapie nicht ausreichend ist. Es muss sich bei den Schmerzen des Patienten um lokal begrenzte Schmerzen handeln. Es dürfen keine bedeutsamen motorischen Fasern durch die Neurolyse geschädigt werden.

Bevor man eine neurolytische Blockade durchführt, sollte man eine prognostische Blockade mit Lokalanästhetika durchführen, um zu überprüfen, ob der Patient überhaupt einen Benefit hat.

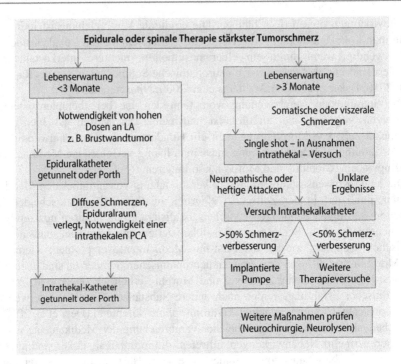

Abb. 4.3 Algorithmus für epidurale oder spinale Therapie

Für eine Neurolyse geeignete Strukturen sind

- sensible Nerven,
- Interkostalnerven,
- hintere Wurzel – Spinalnerven,
- Plexus coeliacus, Plexus hypogastricus,
- Plexus lumbalis.

Die Indikation für eine Plexus-coeliacus-Blockade ist Tumorschmerz, z. B. bei Pankreaskarzinom oder Kolonkarzinom.

Eine Metaanalyse von Eisenberg et al. (1995) zeigte, dass Patienten durch eine Neurolyse des Plexus coeliacus bis zum Tode oder mehr als drei Monate lang eine 70 %ige Schmerzlinderung haben. Nebenwirkungen, die auftreten können, sind lokaler Schmerz, Diarrhöe, Hypotension. Es können auch erschwerte Komplikationen auftreten wie z. B. Verletzungen der Organe oder Pneumothorax (Yan und Myers 2007; Nagels et al. 2013).

Es empfiehlt sich aus unserer Erfahrung der Zugang CT-gezielt von vorne (Abb. 4.4).

Abb. 4.4 CT-Aufnahme
einer Plexus-coeliacus-
Neurolyse

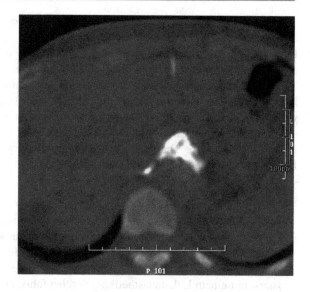

Es ist wichtig, die Methode zu visualisieren, das heißt weitere bildgebende
Methoden der Plexus-coeliacus-Blockade sind durchleuchtungsgezielt und sono-
grafisch-endoskopisch.

Yamamuro fasst zusammen, dass neurolytische **Plexus-coeliacus-Blockaden**
eine deutliche Verbesserung der Lebensqualität bei Patienten bewirken, die an
schwer definierbaren Schmerzen leiden (Yamamuro et al. 2000). Die neurolytische Plexus-coeliacus-Blockade ist eine evaluierte Technik mit einer geringen
Inzidenz für Nebenwirkungen und Komplikationen und soll fester Bestandteil des
Schmerzmanagements bei Patienten mit Tumorerkrankungen sein. Bei der Plexus-
coeliacus-Blockade wird zuerst eine prognostische Blockade mit Lokalanästhetika
durchgeführt. Wenn diese Erfolg zeigt, wird eine therapeutische Blockade
mit 95 %igem Alkohol angeschlossen. Es empfiehlt sich, Plexus-coeliacus-
Blockaden im frühen Stadium der Erkrankung des Pankreaskarzinoms durchzuführen, da die Patienten dann weniger Opioide benötigen und damit weniger
Nebenwirkungen durch die medikamentöse Therapie auftreten, was wiederum
zu einer Verbesserung der Lebensqualität führt. Bei 52 Patienten, bei denen wir
eine Plexus-coeliacus-Blockade durchführten, 62 % davon hatten ein Pankreaskarzinom, konnte nachgewiesen werden, dass es zu einer signifikanten Schmerzreduktion und auch zu einer deutlichen Abnahme des Durchbruchschmerzes kam.
Eine höhere Schmerzintensität vor der Blockade korrelierte mit einer höheren
Schmerzreduktion. Die Coeliacus-Blockade sollte als frühe Option zum Schmerz-
management der Patienten mit Pankreaskarzinom angedacht werden. (Neuwersch-
Sommeregger et al. 2021)

Eine weitere Methode ist die **Blockade des Plexus hypogastricus** bei
viszeralen Schmerzen im Beckenbereich (Plancarte et al. 1997).

Eine andere Möglichkeit ist die **intrathekale Neurolyse**. Indikationen sind neuropathische, therapieresistente Schmerzen (z. B. perianale Schmerzen bei Infiltration des Os sacrum durch Rektumkarzinom bedingt). Auch hier sollte man vor der intrathekalen Neurolyse einen prognostischen Sattelblock mit einem hyperbaren Lokalanästhetikum durchführen und dann in weiterer Folge eine intrathekale Neurolyse mit Phenol 6 % anschließen (Lynch et al. 1992). Nebenwirkungen der intrathekalen Neurolyse sind Sphinkterparese der Blase 3–10 % sowie muskuläre Parese der unteren Extremität 5–12 %. Die intrathekale Neurolyse ist durch andere Therapieoptionen in den Hintergrund geraten, aber es gibt Indikationen, bei denen man daran denken sollte.

Fallbeispiel

Eine Patientin leidet an einem Vulvakarzinom und ist Zeugin Jehovas. Sie lehnt Opioide ab. Die Patientin leidet an einem massiven lokalen Rezidiv und einer ausgeprägten Infiltration des Plexus sacralis, dadurch bedingt kommt es zu sehr starken neuropathischen Schmerzen. Es wurde eine intrathekale Blockade zuerst mit einem Lokalanästhetikum durchgeführt. Die Patientin hatte eine gute Schmerzlinderung, daher wurde eine intrathekale Neurolyse mit Phenol 6 % angeschlossen. Die Patientin hatte ein halbes Jahr lange bis zu ihrem Ableben keine Schmerzen. ◄

Neurolytische Verfahren können nach 3–6 Monaten wiederholt werden, wenn die Schmerzlinderung nachlässt.

Vor- und Nachteile der Neurolysen
Vorteile der Neurolysen

- Starke Wirkung bei instabilen Schmerzen
- Wirkung bei Nervenschmerzen,
- Medikamentenunabhängige Wirkung

Nachteile der Neurolysen

- Keine Differenzialblockade
- Keine anhaltende Wirkung
- Es können Nebenwirkungen wie Neuralgien, Nervenschäden, Paresen und Blasenfunktionsstörungen auftreten

---

Eine weitere Möglichkeit der Invasivität sind periphere Nervenblockaden, z. B. Durchführung von **Interkostalblockaden** bei Patienten, die an einem Pleuramesotheliom leiden bzw. an einer lokalen Tumorinfiltration im Bereich der Interkostalnerven. Es wird empfohlen, nicht mehr als 2–3 Interkostalnerven zu blockieren, weil dadurch die muskulär-mechanische Beatmung beeinträchtigt wäre. Voraussetzung für die Durchführung einer Interkostalblockade mit Phenol ist zuerst das Durchführen einer prognostischen Blockade mit einem Lokalanästhetikum. Die prognostischen Blockaden können heute ultraschallgezielt erfolgen (Amesbury und O'Riordan 1999; Wong et al. 2007; Shankar et al. 2010).

Führt man eine Neurolyse durch, dann sollte man sie unter dem Bildwandler kontrollieren, da es wichtig ist, die Ausbreitung des Kontrastmittels entlang des Gefäß-Nervenstranges zu sehen. 50–80 % der Patienten haben eine deutliche Verbesserung der Lebensqualität und einen Benefit durch neurolytische Methoden. Neurochirurgische Verfahren werden aufgrund der verbesserten medikamentösen Therapie und der anderen zur Verfügung stehenden invasiven Verfahren selten angewandt. Neurochirurgische Verfahren in der Tumorschmerztherapie sind: Chordotomie, Rhizotomie, Traktotomie, Thalamotomie (Ballantyne et al. 1996; Mummenthaler et al. 1990).

Insgesamt liegt die Notwendigkeit der Anwendung von invasiven Verfahren in der Tumorschmerztherapie heute zwischen 10–30 %.

Bei den invasiven Verfahren ist es wichtig, den Wunsch des Patienten zu berücksichtigen. Es sollten immer die Erhöhung der Lebensqualität und die Autonomie des Patienten im Vordergrund stehen. Mit der erhöhten Lebensqualität steigt auch die soziale Integrationsmöglichkeit (Vissers et al. 2013).

Auch eine optimale Schmerztherapie kann nicht immer zu Schmerzfreiheit führen. Die Behandlung von Tumorschmerzen ist eine interdisziplinäre Aufgabe. Bei neu aufgetretenem Schmerz muss primär geklärt werden, ob eine kausale Behandlung der Schmerzen, wie z. B. die chirurgische Entfernung von Metastasen, eine Bestrahlung bzw. eine antineoplastische Behandlung möglich ist. Bei stärkeren Schmerzen sollte jedoch bereits parallel zur Diagnostik mit einer suffizienten medikamentösen Schmerztherapie bzw. wenn notwendig mit einer invasiven Schmerztherapie begonnen werden (Cleary 2000).

Fallbeispiel
Stationärer Aufenthalt einer 74-jährigen Patientin auf der Palliativstation zur Schmerzeinstellung bei Pankreaskarzinom in Progression.

Diagnosen:

- Pankreaskarzinom in Progression mit Lebermetastasen und Peritonealkarzinose
- St. p. Chemotherapie mit Gemcitabine/Paclitaxel
- St. p. partieller Duodenopankreatektomie
- St. p. gastrointestinale Blutung
- Ösophagusvarizen mit Banding und Ligaturen
- Protrahierte Dünndarmblutung mit Argon-Plasma-Koagulation

Nach Erstdiagnose eines Adenokarzinoms des Pankreaskopfes folgt eine partielle Duodenopankreatektomie im Sinne einer Kausch-Whipple-OP; danach folgt eine adjuvante Chemotherapie. Die Patientin sucht zwischenzeitlich immer wieder die zentrale Notfallaufnahme auf wegen intestinaler Blutungen, Schmerzen, Übelkeit und Erbrechen. Es folgt eine neuerliche Chemotherapie bei Verdacht auf Rezidiv. Es zeigt sich eine deutliche Tumorprogression, es erfolgt eine Aufklärung der Patientin und der An- und Zugehörigen bezüglich des deutlich fortgeschrittenen Befundes.

- Festlegung einer Best-Supportive-Care-Strategie

Die Möglichkeit einer palliativen Chemotherapie wird von der Patientin abgelehnt. Sie wünscht eine gute Schmerztherapie und eine Therapie gegen ihre Angst- und Panikattacken sowie die Rückkehr nach Hause zu ihrer Familie so rasch wie möglich, um dort die ihr verbleibende Zeit im Familienkreise zu verbringen. Eine Schmerztherapie Stufe III nach WHO-Schema wird begonnen.

Plexus-coeliacus-Blockade
Es wird eine CT-gezielte Plexus-coeliacus-Blockade mit Bupivacain 0,25 % 20 ml durchgeführt. Die Nadel wird vor der Aorta positioniert. Man erkennt die haubenförmige Verteilung mittels Kontrastmittel (Abb. 4.4).

Bei suffizienter Analgesie wird nach einer Woche eine Neurolyse (95 %iger-Alkohol) durchgeführt. Die Schmerztherapie wird vor der Plexus-coeliacus-Blockade mit Hydromorphon retard zweimal täglich 4 mg und Hydromorphon unretardiert 1,3 mg Kapseln zweimal bis dreimal täglich bei Durchbruchschmerzen durchgeführt.

Zur Appetitsteigerung wird Tetrahydrocannabinol (THC) dreimal 2,5 mg zusätzlich gegeben. Schmerzen werden vor der Blockade mittels visueller Analogskala (VAS) bei 8–9/10 angegeben.

Nach der neurolytischen Blockade hat die Patientin keine Schmerzen. Hydromorphonkapseln 1,3 mg werden nur mehr zweimal bis dreimal pro Woche benötigt. Weil sich der Zustand verschlechtert, wird die Patientin von Hydromorphon zweimal 4 mg retard täglich auf transdermales Fentanyl 12,5 µg/h umgestellt, was am Tag des Ablebens auf 25 µg/h erhöht wird.

Die Patientin hat in den letzten Tagen eine Verschlechterung des Allgemeinzustandes und eine Zunahme des Aszites, welcher punktiert wird. Es wird eine Aszitesdrainage angelegt. Von der Schmerzsituation her ist die Patientin über einen großen Zeitraum stabil und hat keine Schmerzen.

Es konnte mit der Plexus-coeliacus-Blockade bei der Patientin über mehrere Wochen Schmerzfreiheit erzielt und die Schmerztherapie musste auch nicht in der letzten Phase des Lebens gesteigert werden. Zu empfehlen ist, bei Patienten mit Pankreaskarzinom frühzeitig bei Beginn der ersten

Schmerzen an eine Plexus-coeliacus-Blockade zu denken, da man dann über mehrere Monate eine gute Schmerzlinderung und ein Anheben der Lebensqualität erreichen kann.

4.3 Nicht-medikamentöse Schmerzbehandlungen

Gebhard Mathis

> Schmerz ist ein Gefühl, das im Kopf wohnt. (Plato ca. 375 v Chr)

Hunderte verschiedene nicht-medikamentöse und komplementäre Therapieformen sind bei Schmerzen beschrieben. Ziel dieses Beitrags ist es, auf grundlegende Prinzipien einzugehen und einige exemplarische Beispiele darzustellen, die relativ gut untersucht sind (AWMF 2021).

Schmerz trifft den ganzen Menschen – bio-psycho-sozial – bis hin zum »total pain«. Daher sind die Zugänge zu einer wirksamen Therapie entsprechend vielfältig und in der ganzen Breite auszuschöpfen, entsprechend dem Leiden des einzelnen Betroffenen und ohne diesen zu überfordern.

Biologisch gedacht sind es mehrere Ebenen, auf denen Therapien wirksam sind:

- Nozizeptoren (Schadensmelder) in der Haut und im Körper,
- »gate«-Kontrollmechanismen im Rückenmark – »Signalbremse«,
- das limbische System, eine tiefe alte Hirnregion für Empfindungen und
- das Schmerzgedächtnis.

Die Schmerzempfindung wird durch die seelische Verfassung geprägt, zeigt einen unregelmäßigen, phasenhaften Verlauf. Das frühere Leben prägt die psychische Schmerzkomponente. Es helfen menschliche Nähe, Zeit und Zuwendung.

Die soziale Dimension der Schmerzen betrifft Armut, Einsamkeit und Ohnmacht durch die Krankheit, mangelnde Wahrhaftigkeit und Ehrlichkeit vonseiten des Umfelds, unerledigte Dinge und der drohende Abschied »von Allem«.

Eine Unterteilung in verschiedene Therapieformen scheint sinnvoll, um einen praktikablen Zugang seitens der Behandler zu eröffnen. In der Realität finden dann Überschneidungen statt, die im Hinblick auf die Wirksamkeit der einzelnen Maßnahmen wahrzunehmen sind.

1. Physikalische Therapie: Kälte (Kühlpackungen, Eisbeutel, Umschläge) und Wärme (Umschläge, Kompressen, warme Bäder, Infrarotlicht) – Kälteanwendungen sind bei Menschen mit Sensibilitätsstörungen, Verwirrtheit oder Demenz mit Vorsicht einzusetzen.
2. Physiotherapie: Sie fördert durch engen körperlichen Kontakt zum Schwerkranken die menschliche Nähe in einer berührungsarmen Umwelt. Bei Ödemen

helfen Lymphdrainagen, durch Massagen werden Verspannungen gelöst. Aktivierende Übungen reduzieren Fatigue und mindern Muskelschwund.

3. Psychotherapie: Besonders bewährt haben sich Hypnotherapie und systemische Therapieformen, bei denen das Beziehungsgeflecht im sozialen Feld gesehen wird und individuelle Coping-Strategien entwickelt werden. Diese Vorgehensweise ist ressourcenorientiert, weniger pathologiezentriert.

4. Entspannungsverfahren: Chronische Schmerzen versetzen Menschen in eine anhaltende Anspannung, die durch konsequente Eigentherapie gelöst werden kann. Entsprechend der individuellen Lebensgeschichte sind verschiedenste Methoden zielführend, von Muskelentspannung bis Musiktherapie.

Grundvoraussetzung für eine erfolgreiche nicht-medikamentöse Schmerzbehandlung ist eine gründliche Schmerzanalyse. Umfangreiche Fragenkataloge sind aufgrund des eingeschränkten Allgemeinzustandes für viele Patienten nicht zumutbar. Dennoch ist eine sensible Basisdiagnostik zur Erfassung der Ausbreitung und Dynamik der Schmerzen, der Schmerzursache und des Schmerztyps für eine erfolgreiche Behandlung erforderlich. Ist der Schmerz tumor- oder therapiebedingt, ist er nozizeptiv oder neuropathisch (AWMF 2021)?

Rezeptivität der Leidenden

Der wohl bekannteste Wunderheiler Jesus von Nazareth fragte »Willst du geheilt werden?«. Dann konnte er dem Blinden die Augen öffnen. Rezeptivität (wörtlich: ›Empfänglichkeit‹) ist ganz allgemein die Fähigkeit, Wirkungen zu empfangen. Der Begriff ist vor allem durch Immanuel Kant in die Philosophie eingeführt worden und bezeichnet insbesondere die Fähigkeit des Menschen (und anderer Lebewesen), durch den Einfluss von Gegenständen Vorstellungen von diesen Gegenständen zu erhalten. Diese Fähigkeit nennt Kant auch Sinnlichkeit:

> Die Fähigkeit (Rezeptivität), Vorstellungen durch die Art, wie wir von Gegenständen affiziert werden, zu bekommen, heißt Sinnlichkeit.« (Kant 1998)

Zu Beginn steht also die Bereitschaft geheilt zu werden.

Dann ist die Erwartung wahrzunehmen. Welche Wirkung soll eintreten, welche Hoffnung soll konkret erfüllt werden? Fast jede Behandlung, ob durch Medikamente oder nicht-medikamentös, hat einen gewissen positiven Placebo-Effekt. Die Wirkung einer Therapie ist umso besser, je mehr und differenzierter diese auf die Erwartung der Leidenden eingeht. Diese uralte Weisheit ist heute durch magnetresonanztomografische Bildgebung am Gehirn gesichert: Opioidrezeptoren können durch verschiedenste Therapien aktiviert werden und damit Schmerzen lindern (Petrovic et al. 2002).

Authentizität der Behandler

Der Effekt jeder Behandlung ist abhängig von der Haltung der Therapeuten. Diese müssen von der Wirkung überzeugt sein, jedoch nicht zu sehr. Berührung

aus Berührtsein: Berührtsein und körperliches Berühren sind Formen der mensch-
lichen Kommunikation, wobei körperliches Berühren den außersprachlichen
Bereich des menschlichen Erlebens und Wahrnehmens anspricht (Hilarion
Petzold). Niemand kann über sich selbst hinausanalysieren (therapieren). Das
Maß der eigenen Selbstdurchsichtigkeit bedingt das Maß der Sinnerhellung (C.G.
Jung).

Franz Anton Mesmer versuchte in der zweiten Hälfte des 18. Jahrhunderts
die heilende Hand mit animalischem Magnetismus zu erklären. Aus seiner Sicht
durchfloss eine Art Strom/Fluidum den menschlichen Körper. Er behauptete,
eine ungünstige Verteilung dieses Magnetismus im menschlichen Körper bewirke
alle möglichen Krankheiten, und er könne das natürliche Gleichgewicht dieses
Magnetismus wiederherstellen indem er mit seinen Magneten über den Körper
der Patienten streiche (= Magnet als Mittel zur Berührung?). Der Andrang
wurde so groß, dass er Holzzuber (baquets) mit Wasser, Eisenspänen und Glas-
splittern füllte, um den Magnetismus von ihm auf diese zu übertragen und so einer
größeren Zahl von Menschen zuzuführen. Er suggerierte den Patienten, dass sie in
einen Krisenzustand geraten werden, sobald er die Wanne mit dem aufgeladenen
Metall berührt. Danach werden sie die Wanne geheilt verlassen. Da seine
Patienten dem glaubten und die Erfolge für sich sprachen, festigte sich Mesmers
Glaube, dass zuerst ein Krisenzustand erforderlich sei, um Heilung stattfinden
zu lassen. Wahrscheinlich scheiterte er letztlich, weil er die Methode zu sehr
instrumentalisierte, wie in unseren Zeiten die Magnetfeldtherapie. Heute gilt er
als Großvater der Hypnotherapie und anderer Therapieformen, die mit Suggestion
und Berührung arbeiten.

Die moderne Neurobiologie zeigt die Wechselwirkungen zwischen Arzt und
Patient auf. Therapeuten zeigen komplexe aktivierte Vorgänge im Gehirn als
Ausdruck der Wahrnehmung des Leides der Patienten, der Empathie und der
Erwartung auf den Behandlungserfolg (Jensen et al. 2014).

4.3.1 Physiotherapie

Sich noch bewegen können, ist Leben. (Patient)

Physiotherapie dient in Palliativmedizin der Schmerzlinderung, Entspannung
und angepassten Aktivierung zur Erhaltung der Mobilität. Sie kann oft helfen,
Symptome zu lindern, wie Verspannungen und Kontrakturen, Dyspnoe, Ödeme,
Obstipation und mehr. Zu Therapiebeginn wird mit dem Patienten und im
interdisziplinären Team eruiert, was dieser an Unterstützung braucht, was ihm
gut tut und was er derzeit ablehnt. Entsprechend der Symptomlast wird der
Behandlungsplan ständig weiterentwickelt, wobei auch die Angehörigen mit ihren
Wahrnehmungen, Empfindungen und Nöten einbezogen werden. Auch wenn
manche Anwendungen wissenschaftlich kaum bis wenig untersucht sind, sind viele
durch Zuwendung, Berührung und anhaltenden körperlichen Kontakt wirksam.

Indikationen zur Physiotherapie in der Palliativmedizin. (Nach Nieland 2009)
- Schmerzen (Muskel-, Knochen-, Gelenk- und Nervenschmerzen)
- Immobilität
- Hilfsmitteltraining
- Verspannungen, mangelnde Entspannung
- Obstipation, zur Stoffwechselsteigerung, Inkontinenz
- Ödeme
- Atemnot
- Kreislaufschwäche, Schwindel und Übelkeit
- Wundheilungsstörungen
- Verlust von Orientierung im Raum, Verlust von Propriozeption, Parästhesien, Missempfindungen
- Berührungsarmut, Kommunikationsarmut, Einsamkeit, Langeweile, Einbindung geliebter Haustiere
- Belastung der mit betroffenen Angehörigen

Es werden im Folgenden einzelne physiotherapeutische Verfahren angesprochen, die häufig zum Einsatz kommen (nach Nieland 2009).

Krankengymnastik

Die Krankengymnastik hat zum Ziel, die Aktivitäten des täglichen Lebens zu verbessern und Mobilität möglichst lange zu erhalten. Eine Rehabilitation im Sinne von Wiederherstellung ist bei Palliativpatienten nicht mehr zu erwarten. Der Fokus liegt auf Verbesserung und Stabilisierung. Passive und aktive Bewegungsübungen haben das Ziel, die körperlichen Elementarfunktionen wie Beweglichkeit, Atmung, Kreislauf und Stoffwechsel weitgehend zu erhalten. Bei Schmerzen durch lange Bettlägerigkeit und raschen Kräfteverfall helfen Lagerungsübungen. Dabei muss der Therapeut die Intensität, Behandlungszeit und Therapiefrequenz individuell anpassen und mit dem Team absprechen.

Atemtherapie

Die Atemtherapie dient bei Palliativpatienten besonders zur Linderung der Dyspnoe und zur Pneumonieprophylaxe. Dies wird durch gezielte Atemtechniken ohne und mit Hilfsmitteln erreicht. Für die Atemlenkung, Kontaktatmung, Hustentechniken, Bauchatmung, Dehnlagerung, Hautfaltenatmung und Interkostalausstreichung werden keine Hilfsmittel benötigt, anders als bei der positiven Druckbeatmung. Hilfreich ist die Schleimlösung durch Perkussion. Auch die atemtherapeutischen Maßnahmen gegen Schmerzen sind vielfältig: Lippenbremse, Hecheln, autogenes Atmen, Körperwanderung mit dem Atem und phonisches Atmen.

Massagen

Bei der **klassischen Massage** werden durch leichte Druck- und Zugreize verschiedene Gewebeschichten behandelt. Mit unterschiedlichen Grifftechniken, je nach Ausgangszustand des Gewebes, kann eine tonisierende oder detonisierende Wirkung an der Muskulatur erzielt werden. Darüber hinaus wird die Durchblutung gefördert, das Gewebe entstaut und das Nervensystem angeregt oder beruhigt. Palliativpatienten sind durch starke Schmerzen und lange Bettlägerigkeit oft sehr verspannt. Bei ihnen wirkt eine sensible detonisierende Massage entspannend.

Kolonmassage Eine zunehmende Immobilität im Verlauf des palliativen Krankheitsstadiums und Opioide verstärken Obstipation und Meteorismus. Dem sollen Krankengymnastik und Bauchdeckenmassage/Kolonmassage entgegenwirken. Die Bindegewebsmassage soll über den kutiviszeralen Reflex (Wirkung über die Haut auf den Darm) eine positive anregende Wirkung auf das Kolon haben. Die Kolonmassage kann durch eine in der Verlaufsrichtung des Kolons gerichtete, kreisende Massagebewegung verbesserte Peristaltik, Verminderung der Blähungen bewirken und vermehrten Stuhlgang anregen (AWMF 2021).

Die **manuelle Lymphdrainage** ist besonders bei echten Lymphödemen nach operativer Lymphknotenentfernung und lokaler Bestrahlung wirksam. Sie soll immer mit einer Kompressionstherapie kombiniert werden sowie durch Hautpflege, leichte krankengymnastische Übungen und Hochlagerung des betroffenen Körperteils ergänzt werden. Bindegewebs- und Fußzonenreflexmassagen sollen regulierend, beruhigend und damit auch schmerzlindernd wirken. Sie eignen sich bei vegetativ sensiblen Patienten und bei Krebspatienten, bei denen die schmerzende Region durch Hautveränderungen (wie exulzerierende Tumoren und Wunden oder Strahlenschäden) nicht direkt berührt werden kann.

Physikalische Therapie
Bei der transkutanen elektrischen Nervenstimulation (TENS) werden in der Schmerzregion besonders am Rücken niederfrequente Impuls- und Gleichströme in die Tiefe geleitet, die über Vibrationsrezptoren im Rückenmark schmerzhemmende Fasern aktivieren. TENS hat den Vorteil, dass sie nach kurzer Anleitung von den Patienten bzw. den Angehörigen selbst angewendet werden kann. Daneben gibt es noch weitere Reizstromverfahren, deren Wirksamkeit von kurzer Dauer und wenig untersucht sind. Auf die vielen weiteren physikalischen Therapien mit Licht, Wärme, Kälte und Bädern kann hier nur verwiesen werden. Aus klinischen Erfahrungen haben sich bei Blähungen und Abdominalgien Wärmeanwendung (z. B. feuchtwarme Wickel/Bauchauflagen), evtl. in Kombination mit ätherischen Ölen (Fenchel, Kümmel), bewährt (AWMF 2015).

Hilfsmittelverordnung und -training
Aufgabe der Physiotherapie ist es auch, gemeinsam mit Medizin und Pflege zu prüfen, welche Hilfsmittel (Rollator, Rollstuhl, Schienen, Gehilfen usw.) die Patienten brauchen, geeignete Hilfsmittel aufgrund der gegebenen Erfahrung auszuwählen und zu organisieren. Dann ist eine gute Anleitung sowohl der Betroffenen wie auch der Angehörigen über den zweckmäßigen Umgang mit diesen Hilfsmitteln erforderlich.

4.3.2 Psychotherapie

Seit Menschengedenken werden in Naturreligionen und Hochkulturen vielfältige Heilungsrituale gepflegt. Leid und Schmerz können den Menschen völlig auf sich fixieren und zerfasern. Es entsteht ein komplexer psychosomatischer Schmerz »total pain«. Außergewöhnliches Erleben in geheimnisvoller Dramaturgie – wie beispielsweise von Schamanen – kann verkrallte Denkstrukturen (das Schmerzgedächtnis?) lösen. Trance, Berührung, Anhauchen, beschwörende Rufe, bannende Erzählungen und Gesänge haben große rekonstruktive Wirkung (Basler et al. 2003, Bernatzky et al. 2011).

Ziel der Schmerzpsychotherapie ist es, den Patienten zu einem besseren Umgang mit den Schmerzen und deren Folgen zu verhelfen, sodass er/sie aktiv und bewusst in das Schmerzgeschehen eingreifen kann. In den letzten Jahrzehnten wurden verschiedene psychotherapeutische Zugänge und Methoden zur Schmerztherapie entwickelt:

- Verhaltenstherapie und kognitive Verhaltenstherapie
- Interpersonelle oder kommunikationsbezogene Therapieformen
- Systemische Therapieformen
- Entspannungsverfahren und Hypnose
- Analytisch orientierte Psychotherapieformen

In der Palliative Care haben sich systemische Therapien, Hypnotherapie und Entspannungsverfahren bewährt. Im Zuge der Frühintegration von Palliative Care könnten verhaltenstherapeutische Ansätze vermehrt an Bedeutung gewinnen. Die gilt ebenso interpersonelle oder Kommunikationsbezogene Therapieformen, die den Schmerz als Sprache verstehen, Beziehungsprobleme als Ursache und Folge von Schmerzen sehen und dann Missverständnisse korrigieren. Dadurch kommt es bei Patienten und Therapeuten beiderseits zu einem besseren Umgang mit den Schmerzen.

Systemische Therapien betrachten das Beziehungsgeflecht im sozialen Feld. Patienten können schwer allein gesunden. Es werden individuelle und systemische Coping-Strategien entwickelt. Systemische Therapien sind ressourcenorientiert und weniger pathologiezentriert. Angestrebt wird damit auch ein Abbauen von Schuldgefühlen und Vorwürfen.

Der psychosoziale Zugang besteht in der Beachtung von psychischen und sozialen Wechselwirkungen. Er ist keine eigene Therapieform, sondern eine Denk- und Handlungsweise, die jedem Helfer ansteht.

Die moderne Hypnotherapie wurde von Milton Erickson begründet, der in seinem Denken Cicely Saunders nahestand (Erickson 1959). In der Hypnotherapie werden Trancezustände, das sind besondere Bewusstseinszustände zwischen Wachheit und Schlaf (ein »entspannter Wachzustand«), zur therapeutischen Anwendung induziert (Revenstorf 2006). Die Autonomie des Patienten bleibt in der hypnotherapeutischen Trance erhalten, er ist nicht willenlos oder ausgeliefert, wie das bei manchen Formen der Hypnose geschehen soll. Trancezustände können spontan auftreten oder auch induziert werden, beides durch akustische oder optische Reize, Bewegungen wie Tanz bzw. durch selektive Aufmerksamkeitsfokussierung. Es gibt jedoch auch Problemtrancen, in denen man völlig auf ein Problem fokussiert ist und nicht mehr anders denken kann. Problemtrancen treten beispielsweise auf, wenn die Neudiagnose »Krebs« wie ein Blitz einschlägt oder Todesangst aufkommt (Schulze 2013). Hier gilt es, dem Patienten zu helfen, die Krebserkrankung als Teil von ihm zu sehen. Auch wenn es sich für den Patienten anfühlt, als vereinnahme ihn die Erkrankung als Ganzes, er ist und bleibt mehr als die Erkrankung. Dieses Bewusstsein hilft ihm, eigene Kraftquellen zu erschließen.

Schmerzen sind oft überlagert von der Erinnerung an bereits erlebten Schmerz und von Angst vor dem zu erwartenden Schmerz. Allgemeine Ziele der hypnotherapeutischen Intervention sind:

- Ausschaltung oder (meistens) Reduzierung des Schmerzes,
- geringere Medikamentendosis (Analgetika, Anxiolytika) und damit weniger Nebenwirkungen,
- Anheben des allgemeinen Wohlbefindens,
- Selbstständigkeit mithilfe von Selbsthypnose mit Gewinn an Selbstvertrauen,
- indirekte positive Beeinflussung der begleitenden sekundären Depression (Kaiser-Rekkas 2009).

Hypnotherapie eröffnet Problembewältigungen (wie auch andere Therapieformen), indem der Zugang zu den eigenen Ressourcen verbessert wird und störende, überwertige Affekte dissoziiert werden. Hilfreiche nicht zugängliche Gefühle können integriert werden. Die Ressourcenerschließung, die Dissoziation überwältigender, störender Gefühle und die Integration hilfreicher nicht zugänglicher Gefühle stabilisiert das vegetative Nervensystem. Nicht zugängliche Gefühle werden wieder integriert, das vegetative Nervensystem stabilisiert. Es gibt kognitive, sensorische, motorische und vegetative Trancephänomene, die therapeutisch eingesetzt werden können, bei bis zu 90 % der Menschen.

Wichtig sind ein einfühlsamer, achtsamer Umgang und die Vermeidung der Kriegssprache (»den Krebs besiegen«, »Strahlenkanone«, »Chemokeule«). Unvorsichtige Arbeit mit Trancezuständen ohne ausreichende Kenntnis über gelegentlich unerwartete Komplikationen wie Flashbacks nach Traumen ist zu vermeiden (Schulze 2013).

Entspannungsverfahren
Schmerzen führen zu anhaltendem Stress, der sich auf das vegetative Nervensystem auswirkt und in Atmung, Herzfrequenz, Verdauungstätigkeit, Verspannungen der Muskeln, in Angst und emotionale Bedrohung niederschlägt.

Entspannung kann über das autonome Nervensystem in Wechselwirkung mit dem Gehirn für Körper und Seele ausgleichend wirken. Ein Vorteil dieser Heilverfahren ist, dass sie vom Patienten nach einer kurzen Anleitung oder Einübung mit einer CD selbst, das meint ohne fremde Hilfe erlebt werden können. Aus dem reichen Repertoire an Entspannungstherapien werden hier einige vorgestellt, die gut erprobt und untersucht sind.

Progressive Muskelrelaxation (PMR)

Der Muskelforscher Edmund Jacobson beobachtete zu Anfang des vorigen Jahrhunderts, dass Anspannungen der Muskulatur häufig im Zusammenhang mit innerer Unruhe, Stress und Angst auftreten. Der kurzzeitigen Anspannung einer Muskelgruppe folgt mit der Zeit eine vertiefte Entspannung/Ermüdung. Die bewusste Entspannung einzelner Muskelgruppen aktiviert die zügelnde Seite des vegetativen Nervensystems, den Parasympathikus. Dies führt zur Beruhigung der Atmung und der Herzfrequenz, zu Stressabbau, zur emotionalen Entspannung und Schmerzreduktion.

Zur Einführung soll das Wirkprinzip klar sein. Sitzen hat sich als Grundhaltung bewährt. Die Beine sind leicht geöffnet, die Augen geschlossen, wenn die Personen nicht zu ängstlich sind, die Arme ruhen entweder auf den Oberschenkeln oder den Lehnen. Diese Grundhaltung hat sich auch bei anderen Entspannungsverfahren bewährt. Es kann die progressive Muskelrelaxation auch im Liegen geübt werden.

In der Übung selbst gibt es Lang- und Kurzfassungen. In der Originalversion von Jacobson werden die Muskelgruppen 1–2 min angespannt und dann 3–4 min lockergelassen: Armübungen, Beinübungen, Rumpfbereich, Nackenübungen, Augenregion, Visualisationsübung, Sprechwerkzeuge (Gatterer 2009).

Heute wird meistens mit gekürzten Versionen gearbeitet, wobei die Zeit der Anspannung auf das derzeit übliche Maß von 5–10 s Anspannung und 30–50 s Entspannung verändert wurde (Bernstein und Borkovec 2000). Die Anweisung kann in einer Gruppe unter Anleitung eines mit der Methode erfahrenden Therapeuten erfolgen oder mithilfe einer CD (z. B. Frucht 2011).

Wichtig für die Wirksamkeit der PMR ist, dass nur regelmäßiges Üben den gewünschten Erfolg bringt. Nebenwirkungen sind selten: Angstzustände können verstärkt werden, manchmal können vegetative Reaktionen wie Herzklopfen und Magenknurren oder zunehmende Asthmabeschwerden je nach Vorbefinden auftreten (Gatterer 2009).

Weitere Entspannungsverfahren

Besonders bewährt hat sich in der Schmerztherapie das autogene Training, in seiner klassischen Form von Johannes Heinrich Schulz 1932 publiziert. Er entwickelte es im Rahmen seiner Hypnoseforschung und bezeichnete es als konzentrative Selbstentspannung. Die Grundlage ist auch hier die Entspannung der Muskulatur, die über Arme und Beine in den Körper einkehrt und damit Atemfrequenz und Herzschlag beruhigt. In weiteren Schritten erfolgen positiv formulierte Vorsatzbildung und schließlich psychoanalytische Ansätze. Für die Schmerztherapie ist die Grundstufe wesentlich. Ein Nachteil des autogenen Trainings für Schmerzpatienten ist, dass die volle Wirkung nicht so schnell eintritt. Wer es bereits einmal geübt hat, kann bei verschiedensten Schmerzzuständen darauf zurückgreifen. Weitere Entspannungsverfahren aus östlichen Kulturkreisen sind Qigong, Tai Chi, Yoga und andere.

Musiktherapie

Die Musik allein macht Hinkende springen, Verzagende singen. (Laurentius von Schnifis)

Der therapeutische Einsatz von Musik reicht bis zu den Naturvölkern und alten Hochkulturen zurück. Heute zeigen viele Studien, dass das Hören von ausgewählter Musik sowohl bei akuten als auch bei chronischen Schmerzen eine deutliche Schmerzhemmung bewirken kann. Zusätzlich werden Schlaf und Lebensqualität verbessert.

Für eine wissenschaftlich fundierte und diagnosespezifische Nutzung von Musik oder von musikalischen Elementen gibt es prinzipiell zwei Wege: Das Hören von speziell ausgewählter Musik (rezeptive Musiktherapie) und die aktive Musiktherapie, die als geleitete oder freie Improvisation durchgeführt wird oder auch im Singen und Tanzen, sie ist wichtig in der palliativen Geriatrie.

Wird mittels Musiktherapie eine Aktivierung angestrebt, kann es sich um eine rein körperliche Aktivierung oder um eine emotionale Neuorientierung handeln. Ist das Ziel eine Entspannung, kann die Lösung von körperlichen Verspannungen oder der Abbau von Stress und Ängsten bewirkt werden. Entspannende und beruhigende Wirkungen werden mit folgenden musikalischen Charakteristika erzielt:

- Intensität: geringe Lautstärke, geringe Lautstärkeänderungen, weiches Pulsieren;
- Zeitablauf: Tempo in oder unterhalb der Herzfrequenz, gleichmäßiges Tempo, zweizeitige (gerade) Taktarten;
- Tonhöhenstruktur: geringer Tonhöhenumfang, enge Intervalle (Tonschritte), abwärts gerichtete Intervalle;
- Klangcharakter: gedämpfte Klangfarbe, konsonante Zusammenklänge, einfache Harmonik (Bernatzky und Hesse 2012).

Die musikalische Charakteristik für eine aktivierende Wirkung kann spiegelbildlich gesehen werden: lauter, akzentuiert, tänzerisch, Tempowechsel und Dreiertakt. Bei Auswahl der Instrumente werden mit Harfe oder Monochord gute beruhigende Wirkungen erzielt, auch mit Klangschalen und verschiedenen Holzflöten gibt es gute Erfahrungen. Ob live oder auf Tonträger gespielt sind Naturinstrumente der elektronischen Musik vorzuziehen, da bei echten Instrumenten der Klang und die Obertöne besser schwingen. Instrumentalmusik ist Vokalmusik überwiegend vorzuziehen. Es können einfache Vokale die Wirkung der Instrumentalmusik überhöhen, gesungene Texte können den erwünschten unbewussten Regulationsprozess beeinträchtigen (Bernatzky und Hesse 2012).

Für die Musiktherapeuten ist eine gute Wiedergabequalität wichtig, aber auch persönliche Zuwendung und manchmal die Aufarbeitung des Erlebten in einem abschließenden Gespräch.

In der Musikauswahl ist auf die persönlichen Neigungen des Patienten einzugehen, auf die Lebensgeschichte, welche Stilrichtung geschätzt oder abgelehnt wird (Bernatzky 2013). Angesichts der heutigen technischen Möglichkeiten kann so auf Tonträger ein individuelles Musikprogramm zur rezeptiven Musiktherapie zusammengestellt werden. Es gibt erprobte Entspannungsmusik auf CD (z. B. Bernatzky et al. 2014). Hören mit Kopfhörer schützt vor störender Ablenkung und intensiviert das Erlebnis.

4.3.3 Komplementärmedizin

Etwa die Hälfte der Krebserkrankten verwendet neben den oben genannten weitere komplementäre oder alternative Behandlungsmethoden mit zunehmender Tendenz. Es sind dies viele verschiedene Methoden wie Yoga, Kräuterheilkunde oder traditionelle chinesische Medizin. Wenige davon sind gut untersucht und zeigen klinische Evidenz (Rogge et al. 2020). Oft sind dies einzelne „Heiler", die deren entsprechenden Anspruch erheben. Auch bei diesen therapeutischen Zugängen ist eine interdisziplinäre Zusammenarbeit im Sinne der Kernkompetenzen der verschiedenen Professionen dringend erforderlich. Dadurch sollen Erwartungen und Behandlungserfolge bzw. auch Therapieversagen ausgetauscht werden (Witt et al. 2020).

Auf diesem Weg soll die Qualität der Versorgung verbessert und die Situation der Patienten gestärkt werden. Eine entsprechende Berücksichtigung der Empfehlungen kann zu einer besseren supportiven Therapie, Stärkung der Patientenautonomie und damit Therapieadhärenz (dadurch ggf. auch indirekt zu verbesserten Therapieergebnissen) sowie zu einem Schutz von Patienten vor Nebenwirkungen und Interaktionen führen. Sowohl für den einzelnen, wie für die Solidargemeinschaft sollen unnötige Ausgaben vermieden werden (AWMF 2021).

Literatur

Literatur zu Abschn. 4.1

American Geriatrics Society Panel (2009) Pharmacological management of persistent pain in older persons. J Am Geriatr Soc 57(8):1331–1346

Basmacioglu B, Aydinli I et al (2009) Effect of intravenous administration of paracetamol on morphine consumption in cancer pain control. Support Care Cancer 17(12):1475–1481

Bennett MI, Laird B et al (2013) Pregabalin for the management of neuropathic pain in adults with cancer: a systematic review of the literature. Pain Med 14:1681

Bell RF, Eccleston C, et al. (2012) Ketamine as an adjuvant to opioids for cancer pain. Cochrane Database Syst Rev 11:CD003351

Beubler E (2012) Kompendium der medikamentösen Schmerztherapie-Wirkungen, Nebenwirkungen und Kombinationsmöglichkeiten. Springer, Wien (5. Aufl, S 23–25)

Bingel U, Schedlowski M (2015) Die Bedeutung von Placebomechansimen in der Schmerztherapie. In: Kress HG (Hrsg) Aktuelle Schmerzmedizin, economed Medizin. Verlagsgruppe Hüthig Jehle Rehm, Landsberg/Lech S, S 9–12

Breivik H, Cherny N et al. (2009) Cancer-related pain: a pan-European survey of prevalence, treatment, and patient attitudes Ann Oncol. 20(8):1420–33

Branford R, Wighton E et al (2010) Principles of drug therapy: focus on opioids. In: Hanks G, Cherni NI, Christakis NA, Fallon M, Kassa S, Portenoy RK (Hrsg) Oxford textbook of palliative medicine, 4. Aufl. Oxford Univerity Press, Oxford S, S 493–505

Brune K, Hinz B (2001) Nichtopioidanalgetika (antipyretische Analgetika und andere). In: Zenz M Jurna I (Hrsg) Lehrbuch der Schmerztherapie 2.Aufl. Wissenschaftliche Verlagsgesellschaft Stuttgart 233–253

Cherny NI, Cleary J et al (2013) The Global Opioid Policy Initiative (GOPI) project to evaluate the availability and accessibility of opioids for the management of cancer pain in Africa, Asia, Latin America and the Caribbean, and the Middle East: introduction and methodology. Ann Oncol 24(11):7–13

Coxib and traditional NSAID Trialists' (CNT) Collaboration, (2013) Vascular and upper gastrointestinal effects of non-steroidal anti-inflammatory drugs: meta-analyses of individual participant data from randomised trials. Lancet 382(9894):769–779

Dahan A, Yassen A, Romberg R et al (2006) Buprenorphine induces ceiling in respiratory depression but not in analgesia Dahan. Br J Anaesth 96(5):627–632

Dale O, Moksnes K, Kaasa S (2011) European palliative care research collaborative pain guidelines: opioid switching to improve analgesia or reduce side effects. A systematic review. Palliat Med 25(5):494–503

Davies AN, Dickman A, et al. (2009) Science committee of the association for palliative medicine of great Britain and Ireland. The management of cancer-related breakthrough pain: recommendations of a task group of the Science committee of the association for palliative medicine of Great Britain and Ireland. Eur J Pain. 13(4):331–8

Derry S, Moore RA, et al. (2012) Topical NSAIDs for chronic musculoskeletal pain in adults. Cochrane Database Syst Rev

Eisenberg E, Marinangeli F et al (2005) Time to modify the WHO analgesic leader? Pain Clin Update. 13(5):1–4

Fallon MT (2013) Neuropathic pain in cancer, British. J Anesth 111(1):105–111

Farquhar-Smith WP (2009) Do cannabinoids have a role in cancer pain management? Curr Opin Support Palliat Care 3(1):7–13

FDA Public Health Advisory (2012). Risk of burns during MRI scans from transdermal drug patches with metallic backings. http://www.fda.gov/Drugs/DrugSafety/PostmarketDrugSaf etyInformationforPatientsandProviders/DrugSafetyInformationforHeathcareProfessionals/ PublicHealthAdvisories/ucm111313.htm

Fine PG, Portenoy RK; Ad Hoc Expert Panel on Evidence Review and Guidelines for Opioid Rotation (2009) Establishing „best practices" for opioid rotation: conclusions of an expert panel. J Pain Symptom Manage 38(3):418–425

Finnerup NB, Sindrup SH et al (2010) The evidence for pharmacological treatment of neuropathic pain. Pain 150:573–581

Finnerup NB, Attal N et al (2015) Pharmacotherapy of neuropathic pain in adults: a systemic review and metaanalysis The. Lancet Neurol 14(2):162–173

Finniss DG, Benedetti F (2005) Mechanisms oft he placebo response and their impact on clinical trials and clinical practice. Pain 114(1–2):3–6

Franceschi M, Scarcelli C et al (2008) Prevalence, clinical features and avoidability of adverse drug reactions as cause of admission to a geriatric unit: a prospective study of 1756 patients. Drug Saf 31(6):545–556

Frohlich M, Gianotti A et al (2002) Opioid overdose in a patient using a fentanyl patch during treatment with a warming blanket. Anesth Analg 93:647–648

Indelicato RA, Portenoy RK (2002) Opioid rotation in the management of refractory cancer pain. J Cin Oncol 20:348–352

Klaschik E, Clemens KE (2005) Opioide in der Tumorschmerztherapie – Wirksamkeit und Nebenwirkungen. Schmerz 19:395–403

Klinger R, Schedlowski M et al.(2010) Placebo Effekt in Schmerztherapie und –forschung. In Kröner–Herwig B, Frettlöh J, Klinger R, Nilges P (Hrsg) Schmerzpsychotherapie. Springer Berlin Heidelberg, S161–163

Kraft B, Kress HG (2008) Cannabinoide in der Schmerz und Palliativmedizin. In: Kress HG (Hrsg) Aktuelle Schmerzmedizin, economed Medizin. Verlagsgruppe Hüthig Jehle Rehm, Landsberg/Lech S, S 9–12

Lamberts M, Lip GYH et al (2014) Relation of nonsteroidal anti-inflammatory drugs to serious bleeding and thromboembolism risk in patients with atrial fibrillation receiving antithrombotic therapy: a nationwide cohort study. Ann Intern Med 161:690–698

Leitlinienprogramm Onkologie (Deutsche Krebsgesellschaft, Deutsche Krebshilfe, AWMF) Palliativmedizin für Patienten mit einer nicht heilbaren Krebserkrankung (2015) Evidenz-tabellen 1.0, AWMF-Registernummer: 128/001OL. http://leitlinienprogramm-onkologie.de/Palliativmedizin.80.0.html

Likar R, Sittl R (2002) Praxis der transdermalen Schmerztherapie. UNI-MED, Bremen

Loke YK, Trivedi AN et al (2008) Meta-analysis: gastrointestinal bleeding due to interaction between selective serotonin uptake inhibitors and non-steroidal anti-inflammatory drugs. Aliment Pharmacol Ther 27:31–40

Lux EA, Heine J (2011) Home care treatment of cancer pain patients with patient-controlled analgesia (PCA) Schmerz 25(6):663–7

Maltoni M, Scarpi E et al (2005) A validation study of the WHO analgesic ladder: a two-step vs three-step strategy. Support Care Cancer 13(11):888–894

Marinangeli F, Ciccozzi A et al (2004) Use of strong opioids in advanced cancer pain: a randomized trial. J Pain Symptom Manage 27(5):409–416

Meier T, Wasner G et al (2003) Efficacy of lidocaine patch 5% in the treatment of focal peripheral neuropathic pain syndromes: a randomized, double-blind, placebo-controlled study. Pain 106(1–2):151–158

Mercadante S, Nabal M et al. (2012) European Palliative Care Research Collaborative (EPCRC); European Association for Palliative Care (EAPC) Use of opioid analgesics in the treatment of cancer pain: evidence-based recommendations from the EAPC, Lancet Oncol. Feb;13(2):e58–68

Mercadante S, Porzio G et al (2012) Tapentadol in cancer pain management: a prospective open-label study. Pain 28(11):1775–1779

Mishra S, Bhatnagar S et al (2012) A comparative efficacy of amitriptyline, gabapentin, and pregabalin in neuropathic cancer pain: a prospective randomized double-blind placebo-controlled study. Am J Hosp Palliat Care 29:177–182

Mou J, Paillard F et al (2013) (2013) Efficacy of Qutenza® (capsaicin) 8 % patch for neuropathic pain: a meta-analysis of the Qutenza Clinical Trials Database. Pain 154(9):1632–1639

Nabal M, Librada S et al. (2011) The role of paracetamol and nonsteroidal anti-inflammatory drugs in addition to WHO Step III opioids in the control of pain in advanced cancer. A systematic review of the literature. Palliat Med, 26(4): S. 305–12

Nauck F, Radbruch L (2011) Systemische medikamentöse Schmerztherapie. In: Aulbert E, Nauck F, RadbruchL (Hrsg) Lehrbuch der Palliativmedizin, Schattauer Verlag, 3. Aufl. Schattauer Verlag Stuttgart S 175–205

Nauck F, Klaschik E (2002) Schmerztherapie. Wissenschaftliche Verlagsgesellschaft Stuttgart, Kompendium für Ausbildung und Praxis

Okamoto Y, Tsuneto S et al (2013) Can gradual dose titration of ketamine for management of neuropathic pain prevent psychotomimetic effects in patients with advanced cancer? Am J Hosp Palliat Care 30:450

Okie S (2010) A flood of opioids, a rising tide of deaths. N Engl J Med Nov 18;363(21):1981–5

Pasero C (2007) IV opioid range orders for acute pain management. AJN 107(2):52–59

Paulsen AN, Kaasa S et al (2013) Do corticosteroids provide analgesic effects in cancer patients? A systematic literature review. J Pain Symptom Manage 46:96

Portenoy RK, Ahmed E et al. (2015) Cancer pain management: Adjuvant analgesics(coanalgesics), UpToDate

Portenoy RK, Ahmed E et al. (2014) Cancer pain management: use of acetaminophin and non-steroidal antiinflammatory drugs. UptoDate

Portenoy RK, Hagen NA (1990) Breakthrough pain: definition, prevalence and characteristics. Pain 41(3):273–281

Portenoy RK, Ahmet E (2013) Adjuvant analgesics in management of cancer-related neuropathic pain, Encyclopedia of Pain, S 71–75

Radbruch L, Sabatowski R, et. al. (2001) Transdermal fentanyl fort he management of cancer pain: a survey of 1005 patients. Palliat Med 15:309–321

Rezende RM, França DS et al (2008) Different mechanisms underlie the analgesic actions of paracetamol and dipyrone in a rat model of inflammatory pain. Br J Pharmacol 153(4):760–768

Rogosch T, Sinning C et al. (2012) Novel bioactive metabolites of dipyrone (metamizol), Bioorg Med Chem 1;20(1):101–7

Saunders CM (1978) The management of terminal malignant disease, 1. Aufl. Edward Arnold, London

Schick V, Schulz HJ (2010) Nichtsteroidale Antirheumatika und Gastrointestinaltrakt. Gastroenterologie 5:461–472

Schubert I, Ihle P et al (2013). Zunahme der Opioidverordnungen in Deutschland zwischen 2000 und 2010: Eine Studie auf der Basis von Krankenkassendaten, Dtsch Arztebl Int 110(4):45-51.

Smith HS, Peppin JF (2014) Toward a systematic approach to opioid rotation. J Pain Res 7:589–608

Stockler M, Vardy J et al (2004) Acetaminophen (paracetamol) improves pain and well-being in people with advanced cancer already receiving a strong opioid regimen: a randomized, double-blind, placebo-controlled cross-over trial. J Clin Oncol 22(16):3389–3394

Svendsen KB, Andersen S et al (2005) Breakthrough pain in malignant and non-malignant diseases: a review of prevalence, characteristics and mechanisms. Eur J Pain 9(2):195–206

Tassinari D, Sartori S et al (2008) Adverse effects of transdermal opiates treating moderate-severe cancer pain in comparison to long-acting morphine: a meta-analysis and systematic review of the literature. J Palliat Med 11(3):492–501

Tremont-Lukats IW, Challapalli V et al (2005) Systemic administration of local anesthetics to relieve neuropathic pain: a systematic review and meta-analysis. Anesth Analg 101:1738

Twycross R (1999) Opioids. In: Wall PD, Melzack R (Hrsg) Textbook of pain. 4th Aufl. Churchill Livingston, Edinburgh London S 1187–1214

Vaile JH, Davis P(1998) Topical NSAIDs for musculoskeletal conditions, Drugs Nov 56(5):793–799

Van den Beuken-vanEverdingen MHJ, de Rijke JM et al (2007) Prevalence of pain in patients with cancer:a systemic review oft he past 40 years. Ann Oncol 18(9):1437–1449

Vargas-Schaffer G (2010) Is the WHO analgesic ladder still valid? Twenty-four years of experience. Can Fam Physician 56(6):514–517

Weber LM, Ghafoor VL et al (2008) Implementation of standard order sets for patient-controlled analgesia. Am J Health Syst Pharm 65(12):1184–1191

WHO (1996) Cancer pain relief, with a guide to opioid availability. World Health Organization, Geneva

Wong MH, Stockler MR et al. (2012) Bisphosphonates and other bone agents for breast cancer. Cochrane Database Syst Rev 2:CD003474

Zech DF, Grond S et al (1995) Validation of World Health Organization guidelines for cancer pain relief: a 10 year prospective study. Pain 63(1):65–76

Zeppetella G, Davies AN (2013) Opioids for the management of breakthrough pain in cancer patients. Cochrane Database Syst Rev. 10:CD004311

Literatur zu Abschn. 4.2

Amesbury B, O'Riordan J (1999) The use of interpleural analgesia using bupivacaine for pain relief in advanced cancer. Palliat Med 13(2):153–158

Baker L, Lee M, Regnard C et al (2004) Evolving spinal alagesia practice in palliative Care. Palliat Med 18:507–515

Ballantyne JC et al (1996) Comparative efficacy of epidural, subarachnoid and Intracerebroventricular opioids in patients with pain due to cancer. Reg Anesth 21(6):542–556

Cleary JF (2000) Cancer pain management. Cancer Control 7(2):120–131

Deer TR, Prager J, Levy R et al (2012) Polyanalgesic Consensus Conference 2012: Recommendations for the Management of Pain by Intrathecal (Intraspinal) Drug Delivery: Report of an Interdisciplinary Expert Panel; Neuromodulation

Eisenberg E, Carr DB, Chalmers TC (1995) Neurolytic celiac plexus block for treatment of cancer pain: a meta-analysis Anesth Anal. 1995 Feb; 80(2):290–5

Lema MJ (2001) Invasive analgesia techniques for advanced cancer pain. Surg Oncol Clin N Am 10(1):127–136

Lynch J, Zech D, Grond S (1992) The role of intrathecal neurolysis in the treatment of cancer-related perianal and perineal pain. Palliat Med 6(2):140–145

Mummenthaler M et al (Hrsg) (1990) Treatment of chronic pain: possibilities, limitations and long-term follow-up. Harwood, London

Nagels W, Pease N, Bekkering G (2013) Celiac plexus neurolysis for abdominal cancer pain: a systematic review. Pain Med 14:1140–1163

Nitescu P, Applegren L, Lindler L (1990) Epidural versus intrathecal morphine bupivacaine: assessment of consecutive treatments in advanced cancer pain. J Pain Syndrom Manag 5:18–26

Plancarte R, de Leon-Casasola OA, El-Helaly M et al (1997) Neurolytic superior hypogastric plexus block for chronic pain associated with cancer. Reg Anaesth 22:562–568

Raphael J, Hester J, Ahmedzai S et al (2010) Cancer pain: part 2: physical, interventional and complimentary therapies, management in the community; acute, treatment-related and complex cancer pain; a perspective from the British pain society endorsed by the UK association of palliative medicine and the royal college of general practitioners. Pain Med 11:872–896

Shankar H, Khatri V, Eastwood D (2010) Retrospektive comparison of ultrasound and fluoroscopie image guidance for intercostal steroid injections. Pain Pract 10(4):312–317

Smith TJ, Staats PS, Deer T et al (2002) Implantable drug delivery systems study group. Randomised clinical trial of an implantable drug delivery system compared with comprehensive medical management for refractory cancer pain; impact on pain, drug related toxicity and survival. J Clin Oncol 20:4040–4049

Vissers KCP, van den Brand MWM, Jacobs J et al (2013) Palliative medicine update: a multidisciplinary approach. Pain Pract 13(7):576–588

Williams JE, Louw G, Towlerton G (2000) Intrathecal pumps for giving opioids in chronic pain: a systematic review. Health Technol Assess 4(32):1–65

Wong FCS, Lee TW, Yuen KK et al (2007) Intercostal nerve blockade for cancer pain: effectiveness and selection of patients. Hong Kong Med J 13:266–270

Yamamuro M, Kusaka K, Kato M, Takahashi M (2000) Celiac plexus block in cancer pain management. Tohoku J Exp Med 192:1–18

Yan BM, Myers RP (2007) Neurolytic celiac plexus block for pain control in unresectable pancreatic. Cancer Am J Gastroenterol 102(2):430–438

Literatur zu Abschn. 4.3

AWMF- Leitlinienprogramm Onkologie I S3-Leitlinie Komplementärmedizin I Kurzversion 1.1 I September 2021

Basler HD, Kröner-Herwig B et al (2003) Pychologische Schmerztherapie 5. Aufl. Springer, Heidelberg

Bernatzky G, Presch M, Anderson M, Panksepp J (2011) Emotional foundations of music as a non-pharmacological pain management tool in modern medicine. Neurosci Biobehav Rev 35:1889–1899

Bernatzky G, Hesse HP (2012) Musik therapie. In: Bernatzky G., Sittl R., Likar R. (Hrsg.) Schmerzbehandlung in der Palliativmedizin 3., überarb Aufl Springer Wien S 229–234

Bernatzky G, Wendtner F, Flock T (2014) Entspannung bei Stress 2, Wohlfühl-CD zum Entschleunigen, Entspannen und Regenerieren. Musik mit Entspannungsanleitung; Audio CD © Spield.: 51:16 min, Verlag clara lumina

Bernstein DA, Borkovec TD (2000) Entspannungstraining. Handbuch der progressiven Muskelentspannung nach Jacobson Klett-Cotta, Stuttgart

Erickson MH (1959) Hypnosis in painful terminal illness. Am J Clin Hypn 1:117–121

Gatterer G (2009) Progressive Muskelentspannung nach Jacobson. In: Likar R, Bernatzky G, Märkert D, Ilias W (Hrsg) Schmerztherapie in der Pflege, Springer Wien

Jensen KB, Petrovic P, Kerr C et al (2014) Sharing pain relief: neural correlates od physicians during treatment of patients. Mol Psychiatry 19:392–398

Kaiser-Rekkas A (2009) Hypnosetherapie beim Schmerz. In: Likar R, Bernatzky G. Schmerztherapie in der Pflege. Springer Wien NewYork; 241–247

Kant I (1998) Kritik der reinen Vernunft. Meiner Verlag, Hamburg, S 1998

Nieland P (2009) Physiotherapie in der Palliativmedizin. Z Palliativmed 10:85–101

Petrovic P, Kalso E, Petersson KM, Ingvar M (2002) Placebo and opioid analgesia – imaging a shared neuronal network. Science 295:1737–1740

Petzold H (2004) Integrative Therapie. Modelle, Theorien und Methoden einer schulenübergreifenden Psychotherapie, 3 Bd, 2. Auf, Junfermann, Paderborn

Revenstorf D (2006) Expertise zur Beurteilung der wissenschaftlichen Evidenz des Psychotherapieverfahrens Hypnotherapie entsprechend den Kriterien des Wissenschaftlichen Beirats Psychotherapie. Hypnose ZHH Band 1 und 2

Rogge AA, Baur I, Blettner G, Holtkamp U, Horneber M, Jahn P et al (2020) Defining criteria for guiding cancer patients to find a reputable complementary medicine provider: results of a literature review and a consensus procedure. Patient Prefer Adherence 14:747

Schultz JH (1932) Das autogene Training (konzentrative Selbstentspannung). Versuch einer klinisch-praktischen Darstellung. Thieme, Leipzig

Schulze W (2013) Hypnose und Hypnotherapie in der Palliativmedizin – Symptombehandlung und spirituelle Begleitung. Z. Palliativmed 14:59–72

Witt CM, Balneaves LG, Carlson LE, Cohen M, Deng G, Fouladbakhsh JM, et al. (2020) Education competencies for integrative oncology—results of a systematic review and an international and interprofessional consensus procedure. J. Cancer Edu. 2020:1–9

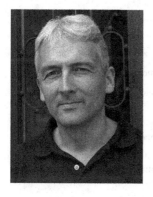

Dr. Otto Gehmacher Medizinstudium in Innsbruck

1989	2 1/2 Jahre Ausbildung in Südafrika
1998	Facharzt Innere Medizin
2001	Ultraschall Kursleiter
2002	Additivfach für Onkologie und Gastroenterologie, Palliative Care Diplom, Schmerzdiplom
2003	Leitender Oberarzt Palliativstation Hohenems
2007	Ärztliche Leitung mobiles Palliativteam

Rege Vortragstätigkeit zum Thema Schmerz, Palliativ Care und Ultraschall im In- und Ausland

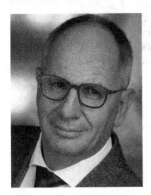

PRIM. UNIV. PROF. DR. RUDOLF LIKAR, MSc Medizinstudium in Graz

1986	Absolvierung der Turnusausbildung, LKH Klagen-furt
1989	Ärztlicher Leiter der Stellungskommission des Militärkommandos Tirol
1990	Beginn der Ausbildung zum Facharzt für Anästhesiologie im LKH Klagenfurt
1994	Facharzt für Anästhesiologie und allgemeine Intensivmedizin
1999	Lehrbefugnis als Universitätsdozent für Habilitationsfach Anästhesiologie und Intensiv-medizin
2008	Verleihung des Berufstitels »Universitäts-professor« seitens der Medizinischen Universität Graz
2010	Vorstand der Abteilung für Anästhesiologie, allgemeine Intensivmedizin, Notfallmedizin, interdisziplinäre Schmerztherapie und Palliativ-medizin, LKH Klagenfurt
2018	Vorstand der Abteilung für Anästhesiologie und Intensivmedizin, LKH Wolfsberg
2019	Universitätsprofessor für den Lehrstuhl Palliativ-medizin, Fakultät für Medizin der Sigmund Freud Privat Universität
Seit März 2020	Intensivkoordinator (COVID) für das Land Kärnten

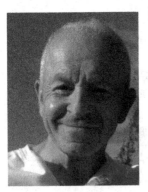

Dr. med. Dipl. Soz-W. Reinhard Sittl Medizinstudium in Wien

1988	Facharzt für Anästhesiologie an der Anästhesio-logischen Klinik der Universitätsklinik Erlangen
1997	Zusatzbezeichnung Spezielle Schmerztherapie
1999	1. Förderpreis für Schmerzforschung der DGSS
2001	Förderpreis der Deutschen Gesellschaft für Palliativ-medizin (mit R. Likar)

Ab 1988 Leiter der Anästhesiologischen Schmerzambulanz der
Universitätsklinik Erlangen-Nürnberg

Ab 2002 bis Ende 2015 Geschäftsführender Oberarzt des
Interdisziplinären Schmerzzentrums des Universitätsklinikums
Erlangen-Nürnberg

2013	Deutscher Schmerzpreis

Seit 2016 Privatpraxis für Hypnose und Schmerzberatung. Klinische Arbeitsschwerpunkte sind die Behandlung von Tumorschmerzen bei Erwachsenen und Kindern, Akutschmerztherapie bei Kindern, Jugendlichen und Erwachsenen und die tagesklinische Behandlung von chronischen Schmerzpatienten im multimodalen Setting.

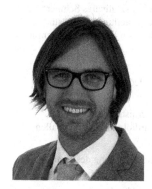

Dr. Stefan Neuwersch-Sommeregger, MSc Medizinstudium in Graz

2001–2007	Rigorosumsstudium Medizin an der Medizinischen Universität Graz
2007	Promotion zum Doktor der gesamten Heilkunde an der Medizinischen Universität Graz
2007–2011	Ausbildung zum Arzt für Allgemeinmedizin; Klinikum Klagenfurt am Wörthersee
2010	ÖÄK Diplom Spezielle Schmerztherapie
2011–2013	Postgradueller Universitätslehrgang ISMED (Interdisziplinäre Schmerzmedizin) – Medizinische Universität Wien
2011	ÖÄK Diplom Palliativmedizin
2011	Notarztdiplom
2011–2013	Facharztausbildung an der Abteilung für Anästhesiologie und Intensivmedizin, Krankenhaus der Barmherzigen Brüder St. Veit an der Glan
2011	Arzt für Allgemeinmedizin
2013	Verleihung des akademischen Grades Master of Science (MSc.) an der Medizinischen Universität Wien (Interdisziplinäre Schmerzmedizin – ISMED)
2013–2016	Facharztausbildung an der Abteilung für Anästhesiologie und Intensivmedizin, Klinikum Klagenfurt am Wörthersee
Seit 2014	Fortbildungsdiplom der ÖÄK
2014–lfd.	Flugrettungsarzt am Christophorus-Notarzthubschrauber C 11 (ÖAMTC Flugrettung)
2015–lfd.	Flugrettungsarzt am Notarzthubschrauber Alpin 1 (ÖAMTC Flugrettung)
2016–lfd.	Oberarzt an der Abteilung für Anästhesiologie und Intensivmedizin, Klinikum Klagenfurt am Wörthersee
2016	Facharzt für Anästhesiologie und Intensivmedizin

2018–lfd	Leitender Flugrettungsarzt am Notarzthub- schrauber Alpin 1 (ÖAMTC Flugrettung)
2018–lfd	Geschäftsführer KSN Medical OG (www.ksn-medical.com)
2019	Klinischer Prüfarzt
2022–lfd.	Funktionsoberarzt für den Funktionsbereich „ZISOP, Leitung interdisziplinäres Schmerz-management" an der Abteilung für Anästhesio-logie und Intensivmedizin Klinikum Klagenfurt am Wörthersee

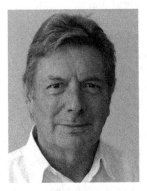

Univ. Prof. Dr. Gebhard Mathis Medizinstudium in Wien

1978	Ausbildung zum Internisten in Hohenems, Feldkirch, Wien (Kardiologie) und St. Gallen (Onkologie)
1987	Oberarzt der Internen Abteilung des Kranken-hauses Hohenems
1993–2006	Chefarzt der Internen Abteilung Landes-krankenhaus Hohenems
1993	Lehrbefugnis für Innere Medizin an der Uni-versität Innsbruck
1998	a. o. Univ.-Professor an der Medizinischen Universität Innsbruck
1999	Medizinischer Leiter des interdisziplinären Palliativlehrgangs im Bildungshaus Batschuns
2000	Mitarbeit am Palliativkonzept Vorarlberg »für alle die es brauchen«
2003	Aufbau, Eröffnung und Leitung der Palliativ-station am Landeskrankenhaus Hohenems
2006	Freie Praxis als Internist und umfassende Lehr-tätigkeit
2009	Präsident der Österreichischen Krebshilfe Vorarlberg
2012	Toni-Russ-Preis für den Aufbau der Palliativ-medizin in Vorarlberg
2012	Großes Verdienstzeichen des Landes Vorarlberg

Symptomkontrolle

Herbert Watzke

5

Inhaltsverzeichnis

H. Watzke (✉)
ehem. Leiter der Klinischen Abteilung für Palliativmedizin, Medizinische Universität Wien,
Wien, Österreich
E-Mail: herbert.watzke@meduniwien.ac.at

© Der/die Autor(en), exklusiv lizenziert an Springer-Verlag GmbH, DE, ein Teil von
Springer Nature 2023
S. Husebø et al. (Hrsg.), *Palliativmedizin*,
https://doi.org/10.1007/978-3-662-65768-3_5

5.1 Dyspnoe

Dyspnoe bezeichnet das Gefühl der Atemnot (oder Atemlosigkeit). Es ist ein häufig anzutreffendes Symptom einer Störung der Atmung, dessen Schwere nur Patienten selbst beurteilen können. Dyspnoe tritt bei ca. 70 % der Palliativpatienten in deren letzten sechs Lebensmonaten (Emanuel et al. 2000) auf und nimmt mit dem Verlauf einer Krebserkrankung in Abhängigkeit des Tumorstadiums zu (Muers und Round 1993). Dyspnoe ist aber auch mit anderen Erkrankungen wie der COPD und der Herzinsuffizienz eng verknüpft (Thomas und von Guten 2006). Schließlich tritt das Gefühl der Dyspnoe gelegentlich auch ohne erkennbare Ursache auf. So gaben in einer Untersuchung 24 % der Krebspatienten das Gefühl einer Atemnot an, ohne dass dabei pathologische Veränderungen an Herz oder Lunge vorlagen (Reuben und Mor 1986).

Ausgelöst wird das Gefühl der Atemnot von Sensoren (Rezeptoren), die in vielen Strukturen des Atemapparates verankert sind (Zwerchfell, Pleura, Bronchien, Trachea, verlängertes Rückenmark). Deren mechanische (Pleuritis, Pleurakarzinose, Zwerchfelllähmung) oder chemische (Hypoxie, Hyperkapnie) Irritation wird über Nervenbahnen dem Gehirn übermittelt, das das Gefühl der Atemnot erzeugt (Evans et al. 2002; Manning und Schwartzstein 1995; Abb. 5.1). Dieses System der Entstehung der Atemnot ist damit sehr ähnlich dem der Entstehung des Schmerzes: beide werden durch Irritation von spezifischen Rezeptoren in Körperstrukturen ausgelöst und bei beiden wird das Signal an das Gehirn weitergeleitet und dort in ein Gefühl umgewandelt. Nicht zuletzt deshalb wird sowohl der Schmerz als auch die Atemnot durch negative emotionale und psychische Einflüssen verstärkt und durch positive Einflüsse abgeschwächt.

Schweregrad der Dyspnoe
Da Dyspnoe nicht objektiv festgestellt und gemessen werden kann, können nur Patienten selbst den Schweregrad ihrer Dyspnoe festlegen. Dies geschieht in aller Regel mit Skalen wie der Borg-Skala (Borg 1982) oder der Visuellen Analogskala (VAS) (Adams et al. 1985). Bei letzterer wird der Schweregrad der Dyspnoe von Patienten von 0 (= keine Dyspnoe) bis 10 (= schwerste vorstellbare Dyspnoe) eingestuft.

5.1.1 Ursachen der Dyspnoe

Für die Entwicklung des Behandlungsplanes einer Dyspnoe ist eine Abklärung der zugrunde liegenden Ursache(n) unerlässlich. Sind die Ursachen festgestellt, gilt es zu überprüfen, ob die bisher durchgeführten Therapiemaßnahmen ausgeschöpft sind. Ist dies der Fall und besteht trotzdem die Notwendigkeit der Behandlung der Dyspnoe, spricht man von einer kausal nicht mehr behandelbaren Atemnot (oft auch »therapierefraktäre« oder »irreversible« Atemnot genannt).

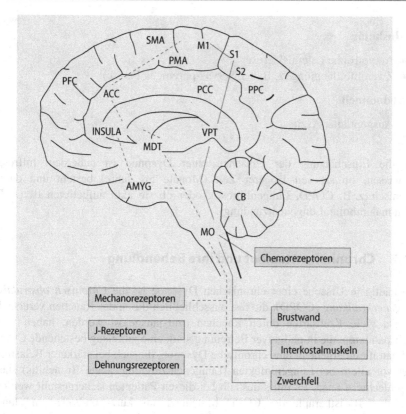

Abb. 5.1 Wahrnehmung der Dyspnoe. (Mod. nach Leupoldt und Dahme 2005)

Ursachen der Dyspnoe
Pulmonal

- Chronisch obstruktive Lungenerkrankung (COPD)
- Pleuraerguss
- Lungenentzündung
- Bronchialobstruktion durch Tumoren
- Lungenmetastasen mit Lymphangiosis carcinomatosa
- Akute oder chronische Lungengewebserkrankungen (z. B. Lungenfibrose)
- Lungenatelektase
- Lungenembolie

Kardial

- Herzinsuffizienz (z. B. Dilatative Kardiomyopathie)
- Perikarderguss
- Shuntvitium

Muskulär

- Amyotrophe Lateralsklerose
- Zwerchfelllähmung (z. B. bei Nervus-phrenicus-Parese)

Abdominell

- Ausgeprägter Aszites

Für die Einschätzung der Ursachen einer Dyspnoe ist außerdem hilfreich zu wissen, ob sie seit längerer Zeit (Monate bis Jahre) besteht und damit chronisch (z. B. COPD, Lungenfibrose), oder ob sie akut aufgetreten ist (z. B. Pulmonalembolie, Lungenentzündung).

5.1.2 Chronische Atemnot und ihre Behandlung

Die häufigste Ursache einer chronischen Dyspnoe ist die *Chronisch obstruktive Lungenerkrankung* (COPD), die fast ausschließlich durch das Rauchen verursacht ist. Da viele Krebsarten durch Rauchen (mit-)ausgelöst werden, haben viele Krebspatienten, die in palliativer Betreuung sind, eine jahrelang bestehende COPD und damit einhergehend eine chronische Dyspnoe, die sich bei stärkerer Belastung oder vor allem bei Lungeninfekten (Lungenentzündung, akute Bronchitis) stark verschlechtern kann. Es muss deshalb bei diesen Patienten sichergestellt werden, dass ihre Basistherapie der COPD bestehend aus kurz- und/oder und langwirksame Anticholinergika (z. B. Ipratropiumbromid oder Tiotropiumbromid) sowie kurzwirksamen (Fenoterol oder Salbutamol) oder langwirksamen Beta-2-Agonisten (Salmeterol oder Formoterol) stadiengerecht ausgeschöpft ist (Abb. 5.2) und die Therapie einer akuten Exazerbation der COPD (Antibiotika, Sauerstoff, Steroide) dem Stand der Wissenschaft entspricht. Zur Diagnose einer COPD und der Einschätzung des Schweregrades ist eine Lungenfunktionsuntersuchung und die Erhebung des Sauerstoffgehaltes des Blutes ausreichend.

Für den Fall einer vermuteten Exazerbation ist zusätzlich ein Thoraxröntgen und gegebenenfalls eine Computertomografie sinnvoll.

Häufig besteht eine Dyspnoe auch infolge einer *chronischen Linksherzinsuffizienz,* wie sie durch einen großen Myokardinfarkt oder auch durch eine langjährig unbehandelte Hypertonie verursacht wird. Auch hier ist es wiederum wichtig, dass die Basistherapie der chronischen Linksherzinsuffizienz und ggf. die Therapie ihrer akuten Entgleisung dem Stand der Wissenschaften (ACE-Hemmer, Beta-Blocker, Diuretika, Spironolacton) entsprechen. Zur Diagnose einer Herzinsuffizienz und der Einschätzung ihres Schweregrades sind eine Herzultraschalluntersuchung und ggf. ein Thoraxröntgen zielführend.

Da ein Nikotinabusus sowohl für die COPD als auch für die Herzinsuffizienz (als Folge einer koronaren Herzkrankheit) ein starker Risikofaktor ist, finden sich häufig Patienten in palliativer Betreuung, die beide Ursachen aufweisen und

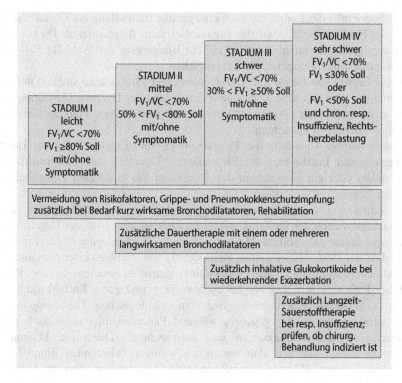

Abb. 5.2 Stadieneinteilung der COPD und entsprechende Therapiemaßnahmen

dementsprechend viele Medikamente einnehmen, die aufeinander abgestimmt werden müssen.

Eine weitere vergleichsweise seltene Ursache einer chronischen Dyspnoe ist die Lungenfibrose, die durch einen Autoimmunmechanismus oder durch Bestrahlung ausgelöst und bei Bestehen einer Hypoxie unter Belastung und/oder Ruhe mit Sauerstoffgabe (und Steroiden) behandelt wird.

5.1.3 Atemnot bei Krebserkrankungen

Eine sich oft über Wochen, über viele Tage oder einige Wochen chronische, aber häufig akut verschlechternde Dyspnoe bei Krebserkrankungen entsteht meist durch eine Ausbreitung des Tumors in pulmonale Strukturen wie *Pleura, Bronchien oder Lungenparenchym.*

Pleuraerguss
Eine Ausbreitung des Tumors auf die Pleura (Pleurakarzinose) oder eine Krebserkrankung der Pleura an sich (Pleuramesotheliom) führt zur Flüssigkeitsabsonderung der Pleura und damit zum Pleuraerguss. Dieser wird am besten

mittels Sonografie der Lunge, die auch eine genaue Beurteilung der Größe und der Frage der Punktionswürdigkeit des Ergusses erlaubt, diagnostiziert. Da sie bettseitig durchgeführt werden kann, ist sie die Bildgebung der Wahl für Palliativpatienten und einem Lungenröntgen vorzuziehen.

Ist ein Erguss von Größe und Lokalisation einer Punktion zugänglich und hat die Punktion eine klinische Konsequenz (Linderung der Dyspnoe, Abklärung der Ursache, Beurteilung der Wiederentfaltbarkeit der Lungen nach Punktion) ist diese als sicher indiziert zu betrachten.

Andere häufige Ursachen von Pleuraergüssen sind Entzündungen der Lunge mit begleitender Entzündung der Pleurablätter (Exsudat), eine Herzinsuffizienz (Transsudat) oder ein Einwachsen des Tumors in die thorakalen Lymphbahnen (chylöser Erguss).

Ist aufgrund der onkologischen Therapieplanung davon auszugehen, dass sich ein Erguss nach der Punktion wieder nachbilden wird (was der Regelfall bei Palliativpatienten ist), sollten Maßnahmen zur »Trockenlegung« des Ergusses (Verkleben der Pleurablätter mittels Pleurodese) oder solche zu einer permanenten Pleuradrainage (implantierbare Pleuradrains) getroffen werden. In der Regel wird bei Patienten mit längerer Lebenserwartung und guter Entfaltbarkeit der Lunge (z. B. Mammakarzinom mit weiteren onkologischen Therapieoptionen) der Pleurodese der Vorzug gegeben, während Patienten mit onkologisch nicht behandelbaren Krebserkrankungen und entsprechend schlechtem Allgemeinzustand sich eher für den akut wesentlich weniger belastenden Eingriff des Pleuradrains eignen. Moderne Pleuradrains sind so konstruiert, dass ein Ablassen der Ergussflüssigkeit intermittierend erfolgen kann und die extrathorakalen Anteile des Sets (Schlauch und Flasche) ohne die Gefahr der Entstehung eines Pneumothorax abgenommen werden können. Damit können Patienten leicht in häusliche Pflege entlassen werden, wobei das Anhängen des Sets durch Pflegekräfte oder auch durch geschulte Angehörige erfolgen kann.

Bronchialobstruktion

Ein totaler oder subtotaler Verschluss von Anteilen des Bronchialsystems (Bronchialobstruktion) führt zu einer fehlenden Luftzufuhr der nachgeschalteten Lungenabschnitte mit den Folgen eines Kollapses dieser Abschnitte (Atelektase), einer dadurch entstehenden Einbuße an Sauerstoffaufnahme durch die Lungen und damit zur Dyspnoe. Durch Retention von Schleim hinter der Stenose entwickelt sich häufig eine Lungenentzündung, die oft auch das erste Zeichen einer beginnenden Obstruktion ist.

Dieser Verschluss kann durch eine Ausbereitung des Tumors in der Bronchialwand verursacht werden oder durch Kompression der Bronchien von »außen« in Folge einer großen Metastase im Lungenparenchym. Die Diagnostik der Atelektase erfolgt im Throraxröntgen. Die weitere Abklärung der Therapierbarkeit (Bronchialstent, endobronchiale Therapie, Radiatio) erfolgt mittels Computertomografie und/oder Bronchoskopie.

Tumorinfiltration des Lungenparenchyms

Eine Infiltration des Lungenparenchyms durch einen großen Lungentumor oder durch zahlreiche Metastasen führt nur selten zu schwerwiegender Atemnot. Relativ häufig kommt es aber bei bestimmten Krebsentitäten (z. B. Mamma-karzinom) zu einer Besiedlung der Lymphgefäße des Lungenparenchyms mit Krebszellen (Lymphangiosis carcinomatosa). Diese Besiedlung führt zu einer Ver-dickung der Wand der Alveolen, durch die der Sauerstoff von den Atemwegen in die Blutgefäße gelangt. Dies bewirkt wiederum sehr rasch einen beträchtlichen Abfall des Sauerstoffgehaltes des Blutes. Im Lungenröntgen finden sich dabei typischerweise – wenn überhaupt – oft nur minimale Veränderungen.

5.1.4 Atemnot bei neuromuskulären Erkrankungen

Die Atemnot bei neuromuskulären Erkrankungen wie etwa der Amyotrophen Lateralsklerose, ist verursacht durch eine zunehmende Schwächung der Muskulatur, die auch die für die Atmung notwendigen Muskelpartien (Zwerch-fell, Zwischenrippenmuskulatur, Atemhilfsmuskulatur) betrifft und in fort-geschrittenen Stadien der Erkrankung zur Dyspnoe führt. Die Lunge selbst ist dabei völlig gesund. Die zur Einatmung notwendige Ausweitung des Brustkorbs ist aber eingeschränkt, wodurch zu wenig CO_2 abgeatmet werden kann. Die daraus folgende Erhöhung des CO_2-Spiegels im Blut ruft Dyspnoe hervor. Mit-hilfe einer künstlichen, minimal-invasiven Beatmung über ein Tracheostoma wird die Atemmuskulatur unterstützt und die Dyspnoe gemildert. Aufgrund der Muskel-schwäche ist auch das Abhusten von Schleim behindert, wodurch häufig Lungen-entzündungen auftreten, die die Dyspnoe akut weiter verstärken.

Kausal nicht behandelbare Atemnot

Sind die oben beschriebenen, gezielten Maßnahmen gegen Dyspnoe wirkungs-los (geworden) und besteht trotzdem Dyspnoe, die so stark ist, dass sie behandelt werden muss, liegt definitionsgemäß eine kausal nicht mehr behandelbare Atem-not (oft auch »therapierefraktäre« oder »irreversible« Atemnot genannt) vor.

Die Behandlung in dieser Situation stützt sich auf zwei Konzepte: die Beein-flussung der emotional-psychischen Folgen der Dyspnoe durch Coping-Strategien und die Beeinflussung der Wahrnehmung der Dyspnoe im Bereich der Rezeptoren in Thorax und Gehirn durch Opioide.

Die *emotional psychische Situation von Patienten mit Dyspnoe* wird durch ruhig auftretende Betreuende, die Sicherheit ausstrahlen und für stress-freie Abläufe Sorge tragen, verbessert. Gezieltes Atemtraining und psycho-therapeutische Begleitung sind weitere Therapiemöglichkeiten, deren positiver Effekt seit langem wissenschaftlich belegt ist. Sie alle sollten früh im Krankheits-prozess eingesetzt werden, damit Patienten dann bei Auftreten akuter Atemnot auch darauf zurückgreifen können.

Opioide haben einen wissenschaftlich nachgewiesenen lindernden Effekt auf Dyspnoe, der unabhängig vom verwendeten Opioid, von der Verabreichungsart (p. o., s. c., i. v.), von der Galenik (retardiert versus nicht retardiert) und von der Ursache der Dyspnoe ist (Chua et al. 1997; Allard et al. 1999; Mazzocatto et al. 1999; Williams et al. 2002; Johnson et al. 2001; Light et al. 1989). Der Mechanismus beruht sehr wahrscheinlich auf der Besetzung von Opioidrezeptoren in Thoraxwand, Lunge und Gehirn und hat mit einem oft behaupteten sedierenden Effekt von Opioiden nichts zu tun (Zebraski et al. 2000). Dyspnoe führt zu einer Aktivierung der gleichen opioid-sensitiven Gehirnregionen wie Schmerz. Dies ist nicht nur eine brauchbare Erklärung für die Wirkung von Opioiden bei Dyspnoe, sondern auch für das bei Patienten häufige gleichzeitige Auftreten von Dyspnoe und Schmerz (»Es bleibt einem vor Schmerz die Luft weg.«).

Die Dosierung von Opioiden in der Indikation der therapierefraktären Atemnot ist in der Übersicht dargestellt. Im Gegensatz zum Schmerz ist bei der Behandlung der Dyspnoe nicht geklärt, ob eine eindeutige Dosis-Wirkungs-Beziehung besteht.

Opioiddosierung bei Atemnot
Opioid-naive Patienten

- Beginn mit oralem Morphin (oder Äquivalent) 2,5–5 mg
- Zeit bis zur maximalen Opioidwirkung abwarten
- Bei unzureichendem Ansprechen: Dosis wiederholen oder Dosis um 25–50 % erhöhen
- Tagesdosis ermitteln und auf ein langwirksames Opioid umstellen
- 5–15 % der Tagesdosis »stündlich bei Bedarf« als Therapie der Durchbruchsatemnot vorsehen

Patienten unter Opioiden

- Erhöhung der Opioiddosis um 25 %

Der atemdepressive Effekt von Opioiden kommt bei Patienten mit Dyspnoe, die ja einen maximalen Atemantrieb haben, nicht zur Wirkung, solange die Anwendung der Opioide fachgerecht erfolgt (niedrige Startdosis, langsame Steigerung). Eine Kontrolle der Atemfrequenz muss aber dennoch regelmäßig erfolgen.

Es ist durch zahlreiche Studien belegt, dass Anxiolytika alleine keinerlei lindernden direkten Effekt auf eine Dyspnoe haben, der über einen Placebo-Effekt hinausgehen würde (Stark et al. 1981; Woodcock et al. 1981). Dieser kann aber besser und effektiver mit Zuwendung, Beruhigung und psychotherapeutischer Unterstützung erreicht werden. Lässt sich die Angst trotz dieser Maßnahmen und der Gabe von Opioiden gegen die Dyspnoe nicht beherrschen, kann eine niedrig dosierte Anxiolytika-Therapie hilfreich sein.

Sauerstoffgabe bei Dyspnoe

Die Gabe von Sauerstoff (mit Maske oder Nasenbrille) ist sicher indiziert bei nachgewiesener Hypoxie. Sie ist besonders wirksam bei Diffusionsstörungen, wie sie bei der Lymphangiosis carcinomatosa auftreten und kann dort auch in maximaler Dosierung ohne Einschränkung verwendet werden. Sie ist auch bei Patienten mit Hypoxie aufgrund einer COPD indiziert, dort aber mit einer Dosislimitation von max. 2–4 L/min limitiert. Höhere Dosen können eine unter Umständen tödliche Hyperkapnie hervorrufen.

Die Gabe von Sauerstoff bei Patienten, die keine Hypoxie haben, ist nur im Sinn eines Placebo-Effektes wirksam. Da mit einer Sauerstoffinsufflation aber auch Nebenwirkungen, wie z. B. Mundtrockenheit einhergehen und diese außerdem kostenintensiv ist, sollte sie in dieser Situation nicht verwendet werden. Einfacher handhabbar und gleich wirksam dürfte die Verwendung von kleinen Gesichtsventilatoren sein (Bausewein et al. 2010).

Terminales Rasseln

Mit terminalem Rasseln (»Todesrasseln«) wird ein oft lautes, auf Distanz hörbares, brodelndes Atemgeräusch verstanden, das bei 41–56 % der Menschen in den letzten Lebensstunden, in denen sie dann bereits stark bewusstseinseingeschränkt sind, auftritt (Morita et al. 2004). Verursacht wird es durch den bereits fehlenden Schluckreflex, der bei weiterhin bestehender Sekretion der Speicheldrüsen zu einer Ansammlung von Schleim in der Trachea führt. Soweit sich aus der Beobachtung dieser Patienten feststellen lässt (normale Atemfrequenz, kein inspiratorischer Stridor, keine Pulsbeschleunigung), dürfte dadurch keine Atemnot ausgelöst werden. Ein Absaugen des Schleims, das zu einer massiven Stressreaktion führt, ist deshalb nicht nur ineffektiv, sondern auch nachteilig für die Patienten.

Die Sekretion und damit das Rasselgeräusch kann durch die Gabe von Scopolamin vermindert werden. Dabei werden folgende Medikamente verwendet

- Scopolamin 0,2–0,4 mg s. c alle 4–6 h
- Butlyscopolamin 20 mg s. d. alle 4–6 h

5.2 Übelkeit und Erbrechen

Übelkeit ist ein Symptom, das allen Menschen als vorübergehendes körperliches Unwohlsein bekannt ist. Über die Häufigkeit des Auftretens von Übelkeit bei Palliativpatienten liegen keine einheitlichen Angaben vor. Sie ist sehr häufig bei Patienten mit intestinaler Obstruktion, davon abgesehen aber insgesamt eher selten am Lebensende von Krebspatienten.

Davon abzugrenzen ist als teilweise eigenständiges, aber pathophysiologisch verwandtes Symptom das Erbrechen, das zwar bei akut erkrankten, sonst aber gesunden Personen den Höhepunkt der Übelkeit markiert und in aller Regel eine bleibende Erleichterung schafft, bei Palliativpatienten aber auch unabhängig von (vorangegangener) Übelkeit auftreten kann und dann oft nicht erleichternd wirkt.

5.2.1 Auslöser der Übelkeit

Das Gefühl der Übelkeit entsteht durch die Reizung der Chemorezeptor-Trigger-Zone (CTZ), die sich am Boden des vierten Ventrikels des Gehirns befindet (Abb. 5.3).

Die Reizung dieses Zentrums erfolgt in den meisten Fällen durch Boten-stoffe, sog. periphere Neurotransmitter, die in bestimmten Strukturen des Körpers gebildet werden (Magen-Darm-Wand, Leber) und durch chemische (z. B. Magen-oder Darminfektion, Leberinfektion) oder mechanische Irritation von dort befindlichen Rezeptoren (Ileus, Lebertumoren) über den Blutstrom in das Gehirn und damit in das CTZ gelangen, dort an spezifische Rezeptoren andocken und damit Übelkeit auslösen.

Die wichtigsten Neurotransmitter sind

- Serotonin,
- Acetylcholin,
- Dopamin,
- Histamin,
- Endorphine,
- Substanz P.

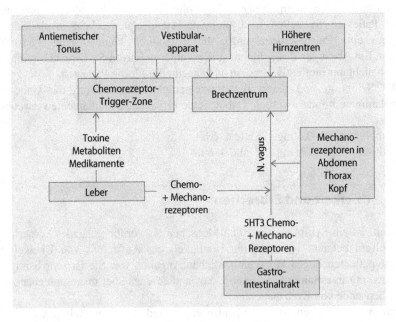

Abb. 5.3 Auslösende Mechanismen der Übelkeit und Erbrechen

Die Reizung des CTZ kann aber auch direkt durch toxische Substanzen im Blut erfolgen, wie dies bei Chemotherapie-induzierter Übelkeit der Fall ist. Schließlich kann eine Reizung des Vestibularapparates, wie dies klassischerweise bei der Seekrankheit, aber auch bei Drehschwindel auftritt, Übelkeit auslösen. Letztlich können auch psychische, visuelle oder olfaktorische Reize zur Übelkeit führen.

5.2.2 Erbrechen

Erbrechen wird ausgelöst durch eine Reizung des in unmittelbarer Nähe zum CTZ gelegenen Brechzentrums, das durch das CTZ mithilfe sogenannter zentraler Neurotransmitter gereizt wird (Abb. 5.3). Das Brechzentrum kann aber auch direkt über den Nervus vagus erregt werden, wenn dieser durch die Chemo- und Mechanorezeptoren in Leber und Magen-Darm-Trakt aktiviert wird. Über seine Nervenbahnen leitet er diese Erregung direkt an das Brechzentrum weiter. Das Erbrechen selbst ist ein extrem komplexer, wenn einmal ausgelöst völlig autonom ablaufender Vorgang. Es werden dabei vom Brechzentrum ausgehend neben der zum Erbrechen notwendigen Kontraktion des Zwerchfells eine Reihe anderer spontan ablaufender Mechanismen wie etwa ein erhöhter Speichelfluss oder eine spontane Einatmung, gefolgt von einer Atempause während des Brechvorgangs, koordiniert. Üblicherweise reduziert der Auswurf des Erbrochenen die Reizung im Magen-Darm-Trakt, womit die Freisetzung der peripheren Neurotransmitter abnimmt und die Übelkeit nachlässt bzw. verschwindet. Bei Palliativpatienten besteht häufig eine nicht mehr rückgängig zu machende Reizung der Rezeptoren (z. B. bei mechanischer Irritation der Magenwand durch einen inoperablen Tumor), wodurch die Übelkeit bestehen bleibt.

Die wichtigsten antiemetisch wirksamen Substanzen und deren Wirkmechanismus sind in Tab. 5.1 und 5.2 dargestellt.

Tab. 5.1 Rezeptorbindungsstellen von Antiemetika

	D_2	H_1	Achm	$5HT_2$	$5HT_3$	$5HT_4$	NK	μ
Metoclopramid	++				+	++		
Domperidon	++							
Haloperidol	+++							
Cyclizin		++	++					
Hyoscin			+++					
Promethazin	++			++				
Levopromethazin	++	+++	++	+++				
Setrone					+++			

Tab. 5.2 Lokalisation von Rezeptorbindungsstellen von Antiemetika

	D_2	H_1	Achm	$5HT_2$	$5HT_3$	$5HT_4$	NK	μ
Vestibularapparat			+	+				
Chemorezeptor	+				+		+	
Brechzentrum		+	+	+			+	+
Magen-Darm-Trakt	+				+	+	+	

5.2.3 Klinische Syndrome, die mit Übelkeit und Erbrechen einhergehen

Die häufigsten und wichtigsten Ursachen von Übelkeit und Erbrechen bei Palliativpatienten sind in der Übersicht zusammengefasst. Häufig liegen aber mehrere Ursachen vor und manchmal kann gar keine eindeutige Ursache identifiziert werden, wie dies etwa bei Tumoren der Fall ist, in denen Übelkeit und Erbrechen durch Mediatoren, die von Krebszellen freigesetzt werden, als paraneoplastisches Phänomen ausgelöst werden.

Auslöser von Übelkeit und Erbrechen
Veränderungen im Magen-Darm-Trakt

- Obstipation
- Aszites
- Magenentleerungsstörung
- Gastrointestinalinfektion

Toxisch wirkende Medikamente

- Chemotherapeutika
- Antibiotika
- SSRI
- Opioide

Metabolische Entgleisungen

- Urämie
- Hyperkalzämie

Zerebrale Funktionsstörungen

- Hirntumoren
- Meningeosis carcinomatosa
- Ganzhirnbestrahlung
- Vestibuläre Dysfunktion

Psychosomatische Störung

5.2.4 Therapie von Übelkeit

Die Therapie der Übelkeit besteht einerseits in der Beseitigung der auslösenden Ursachen (z. B. Ileus, Medikamente), andererseits in der medikamentösen Blockierung der Rezeptoren in CTZ und Brechzentrum, deren Aktivierung zum Gefühl der Übelkeit und/oder zum Erbrechen führen. Dabei gilt als therapeutisches Prinzip, dass beim Auftreten von Übelkeit/oder Erbrechen sofort eine medikamentöse Blockierung der Rezeptoren zu erfolgen hat und dann nach den oben genannten, möglicherweise reversiblen Ursachen geforscht wird.

Allgemeine therapeutische Maßnahmen
In Anbetracht der Tatsache, dass die zu Übelkeit und Erbrechen führenden Reize zwar autonom ablaufen, aber dennoch einem, wenn auch limitierten, Einfluss des Gehirns und der Psyche unterliegen, ist die Schaffung einer stressfreien Umgebung das Vermeiden von störenden Gerüchen und Geschmacksstoffen und das Einhalten allgemeiner diätetischer Maßnahmen (z. B. kleine Portionen) sicherlich sinnvoll.

Auswahl des Antiemetikums
Da die Krankheitssituation von Patienten in palliativer Betreuung dadurch gekennzeichnet ist, dass die Störung, die einer Übelkeit oder einem Erbrechen zugrunde liegt, in der Regel nicht behoben werden kann, stellt die medikamentöse Blockierung der zu Übelkeit und/oder Erbrechen führenden Rezeptoren in der Regel die einzige therapeutische Option dar. Im Gegensatz zum Chemotherapie-assoziierten Erbrechen, für das klare evidenzbasierte Vorgehensweisen festgelegt sind, fehlt für konkrete Handlungsanweisungen in der Behandlung von Übelkeit und Erbrechen bei Palliativpatienten jede wissenschaftliche Evidenz. In randomisierten kontrollierten Studien hat sich gezeigt, dass eine standardisierte Vorgehensweise unter breitflächiger Anwendung vieler sich in ihrer Wirkung ergänzenden Antiemetika keine besseren Resultate erbringt als ein empirisch selektives Vorgehen (Glare et al. 2001).

Metoclopramid Metoclopramid ist ein schwacher Serotonin-Antagonist und setzt Acetylcholin frei, wodurch die gastrointestinale Motilität gesteigert wird. Es aktiviert 5-HT4-Rezeptoren und verkürzt dadurch die intestinale Transitzeit von Magen und Jejunum. In höheren Dosierungen (bis zu 60 mg Tagesdosis) wirkt es auch antagonisierend auf 5-HT3-Rezeptoren, wodurch die Opioid-assoziierte Übelkeit gelindert wird (Hardy et al. 2002).
    Domperidon (Motilium) ist ähnlich dem Metoclopramid hinsichtlich der Wirkung auf die die Magenmotilität und die Magenentleerung betreffenden D_2-Rezeptoren (Twycross und Back 1998). Es passiert kaum die Blut-Hirn-Schranke und hat deshalb im Gegensatz zu Metoclopramid kaum extrapyramidale Nebenwirkungen (daher therapeutische Option bei Übelkeit/Erbrechen und vorliegendem Morbus Parkinson).

5-HT3-Antagonisten 5-HT3-Antagonisten haben trotz ihrer unterschiedlichen Struktur und pharmakokinetischen Profile in vielen Studien ihre Wirksamkeit in der Behandlung von Chemotherapie-assoziierter Übelkeit und Erbrechen bewiesen. Sie blockieren dabei die entsprechenden Rezeptoren im Gastrointestinaltrakt und im ZNS. Sie sind in oraler und intravenöser Form in gleicher Wirksamkeit anwendbar, sind ausgezeichnet verträglich und haben vor allem keine zentralnervösen Nebenwirkungen. In der Anwendung bei Palliativpatienten liegen nur wenige Studien vor, die zum einen die gute Verträglichkeit bestätigen, zum anderen aber widersprüchliche Ergebnisse hinsichtlich der Wirksamkeit zeigen (Currow et al. 1997).

Phenothiazine und Butyrophenone Die antiemetische Eigenschaft dieser beiden Substanzen geht auf ihre Wirkung als D2-Antagonisten zurück. Dabei besitzt Haloperidol trotz potenter D2-Antagonisierung kaum eine anticholinerge Aktivität, wodurch es weniger sedierend wirkt als Phenothiazine, aber doch deutliche extrapyramidale Reaktionen auslöst (Twycross und Back 1998).
Phenothiazine haben im Gegensatz zu dem Butyrophenon Haloperidol ein breiteres Wirkungsspektrum. Sie wirken dopaminerg, cholinerg und antagonisierend auf den Histamin-Rezeptor. Daraus ergeben sich die Nebenwirkungen der Hypotonie, der Mundtrockenheit und der Müdigkeit. Levomepromazin hat neben der antiemetischen auch eine analgetische Wirksamkeit (Twycross und Back 1998).

Anticholinergika Anticholinergika sind kompetitive Inhibitoren des Acetylcholins und anderer muskarinerger Agonisten. Hyoscin (Buscopan) wird wegen seiner sekretionshemmenden Wirkung auch bei gastrointestinaler Obstruktion eingesetzt und kann dort auch seine zusätzliche Wirkung auf Übelkeit und Erbrechen entfalten.

Antihistaminika Antihistaminika wie Cyklizine sind wirksam gegen Übelkeit, die durch gastrointestinale Obstruktion, erhöhten Hirndruck oder pharyngealen Reiz ausgelöst wird. Ihre typischen Nebenwirkungen sind Hypotonie, Mundtrockenheit und Müdigkeit (Fallon 1998).

Kortison Die Wirksamkeit von Dexamethason in Kombination mit 5-HT3-Antagonisten, Metoclopramid oder Phenothiazinen ist gut belegt, wobei der Wirkmechanismus mit Ausnahme seiner Ödem-reduzierenden Wirkung bei erhöhtem Hirndruck nicht ganz geklärt ist (Twycross und Back 1998).

Olanzapin Olanzapin, ein atypisches Antipsychotikum, hat gute Wirksamkeit bei Chemotherapie-induziertem Erbrechen bei Patienten gezeigt, die auf kein anderes Antiemetikum ausreichend angesprochen haben. Ähnlich gute Ergebnisse sind auch in Studien bei Palliativpatienten mit therapierefraktärer Übelkeit erzielt worden (Srivastava et al. 2003; MacKintosh 2016).

Cannabinoide Cannabinoide sind nur schwach antiemetisch wirksam (Gonzales-Rosales und Walsh 1997). Als Wirkmechanismus wird eine inhibierende Wirkung durch das Brechzentrum in der Medulla oblongata angenommen.

5.3 Obstipation

5.3.1 Klinisches Bild und Diagnose

Obstipation (»Verstopfung«) ist ein subjektiv unbefriedigendes Stuhlverhalten, das bei ungefähr 15 % der Menschen vorliegt und das bei Frauen annähernd doppelt so häufig vorkommt wie bei Männern. Obstipation kommt in allen Altersklassen vor, tritt aber mit zunehmendem Alter häufiger auf, wofür die im Alter aufgrund von Diuretika-Einnahme und geringerer Trinkmenge bestehende Exsikkoseneigung sowie die vermehrte Einnahme von Schmerzmitteln und die geringere körperliche Aktivität verantwortlich gemacht wird. Die in der Literatur berichteten Prävalenzzahlen sind sehr unterschiedlich, was mit der stark subjektiv gefärbten Einschätzung des normalen Stuhlverhaltens zusammenhängt. Es ist deshalb auch schwierig zu definieren, was normales Stuhlverhalten und was Obstipation ist.

Die meisten internationalen Definitionen, so auch die Definition nach den Rom-Kriterien (Drossman 2006), die der S2-K-Leitlinie zugrunde liegt, ziehen neben der Stuhlfrequenz von weniger als drei Stuhlgängen pro Woche auch folgende subjektive Parameter zur Definition der Obstipation heran:

- Subjektiv starkes Pressen bei mindestens 25 % der Stuhlgänge
- Erhöhte Stuhlkonsistenz bei mindestens 25 % der Stuhlgänge
- Gefühl der inkompletten Entleerung bei mindestens 25 % der Stuhlgänge

Obwohl Palliativpatienten eine Obstipation als stärker belastend erleben als Schmerzen, ist sie dennoch in dieser Patientengruppe unterdiagnostiziert (Holmes 1989). Gerade bei diesen Patienten kann sich aber eine unbehandelte Obstipation rasch in Richtung eines Obstruktionsileus entwickeln, der auch lebensbedrohlich sein kann (Drossman et al. 1990).

Aus einer Obstipation können folgende körperlichen und psychischen Beschwerden resultieren:

- Blähungen
- Bauchschmerzen
- Übelkeit und Erbrechen
- Intestinale Obstruktion
- Harnverhalten
- Inappetenz
- Delirium

Häufige Ursachen der Obstipation sind:

- Medikamente (Übersicht)
- Dehydratation
- Immobilität
- Verminderte Nahrungsaufnahme
- Gastrointestinale Obstruktion
- Störungen des autonomen Nervensystems
- Elektrolytstörungen (Hyperkalziämie, Hypokaliämie, Hypomagnesämie)

Obstipierende Medikamente
- Opioide
- Anticholinergika
- Haloperidol
- Antiepileptika
- Eisen
- Kalziumkanalblocker
- 5-HT3-Antagonisten
- Antihypertensiva

5.3.2 Behandlungsstrategien

Prophylaxe
Viele Symptome von Palliativpatienten, wie Schmerz, Übelkeit oder zerebrale Funktionsstörungen, fördern die Entstehung einer Obstipation. Deshalb ist eine gute generelle Symptomkontrolle eine der wichtigsten vorbeugenden Maßnahmen gegen Obstipation. Des Weiteren ist körperliche Bewegung ein guter Stimulus für die Defäkation, sodass jede Form der Mobilisierung auch eine sinnvolle präventive Maßnahme gegen eine Obstipation darstellt. Unzweifelhaft muss auch auf ausreichende orale Flüssigkeitszufuhr geachtet werden, um eine Austrocknung des Stuhls mit nachfolgender Obstipation zu verhindern. Medikamente, die Obstipation auslösen, sollten identifiziert und wenn möglich abgesetzt werden. Schließlich ist es auch wichtig, eine Umgebung zu schaffen, in der auf die Intimität des Vorgangs der Defäkation Rücksicht genommen wird, weil sonst willkürlich Defäkationen vermieden werden und eine Eindickung des Stuhls mit nachfolgender Obstipation entstehen kann.

Die Prophylaxe der Opioid-induzierten Obstipation ist in Abschn. 4.1 beschrieben.

Verwendung von Laxanzien
Trotz prophylaktischer Maßnahmen brauchen etwa 80 % der Palliativpatienten Substanzen, die eine Defäkation beschleunigen (Laxanzien).

Richtlinien zur Verwendung von Laxanzien (AWMF 2013)
Vor Verwendung von Laxanzien sollten generell folgende Aspekte berücksichtigt werden:

- **Intestinale Obstruktion ausschließen.** Kann eine Obstruktion nicht sicher ausgeschlossen werden, empfiehlt es sich, Laxanzien zu verwenden, die primär den Stuhl weichmachen (PEG, Lactulose) und jene, die primär die Peristaltik anregen (Bisacodyl; Anthraglykosid, Natriumpicosulfat, Rizinusöl), nicht einzusetzen, weil sie zu Koliken und in der Folge unter Umständen auch zur Darmperforation führen können.
- **Impaktierten Stuhl im Rektum ausschließen.** In einem solchen Fall ist eine spontane Entleerung unwahrscheinlich. Therapeutische Maßnahmen in dieser Situation zielen auf eine Aufweichung des Stuhls, die mit Glycerin Suppositorien oder Einläufen auf Ölbasis erfolgen kann. Letztlich kann auch ein Kochsalzeinlauf versucht werden.
- **Weiche Stuhlmassen im Rektum ausschließen.** In dieser Situation sind vor allem Laxanzien wie Senna, das die Peristaltik anregt, sinnvoll. Auch ein kleiner Einlauf kann in dieser Situation – zusätzlich – hilfreich sein.
- **Wenig oder kein Stuhl im Rektum ausschließen.** In dieser Situation sind Laxanzien, die die Peristaltik anregen, indiziert, sie können jedoch durch osmotisch wirksame Laxanzien ergänzt werden.

Laxanzien werden gemäß ihrer Wirkungsweise in folgende Gruppen eingeteilt:

Quellstoffe Quellstoffe sind Polysaccharide, die weder verdaut noch resorbiert werden und völlig unverändert mit dem Stuhl ausgeschieden werden. Sie benötigen, um wirksam werden zu können, ausreichende orale Flüssigkeitszufuhr und sind deshalb in der Regel für Palliativpatienten, deren orale Flüssigkeitszufuhr häufig eingeschränkt ist, nicht geeignet (Anti et al. 1998).

Salinische Laxanzien Natrium- oder magnesiumhaltige salinische Laxanzien bewirken einen Einstrom von Flüssigkeit aus dem Gewebe in den Dünndarm und regen die Darmtätigkeit an. Sie sollten bei Patienten mit Niereninsuffizienz oder Herzinsuffizienz wegen der Gefahr schwerwiegender Störungen der Serumelektrolyte vermieden werden.

Hyperosmolare Laxanzien *Lactulose* wird im Dünndarm nicht resorbiert und dann im Dickdarm durch Bakterien in Milchsäure und kurzkettige Fettsäuren abgebaut. Letztere sind osmotisch aktiv, vergrößern durch die Wassereinbindung das Stuhlvolumen, verringern die Konsistenz des Stuhls und fördern dadurch insgesamt die Darmperistaltik. Nachteilig wirkt sich dabei aus, dass die Spaltung von Lactulose zur Gasbildung führt mit den Folgen des Meteorismus und der Flatulenz bei 20 % der Patienten. Der süße Geschmack der Lactulose ist außerdem für manche Patienten störend.

Polyethylenglykole (PEG) sind Polymere aus Ethylenoxid und Wasser. Sie werden ab einem Molekulargewicht von 1000 (Makrogole) aufgrund ihrer Größe nicht aus dem Darmlumen resorbiert, sind in der Lage Wasser zu binden, resorbieren aber keine Flüssigkeit aus dem Gewebe. Es kommt deshalb auch nicht zur Dehydratation. Sie werden unverändert ausgeschieden und verursachen im Gegensatz zu Lactulose keine Gasbildung. Polyethylenglykole werden auch in verdünnter Form zur Darmvorbereitung vor endoskopischen Eingriffen angewendet. Geringere Mengen dieser verdünnten PEG (25–250 ml) können auch eingesetzt werden, wenn andere Maßnahmen zur Verbesserung einer Obstipation nicht gewirkt haben.

Amidotrizoesäure (Gastrografin) ist ein iodhaltiges Röntgenkontrastmittel mit starkem osmotischen Effekt, ist dadurch wasserbindend und ausgeprägt laxativ wirksam. In der Indikation der Obstipation ist es nicht zugelassen, wird aber wegen seiner guten Wirksamkeit bei Obstipation in Ausnahmefällen eingesetzt. Es wird oral verabreicht mit einer Dosis von 50–100 ml. Aufgrund des Jodgehalts darf Gastrografin nicht bei Patienten mit Schilddrüsenüberfunktion gegeben werden. Da es dehydrierend wirkt, muss für eine ausreichende orale und oder intravenöse Hydrierung gesorgt werden und ist es bei Patienten mit Nieren- oder Herzinsuffizienz mit Vorsicht anzuwenden. Schließlich kann ein längeres Verweilen von Gastrografin im Darm zu Darmwandschädigungen bis hin zu Perforationen führen, sodass es bei Darmverschluss nicht gegeben werden darf.

Antiresorptiv und hydragog wirkende Laxanzien *Bisacodyl* bewirkt eine Inhibition der Flüssigkeitsabsorption aus dem Dickdarm und Dünndarm. Zugleich wirkt es als Kontaktlaxans, das die Flüssigkeitssekretion sowie NaCl-Sekretion erhöht. Infolge einer Ansammlung von Wasser und Elektrolyten im Darmlumen wird die Peristaltik des Dickdarms stimuliert, wodurch der schnellere Abtransport des Darminhalts erfolgt. Die Wirkung setzt innerhalb von 12–24 h ein.

Natriumpicosulfat ist die Wirksubstanz einer Zubereitung aus Sennesblättern und -früchten mit abführender Wirkung. Sie entfalten ihre stark abführende Wirkung über die Darmschleimhaut, indem diese vermehrt Flüssigkeit freisetzt und die Absorption von Flüssigkeit aus dem Darm vermindert wird sowie durch Interaktionen mit dem Plexus myentericus, wodurch die Peristaltik gefördert wird (Gaginella und Bris 1978).

Rizinusöl ist ein fettes Öl, das aus den Samen des Wunderbaums *Ricinus communis* gewonnen wird. Es entfaltet seine Wirkung ähnlich dem Natriumpicosulfat durch vermehrten Flüssigkeitstransfer der Darmschleimhaut in das Darmlumen und gleichzeitiger Hemmung der Flüssigkeitsaufnahme aus dem Darm. Seine Wirkung setzt innerhalb von 2–4 h ein.

Zu den *Gleitmitteln* gehören Paraffinöl und Glyzerin. Sie erhöhen die Gleitfähigkeit des Stuhls und erleichtern dadurch die Defäkation.

Prokinetische Substanzen

Metoclopramid und Domperidon, die als Antiemetika Anwendung finden, stimulieren auch die gastrointestinale Peristaltik (Reynolds und Putnam 1992). Sie werden deshalb in Situationen versucht, in denen die oben angeführten Maßnahmen unzureichend waren. Die Studienlage dazu ist allerdings negativ (Wald 2000).

Naloxon: Die Einsatzmöglichkeiten von Naloxon in der Opioid-induzierten Obstipation sind in Abschn. 4.1 angeführt.

5.4   Intestinale Obstruktion

Eine Obstruktion (völlige Verlegung, Verschluss) des Darms kann im Wesentlichen auf drei Ursachen zurückgeführt werden: auf eine Einengung des Darms von außen (z. B. durch große Tumoren), auf eine Verlegung durch Darminhalt (z. B. durch Stuhl bei schwerer Obstipation) oder auf eine Darmlähmung, in deren Folge der Darminhalt nicht weiterbefördert werden kann (paralytischer Ileus). Letztere tritt häufig bei Aussaat von Krebszellen auf die Außenwand des Dünndarmes auf. Die Lähmung führt zu einer Verklebung der Darmschlingen, die dann ineinander verbacken sind und den Stuhl nicht mehr weiter transportieren können.

Eine Obstruktion des Darms hat folgende schwerwiegende **Folgen:**

- Es sammeln sich Magen- und Pankreassäfte so wie die Galle im Darm, die dessen Schleimhaut schädigen, wodurch diese zusätzlich Flüssigkeit absondert.
- Die so geschädigte Schleimhaut kann ihrer Aufgabe, Flüssigkeit aus dem Darm aufzunehmen, nicht mehr nachkommen. Dadurch dehnen sich die Darmschlingen aus.
- Durch den Dehnungsreiz werden noch mehr Flüssigkeit und Elektrolyte in den Darm ausgeschieden.
- Insgesamt kommt es dadurch zu einem massiven Flüssigkeitsverlust des Körpers mit entsprechender Einschränkung der Nierenfunktion und einem Mangel an Elektrolyten im Körper.

Häufige **Symptome** der Obstruktion sind:

- *Kontinuierliches oder intermittierendes Erbrechen:* Es beginnt früh und mit großen Mengen bei einer Obstruktion am Magenausgang (Magenausgangsstenose), im Duodenum oder im Dünndarm und entwickelt sich erst später bei einer Obstruktion es Dickdarms. Biliäre Verfärbung des Erbrochenen spricht für eine Obstruktion im Duodenum oder Jejunum. Übelriechendes oder nach Stuhl riechendes Erbrochenes spricht für eine Obstruktion im Ileum oder im Kolon (»Miserere«).
- *Kontinuierliche oder intermittierende Übelkeit:* Sie entsteht durch Aktivierung der entsprechenden Rezeptoren im Gastrointestinaltrakt.

- *Kolikartige Bauchschmerzen*: Sie entstehen durch eine Dehnung der Darm-schlingen proximal der Obstruktion sowie durch die Ansammlung von Flüssig-keit und Luft in diesem Bereich. Bei einer Obstruktion im Dünndarm treten meist sehr extrem schmerzhafte, periumbilikal lokalisierte Koliken mit hoher Frequenz auf. Die Schmerzen bei Obstruktion im Kolon sind dumpfer, weniger stark und weniger häufig. Ein sich rasch verstärkender und auch gut lokalisier-barer, extrem starker Schmerz kann auf eine Darmperforation hindeuten. Ein typischer Palpationsschmerz (»Abwehrspannung«) spricht für eine Peritonitis oder eine Perforation.
- *Kontinuierliche Schmerzen:* Sie können durch die Obstruktion selbst, aber auch durch sie auslösende Tumormassen bedingt sein.
- *Mundtrockenheit:* Sie ist eine Mischung aus Flüssigkeits- und Elektrolytverlust in den Darm, Elektrolytmangel im Körper und der anticholinergen Wirkung vieler Antiemetika.
- Häufig besteht *Durchfall,* der durch eine bakterielle Stuhlverflüssigung des Stuhls bei einer Obstruktion im Sigma oder Rektum entsteht.
- Die Defäkation kann aber auch völlig fehlen.

5.4.1 Chirurgische Therapiemaßnahmen

Da eine chirurgische Tumorentfernung meist nicht möglich ist, verbackene Darm-schlingen nur selten chirurgisch gelöst werden können und das Operationsrisiko bei Patienten mit Tumorobstruktion generell extrem hoch ist, richtet sich die palliative chirurgische Therapie der Obstruktion auf eine Ausleitung des vor der Obstruktion gelegenen Darmanteiles nach außen (Ileostoma). Dadurch wird ver-hindert, dass weiterhin Mageninhalt zur Engstelle gelangt. Das bedeutet aber auch, dass durch Ausschaltung der nachgelagerten Darmabschnitte die Nahrungsinhalts-stoffe nicht mehr über den Darm aufgenommen werden, sondern unverdaut über das Stoma wieder ausgeschieden werden. Eine künstliche parenterale Ernährung und Flüssigkeitszufuhr kann in dieser Situation deshalb sinnvoll sein. Liegt die Engstelle nahe am Magenausgang, kann eine Ausleitung nur mehr mittels PEG-Sonde erfolgen (sog. Entlastungs-PEG-Sonde). Das Legen einer Magen-sonde ist in vielen Fällen eines Obstruktionsileus als Akutmaßnahme gegen das oft sehr häufige und damit auch körperlich belastende Erbrechen notwendig. Als Dauerlösung ist sie wegen der Entwicklung von schmerzhaften mechanischen Exulzerationen in Nase, Pharynx und Ösophagus meist ungeeignet.

Diese chirurgischen Maßnahmen sind prinzipiell indiziert, wenn es inner-halb von 48–72 h nach Auftreten der klinischen Zeichen einer Obstruktion mit konservativen Maßnahmen zu keiner deutlichen Besserung kommt. Gerade bei Patienten mit fortgeschrittenen Krebserkrankungen ist jedoch unklar, wie weit diese chirurgischen Maßnahmen im Einzelfall auch durchführbar und sinnvoll sind. So weisen entsprechende Studien eine operative Mortalität von 30–40 % und Komplikationsraten von 30–90 % auf. Dabei hat die Art der Obstruktion (komplett oder partiell) und die Art des chirurgischen Eingriffs (Bypass vs.

Resektion) keinen Einfluss auf Mortalität und Komplikationsraten. Es sind deshalb prognostische Kriterien erarbeitet worden, die helfen können, Patienten zu identifizieren, die von einem chirurgischen Vorgehen profitieren könnten. Folgende Befunde sprechen gegen ein chirurgisches Vorgehen bei Obstruktion

- Tumorbedingte Obstruktion
- Obstruktion durch Peritonealkarzinose
- Massive Metastasierung
- Ältere Patienten mit (tumorbedingter) Kachexie
- Aszites mit rezidivierend notwendigen Punktionen
- Vorangegangene abdominelle Strahlentherapie
- Lebermetastasierung, pleurale oder andere Fernmetastasen
- Multiple partielle Obstruktionen mit verzögerter Passagezeit
- Einbeziehung des proximalen Magenanteils

Magenentlastung

Bei rezidivierendem Erbrechen in Folge einer Obstruktion ist die Anlage einer *nasogastralen Entlastungssonde* möglich, die sehr effektiv das Erbrechen verhindert und auch die Übelkeit vermindert. Bei längerer Liegedauer der Sonde entstehen allerdings Druckulzera im Nasen-Rachen-Raum und im Ösophagus. Es sollte deshalb bei nicht behebbarer Obstruktion frühzeitig eine Gastrostomie angestrebt werden.

Die perkutane endoskopische gesetzte Gastrostomie-(PEG)-Sonde ist in der Lage, bei ungefähr 90 % der Patienten Übelkeit und Erbrechen zu vermindern (Pictus et al. 1988; George et al. 1990). Patienten sind dann auch wieder in der Lage, zu trinken und fühlen sich in der Regel von subjektiv weniger beeinträchtigt als von einer nasogastralen Sonde.

5.4.2 Pharmakologische Therapiemaßnahmen

Die Behandlung der Obstipation, die in seltenen Fällen auch zu einer völligen Darmverlegung führen kann, ist weiter oben beschrieben.

Ziel der palliativen Therapie der Obstruktion ist die Behandlung von Schmerzen und Übelkeit Abschn. 4.1 und die Vermeidung von Durst und Hunger. Die dafür notwenigen Medikamente können intravenös und subkutan gegeben werden.

Das im Vordergrund der Symptome stehende Erbrechen wird durch eine sekretionshemmende Therapie, eine anticholinerge und eine antiemetische Therapie bewerkstelligt.

Anticholinergika vermindern die intestinale Sekretion und vermindern gleichzeitig den Tonus der Darmmuskulatur. Zudem wirken sie schmerzstillend. Scopolaminbutylbromid ist dabei im Vergleich zu Atropin und Scopolaminhydrobromid nebenwirkungsärmer, passiert die Blut-Hirn-Schranke nicht und ist dadurch weniger delirogen (Ventafridda et al. 1990a, b).

Octreotid ist ein synthetisches Analogon des Somatostatins. Es reduziert die gastrointestinale Sekretion durch Hemmung der Magensäure- und Gallensekretion (Nellgard et al. 1995), vermindert die Darmdurchblutung (Nelville et al. 1991) und senkt die Darmspastizität. In vielen klinischen Studien konnte die Wirksamkeit von Octreotid in der Reduktion der gastrointestinalen Sekretion und damit auch des Erbrechens bei Obstruktion nachgewiesen werden (Ripamonti et al. 2001). Dabei hat die Kombination mit Anticholinergika einen zusätzlichen lindernden Effekt auf das Erbrechen gezeigt. Einschränkend muss gesagt werden, dass diese Studien nicht Placebo-kontrolliert waren (Mercadante et al. 1993, 1996). In einer Placebo-kontrollierten Studie konnte gezeigt werden, dass durch die Somatostatingabe – bei gleichzeitiger Gabe von Scopolaminbytulbromid bei Koliken – keine Reduktion der Frequenz des Erbrechens im Vergleich zum Placebo erzielt wurde (Currow et al. 2015). In der Studie wurde allerdings allen Patienten zur Behandlung der Übelkeit Dexamethason und 5-HT3-Antagonisten gegeben, was unter Umständen den Endpunkt des Erbrechens günstig beeinflusst hat (Feuer und Broadley 1999). Es ist deshalb sinnvoll, Octreotid wenn überhaupt, erst dann einzusetzen, wenn die Gabe von 5-HT3-Antagonisten und Dexamethason keinen ausreichenden Effekt auf das Erbrechen bei einer Obstruktion gezeigt hat (Currow et al. 2015).

Wenn Übelkeit und Erbrechen gut kontrolliert sind, können Patienten vereinzelt durchaus auch wieder Flüssigkeit und leicht verdauliche Nahrung zu sich nehmen.

Die für einen Ileus charakteristischen Koliken werden mit Scopolaminen (zum Beispiel Butylscopolamin) behandelt.

5.4.3 Flüssigkeitssubstitution in der Finalphase

Die Frage, ob Patienten am Ende ihres Lebens parenterale Flüssigkeitszufuhr erhalten sollen, ist von großer emotionaler Bedeutung für Betreuende und Angehörige, weil dieser Zustand mit »verdursten« gleichgesetzt wird, eine der schlimmsten vorstellbaren Qualen (Morita et al. 1999).

Befürwortende einer parenteralen Flüssigkeitsgabe am Lebensende stützen sich auf dieses Argument und auch darauf, dass eine Dehydrierung viele andere Auswirkungen hat, wie etwa das Auftreten von Halluzinationen und Delir oder eine unerwünschte Akkumulation von Medikamenten, die über die Nieren ausgeschieden werden, wie etwa Morphin oder Psychopharmaka. Dadurch verschlechtere sich die Lebensqualität, deren Erhaltung das Ziel der Palliative Care ist, dramatisch (Lowler 2002).

Gegner einer parenteralen Flüssigkeitsgabe am Lebensende führen auf, dass die Dehydrierung eine Begleiterscheinung des natürlichen Sterbeprozesses sei und dass dadurch eine Müdigkeit und Schwäche entstehe, die den Sterbeprozess erleichtere. Eine Flüssigkeitsgabe würde den Sterbeprozess künstlich verlängern und führe überdies dazu, dass die ohnehin bei vielen Patienten schon vorhandene Neigung zu Ödemen weiter zunähme, bis hin zum Lungenödem, mit den Folgen einer Atemnot (Sarhill et al. 2001).

Zweifelsfrei sollten Menschen am Lebensende, so lange sie Flüssigkeit zu sich nehmen können, dies auch tun und dabei auch vom Betreuungsteam ausreichend motiviert und praktisch unterstützt werden.

Ebenso muss auch in Situationen, in denen bei Palliativpatienten eine schwere Dehydrierung als Begleiterscheinung ihrer zugrunde liegenden Erkrankung auftritt (wie dies etwa bei einem Kurzdarmsyndrom nach Ileostomie der Fall sein kann), dem Patienten eine parenterale Flüssigkeitsgabe angeboten werden, weil diese die Lebensqualität steigert und auch das Leben verlängert.

Unklar war allerdings lange, ob bei Palliativpatienten, die keine krankheitsbedingte schwere Dehydrierung aufweisen, sondern im natürlichen Sterbeprozess ihre tägliche Trinkmenge nicht zu sich nehmen können und dadurch leicht dehydriert sind, eine parenterale Flüssigkeitsgabe sinnvoll ist.

Genau für diese Patienten konnte in einer Placebo-kontrollierten Studie gezeigt werden, dass die parenterale Zufuhr von täglich 1000 ml NaCl 0,9 % im Vergleich zum Placebo keinen Effekt hat. Sie ändert nichts am klinischen Zustandsbild der Patienten und nichts an den Symptomen. Diese werden durch die Flüssigkeitsgabe weder verbessert noch verschlechtert. Schließlich wird auch das Überleben weder positiv noch negativ beeinflusst (Bruera et al. 2013). Es ist daher eine routinemäßige Gabe von Flüssigkeit am Lebensende nicht notwendig. Sie ist nur dann indiziert, wenn es durch zusätzliche Umstände im Sterbeprozess zur Dehydrierung kommen sollte und eine ausreichende orale Flüssigkeitsaufnahme nicht erfolgen kann.

Da in dieser Studie nur Krebspatienten untersucht wurden, ist unklar, wie weit die Ergebnisse auch auf andere Patientengruppen wie etwa geriatrische Patienten übertragen werden können. Prinzipiell wird man aber in Analogie zu Krebspatienten auch bei geriatrischen Patienten, die in einer ähnlichen Situation sind, mit einer parenteralen Flüssigkeitsgabe zurückhaltend sein.

5.5 Hyperkalziämie

5.5.1 Klinisches Bild und Diagnose

Hyperkalziämie (erhöhter Kalziumspiegel im Blut) ist eine metabolische Störung von Krebserkrankungen, die gerade bei den zwei häufigsten Krebsarten, dem Lungenkrebs und dem Brustkrebs, immer wieder auftritt (Heath 1989). 50 % aller Fälle von Krebs-assoziierter Hyperkalziämie betreffen diese beiden Erkrankungen. Sie tritt auch bei zirka 20 % aller Patienten mit unbehandelbarem Myelom auf (Nash Smyth et al. 2015).

Ausgelöst wird sie durch drei Mechanismen: einer vermehrten Freisetzung von Kalzium aus dem Knochen, einer verminderten Kalziumausscheidung durch die Nieren oder einer vermehrten Kalziumaufnahme aus dem Gastrointestinaltrakt.

Die Freisetzung aus dem Knochen erfolgt meist im Rahmen von Krebsmetastasen, die das Konchengerüst zerstören und dadurch das darin gespeicherte Kalzium freisetzen.

Es können aber Tumoren auch Substanzen freisetzen, sog. Parathormon-ähnliche Proteine, die wie das menschliche Parathormon wirken, das für den Abbau und Umbau von Knochengewebe zuständig ist.

Da der Kalziumspiegel im Blut sehr eng reguliert ist, kann eine verminderte Ausscheidung von Kalzium über die Niere eine Tumor-assoziierte Hyperkalziämie weiter verschlechtern.

Die **Symptome** zu Beginn einer Hyperkalziämie entwickeln sich sehr langsam und können häufig nicht von Symptomen anderer Erkrankungen unterschieden werden. Dazu zählen Müdigkeit, Appetitlosigkeit, Gewichtsverlust, Inappetenz, Obstipation und Knochenschmerzen. Daneben kann es zum Auftreten von starkem Durst und Polyurie kommen sowie zur Übelkeit bis hin zum Erbrechen. Schließlich kann es auch zu neuropsychiatrischen Veränderungen im Sinn von Halluzinationen und Gedächtnisstörungen bis hin zum Delir kommen.

Diese Symptome korrelieren mit dem Kalziumspiegel im Blut, sind allerdings nicht nur vom absoluten Kalziumwert abhängig, sondern auch von der Geschwindigkeit der Entwicklung der Hyperkalziämie. Bei einem Kalziumspiegel von >3,5 mmol/l sind die beschriebenen Symptome aber regelhaft vorhanden.

5.5.2 Behandlung

Die Behandlung einer Hyperkalziämie zielt zum einen darauf ab, der Dehydratation, die durch die Polyurie entstanden ist, durch ausreichende parenterale Flüssigkeitsgabe entgegenzuwirken und so eine Ausscheidung des Kalziums herbeizuführen. Gleichzeitig muss der Abbau des Knochengewebes durch die Osteoklasten unterdrückt werden.

Rehydrierung

Die Rehydrierung erfolgt mit parenteral verabreichter isotoner Kochsalzlösung, wobei so viel zugeführt werden sollte, dass Tagesharnmengen von etwa 2 l erreicht werden. Schleifendiuretika fördern zwar die Kalziumausscheidung, sollten aber vorsichtig und wenn überhaupt erst nach initialer Rehydrierung eingesetzt werden, weil sie die schon bestehende Hypovolämie verstärken und zu Elektrolytstörungen führen können (Davis und Attie 1991).

Bisphosphonate

Intravenöse Bisphosphonate sind die Standardbehandlung der Hyperkalziämie. Sie blockieren die Funktion der Osteoklasten, die den Knochen abbauen und dadurch Kalzium freisetzen (Body et al. 1998). In Kombination mit einer ausreichenden Rehydrierung wird bei fast 90 % der Patienten mit Tumor-assoziierter Hyperkalziämie der Kalziumspiegel in zehn Tagen normalisiert (Major 2001). Abgesehen von Fieberepisoden, die bei fast der Hälfte der Patienten auftreten, aber durch prophylaktische Gabe von Antipyretika verhindert werden können, sind sie ausgezeichnet verträglich.

Die gute Wirksamkeit der Bisphosphonate basiert auf einer raschen Ausscheidung eines unlöslichen Bisphosphonat-Kalzium-Komplexes durch die Nieren, der seinerseits zu einer Nierenschädigung führen kann. Wenngleich schwere Nierenfunktionsstörungen nur sehr selten auftreten, ist es empfehlenswert, das Bisphosphonat über einen längeren Zeitraum (1–2 h) zu infundieren. Eine ausreichende Hydrierung ist allerdings auch hier eine Grundvoraussetzung.

Calcitonin

Durch die ausgezeichnete Wirksamkeit von Bisphosphonaten wird Calcitonin bei lebensbedrohlicher Hyperkalziämie in den ersten Tagen der Behandlung zusätzlich zu Bisphosphonaten und Rehydrierung eingesetzt (Patel et al. 1993). Es blockiert so wie diese die Osteoklastenaktivität, behindert aber zusätzlich auch noch die Wiederaufnahme von Kalzium in der Niere.

Eingesetzt wird es in einer Dosierung von 1–8 Einheiten/kg Körpergewicht als subkutane Injektion alle 6–12 h.

Cortison

Cortison ist geeignet zur Behandlung der Hyperkalziämie im Rahmen eines fortgeschrittenen Lymphoms oder multiplen Myeloms, weil die Aktivität beide Erkrankungen durch Cortison günstig beeinflusst wird und durch die verringerte Tumoraktivität auch die Hyperkalziämie günstig beeinflusst werden kann. Der direkte Effekt von Cortison auf die Tumor-induzierte Hyperkalziämie ist allerdings vernachlässigbar gering (Kovacs et al. 1995).

Denosumab

Der RANK-Ligand-Inhibitor Denosumab kann bei Patienten mit schwerer symptomatischer tumorinduzierter Hyperkalziämie, die auf Bisphosphonate refraktär oder bei denen Bisphopsphonate aufgrund einer schweren Niereninsuffizienz kontraindiziert sind, angewendet werden. Allerdings ist Denosumab in dieser Indikation nicht zugelassen (Off-label-use). Die hypokalzämische Wirkung von Denosumab ist analog zu den Bisphosphonaten nach zwei bis vier Tagen zu erwarten. Bei Patienten mit eingeschränkter Nierenfunktion ist keine Dosisanpassung erforderlich.

5.6 Delir

Das Delir ist die häufigste und gleichzeitig schwerwiegendste neuropsychiatrische Komplikation von hospitalisierten Palliativpatienten. In den letzten Lebenstagen sind 25–85 % aller Patienten davon betroffen (Massie et al. 1983). Bei Versterbenden auf Palliativstationen findet sich zum Todeszeitpunkt ein Delir in 88 % der Fälle (Lawlor et al. 2001). Das Delir ist ein extrem belastendes Symptom für Patienten, ihre Familien und ihre Betreuer. So geben Patienten, die ein Delir überlebt haben an, darunter massiv gelitten zu haben (3,2 von 4 Punkten einer numerischen Rating Skala, wobei 4 den Maximalwert darstellt). In der gleichen

Erhebung wiesen die Ehepartner einen Wert von 3,75 und die Pflegepersonen einen von 3,2 auf. Da im Delir eine Kommunikation mit Patienten zumeist kaum mehr möglich ist, werden die Erkennung und damit auch die Behandlung anderer Beschwerden, wie etwa Schmerzen, erschwert, wodurch die Symptomlast insgesamt weiter zunimmt (Bruera et al. 1992; Stiefel et al. 1994; Fainsinger et al. 1991).

5.6.1 Klinisches Bild und Diagnose

Das klinische Bild des Delirs ist sehr vielfältig und weist zahlreiche Symptome auf, die auch bei anderen neuropsychiatrischen Erkrankungen vorliegen (siehe Übersicht).

Diagnostische Kriterien des Delirs (ICD-10, DSM-IV; American Psychiatric Association 1994)

- Bewusstseinsstörung mit verminderter Aufmerksamkeit, Unfähigkeit diese zu richten und zu halten
- Globale Störung der Wahrnehmung, Verwirrtheit, Merkschwäche, Halluzination, Wahnvorstellungen
- Akuter Beginn und schwankender Verlauf
- Hinweise aus Untersuchungen auf eine zugrunde liegende zerebrale oder systemische Erkrankung

---

Klinisch lassen sich dabei zwei Subtypen abgrenzen. Das »hyperaktive Delir« und das »hypoaktive Delir«. Das hyperaktive Delir ist durch eine massive körperliche Unruhe des Patienten, verbunden mit Verwirrtheit und Halluzinationen gekennzeichnet (»bettflüchtig«), die die ganze Aufmerksamkeit des Betreuungsteams zur Beruhigung des Patienten erfordert und schon deshalb leicht erkannt wird. Im Gegensatz dazu sind Patienten im hypoaktiven Delir lethargisch und schläfrig und damit wesentlich unauffälliger. Es bleibt deshalb im klinischen Alltag häufiger unerkannt. Häufig treten Mischformen auf.

Zur strukturierten Erfassung eines Delirs eignet sich die Confusion-Assessment-Method-Scale (CAM-Scale), die auch in deutscher Sprache vorliegt (Abb. 5.4; Hestermann et al. 2009). Die Kriterien eines Delirs sind erfüllt, wenn in Box 1 alle drei Ja-Antworten angekreuzt sind und in Box 2 wenigstens ein »Ja« angekreuzt ist.

5.6.2 Behandlung

Das Delir ist im Gegensatz zur Demenz eine prinzipiell reversible Veränderung, wenn die auslösende Ursache beseitigt werden kann. Allerdings liegen oft mehrere

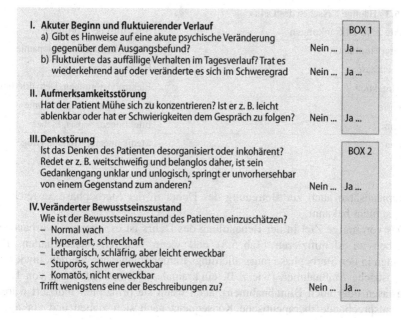

Abb. 5.4 Confusion-Assessment-Method-Scale (CAM-Scale). (Modifiziert nach Hestermann et al. 2009)

Ursachen gleichzeitig vor und einige, wie etwa eine Hospitalisation, sind häufig nicht behebbar. Schließlich kann bei mehr als 50 % terminal kranker Patienten (terminales Delir) gar keine Ursache gefunden werden. Wird eine genaue Erhebung möglicher Ursachen durchgeführt und finden sich dabei reversible Ursachen, kann eine Verbesserung des Delirs bei 68 % der Patienten erreicht werden. Selbst bei Patienten auf Palliativstationen ist damit noch eine Verbesserung bei der Hälfte der Patienten erzielbar.

5.6.3 Nicht-pharmakologische Therapiemaßnahmen

Wichtigstes Element in der Betreuung von Palliativpatienten mit Delir sind unterstützende Maßnahmen zur Entspannung und zur besseren Orientierungsfähigkeit der Patienten. Dazu gehört die Schaffung eines stressfreien und für die Patienten möglichst gewohnten Umfeldes durch verstärkte Zuwendung konstanter Betreuungspersonen, Einbeziehung der Familienmitglieder in die Betreuung oder auch das Anbringen von Bildern mit vertrauten Motiven der häuslichen Umgebung. Ebenso konnte ein Präventionsproramm, das auf eine Verbesserung der Orientierungsfähigkeit von Patienten durch Behandlung von Sehbehinderungen, Hörbehinderungen und Schlaflosigkeit ausgerichtet war, die Häufigkeit von deliranten Phasen vermindern (Inouye et al. 1999). Inwieweit diese

Tab. 5.3 Häufige Ursachen des Delirs

Direkte ZNS-Erkrankungen	Systemische Störungen
Primärer Hirntumor	Metabolische Enzephalopathie
Hirnmetastasen	Hypoxie
ZNS-Infektion	Elektrolytstörungen, Dehydrierung
Epilepsie	Paraneoplastische Syndrome
Demenz	Infektionen, Sepsis, Fieber
Trauma	Medikamente, Alkohol, Drogen

Therapieansätze auch zur Betreuung des Delirs in der Sterbephase ausreichend sind, ist nicht bekannt.

Das vorrangige Ziel in der Behandlung des Delirs ist es, eventuell vorhandene Ursachen zu identifizieren (Tab. 5.3) und wenn möglich auszuschalten. Bei Patienten in der Sterbephase muss allerdings immer abgewogen werden, inwieweit diagnostische Maßnahmen (wie z. B. ein kraniales CT zur Erfassung von Hirnmetastasen oder auch Blutabnahmen), auch wenn sie prinzipiell indiziert wären, eine entsprechende therapeutische Konsequenz nach sich ziehen und vor allem auch, ob sie für den Patienten noch zumutbar sind.

5.6.4 Pharmakologische Therapiemaßnahmen

Sind die Ursachen des Delirs nicht reversibel oder können sie nicht identifiziert werden und zeigen nicht pharmakologische Therapiemaßnahmen keine ausreichende Wirkung, muss zur Symptomlinderung eine symptomatische Therapie mit Neuroleptika oder Sedativa eingeleitet werden.

Neuroleptika

Das Neuroleptikum Haloperidol ist gewöhnlich das Mittel der Wahl in der Behandlung des Delirs bei Patienten mit fortgeschrittenen Erkrankungen (AWMF 2015; Akechi et al. 1996; Fernandez et al. 1989). Es kann oral, subkutan, intramuskulär und intravenös verabreicht werden, wobei die parenterale Gabe etwa eine doppelte Wirkstärke im Vergleich zur oralen Gabe aufweist. Im Allgemeinen reichen zur Behandlung von Agitiertheit, Verwirrung und Angst geringe Tagesdosen von 1–3 mg/Tag, wobei eine Tagesdosis von 20 mg nur in seltenen Fällen notwendig ist.

Wie einige andere Psychopharmaka kann auch Haloperidol zu einer QT-Zeit-Verlängerung führen. Deswegen ist neben einer Analyse der QT-Zeit vor jeder Verabreichung, bei intravenöser Gabe ein EKG-Monitoring empfohlen. Da dieses in der Praxis offensichtlich nicht entsprechend durchgeführt wurde, wird die parenterale Gabe von Haloperidol von Herstellerseite nur mehr als intramuskuläre Injektion empfohlen (siehe Rote-Hand-Brief zu intravenöser Gabe von Haloperidol 2017).

Häufig wird zusätzlich eine Therapie mit einem niedrig dosierten Benzodiazepin (z. B. Lorazepam 0,5–1,0 mg alle 1–2 h) gegeben, weil damit ein rascher eintretender und anhaltend sedierender Effekt erreicht wird und gleichzeitig die extrapyramidalen Nebenwirkungen von Haloperidol abgeschwächt werden (Breitbart 2001; Menza et al. 1988). Die alleinige Gabe von Benzodiazepinen ist in der Behandlung des Delirs den Neuroleptika klar unterlegen und kann sogar die Agitation und die kognitive Beeinträchtigung paradoxerweise steigern (Breitbart et al. 1996).

Alternativ kann statt Haloperidol auch das mehr sedierend wirkende Chlorpromazin in Tagesdosierungen von 50–300 mg verwendet werden. Für jede dieser beiden Substanzen konnte gezeigt werden, dass sie die Symptome des Delirs und auch die kognitive Funktion dramatisch verbessern. Das gilt für das hyperaktive Delir ebenso wie für das hypoaktive Delir (Breitbart et al. 1996).

Levomepromazin ist ein Phentothiazin-Neuroleptikum, das häufig als Antiemetikum verwendet wird, parenteral einsetzbar ist und auch zur Behandlung von Agitation und Verwirrung im terminalen Delir eingesetzt wird (Ventafridda et al. 1990a, b). Es wirkt zudem deutlich analgetisch, equipotent zu Morphin. Als dosislimitierende Nebenwirkung treten Hypotonie und Sedierung auf (Oliver 1985).

Atypische Neuroleptika

Dieatypischen Neuroleptika Olanzapin, Quetiapin und Risperidon, die insgesamt ein geringeres Potenzial an extrapyramidalen Nebenwirkungen haben, kommen vermehrt auch in der Behandlung des Delirs zum Einsatz (Passik und Cooper 1999; Sipahimalami et al. 1997; Schwartz und Massand 2001). Die bisherige Studienlage zeigt eine etwa gleiche Wirksamkeit wie die der klassischen Neuroleptika mit einer geringeren Nebenwirkungsrate. Ihre Einsatzmöglichkeit ist derzeit durch das Fehlen einer parenteralen Formulierung in der Praxis noch eingeschränkt.

Benzodiazepine

Obwohl Neuroleptika zweifellos wirksam in der Behandlung des Delirs sind, ergeben sich gerade beim Delir sterbender Patienten in 10–20 % Situationen, die nur durch eine verstärkte Sedierung beherrscht werden können (Ventafridda et al. 1990a, b; Fainsinger et al. 1991). Das therapeutische Ziel ist es, eine Sedierungstiefe zu erreichen, in der die Patienten entspannt und ruhig sind.

Dazu wird häufig Midazolam in Tagesdosen von 30–100 mg verwendet. Ebenso kann Propofol in dieser Situation in einer Startdosis von 10–70 mg/h und Maximaldosen von 400 mg/h verwendet werden (Mercadante et al. 1995; Moyle 1995). Propofol erlaubt eine besser kontrollierbare Sedierung und hat zudem eine kurze Halbwertszeit (Tab. 5.4).

Diese Situation der sog. palliativen Sedierung bedarf besonderer Vorkehrungen, für die Richtlinien u. a. von der Europäischen Palliativgesellschaft bestehen (Alt-Epping et al. 2010).

Tab. 5.4 Medikamente in der Behandlung des Delirs von schwerkranken Patienten

Medikament	Tagesdosis
Neuroleptika	
Haloperidol (p. o., i. m.)	1–40 mg
Chlorpromazin (p. o., i. m.)	25–200 mg
Levomepromazin (p. o., i. m.)	15–300 mg
Atypische Neuroleptika	
Olanzapin (p. o.)	2,5–20 mg
Risperidon (p. o.)	0,5–6 mg
Quetiapin (p. o.)	12,5–400 mg
Benzodiazepine	
Lorazepam (p. o., i. v., i. m.)	0,5–8 mg
Midazolam (i. v., s. c.)	12–100 mg
Anästhetika	
Propofol (i. v.)	240–9000 mg

Literatur

Adams L, Chronos N, Lane G, Guz A (1985) The measurement of breathlessness induced in normal subjects: validity of two scaling techniques. Clin Sci (Lond) 69:7–16

Akechi T, UchitomiY OH (1996) Usage of haloperidol for delirium in cancer patients. Support Cancer Care 4:390–392

Allard P, Lamontagne C, Bernard P, Trenblay C (1999) How effective are supplementary doses of opioids for dyspnea in terminally ill cancer patients. J Pain Symptom Manage 17:256–265

Alt-Epping B, Sitte T, Nauck F, Radbruch L (2010) Sedierung in der Palliativmedizin. Z Palliativmed 11:112–122

American Psychiatric Association (1994) Diagnostic and statistical Manual of Mental disorders. APA, Washington DC

Anti M, Pignataro G, Armuzzi A et al (1998) Water supplementation enhances the effect of high fiber diet on stool frequency and laxative consumption in adult patients with functional constipation. Hepatogastroenterology 45:727

AWMF (2013) S2k-Leitlinie Chronische Obstipation, aktueller Stand: 02/2013. Register-Nr. 021/019

AWMF (2015) S3-Leitlinie Palliativmedizin für Patienten mit einer nicht heilbaren Krebserkrankung, Version 1.0 – Mai 2015. Register-Nr: 128/001OL

Bausewein C, Booth S, Gysels M, Kühnbach R, Higginson IJ (2010) Effectiveness of a hand-held fan for breathlessness: a randomised phase II trial. BMC Palliat Care 9:12. https://doi.org/10.1186/1472-684X-9-22

Body JJ, Bartl R, Bruckhardt P et al (1998) Current use of bisphosphonates in oncology. J Clin Oncol 16(12):3890–3899

Borg GA (1982) Psychophysical bases of perceived exertion. Med Sci Sports Exerc 14:377–781

Breitbart W, Marotty R, Platt M (1996) A double-blind comparison trial of haloperidol, chlorpromazine, and lorazepam in the treatment of delirium in hospitalized AIDS patients. Am J Psychiatry 153:231–237

Breitbart W (2001) Diagnosis and management of delirium in the terminally ill. In: Portenoy, BE (Hrsg) Topics in Palliative care, Vol 5. Oxford University Press, New York, S 303–321

Bruera E, Fainsinger R, Miller M, Kuehn N (1992) The assessment of pain intensity in patients with cognitive failure. J Pain Symp Man 7(5):267–270

Bruera E, Hui D, Dalal S, Torres-Vigil I et al (2013) Parenteral hydration in patients with advanced cancer: a multicenter, double-blind, placebo-controlled randomized trial. J Clin Oncol 31(1):111–118

Chua TP, Harrington D, Ponikowski P et al (1997) Effects of dihydrocodein on chemosensitivity and exercise tolerance in patients with chronic heart failure. J Am Coll Cardiol 29:147–152

Currow DC, Coughlan M, Fardell B, Cooney NJ (1997) Use of ondasentron in palliative medicine. J Pain Symptom Manage 13:302–307

Currow DC, Quinn S, Agar M et al (2015) Double-blind, placebo-controlled, randomized trial of octreotide in malignant bowel obstruction. J Pain Symptom Manage 49(5):814–821

Davis K, Attie M (1991) Management of severe hypercalcaemia. Crit Care Clin 7:175–190

Drossman DA (2006) Rome III: The functional gastrointestinal disorders, 3. Aufl. Degnon Associates Inc, McLean, VA

Drossman et al (1990) Identificationof subgroups of functiomal gastrointestinal disorders. Gatroenterol Int 3:159–172

Emanuel EJ, Fairclough DL, Slutsman J, Emanuel LL (2000) Understanding economic and other burdens of terminal illness: experience of patients and their caregivers. Ann Intern Med 132:451–459

Evans KC, Bahnzett RB, Adams L (2002) BOLD fMRI identifies limbic, paralimbic, and cerebellar activation during air hunger. J Neurophysiol 88:1500–1511

Fainsinger R, McEachern T, Hanson J (1991) Symptome control during the last week of life in a palliative care unit. J Palliative Care 7:5–11

Fallon B (1998) Nausea and vomiting unrelated to case treatment. In: Berger AM, Portenoy RK, Weissman DE (Hrsg) Principle and practice of supportive oncology. Lippincott Williams and Wilkins, Philadelphia, S 179–190

Fernandez F, Levy J, Mansell P (1989) Management of delirium in terminally ill AIDS patients. Int J Psychiat Med 19:165–172

Feuer DJ, Broadley KE (1999) Systematic review of corticosteroids for the resolution of malignant bowel obstruction in advanced gynaecological and gastrointestinal cancers. Ann Oncol 10:1035–1040

Gaginella TS, Bris P (1978) Laxatives: an update on the mechanism of action. Life Sci 23:1001–1010

George J, Crawford D, Lewis T et al (1990) Percutaneous endoscopic gastrostomy: a tow year experience. Med J Aust 152:17–20

Glare P, Peirera G, Krsitjanson LJ et al (2001) Systematic review of the efficacy of antiemetic in the treatment of nausea in patients with far-advanced cancer. Support Care Cancer 12:432–440

Gonzales-Rosales F, Walsh D (1997) Intractable nausea and vomiting due to gastrointestinal mucosal metastases relieved by tetrahydrocannabinol. J Pain Sympton Manage 14(5):311–314

Hardy J, Daly S, McQuade B et al (2002) A double-blind, randomized parallel group, multi-national, multi-centre study comparing ondansetron 24 mg p. o. with placebo and metoclopramide 10 mf tds p. o. in the treatment of opioid induced nausea and emesis in cancer patients. Support Care Cancer 10:331–336

Heath DA (1989) Hypercalcemia of malignancy. BMJ 298:1468–1469

Hestermann U, Backenstrass M, Gekle I et al (2009) Validation of a German version of the Confusion Assessment Method for delirium detection in a sample of acute geriatric patients with a high prevalence of dementia. Psychopathology 42(4):270–276

McCarthyM HI (1989) Measuring symptoms in terminal cancer: are pain and dyspnea controlled? J R Soc Med 82:264–266

Holmes S (1989) Use of a modified symptom distress scale in assessment of the cancer patient. Int J Nurs Stud 26:69–7932

Inouye B, Bogardus S Jr, Charpentier P et al (1999) A multicomponent intervention to prevent delirium in hospitalized older patients. N Engl J Med 340(9):669–676

Johnson MJ, McDonagh TA, Harkness A et al (2001) Morphine for the relief of breathlessness in patients with chronic heart failure-a pilot study. Eur J Heart Fail 4:753–756

Kovacs C, MacDonald S, Chik C, Bruera E (1995) Hypercalcemia of malignancy in the palliative care patient: a treatment strategy. J Pain Symptom Manage 10:224–232

Lawlor P, Gagnon B, Mancini I et al (2001) The occurrence, causes and outcome of delirium in advanced cancer patients: a prospective study. Arch Int Med 160:786–794

Leupoldt A, Dahme B (2005) Cortical substrates for the perception of dyspnea. Chest 128(1):345–354

Light RW, Muro JR, Sato RI et al (1989) Effects of oral morphine on breathlessness and exercise tolerance in patients with chronic obstructive pulmonary disease. Am Rev Respir Dis 139:126–133

Lowler P (2002) Delirium and dehydration: Some fluid for thought? Support Care Cancer 195:835–839

MacKintosh D (2016) Olanzapine in the management of difficult to control nausea and vomiting in a palliative care population: A case series. J Palliat Med 19:87–90

Major P (2001) Use of zeolendroic acid, a novel, highly potent bisphosphonate, for treatment of hypercalcemia of malignancy. Oncologist 7:481–491

Manning HL, Schwartzstein RM (1995) Pathophysiology of dyspnea. N Engl J Med 333:1547–1553

Massie M, Holland J, Glass E (1983) Delirium in terminally ill cancer patients. Am J Psychiatry 140:1048–1050

Mazzocatto C, Buclin T, Rapin CH (1999) The effects of morphine on dyspnea on ventilator function in elderly patients with advanced cancer: a randomized double-blind controlled trial. Annal Oncol 10:1511–1014

Menza M, Murray G, Holmes V (1988) Controlled study of extrapyramidal reactions in the management of delirious medically ill patients: Intravenous Haldol versus Haldol plus benzodiazepines. Heart Lung 17:2318–2341

Mercadante S, Avola G, Maddaloni S et al (1996) Octreotide prevents the pathological alterations of bowl obstruction in cancer patients. Support Care Cancer 4:393–394

Mercadante S, De Conno F, Ripamonti C (1995) Propofol in terminal care. J Pain Symptom Manage 10:639–642

Mercadante S, Spoldi CA et al (1993) Octreotide in relieving gastrointestinal symptoms due to bowel obstruction. Palliat Med 7:295–299

Morita T, Hyodo I, Yoshimi T et al (2004) Incidence and underlying etiologies of bronchial secretion in terminally ill cancer patients: a multicenter, prospective, observational study. J Pain symptom Manage 27:533–539

Morita T, Tsunoda J, Inoue S et al (1999) Perception and decision-making on rehydration of terminally ill cancer patients and family members. Am J Hosp Palliat Care 16:509–516

Moyle J (1995) The use of propofol in palliative medicine. J Pain Symptom Manage 10:643–646

Muers MF, Round CE (1993) Palliation of symptoms in non-small cell lung cancer: a study by the Yorkshire Regional Cancer Organization Thoracic Group. Thorax 48:339–343

Nash Smyth E, Conti I, Wooldridge JE et al (2015) Frequency of skeletal-related events and associated health care resource use and costs in US patients with multiple myeloma. J Med Econ 15:1–26

Nellgard P, Bojo L, Cassuto J (1995) Importance of vasoactive intestinal peptide and somatostatin for fluid loss in small bowel obstruction. Scand J Gastroenterol 30:464–469

Nelville R, Fielding P, Cambria RP, Modlin I (1991) Vascular responsiveness in obstructive gut. Dis Colon Rectum 4:229–235

Oliver D (1985) The use of methotrimeprazine in terminal care. BrJ Clin Pract 39:339–340

Passik S, Cooper M (1999) Complicated delirium in cancer patients successfully treated with olanzapine. J Pain Symptom Manage 7:219–223

Patel S, Lyons A, Hosking D (1993) Drugs used in the treatment of metabolic bone disease. Clinical pharmacology and therapeutic use. Drugs 46:594–617

Pictus D, Marx MV, Weyman PJ (1988) Chronic intestinal obstruction: value of percutaneous gastrostomy tube placement. Am J Radiol 150:295–297

Reuben DB, Mor V (1986) Dyspnea in terminally ill cancer patients. Chest 89:234–326

Reynolds JC, Putnam PE (1992) Prokinetic agents. Gastroenterol Clin North Am 21:567–596

Ripamonti C, Panzeri C, Groff L et al (2001) The role of somatostatin and octreotide in bowel obstruction: pre-clinical and clinical results. Tumori 87:1–9

Sarhill N, Walsh D, Nelson K, Davis M (2001) Evaluation and treatment of cancer related fluid deficits: volume depletion or dehydration. Support Care Cancer 9:408–419

Schwartz T, Massand P (2001) The role of atypical antipsychotics in the treatment of delirium. Psychosomatics 43:171

Sipahimalami A, Sime RM, Massand P (1997) Treatment of delirium with risperdon. In J Geriatric Psychopharmacol 1:24–26

Srivastava M, Brito-Dellan N, Davis MP et al (2003) Olanzapine a s an antiemetic in refractory nausea and vomiting in advanced cancer. J Palliat Med 6:251–255

Stark RD, Gambles SA, Lewis JA (1981) Methods to access breathlessness in healthy subjects: a critical evaluation and application to analyze the acute effects of diazepam and promethazin on breathlessness induced by exercise or by exposure to raised levels of carbon dioxide. Clin Sci (Lond) 61:429–439

Stiefel F, Kornblith A, Holland J, Coyle N, Breitbart W, Weaver S, Portenoy R (1994) Delirium as a contributing factor to ›crescendo‹ pain: Three case reports. J Pain Symptom Manage 9:44–47

Thomas JR, von Guten CH (2006) Dyspnea. In: Bruera E, Higgins IJ, Ripamonti C, von Guten CH (eds) Textbook of palliative medicine. Oxford University Press, S 655–662

Twycross R, Back I (1998) Nausea and vomiting in advanced cancer. Eur J Palliat Care 5:39–45

Ventafridda V, Ripamonti C, Caraceni A et al (1990a) The management of inoperable gastrointestinal obstruction in terminal cancer patients. Tumori 76:389–393

Ventafridda V, Ripamonti C, DeConno F (1990b) Symptom prevalence and control during cancer patients′ last days of life. J Palliat Care 6:7–11

Wald A (2000) Constipation. Med Clin North Am 84:1231

Williams SG, Wright DJ, Marshall P et al (2002) Safety and potential benefits of low dose diamorphine during exercise in patients with chronic heart failure. Heart 88:1085–1086

Woodcock AA, Gross ER, Geddes DM (1981) Drug treatment of breathlessness: contrasting effects of diazepam and promethazine in pink puffers. Br Med J (Clin Re Ed) 281:343–346

Zebraski SE, Kochenash SM, Raffa RB (2000) Lung opioid receptors: pharmacology and possible target for nebulized morphine in dyspnea. Life Sci 66:2221–2231

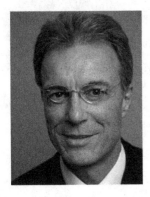

Univ. Prof. Dr. Herbert Watzke Studium der Medizin an der
Universität Wien

1980	Ausbildung Innere Medizin an der Medizinischen Universität
1987	Department of Medicine, University of North Carolina at Chapel Hill, USA
1989	Facharzt für Innere Medizin, Zusatzfacharzt für Kardiologie, Zusatzfacharzt für Hämatologie und Onkologie, Klinischer Prüfarzt
1991	Habilitation in Innere Medizin
2001	Leiter der Palliativstation der Klinik für Innere Medizin I, AKH Wien
2005	Professor für Palliativmedizin an der Medizinischen Universität Wien; Leiter der Klinischen Abteilung für Palliativmedizin, AKH Wien
2010–2014	Präsident der Österreichischen Palliativgesellschaft
2012	Präsident der Österreichischen Gesellschaft für Innere Medizin

Palliative Onkologie – Möglichkeiten und Herausforderungen

6

Gebhard Mathis

Inhaltsverzeichnis

Die Wahrheit hat viele Gesichter. (Sprichwort)

6.1 Supportive Care, Palliative Care, Hospice Care – Reflexionen zu Begriffen

Es gibt mehr oder minder präzise Definitionen, die dann weiterführend zum Tragen kommen, wenn wir aus dem jeweils eigenen Hintergrund gemeinsam einen Weg mit Patienten suchen. Für die Überlegungen in diesem Kapitel ist es wesentlich, wie wir selbst im Gespräch diese Begriffe verstehen und wie das Gegenüber denkt.

G. Mathis (✉)
Rankweil, Österreich
E-Mail: gebhard.mathis@cable.vol.at

»Cura palliativa« ist seit Jahrhunderten ein grundlegender Teil medizinischen Denkens und Handelns. Auch wenn eine vermeintlich sichere Heilung nicht mehr möglich ist, besteht der Anspruch auf Heilen. Mit der Technisierung der Medizin sind »Kurativ« und »Palliativ« zunehmend in den Definitionen und im Denken auseinandergedriftet. Im Italienischen spricht man heute immer noch von palliative cure.

Die Onkologie hat immer palliative Therapien durchgeführt. Viele Chemotherapien und weitere systemische Therapieansätze wurden und werden überwiegend im lokal fortgeschrittenen oder besonders im metastasierten Stadium durchgeführt. Strahlentherapie und Chirurgie in verschiedenen Disziplinen sind weiter wichtige Säulen einer palliativen Therapie bei fortgeschrittener Krebserkrankung.

Vor Jahrzehnten wurde *Supportive Care* fast zeitgleich mit den ersten erfolgreichen Chemotherapien eingeführt. Als Voraussetzung für gute Studien gilt Best Supportive Care, deren Ziele sind:

- Verbesserung der Voraussetzung für die Durchführbarkeit onkologischer Therapien
- Verminderung des Auftretens von unerwünschten Nebenwirkungen von potenziell toxischen Therapien
- Erhalt oder Steigerung der Lebensqualität der Patienten
- Linderung krankheitsbedingter Symptome
- Prognostische Verbesserung der Behandlungsergebnisse

Allerdings sind die Definitionen von Best Supportive Care und deren Anwendung in klinischen Studien sehr unterschiedlich. Konkret genannt wird der Einsatz von Antibiotika, Analgetika, Antiemetika, Bluttransfusionen und Blutprodukten, hämatopoetischen Wachstumsfaktoren, Ernährungsunterstützung, Pleurodese, Thorakozentese und fokale Bestrahlung zur Schmerzkontrolle, bei Husten, Atemnot oder Hämoptyse (Zafar et al. 2008): Eine aktuelle systematische Übersicht betont den Fokus von Supportive Care auf Symptommanagement und Verbesserung der Lebensqualität während Behandlungen und bei fortgeschrittener Tumorerkrankung. Dadurch weitet sich die Definition auf emotionale, spirituelle, soziale und physische Bedürfnisse während Diagnose, Behandlung und Verlauf aus. Im Verlauf der Erkrankung soll *Supportive Care* in *Palliative Care* mit dem dafür erforderlichen multiprofessionellen Ansatz übergehen (Tab. 6.1; Abb. 6.1 Hui 2014).

Heute sucht man in Tumorboards für Krebspatienten die beste multimodale und individuelle Therapie. Dabei ist eine grundlegende Überlegung, ob ein kurativer

Tab. 6.1 Unterschiede zwischen Supportive Care und Palliative Care

	Supportive Care	Palliative Care
Fokus	Krankheit	Patient
Diagnostik	Symptombezogen	Biopsychosozial
Therapie	Überwiegend medizinisch	Multiprofessionell

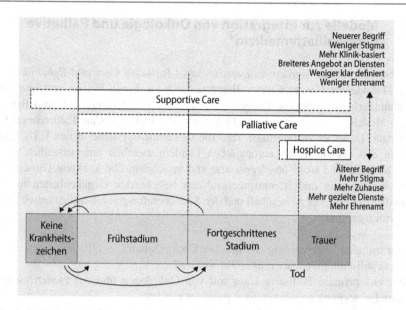

Abb. 6.1 Etwas unterschiedliche Sichtweisen von *Supportive Care* und *Palliative Care*, wobei es natürliche Ergänzungen und Überschneidungen gibt

oder ein palliativer Ansatz besteht. Dadurch werden wesentliche Fortschritte in der Krebstherapie erzielt. An dieser Stelle soll lediglich darauf hingewiesen werden, dass der Begriff »palliativ« alltäglich in diesem ganz bestimmten Sinn verwendet wird.

Diese unterschiedlich verstandenen Begriffe haben seit Einführung der Palliativmedizin bei manchen Onkologen zur teilweise durchaus berechtigten Bemerkung geführt: »Das haben wir immer schon gemacht.«

Hospizarbeit und spezialisierte Palliativmedizin richten seit der Gründerzeit den Fokus besonders auf die Patienten in deren ganzen biopsychosozialen Lebenssituation. Das erfordert systemisches Denken und Arbeiten auf verschiedenen Ebenen. Die An- und Zugehörigen werden kontinuierlich mit einbezogen. Diese Art von Palliativmedizin verlangt konsequentes multiprofessionelles Denken, entsprechende Teambildung und -kommunikation sowie weniger hierarchische Strukturen. Unter anderem hat sich deshalb in letzter Zeit zunehmend der Ausdruck *Palliative Care* durchgesetzt.

Palliativmedizin und Palliative Care waren lange Zeit auf die letzten Tage und Stunden fokussiert. Schmerztherapie und Symptomkontrolle wurden in Wissenschaft und Praxis immens verbessert. Die ambulanten und stationären Versorgungsstrukturen wurden in den letzten Jahrzehnten unter einigen Mühen spürbar weiterentwickelt, auch wenn hier in manchen Bereichen noch deutlicher Handlungsbedarf besteht.

6.2 Modelle zur Integration von Onkologie und Palliative Care/Palliativmedizin

Seit über zehn Jahren werden im *Department of Palliative Care and Rehabilitation* am MD Anderson Cancer Center, Houston, USA zu diesen Fragen umfangreiche Forschungsarbeiten geleistet. Soeben wurden von David Hui und Eduardo Bruera (2015) Modelle zur Integration von Onkologie und Palliative Care/Palliativmedizin vorgestellt. Dabei ist zu bedenken, dass die Gesundheitssysteme in den USA, aber auch in den verschiedenen europäischen Ländern ziemlich unterschiedlich sind. Diese Modelle sind wohl überlegenswert und verfolgbar. Die konkrete Umsetzung wird vielfältig sein und ist entsprechend den bestehenden Gegebenheiten in der Gesundheitspolitik, der Ärzteschaft und den Sozialberufen gemeinsam zu entwickeln.

Kernfragen sind:

- Wer soll eine Überweisung zu Palliative Care erhalten?
- Wann soll Palliative Care eingeführt werden?
- Wie viel primäre Palliative Care soll von Onkologen und der medizinischen Grundversorgung angeboten bzw. geleistet werden?
- Welche Voraussetzungen (Setting) sind am besten geeignet Palliative Care umzusetzen?

Die Entwicklung der Integration von Onkologie und Palliative Care kann in drei Stufen gesehen werden (Abb. 6.2).

1. **Vernetzung:** Onkologen überweisen an die Palliativmedizin, wenn sie einen entsprechenden Bedarf sehen und übertragen damit diese Verantwortung. Inwieweit die palliativmedizinische Expertise in die weitere onkologische Therapieplanung einfließt, bleibt dabei offen. Unterschiedliche Ansichten der Spezialisten können die Patienten verwirren.
2. **Koordination:** Definierte Prozesse und vereinbarte Abläufe führen zu einer Interaktion beider Disziplinen. Es gibt klare Kriterien für den Einsatz von Palliative Care mit entsprechenden Kommunikationsstrukturen. Die Patienten spüren, dass sich mehrere Spezialisten um sie kümmern.
3. **Volle Integration:** Es besteht eine Arbeitsgemeinschaft von Onkologie und Palliative Care, in der sich Kräfte und Wissen vereinigen. Unter Einbeziehung des multiprofessionellen Palliative-Care-Teams wird eine ganzheitliche Versorgung der Patienten gewährleistet. Die Patienten rücken in den Mittelpunkt.

Die Herangehensweise an die Integration von Onkologie und Palliative Care kann in verschiedenen Konzepten gesehen werden:

Zeitbasiertes Modell (»time-based«)
Der Zeitpunkt und das Ausmaß von Palliative Care werden vom Krankheitsverlauf bestimmt. Dies ist heute meistens der Fall und führt dazu, dass Palliative Care erst spät eingesetzt wird. Es erfüllen sich dann die Befürchtung und die Erwartung, dass der Kranke einmal »austherapiert« ist und die Sterbephase beginnt. Des-

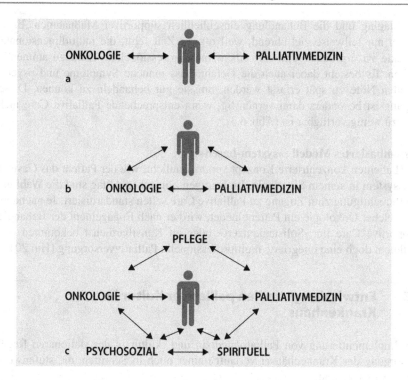

Abb. 6.2a–c a Vernetzung. b Koordination. c Volle Integration

halb wird Palliativversorgung anhaltend mit Sterben und Tod assoziiert. Andererseits hilft der zeitbasierte Zugang, wenigstens den Zeitpunkt zu erkennen, an dem Palliative Care dringend erforderlich ist.

Versorgerbasiertes Modell (»provider-based«)
Die Maßnahmen orientieren sich am Grad und Ausmaß der Erkrankung der Patienten, in dem diese eine palliative Unterstützung brauchen, um ihr Leiden in der ganzen Komplexität zu lindern. In den USA und in medizinischen Strukturdiskussionen auch auf ganz anderen Feldern wird dabei von Primär-, Sekundär-, und Tertiärversorgung gesprochen. In der Vielfalt des europäischen Gesundheitssystems müssten zur Umsetzung alle Ressourcen genutzt werden. Voraussetzung einer palliativmedizinischen Grundversorgung ist, dass Onkologen, Allgemeinmediziner und andere medizinische Fachärzte, die Krebserkrankungen behandeln, eine palliativmedizinische Zusatzausbildung erfahren. Dies gilt dann auch für die Pflege und die Sozialberufe in diesen Abteilungen.

Entscheidungsbasiertes Modell (»issue-based«)
Der onkologisch zentrierte Zugang holt den Onkologen bei seinen alltäglichen Fragen in Supportive Care wie Schmerz- und Symptomkontrolle ab. In diesem Solistenkonzert ist der Onkologe für alles verantwortlich: für eine exakte Diagnose,

das Staging und die Behandlung einschließlich supportiver Maßnahmen. Es ist jedoch nur teilweise zielführend, weil oft die Zeit fehlt, die multidimensionalen Aspekte zu ergründen und mit einem multiprofessionellen Team zusammenzuwirken. Es besteht dabei auch die Gefahr, dass manche Symptome und psychosozialen Nöte zu spät erfasst werden, um sie gut behandeln zu können. Dieser Zugang ist besonders dann vernünftig, wenn entsprechende Palliative Care nicht oder zu wenig verfügbar ist (Abb. 6.3).

Systembasiertes Modell (»system-based«)
Das Patienten-konzentrierte Konzept veranschaulicht, wie der Patient das Gesundheitssystem in seinem Sinn lenkt. Im heutigen klinischen Alltag sind die Wahl und die Berechtigung zum Zugang zu Palliative Care selten standardisiert. Je nachdem, auf welcher Onkologie ein Patient landet, wird er nach Engagement der Behandler Supportive Care im »Solistenkonzert« oder im Konsiliardienst bekommen oder vielleicht doch eine integrierte multiprofessionelle Palliativversorgung (Hui 2014).

6.3   Entwicklungsstadien palliativer Kultur im Krankenhaus

Die Implementierung von Palliativmedizin und -kultur in der stationären Regelversorgung der Krankenhäuser verläuft immer noch in Schritten, die stufenweise überlegenswert sind:

Stadium I – Ablehnung (Denial) Personen und Organisationen sind sich nicht im Klaren darüber, dass ein Palliative-Care-Programm gebraucht wird – meist mit dem Hinweis darauf, dass gute palliative Versorgung ohnehin schon angeboten wird und das Wissen dafür in allen anderen Fachdisziplinen enthalten ist.

Stadium II – Palliphobie Es ist bekannt, dass die Organisation ein Problem im Umgang mit Tod und Sterben hat. Die Angst vor den Konsequenzen der Bearbeitung des Themas führt dazu, dass nichts geschieht. Die Einführung einer Palliativstation wird von den meisten Mitarbeitern der Einrichtung abgelehnt.

Stadium III – Pallilalie Einige Monate bis Jahre nach der Einführung einer Palliativstation ist das Thema quasi in aller Munde. Über Palliative Care wird gesprochen, aber es werden keine konkreten Maßnahmen getroffen, um palliative Kultur (Grundhaltung) systemisch im gesamten Krankenhaus umzusetzen. Die Leitung benennt das Thema als wichtige Priorität, aber es werden keine räumlichen, finanziellen oder personellen Ressourcen zugeteilt.

Stadium IV – Palliativaktivität Hier werden strukturelle Ressourcen zugeteilt, z. B. ein palliatives Konsiliarteam oder eine Palliativstation. Das Thema wird in der Aus- und Weiterbildung berücksichtigt. Palliativpatienten werden aktiv an die palliative Organisationseinheit überwiesen (Bruera 2004).

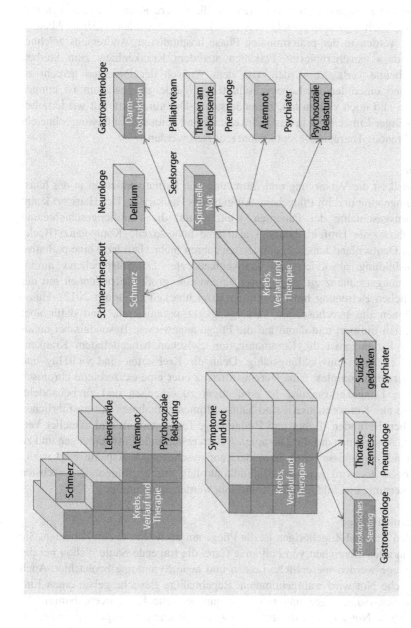

Abb. 6.3 Zugänge zur Integration von Palliativmedizin in die Onkologie. (Nach Bruera und Hui 2010; mit freundlicher Genehmigung von M. D. Anderson Cancer Center, University of Texas)

6.4 Palliative Grundversorgung im ambulanten Bereich

Die meisten Menschen wollen zu Hause oder in ihrer vertrauten Umgebung im Pflegeheim sterben. Noch geht der Trend in die andere Richtung, sodass in den mitteleuropäischen Ländern viele (45–75 %) im Krankenhaus sterben. Manche Patienten werden in der präterminalen Phase hospitalisiert. Andrerseits zeichnet sich ab, dass »austherapierte« Patienten aus dem Krankenhaus zum Sterben in Pflegeheime verlagert werden. Um dem Wunsch der Patienten gerecht zu werden und einen letzten Lebensabschnitt in Würde zu gewähren ist einiges geschehen und noch viel zu tun. Besonders der »Drehtüreffekt« mit wiederholter notfallmäßiger Einweisung in das Krankenhaus und zeitnaher Entlassung ohne ein weiterführendes Therapiekonzept könnte reduziert werden.

Hausarzt
Traditionell ist die Versorgung und Betreuung von Palliativpatienten in der häuslichen Umgebung und im Pflegeheim Aufgabe des Hausarztes. Der Hausarzt kennt die Lebensgeschichte der Patienten, weiß oft um die Familiengeschichte und das psychosoziale Umfeld, benötigt also eine hohe soziale Kompetenz (Becka 2014). In Deutschland haben in den letzten Jahren mehr Hausärzte eine palliative Zusatzausbildung absolviert als Krankenhausärzte. Dementsprechend nimmt die Betreuungsfrequenz zu. Angehörige zeigen eine große Zufriedenheit mit der hausärztlichen Betreuung hinsichtlich der Erreichbarkeit (Bleidorn 2012). Hausärzte können die psychosoziale Versorgung gut organisieren, sind dafür aber doch zeitlich limitiert und damit auf die Pflege angewiesen. Besonders bei onkologischen Patienten ist die Kommunikation zwischen behandelndem Krankenhaus und Hausarzt entwicklungsfähig. Denn die Krebsarten sind vielfältig und deren Therapien komplex. Eine Herzinsuffizienz oder eine exazerbierte chronisch obstruktive Lungenerkrankung ist eindeutiger zu erkennen und zu behandeln. Arztbriefe aus Krankenhäusern sind häufig Momentaufnahmen mit ausführlichen organischen Befunden (Labor und Bildgebung, Tumorstadium und aktueller Verlauf, bzw. Ansprechen auf die Therapie). Auf zu erwartende Entwicklungen und zu befürchtende Ereignisse sowie besonders auf pyschosoziale Aspekte wird wenig eingegangen. Es wird gebeten, Blutbildkontrollen durchzuführen. Die nächsten Therapietermine und bildgebende Kontrollen werden angekündigt.

Hauskrankenpflege
Neben den An- und Zugehörigen ist die Pflege am nächsten bei den Patienten. Sie ist, wie in allen Bereichen von Palliative Care, die tragende Säule. Schon bei der Körperpflege werden wesentliche Leiden und neue Symptome beobachtet. Auch die seelische Not wird wahrgenommen. Regelmäßige Besuche geben einen Einblick in die soziale Lage und mögliche ganzheitliche Ressourcen. Nimmt die psychosoziale Not zu, wird die Pflege Sozialarbeit und Seelsorge aktivieren, am besten in Absprache mit dem Hausarzt. Es braucht dazu eine gewisse Kompetenz in Krebserkrankungen und besonders in Palliative Care. Die Hauskrankenpflege kann dann auf Basis einer gemeinsamen Planung mit dem Hausarzt zusammen

mit den Angehörigen entscheiden, was noch gemacht werden soll und wie es weitergehen soll. Beispielsweise ob eine künstliche Ernährung noch angesagt ist oder eine weitere Flüssigkeitszufuhr. Mit der Medikation (Morphium, Buscopan, Rubinol, Midazolam, usw.) sollte sie vertraut sein und diese nach Bedarfs-medikationsplanung anwenden. Allerdings hat sich auch gezeigt, dass Modelle bei denen die Hauskrankenpflege die Palliative Care allein besorgt, einerseits Lebensqualität und Trübsinn verbessert werden, andrerseits die Symptomkontrolle besonders am Lebensende etwas zu kurz kommt. Die Erklärung dafür könnte sein, dass dabei wieder nur eine Disziplin – in diesem Fall die Pflege – ohne über-greifenden Kontext arbeitet (Bakitas 2009: Higgins 2013; Sheldon 2014).

Hospizarbeit
Hospice Care ist in den verschiedenen Ländern auf vielen Ebenen sehr unter-schiedlich eingeführt, von der ehrenamtlichen Begleitung Sterbender über mobile Hospizteams bis zu stationären Hospizen. Im ambulanten Bereich hat sich das Dasein für Sterbende bewährt, besonders auch zur Entlastung der Angehörigen. Aufgrund gesetzlicher Bestimmungen ist der Wirkungsbereich eingeschränkt: ehrenamtliche Hospizbetreuer dürfen kaum pflegerische Maßnahmen durchführen. Im Hinblick auf die Ausweitung von Palliative Care ist der Aufgabenbereich von ambulanter Hospice Care neu zu überlegen. Die ehrenamtlichen Hospiz-betreuer sollten gewisse pflegerische Aktivitäten übernehmen können und die professionelle Pflege unterstützen. Wie in den angelsächsischen Ländern üblich könnte das Ehrenamt auch weitere Aufgaben übernehmen, wie den Transport zum Frisör oder zum Arzt.

6.5 Spezialisierte ambulante Palliativversorgung

In manchen Situationen ist die ambulante Grundversorgung zu Hause wie im Pflege-heim überfordert. Ab 2007 wurde in Deutschland die Spezialisierte Ambulante Palliativversorgung (SAPV) schrittweise eingeführt und gründlich evaluiert. Neben einer exzellenten Schmerztherapie und Symptomkontrolle sind weitere wesentliche Inhalte:
Sicherung der ärztlichen Versorgung wie

- Durchführung von invasiven palliativmedizinischen Behandlungsmaßnahmen wie Legen und Überwachung von peripheren und zentralen Venenzugängen, Urin- und suprapubischen Dauerkathetern, Peridural- und Spinalkathetern und Versorgung eines Ports,
- Drainage von Körperflüssigkeiten wie Aszites und Pleuraerguss,
- Ernährungsversorgung mit Zugangslegung für enterale und parenterale Ernährung sowie Kontrolle des Flüssigkeitshaushaltes,
- Wundversorgung bei Dekubitus, Hautnekrosen und exulzerierender Tumore, Tamponade von Blutungen jeder Art, Überwachung einer Stomaversorgung (Anus präter, Urostoma, Tracheostoma).

Sicherung der pflegerischen Versorgung, die einen Teil der ärztlichen Versorgung übernehmen kann:

- Versorgung von Kathetern und Venenzugängen, Legen von Urindauerkathetern, Überwachung der Portversorgung,
- Messung und Bilanzierung von Flüssigkeitsansammlungen,
- Koordination und Versorgung der enteralen und parenteralen Ernährung, Bilanzierung und Dokumentation des Flüssigkeitshaushaltes der Patienten,
- Wundversorgung und Stomaversorgung,
- spezielle palliativpflegerische Versorgung der Patienten.

Krebs ist die häufigste Ursache von komplexen Symptomgeschehen. Dementsprechend sind es bei SAPV 86 % onkologische Patienten. Grund zur Kontaktaufnahme ist bei 90 % der Patienten die Schmerztherapie, 56 % Symptomkontrolle, 38 % Beratung und Begleitung der Angehörigen, 30 % Krisenintervention sowie 22 % Wundversorgung. Zwei Drittel der Patienten die SAPV erhalten, werden zu Hause versorgt, ein weiterer Teil in Pflegeheimen und Hospizen. Letztlich versterben die meisten Patienten in ihrer vertrauten Umgebung, nicht im Krankenhaus, nämlich 90 % der zu Hause und 97 % der im Pflegeheim betreuten (Bretscheider 2012).

Die Anzahl der berufstätigen Ärztinnen und Ärzte, die eine Zusatzweiterbildung »Palliativmedizin« im Umfang von 160 h erworben haben, ist von 2326 im Jahr 2009 auf 8218 im Jahr 2013 angestiegen, die Anzahl der Erstverordnungen von SAPV mehr als viermal. Sehr stark zugenommen hat die Betreuung von Kindern und Jugendlichen (Bundesausschuss 2013).

6.6 Indikatoren für eine Integration von Onkologie und Palliative Care

Soeben hat eine internationale Konsensuskonferenz in einem Delphi-Prozess wesentliche Indikatoren für eine Integration von Onkologie und Palliativmedizin ausgearbeitet. Dabei wurden besonders die strukturellen Voraussetzungen bedacht, wie ein hohes Maß an Integration erreicht werden kann, wie Versorgungsqualität und Forschung verbessert werden.

Grundbedingung ist demnach ein palliativer Team-Konsiliardienst für stationäre Patienten, der das Rückgrat für Palliative Care bildet, für ein entsprechendes Symptommanagement sorgt und die Entlassung optimal plant. Zum zweiten braucht es ambulante Palliativteams, die Symptomkontrolle präventiv betreiben, für laufende Beratung, Unterstützung und vorausschauende Planung sorgen.

Vier wichtige Indikatoren wurden beschrieben:

1. Interdisziplinäres Team
2. Routinemäßiges Symptomscreening

3. Routinemäßige Dokumentation einer vorausschauenden Planung
4. Frühzeitige Überweisung

Als Mindestanforderung für ein interdisziplinäres Team gelten ein Arzt, eine Pflegekraft und ein Mitarbeiter aus dem psychosozialen Bereich. Das regelmäßige Symptomscreening ist wichtig für eine frühzeitige Behandlung oder auch für eine rechtzeitige Überweisung an spezialisierte Palliativangebote (Hui 2015).

In der Ausbildung von Onkologen sollte ein entsprechend konsequentes Maß an Theorie in Palliativmedizin umgesetzt werden. Ebenso ist es erforderlich, dass auszubildende Onkologen auf eine Palliativstation rotieren, um auch die multiprofessionelle Kultur zu erleben. Es gibt offensichtlich noch Wissens- und Erfahrungslücken. Umgekehrt sollten werdende Palliativmediziner auf onkologische Abteilungen rotieren, um die verschiedenen Ansätze und Therapiemodalitäten von Palliative Care besser zu verstehen.

In der Ausbildungsordnung zum Facharzt für Innere Medizin, Hämatologie und Onkologie in Deutschland werden Kenntnisse, Erfahrungen und Fertigkeiten in der interdisziplinären Indikationsstellung zu chirurgischen, strahlentherapeutischen und nuklearmedizinischen Behandlungsverfahren sowie deren prognostischer Beurteilung, der intensivmedizinischen Basisversorgung gefordert. Es werden definierte Untersuchungs- und Behandlungsverfahren wie morphologische, zytochemische und immunologische Zelldifferenzierung und Zellzählung, sowie hämatologisch-onkologische Labordiagnostik verlangt. Das Wort »palliativ« kommt in der Ausbildungsordnung nicht vor.

Im letzten Jahrzehnt zeichnete und zeichnet sich eine neue Entwicklung ab, die durch etliche Studien und neuerdings auch durch Leitlinien untermauert ist. Palliative Care soll durch folgende Maßnahmen besser in die Onkologie integriert werden:

- Frühintegration
- Vorausschauende Planung (Advance Care Planning)
- Über Sterben reden für das Leben – End-of-life-discussions
- Müssen wir tun was wir tun können?

6.7   Frühintegration

Die Fokussierung der Palliativmedizin auf die letzten Tage und Stunden ermöglichte, diese besser abzugrenzen und eine eigene medizinische Fachdisziplin zu etablieren. Eine Folge davon ist allerdings, dass Palliativmedizin zunehmend unter Professionellen wie auch unter Laien als reine Sterbemedizin gesehen wird. Wenn Patienten in noch relativ gutem Zustand eine Palliative Care angeboten wird, bedeutet dies für viele, dass sie bald sterben werden. Oft lehnen sie dann reflektorisch das Angebot ab. Eine vergleichbare Sicht von Professionellen führt noch zu oft dazu, dass Patienten erst nahezu sterbend auf Palliativstationen überwiesen werden und diese zu diesem Zeitpunkt womöglich keine Betten haben und

sich nicht rechtzeitig auf die Leiden der Patienten einstellen können. Palliativstationen haben dann auch zu wenig Zeit, eine vertrauensvolle therapeutische
Beziehung aufzubauen.

Eine wegweisende Studie von Jennifer Temel und Mitarbeitern untersuchte
151 Patienten mit metastasiertem nichtkleinzelligen Bronchialkarzinom. Sie verglichen eine Gruppe, die eine frühzeitige Palliative Care mit der Chemotherapie
bekam, mit jenen Patienten, die allein eine onkologische Standardtherapie
erhielten. Das Erstgespräch dauerte durchschnittlich 55 min, davon 20 min für
das Symptommanagement, 15 min für die Krankheitsbewältigung durch Patienten
und Familie und weitere 10 min zur Aufklärung über die Erkrankung. Es wurde
bei den Palliative Care versorgten Patienten eine Verbesserung der Lebensqualität erreicht, sie waren weniger depressiv und hatten weniger aggressive Therapien
bis zum Lebensende. Die stationären Aufnahmen innerhalb der letzten 30
Lebenstage wurden von 54 % auf 37 % reduziert und der Wunsch der Patienten
nach Reanimation von 53 % auf 28 %. Viel zitiert wurde die Verlängerung der
medianen Überlebenszeit von 9,8 auf 11,6 Monate, was die Autoren damit
erklären, dass weniger aggressiv behandelt wurde (Temel 2010).

Eine Verlängerung des Überlebens konnte in anderen Untersuchungen nicht
sicher bestätigt werden. Patienten mit palliativer Frühintegration haben aber
eindeutig mehr Lebensqualität, bessere Symptomkontrolle, weniger Niedergeschlagenheit, weniger Krankenhausaufenthalte und verursachen damit weniger
Kosten (Bakitas 2009; Chasen 2013; Zimmermann 2014).

Palliativarbeit ist weiter zu sehen als Hospizarbeit, die sich im amerikanischen
Verständnis auf eine Lebenserwartung von sechs Monaten konzentriert. Palliativmedizin ist in jedem Alter und in jedem Stadium einer ernsthaften Erkrankung
angemessen, auch gleichzeitig mit »kurativen« Behandlungen. Palliativmedizin ist
nicht reserviert für »austherapierte« Patienten (AMWF 2013).

Gibt es einen guten Zeitpunkt für Frühintegration?
Was heißt unheilbar, wenn Krebs zunehmend zu einer chronischen Krankheit
wird? Und diese Chronifizierung gilt für die häufigsten Krebsarten, wie Brust-,
Darm- und Prostatakrebs. Es ist zu spät, Palliative Care in Anspruch zu nehmen,
wenn keine weitere Option für eine lokale oder systemische Krebstherapie mehr
besteht, wenn sie als »austherapiert« gesehen werden. Dann fühlen sich die
Patienten alleingelassen und aufgegeben. Palliative Care soll unmittelbar dann
eingesetzt werden, wenn eine Metastasierung oder ein lokaler unkontrollierbarer
Rückfall vorliegt.

Patienten mit fortgeschrittener Krebserkrankung wollen Auskunft über ihre
Prognose. Aufgrund individueller Verläufe und unterschiedlicher Therapieerfolge
sind Ärzte damit schlichtweg überfordert. Mediane Überlebenszeiten aus Studien
geben für den Einzelnen nur vage Hinweise. Es zeigte sich, dass je ein Drittel die
vorsichtig eingestufte Überlebenszeit unterschätzt, ein weiteres Drittel überschätzt.
Grob betrachtet war die Hälfte der Prognosen annähernd richtig (Stockler 2006).

Frauen mit Brustkrebs und gynäkologischen Tumoren, bei denen die onkologische Therapie eingestellt wurde, sind zu ihrem Verständnis von Palliative Care befragt worden. Sie hatten wenig Vorstellung von Palliative Care und unterschiedliche Vorstellungen von Hoffnung. Die Palliativstation war für sie stigmatisiert als ein Ort zum Sterben und zu wenig bewusst als ein Ort, an dem die Qualität zu leben verbessert wird (Rugno 2014).

Ein konstruktiver Vorschlag zum richtigen Zeitpunkt für die Integration von Palliative Care in die onkologische Therapie wurde in Köln erarbeitet (Gärtner 2011; Tab. 6.2).

Vergleichsweise gelten diese Richtlinien auch beim Gebärmutterhalskrebs und bei Hals-/Rachentumoren. Bei Leukämien sollte Palliative Care einsetzen, wenn eine intravenöse Chemotherapie oder eine Knochenmarktransplantation nicht mehr angezeigt ist.

Wichtig ist dabei, dass Patienten nicht wählen müssen zwischen Krebstherapie und Palliativversorgung, sondern beides in Anspruch nehmen können. Hoffnung allein auf die Überlebenszeit zu setzen, kann Stress und Leiden vermehren und andererseits ein noch etwas erfülltes Leben in Würde mindern.

Tab. 6.2 Vorschlag für den richtigen Zeitpunkt zur Integration von Palliative Care

Krebsart	Beginn mit Palliative Care
Brustkrebs	a) Metastasiert oder inoperabel b) Lokal fortgeschritten und inoperabel c) Rezidiv mit intravenöser systemischer Therapie
Darmkrebs	a) Metastasierte Erkrankung ohne Option für R0-Resektion (oder) b) Neoadjuvante Chemotherapie mit nachfolgender R0-Resektion (oder) c) Inoperabler Rückfall
Hirntumore	Alle Patienten mit bösartigen Hirntumoren
Lungenkrebs	a) Metastasierte Erkrankung ohne Option für R0-Resektion (oder) b) Eine neoadjuvante Chemotherapie mit nachfolgender R0-Resektion (oder) c) Ein inoperabler Rückfall
Magenkrebs	a) Metastasierte Erkrankung ohne Option für R0-Resektion (oder) b) Neoadjuvante Chemotherapie gefolgt von R0-Resektion (oder) c) Inoperabler Rückfall
Malignes Melanom	Erkrankung im Stadium IV
Ovarialkrebs	a) Metastasiert (oder) b) Lokal progredient und inoperabel (oder) c) Rückfall nach chirurgischer und systemischer Therapie
Pankreaskrebs	Alle Patienten
Prostatakrebs	a) Metastasiert (oder) b) Lokal fortschreitend und inoperabel
Sarkom	Erkrankung im Stadium IV

6.8   Vorausschauende Versorgungsplanung (Advance Care Planning – ACP)

Für das englische »Advance Care Planning« werden im deutschsprachigen Raum verschiedene Begriffe verwendet. Der Begriff »vorausschauende Versorgungsplanung« entspricht am ehesten dem ACP, da er umfassend die Inhalte für diese Gespräche wiedergibt:

- Umfang und Grenzen der Behandlung im Fall (erkrankungs-)typischer sowie häufiger und möglicher Szenarien und Komplikationen
- Individuelle Präferenzen hinsichtlich der Versorgung in der letzten Lebensphase, des Betreuungs- und Sterbeortes sowie gegebenenfalls der Bestattung
- Benennung eines Vorsorgebevollmächtigten oder Vorschlag eines Betreuers (Leitlinienprogramm Onkologie 2015)

Durch eine vorausschauende Versorgungsplanung sollen die Wünsche und »Vorlieben« der Menschen bestmöglich umgesetzt werden. Dies bezieht sich nicht nur auf die Therapieplanung und die Überlebenszeit, sondern auf die Zeit im Leben hinsichtlich Lebensgestaltung, Lebensort, Sterbeort und Versorgungsgestaltung.

Vorausschauende Versorgungsplanung ist als Prozess zu verstehen, der in mehreren Schritten stattfindet. Gute Zeitpunkte für solche Gespräche sind, wenn sich durch den Krankheitsverlauf die Prognose oder die Lebensqualität erheblich verändert. Es sollten mit den Angehörigen alle an der Behandlung Beteiligten (z. B. Ärzte, Pflegkräfte und psychosoziale Berufe) mit einbezogen werden. Manche Menschen wünschen eine solche festgelegte Planung nicht, manchen Patienten ist eine Entscheidung über hypothetische Situationen zu schwer. Man wird niemanden dazu drängen – eine Ablehnung ist zu respektieren. Doch kann ein Abweisen dieser Auseinandersetzung auch Ausdruck anderer Sorgen sein.

Wertvorstellungen des Patienten und Behandlungsgrenzen für den Fall lebensbedrohlicher Krisen, die aus aktuellem Zustand zu Nichteinwilligungsfähigkeit führen (wie Reanimation bei Herzstillstand) sind zu ergründen. Eine schriftliche Vorausverfügung oder ein Notfallplan, der laufend weiterentwickelt wird, sind hilfreicher als eine vor Jahren gefasste Patientenverfügung. Solche Notfallpläne müssen dann allerdings für den Notarzt- oder Rettungseinsatz gut dokumentiert sofort verfügbar sein.

6.9   Über Sterben reden für das Leben – End-of-life discussions

Die Wahrheit ist dem Menschen zumutbar. (Ingeborg Bachmann)

Wo will ein Patient sterben: zu Hause oder im Krankenhaus? Dieser Wunsch ist vom Leidensweg, den sozialen Gegebenheiten, der familiären Situation und verschiedenen kulturellen Einflüssen geprägt. Patienten und Familien können dabei sehr unterschiedliche Bedürfnisse haben.

Krebskranke in einem fortgeschrittenen Stadium spüren und wissen, dass ihre Lebenszeit begrenzt ist. Dennoch sprechen wenige Betroffene und Angehörige darüber, wie und wo sie ihre letzten Wochen, Tage und Stunden erleben möchten. Eigentlich sollten solche Gespräche schon weit früher, vor der letzten Phase im Kreise der Familie oder mit Vertrauten stattfinden, was noch viel zu selten geschieht. Das Thema wird vermieden. Es gibt zu wenige Patientenverfügungen und dokumentierten mutmaßlichen Willen. Das ist ein gesellschaftliches Manko, welches hier nicht vertieft werden kann (»forever young«, »antiaging«, Verdrängung von Sterben und Tod).

Die medizinische Behandlung am Lebensende ist für alle Beteiligten eine Extremsituation. Das Gespräch mit Patienten zum bevorstehenden Lebensende zählt sicher zu den schwersten Aufgaben eines Arztes. Die Medizin neigt dazu, Sterbende als „Nichtüberleber" zu sehen, den Tod (primärer Endpunkt) als berufliches Versagen zu empfinden.

Über das Sterben selbst, wie es sich ankündigt und verläuft, wird wenig unterrichtet und noch weniger informiert. In 50 amerikanischen Lehrbüchern aus verschiedenen medizinischen Disziplinen waren in weniger als einem Viertel der Lehrbücher hilfreiche Informationen zu End-of-Life-Care enthalten. Eine aktuelle Analyse 45 deutschsprachiger Lehrbücher zu Palliative Care und palliativmedizinischen Inhalten zeigte, dass in 64 % aller Lehrbücher grundsätzliche Themen rund um sterbende Patienten abgehandelt werden. Nur 26 aller analysierten Bücher inkludieren eine Definition des Sterbens oder weisen entsprechende theoretische Bezüge auf. Zwei der fünf onkologischen Standardwerke geben dem Thema Raum in einem eigenen Kapitel (Eggenberger und Pleschberger 2012).

Wenn bei einem mehr oder weniger kontinuierlichen Fortschreiten einer Krebserkrankung schon frühzeitig Gespräche über die Erwartungen zum Lebensende stattgefunden haben, können End-of-Life-Gespräche leichter gelingen. Die Vergeblichkeit »futility« einer Therapie und eine Behandlungsbegrenzung sind schwer zu vermitteln (Kap. 3).

Gesichtspunkte für Gespräche, wenn das Lebensende naht:

- Planung des Zeitpunktes, ausreichend Zeit in ungestörter Umgebung
- Einbeziehung einer Bezugsperson
- Zunächst fragen, statt sagen: Was weiß der Patient bereits, wie schätzt er seine Situation ein, was empfindet er?
- Wie ist die Bereitschaft für eine schlechte Nachricht?
- Vorsichtige Information über die Prognose ohne genaue zeitliche Festlegungen
- Was wünscht sich der Patient für die Zukunft?
- Abschließende Rückfrage, was aus dem Gespräch angekommen ist.

So unterschiedlich die Definitionen des Sterbens sind, so verschieden sind auch die Verläufe, weshalb eine verbindliche Einschätzung eines Zeitpunktes des Todes nicht vorhersehbar ist. Jede Palliativeinrichtung sollte klare Strukturen für Gespräche am Lebensende planen und das wesentliche Ergebnis dokumentieren (You et al. 2014).

Einige Wochen nach dem Tod des Betroffenen sollten sich Angehörige und ein verantwortlicher Arzt noch einmal zu einem Gespräch treffen. Für die Angehörigen war die Zeit des Sterbens eine große Belastung. Es bleiben offene Fragen, neue treten in der Trauerphase auf. Wir wissen auch nicht, was bei den Gesprächen vor dem Tod angekommen ist, wie es verstanden wurde. Manches kann im Nachhinein geklärt werden. Für Ärzte ist es auch wichtig, zu hören wie ihre Arbeit empfunden wurde.

6.10   Müssen wir alles tun, was wir machen können?

Das Machbare wird gemacht. (Friedrich Dürrenmatt 1949)

Sollen alle erdenklich möglichen Therapien bis zuletzt eingesetzt werden? Entscheidungsprozesse zum Zurückfahren von invasiven Therapien sind in der Intensivmedizin üblich und in Richtlinien empfohlen. In der Onkologie hat man den Eindruck, dass eine Lebensverlängerung oberste Maxime ist. Die Frage, um welchen Preis eine Verlängerung der Lebenszeit gelingt, hat mehrere Aspekte, die hier am Beispiel des Tyrosinkinasehemmers Erlotinib bei Patienten mit lokal fortgeschrittenem oder metastasiertem Pankreaskarzinom diskutiert werden:

- Lebensdauer und/oder Lebensqualität?
- Strohhalmmedizin?
- Ökonomie und Ethik

Überlebensdauer und/oder Lebensqualität?
Erlotinib hat sich zunächst beim nichtkleinzelligen Bronchialkarzinom bewährt. Dann wurde es vor der Zulassung in dieser Indikation in einer einzigen großen Phase-III-Studie mit insgesamt 596 Patienten in Kombination mit Gemcitabine beim Pankreaskarzinom untersucht. Der Zusatz von Erlotinib verlängert das Gesamtüberleben im Median um etwa elf Tage, jene des progressionsfreien Überlebens um sechs Tage. Die statistische Signifikanz zeigt sich laut Grafik gerade bei zwölf Monaten. Ein positiver Einfluss auf die Lebensqualität lässt sich nicht nachweisen. Im Gegenteil: Unter Erlotinib klagen deutlich mehr Patienten über Durchfall. Auch schwerwiegende Nebenwirkungen kommen häufiger vor, 2 % sind daran gestorben (Moore et al. 2007). Aktuelle Leitlinien empfehlen den differenzierten Einsatz von Erlotinib beim metastasierten Pankreaskarzinom, wenn innerhalb von acht Wochen ein Hautausschlag auftritt, der als Ansprechen auf die Behandlung gesehen werden kann (AWMF 2013). Aktuelle Untersuchungen zeigen, dass Patienten mit gewissen Genmutationen (EGFR, KRAS) besser ansprechen (Wang et al. 2015). Dennoch kann der Gesamtaufwand mit resultierenden Wirkungen und Nebenwirkungen reflektiert werden.

Strohhalmmedizin?

Manche Patienten wollen unbedingt überleben und ergreifen dafür jeden Strohhalm. Andere sind von einer langen Krebserkrankung zermürbt und wollen aufgeben. Die Medizin will meistens noch eine Möglichkeit anbieten, länger zu leben. Dazu kommt ein gewisser Behandlungsdruck, der von der Pharmaindustrie und in Weiterbildungen aufgebaut wird. Nicht zu unterschätzen sind auch die Behandlungserwartungen seitens der Angehörigen, wenn diese im Internet nachlesen, wie hilfreich z. B. Erlotinib beim Pankreaskarzinom ist. Wenn die sogenannte »Schulmedizin« Patienten aufgibt, werden diese nicht so selten in die Hände von Komplementärmedizinern und Alternativheilern getrieben. Deren Bemühen ist im Sinne des positiven Placebo-Effektes auch zu würdigen. Doch sind die Relationen von Versprechen und Erfolg oft fraglich. So liegt die Chance der Medizin darin, in dieser Situation den Mantel von Palliative Care im eigenen Behandlungsplan frühzeitig auszubreiten.

Ökonomie und Ethik

Die personellen und monetären Ressourcen für Gesundheit kommen auch in den hochentwickelten Ländern an ihre Grenzen. Zweifellos sind durch Biologika wesentliche Fortschritte in der Krebsbehandlung gelungen. Diese werden hier nicht infrage gestellt. Dennoch: Die Therapie mit Erlotinib kostet derzeit etwa 3000 €/Monat. Im verantwortungsvollen Umgang mit limitierten Ressourcen stellt sich die Frage, ob dieses Geld nicht für eine bessere Palliativmedizin eingesetzt werden sollte. Patienten mit Pankreaskarzinom leiden immer noch häufig an starken Schmerzen. Mit einer kostengünstigeren Zöliakusblockade (Abschn. 4.2) könnte manchen besser geholfen werden als mit wenig wirksamen systemischen Therapien. Die ethische Frage richtet sich nach zwei Seiten: Was muten wir den Patienten zu? Was kann die Gesellschaft übernehmen? Dies ist im Einzelfall nicht so einfach zu beantworten, dennoch permanent zu hinterfragen. Solche Fragen sollten interaktiv mit allen Beteiligten prozessiert werden. Die Zeit, die dafür investiert wird kostet auch, jedoch weniger als ein Medikament mit wenig Wirkung und vielen Nebenwirkungen.

Und nachher? Ein Gespräch

Die Trauer der Angehörigen nach dem Tod und Abschiednehmen kann durch Seelsorge, Psychotherapie und Trauergruppen aufgefangen werden. Manchmal sind die Angehörigen auch auf sich gestellt.

Ein Gespräch, das für einige Wochen nach dem Ableben geplant wird, ist für sie wie auch Ärzte und andere Behandler mehr als Trost. Unter der Anspannung des Sterbens bleiben für Angehörige oft offene Fragen, warum und wie dies und jenes geschehen konnten. Wie war das mit dem Todesrasseln? Warum diese Verwirrtheit? Musste das so kommen? Warum so plötzlich? Dies kann in Ruhe nachbesprochen werden. Auch für Ärzte und weitere Behandler sind solche

Reflexionen fruchtbar. Sie mussten auch loslassen. Sie können ihre Unsicherheiten besser wahrnehmen, der eigenen Endlichkeit erneut begegnen und für weiterhin kommende Palliativsituationen dazulernen.

Literatur

AMWF (2013) Leitlinienprogramm Onkologie S-3 Leitlinie Exokrines Pankreaskarzinom

Bakitas M, Lyons KD, Hegel MT et al (2009) Effects of a palliative care interventions on clinical outcomes in patients with advanced cancer: the Project ENABLE II randomized controlled trial. JAMA 302:741–749

Becka D, Reise A, Rychlik PRT (2014) Stand der hausärztlichen Palliativversorgung in Deutschland. Ein systematischer Literaturreview. Dtsch Med Wochenschr 139:2254–2258

Bleidorn J, Pahlow H, Klindworth K et al (2012) Versorgung von Menschen am Lebensende. Dtsch Med Wochenschr 137:134–138

Bretschneider K, Kasprick L, Luderer C (2012) »Elisabeth Mobil mbH« – die spezialisierte ambulante Palliativversorgung im Raum Halle (Saale) – eine wissenschaftliche Auswertung. Z Palliativmed 13:36–46

Bruera E (2004) The development of a palliative culture. J Palliat Care 20:316–319

Bruera E, Hui D (2010) Integrating supportive and palliative care in the trajectory of cancer: establishing goals an models of care. J Clin Oncol 25:4013–4018

Chasen MR, Feldstain A, Gravelle D et al (2013) An interprofessional palliative care oncology rehabilitation programm: effects on function and predictors of porgram completion. Curr Oncol 20:301–309

Eggenberger E, Pleschberger S (2012) Analyse deutschsprachiger medizinischer Lehrbücher zu Palliative Care und palliativmedizinischen Inhalten. Z Palliativmed 13:28–35

Facharzt für Innere Medizin und Hämatologie und Onkologie (2015) Zugegriffen: 20. Juni 2015 http://flexikon.doccheck.com/de/Facharzt_f%C3%BCr_Innere_Medizin_und_H%C3

Gaertner J et al (2011) Standardizing integration of palliative care into comprehensive cancer therapy – a disease specific approach. Support Care Cancer 19:1037–1043

Gaertner J, Wolf J, Voltz R (2012) Early palliative care for patients with metastatic cancer. Curr Opin Oncol 24:357–362

Gemeinsamer Bundesausschuss (2013) Bericht an das Bundesministerium für Gesundheit über die Umsetzung der SAPV-Richtlinie für das Jahr 2013. www.g-ba.de/downloads/17-98-3863/Bericht-Evaluation-SAPV-2013.pdf

Higgins I, van der Riet P, Sneesby L et al (2013) Nutrition and hydration in dying patients: the perception of acute care nurses. J Clin Nurs 23:2609–2617. https://doi.org/10.1111/jocn.12478

Hui D (2014) Definition of supportive care: does the semantic matter? Curr Opin Oncol 26:372–379

Hui D, Bruera E (2015) Models of integration of oncology and palliative care. Am Palliat Med 4:89–98. https://doi.org/10.3978/j.issn.2224-5820.2015.04.01

Hui D, De la Cruz M, Mori M et al (2013) Concepts and definitions für »supportive care«, »best supportive care,« »palliative care«, and »hospice care« in the published literature, dictionaries, and textbooks. Support Care Cancer 21:359–385

Lipp A, Brauer D (2013) Behandlungsbegrenzung und »futility« aus rechtlicherSicht. Z Paliativmed 14:121–126

Meredith C et al (1996) Information needs of cancer patients in west Scotland: cross sectional survey of patients' views. BMJ 313:724–726

Moore MJ, Goldstein D, Hamm J et al (2007) Erlotinib plus gemcitabine compared with gemcitabine alone in patients with advanced pancreatic cancer: a phase III trial of the National Cancer Institute of Canada Clinical Trials Group. J Clin Oncol 25:1960–1966

Moss AH et al (2010) Prognostic significance of the »surprise« question in cancer patients. J Palliat Med 13:837–840

Nipp RD, Currow DC, Cherny NI et al (2015) Best supportive care in clinical trials: review of the inconsistency in control arm design. Br J Cancer 113:6–11

Rabow MW et al (2000) Endo-of-life care content in 50 textbooks from multidisciplinary specialities. JAMA 283:771–778

Rugno FC, Paiva BS, Nunes JS et al (2014) There won't be anything else…it's over: Perceptions of women referred to palliative care only. Eur J Oncol Nurs. https://doi.org/10.1016/j.ejon.2014.01.003

Sheldon LK (2014) Implementing the new commission on cancer standard on palliative care services. Clin J Oncol Nurs 18:37–38

Smith TJ et al (2012) American Society of Clinical Oncology provisional clinical opinion: the integration of palliative care into standard oncology care. J Clin Oncol 30:880–887

Stockler MR et al (2006) Disarming the guarded prognosis: predicting survival in newly referred patients with incurable cancer. Br J Cancer 94:208–212

Temel JS, Greer JA, Muzikansky A et al (2010) Early palliative care for patients with metastatic non-small-cell lung cancer. N Engl J Med 63:733–742

Wang JP, Wu CY, Yeh YC et al (2015) Erlotinib is effective in pancreatic cancer with epidermal growth factor receptor mutations: a randomized, open-label, prospective trial. Oncotarget 20:18162–18173

You JJ, Dodek P, Lamontagne F (2014) What really matters in end-of-life discussions? Perspectives of patientsin hospital with serious illnesand their families. CMAJ 186:679–687

Zafar SY, Currow D, Amy P (2008) Defining best supportive care. JCO 26:5139–5140. https://doi.org/10.1200/JCO.2008.19.7491.

Zimmermann C et al (2014) Early palliative care for patients with advanced cancer: a clusterrandomised controlled trial. Lancet 383:1721–1729

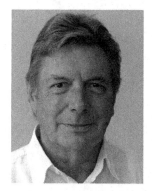

Univ. Prof. Dr. Gebhard Mathis Medizinstudium in Wien

1978	Ausbildung zum Internisten in Hohenems, Feldkirch, Wien (Kardiologie) und St. Gallen (Onkologie)
1987	Oberarzt der Internen Abteilung des Krankenhauses Hohenems
1993–2006	Chefarzt der Internen Abteilung Landeskrankenhaus Hohenems
1993	Lehrbefugnis für Innere Medizin an der Universität Innsbruck
1998	a. o. Univ.-Professor an der Medizinischen Universität Innsbruck
1999	Medizinischer Leiter des interdisziplinären Palliativlehrgangs im Bildungshaus Batschuns
2000	Mitarbeit am Palliativkonzept Vorarlberg »für alle die es brauchen«
2003	Aufbau, Eröffnung und Leitung der Palliativstation am Landeskrankenhaus Hohenems
2006	Freie Praxis als Internist und umfassende Lehrtätigkeit

2009	Präsident der Österreichischen Krebshilfe Vorarlberg
2012	Toni-Russ-Preis für den Aufbau der Palliativmedizin in Vorarlberg
2012	Großes Verdienstzeichen des Landes Vorarlberg

Palliative Care bei Nicht-Krebserkrankten

Gebhard Mathis

Inhaltsverzeichnis

Etwa 85 % der Patienten, die von stationären Hospiz- und Palliativeinrichtungen sowie von spezialisierten ambulanten Palliativdiensten betreut werden, leiden unter Krebs.

G. Mathis (✉)
Rankweil, Österreich
E-Mail: gebhard.mathis@cable.vol.at

© Der/die Autor(en), exklusiv lizenziert an Springer-Verlag GmbH, DE, ein Teil von
Springer Nature 2023
S. Husebø et al. (Hrsg.), *Palliativmedizin*,
https://doi.org/10.1007/978-3-662-65768-3_7

Viele Kranke, die chronisch leiden und absehbar sterben werden, leiden unter vergleichbaren Symptomen wie Krebskranke. Die Supportive Care, Palliative Care und Palliativmedizin wie auch die Hospizarbeit haben sich über Jahrzehnte mit einem Schwerpunkt für Krebskranke entwickelt. Doch viele andere Erkrankungen, die absehbar zum Tode führen, zeigen unabhängig von der Ätiologie ähnliche Symptome, manchmal sogar eine größere Symptomlast (Casarett et al. 2008; Mounsey et al. 2018).

Diese Symptome wurden in der Medizin oft entsprechend behandelt. Im letzten Jahrzehnt zeigte sich eindrücklich, dass die Symptomlast und dadurch das Leben dieser Patienten durch den Einsatz von interdisziplinärer und multiprofessioneller Palliative Care wesentlich verbessert werden.

Durch die Erweiterung des Therapiespektrums um neuartige operative, interventionelle, apparative und medikamentöse Verfahren hat sich die Prognose vieler Patienten mit Herzinsuffizienz, COPD, Leberversagen und Niereninsuffizienz verbessert.

Unabhängig von der Ätiologie lebensbegrenzender nicht-maligner Erkrankungen werden zunehmend palliativmedizinische Aspekte berücksichtigt, die komplexen und multidimensionalen Bedürfnisse der Patienten wahrgenommen und entsprechende Versorgungsstrukturen in Palliative Care aufgebaut.

Folgende Entwicklungen dürften dafür maßgebend sein: Einmal sind es die positiven Erfahrungen mit Palliativmedizin bezüglich der Lebensqualität, die wissenschaftlich gut belegt sind. Zum anderen werden die Patienten zunehmend autonomer, artikulieren ihre Bedürfnisse besser und wünschen gemeinsame Entscheidungsfindungen. Schließlich zeigt sich auch eine wirtschaftliche Relevanz patientenbezogener Ergebnisse und Wirkungen.

7.1 Ausweitung von Palliativmedizin

Wir haben den Tod getötet. (Stein Husebø)
    Unser Leben währet 70 Jahre und wenn es hoch kommt, so sind es 80 Jahre. (Psalm 90)

Vor etwa 3000 Jahren hat der Psalmist unser Leben mit höchstens 80 Jahren prognostiziert. Auch wenn es heute oft 90 oder gar 100 Jahre werden, bleibt das Leben letztlich doch begrenzt. Das wissen wir zwar, doch im Alltag und Berufsleben ist es uns weniger bewusst. Jedem Arzt und jedem Menschen stünde es an, sich der Endlichkeit zu stellen, für sich und die anderen. Der Fortschrittsglaube hat im Allgemeinen wie auch in der Medizin Sterben und Tod verdrängt. Man könnte sich auch wieder der mittelalterlichen „ars moriendi" (Kunst zu sterben) entsinnen. Gegenwärtig findet sich eine neuerliche Bewegung, die wieder offener damit umgeht. Zuerst waren es die kardiologischen und pneumologischen Fachgesellschaften, die entsprechende Leitlinien für ihre Fachdisziplinen entwickelt haben; mittlerweile entwickeln sich Palliativmedizin und die multiprofessionelle Palliative Care in vielen Bereichen der Heilkunst (Abb. 7.1).

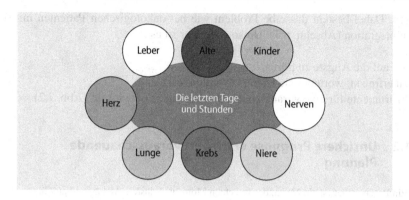

Abb. 7.1 Die letzten Tage und Stunden

Bei der Einführung von Palliative Care bei vielen Menschen mit begrenzter Lebenserwartung sind einige Hindernisse grundsätzlich zu bedenken und wie diese gelöst werden könnten.

- Unterschiedlicher Krankheitsverlauf
- Unsichere Prognose erschwert vorausschauende Planung
- Indikatoren für einen Einsatz von Palliative Care zur richtigen Zeit

7.1.1　Schubweiser, unterschiedlicher und schwankender Krankheitsverlauf

Prognosen sind schwierig, vor allem, wenn sie die Zukunft betreffen. (Zugeschrieben Karl Valentin, Mark Twain, Winston Churchill u. a.)

Wer an fortgeschrittenem Krebs erkrankt ist, weiß meistens, dass er daran sterben wird. Es gibt zwar auch hier ein Hoffen auf Heilung und das Bangen vor dem Rückfall, doch letztlich steht die Lebensbedrohung immer im Raum.

Anders ist es bei anderen Erkrankungen mit begrenzter Lebenserwartung. Diese verlaufen oft schubweise, indem das Herz vorübergehend versagt und sich wieder unter entsprechender Therapie erholt. Eine chronisch obstruktive Lungenerkrankung kann Infekt-bedingt exazerbieren und sich wieder stabilisieren. Diese Menschen gewöhnen sich nach Beherrschung der Akutsymptomatik an ein etwas niedrigeres Niveau und rechnen wenig damit, dass sie an dieser Erkrankung sterben werden. Es entsteht dabei ein Drehtüreffekt mit häufigen Notfalleinweisungen in das Krankenhaus, besonders wenn keine vorausschauende Planung geschieht.

Solchen Patienten einen Transfer auf eine Palliativstation anzubieten, wäre für diese ein Schock, würde bei ihnen so ankommen, dass sie unmittelbar sterbend wären. Dabei besteht dasselbe Problem wie bei onkologischen Patienten mit der Frühintegration (Abschn. 6.7). Umso wichtiger ist es,

- gut auf die Ängste zu hören,
- zu erfragen, worunter sie leiden (Symptomlast), und
- Instrumente für eine vorausschauende Planung zu entwickeln (Abb. 7.2).

7.1.2 Unsichere Prognose erschwert vorausschauende Planung

Ein Prognostiker ist ein Mann, der in lichten Momenten düstere Ahnungen hat. (Tennesse Williams)

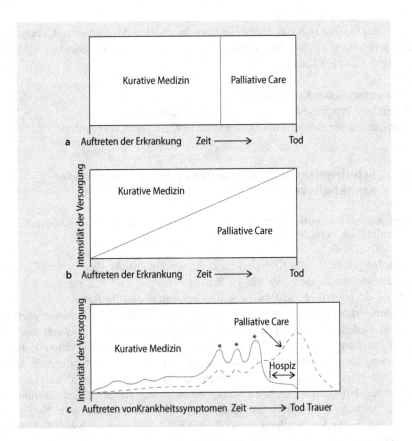

Abb. 7.2 (a–c) Unterschiedliche Sichtweisen zum Übergang von »kurativer Medizin« zu Palliative Care: **a** Plötzliche Veränderung. **b** Allmählicher Übergang. **c** Schwankender Verlauf. (Nach Fendler et al. 2015)

Etwa die Hälfte der Onkologen kann die Prognose ihrer Patienten gut abschätzen. Von den anderen erwarten die meisten ein längeres Überleben. Sie hegen mehr Hoffnung für die Patienten und für ihre Arbeit. Auch bei Krebs ist der Einzelne kein Prozent. Dennoch sind die Überlebensraten besser untersucht als bei anderen Erkrankungen, wobei auch bei diesen gewisse harte Zahlen vorliegen. Eine individuelle Prognosestellung kann durch Multimorbidität erschwert sein.

Eine weiterführende Hilfe kann die Überraschungsfrage (Surprise Question) sein: »Wären Sie überrascht, wenn dieser Patient in den nächsten sechs oder zwölf Monaten verstirbt?« Die Überraschungsfrage ist unzureichend, wenn der Patient unbekannt ist oder sich zu dieser Zeit in einem stabilen Zustand befindet. Prognostische Faktoren kennt jede Fachdisziplin und diese werden bei den einzelnen Krankheiten angedeutet. Letztlich müssen sie vor dem Hintergrund der eigenen Fachliteratur und entsprechend den individuellen Gegebenheiten interpretiert werden.

Merke: Trotz unsicherer Prognose sollte eine vorausschauende Planung erfolgen.

7.1.3 Indikatoren für einen Einsatz von Palliative Care zur richtigen Zeit

Eine schottische Arbeitsgruppe hat zusammen mit Experten aus vielen Ländern in den USA, Europa, Australien und Afrika Indikatoren in der unterstützenden und palliativen Pflege (SPICT) erarbeitet und gut lesbar auf einer Seite zusammengefasst, was die Umsetzung im Alltag erleichtert (Highet et al. 2013).

▶ SPICT™ ist ein Leitfaden zur Identifikation von Patienten, bei denen eine Verschlechterung des Gesundheitszustands oder sogar der Tod eintreten könnte. Eine Beurteilung palliativer Bedürfnisse ist angezeigt.

Allgemeine Indikatoren, die auf eine Verschlechterung des Gesundheitszustandes hindeuten können:

- (Mehrfache) ungeplante Krankenhauseinweisungen
- Reduzierter Allgemeinzustand oder zunehmende Verschlechterung; Verbesserung ist unwahrscheinlich (z. B. Patient verbringt mehr als den halben Tag liegend oder sitzend)
- Patient ist aufgrund körperlicher und/oder seelischer Beeinträchtigungen im Alltag auf Unterstützung angewiesen
- Pflegende Angehörige benötigen (zusätzliche) Unterstützung/Entlastung
- Progredienter Gewichtsverlust; persistierendes Untergewicht; geringe Muskelmasse
- Anhaltende belastende Symptome trotz optimaler Therapie der zugrunde liegenden Erkrankung(en)

- Patient/Angehörige signalisieren den Wunsch nach Palliativversorgung, Therapiebegrenzung/Therapiezieländerung (SPICT-DE 2019)

7.2 Herzversagen

Herzversagen ist die häufigste Todesursache in den industrialisierten Ländern. Mit Zunahme des durchschnittlichen Lebensalters wird sich dies weiter steigern, sodass eine Verdoppelung der Kosten bis 2030 erwartet wird. Häufig gibt es in den letzten Wochen Notfalleinweisungen in die Klinik, dort kurz intensive, erfolgreiche Behandlung und Entlassung. Es entsteht der »Drehtüreffekt«, der ist für alle Beteiligten unbefriedigend ist, 39 % der Patienten versterben in 6 Monaten. Ein Ausbau der Palliativversorgung auf dem ambulanten Sektor durch Hausärzte und Hauskrankenpflege ist dringend erforderlich. Auch die spezialisierte ambulante Palliativversorgung mit multiprofessionellem Ansatz hat sich bewährt. Aus der Literatur werden zahlreiche Erfolgsdaten vermeldet. Doch wird dort auch wiederholt darauf hingewiesen, wo die Schwierigkeiten liegen. Etliches ist vorhanden, das wertgeschätzt wird. Eine Weiterentwicklung soll auf den bestehenden Ressourcen aufbauen. Interdisziplinarität und verbesserte Kommunikation sind die Säulen, vorausschauende Planung der Schlüssel (Chen-Scarabelli et al. 2015).

Symptomlast bei Herzversagen (Abb. 7.3)
- Dyspnoe (90 %) – bei Belastung, in Ruhe, nachts, Orthopnoe
- Schmerzen (bis zu 75 % in den letzten sechs Lebensmonaten)
- Fatigue (69 %)
- Depression (48 %), außerdem
- Angst, Panik
- Delir und chronische Verwirrtheit
- Ödeme, (z. B. Beine, Lunge, Anasarka)
- Durst, Gewichtsabnahme oder -zunahme
- Hirnleistungsstörungen
- Körperliche Schwäche
- Schläfrigkeit
- Sozialer Rückzug, Isolation
  (Blindermann et al. 2008; Gerhard et al. 2015)

▶ Patienten mit Herzinsuffizienz leiden nicht nur an Atemnot, sondern auch an vielfältigen teils behandelbaren weiteren Symptomen.

Symptomtherapie
Morphium wird schon seit langer Zeit zur Behandlung des Lungenödems eingesetzt. Neue Applikationsformen von Opioiden erlauben einen differenzierten

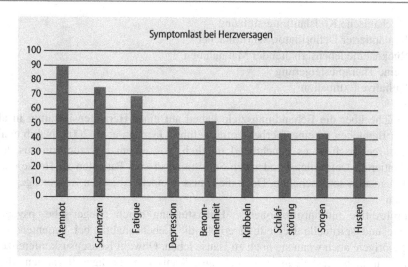

Abb. 7.3 Symptomlast bei Herzversagen

Einsatz. Durch bukkale oder sublinguale Verabreichung wird ein rascher Wirkungseintritt erzielt. Retardierte Opioide lindern nächtliche Luftnot. Die Schmerztherapie hat in den letzten Jahrzehnten wesentliche Fortschritte erzielt, besonders bei einem differenzierten und individuell angepassten Einsatz (Abschn. 4.1). Die medikamentöse Symptomkontrolle konnte auch verbessert werden (Kap. 5). Gegen Fatigue ist kaum noch „ein Kraut gewachsen". Am ehesten hilft ein Haushalten mit den Kräften und sanftes Training (Physiotherapie). Depression, Angst und Panik können mit Medikamenten nicht ausreichend behandelt werden. Diese Symptome haben ihre Wurzel in der Lebensbedrohung und der Unsicherheit wie es weiter geht. Dabei ist neben der Medizin zuerst auch eine kompetente Pflege, dann psychosoziale und/oder auch spirituelle Unterstützung in strukturierter Zusammenarbeit erforderlich.

Reden über ein zu erwartendes Sterben („end of life discussion") entlastet die Patienten, die Angehörigen und die Behandler. Dann leiden Patienten weniger an Angst, Ungewissheit und psychischem Stress, Ärzte und Pflegekräfte spüren weniger Behandlungsdruck. Diese Gespräche helfen in mehr als der Hälfte der Fälle Patienten bei der Entscheidungsfindung zur Festlegung der Behandlungsziele. Zunehmend werden Palliativmediziner oder palliative Konsiliarteams beigezogen. Für solche Therapieentscheidungen gibt es oft keine einfachen eindeutigen Antworten. Diese ethisch schwierigen Entscheidungen sind im Team unter Einbeziehung der betroffenen Patienten bzw. deren mutmaßlichen Willen und Angehörigen zu fällen. Inwieweit sollen lebenserhaltende Maßnahmen wie maschinelle Beatmung und Vasopressiva zurückgefahren werden? Wer will schon am Respirator sterben?

Im Einzelnen geht es um folgende Fragen:

1. Mechanische Kreislaufunterstützung
2. Implantierter Defibrillator/Schrittmacher
3. Rücknahme lebenserhaltender Maßnahmen
4. Keine Therapiesteigerung
5. Palliative Extubation

Gespräche über die Behandlungsziele haben auf einer Herzintensivstation in all diesen Bereichen zu einer Verbesserung geführt (Jaarsma et al. 2009, Nahib et al. 2015). Technisch ist es zunehmend möglich, von einem Herzzentrum aus den implantierten Defibrillator oder den Schrittmacher bei Patienten zu Hause oder im Pflegeheim auszuschalten. Doch dies muss in einem ethischen Konsens geplant werden.

Frühzeitige multiprofessionelle Unterstützung durch pflegerische, psychosoziale und spirituelle Begleitung erhöht die Lebensqualität bei Patienten und Angehörigen, auch wenn sie noch zu Hause leben. Obwohl Konsensuskonferenzen und Leitlinien der deutschen und amerikanischen Fachgesellschaften dies empfehlen, gelingt die Integration von rechtzeitiger Palliative Care mit ihrem multidisziplinären, teambasierten Ansatz bei zunehmendem Herzversagen nur zögerlich. Dieser Paradigmenwechsel steht vor mehreren Herausforderungen.

Die prognostische Unberechenbarkeit führt auch zur Unsicherheit, wann Palliative Care eingesetzt werden soll, zumal viele Kardiologen Palliativmedizin als Sterbemedizin sehen. Manchmal fürchten Kliniker auch ein Durcheinander von Kompetenzen und zusätzlichen Zeitaufwand für Teambesprechungen. Sie wollen lebensverlängernde Maßnahmen ungern aufgeben (Mentz et al. 2014).

Wann und wie soll Palliative Care einsetzen, ohne den Patienten damit gleichsam in das Sterbezimmer zu verlegen? Hilfreich zur weiteren Therapieplanung und Entscheidungsfindung für ein liebevolles Unterlassen von Überbehandlungen sind Indikatoren für Palliativversorgung. Dazu gibt es einen überschaubaren Leitfaden zur Identifikation von Patienten, bei denen eine Verschlechterung des Gesundheitszustandes oder sogar der Tod eintreten könnte, bei denen also eine Beurteilung palliativer Bedürfnisse empfehlenswert ist. Zuerst geht es dabei um eine allgemeine Beurteilung des Gesundheitszustandes, der auch auf die Polymorbidität Rücksicht nimmt (Booth 2013; Fendler et al. 2015).

Bei Herz-/Gefäßerkrankungen sind folgende Indikatoren zusätzlich zu bewerten (SIPCT 2019)
- Herzinsuffizienz NYHA Klasse III/IV oder ausgeprägte koronare Herzerkrankung mit Atemnot oder Thoraxschmerz in Ruhe oder bei geringer Belastung
- Schwere, inoperable periphere Gefäßerkrankung

Die Berücksichtigung weiterer Gesichtspunkte können hilfreich sein (Boyd et al. 2004)

- Schwere Klappenerkrankung
- Symptomlast trotz optimierter Therapie
- Systolischer Blutdruck <100 mm/Hg und/oder Herzfrequenz >100/min
- Niereninsuffizienz (GFR <30 mL/min)

Zusammenfassend geht es zuerst wohl um den Blick über den eigenen Zaun. Es braucht eine ganzheitliche Sichtweise. Dann hilft den Patienten, den Angehörigen und den Helfern eine entsprechende Haltung mit intensiver Kommunikation weiter. Schließlich kann es gelingen mit den vorhandenen Gesamtressourcen einen Schritt weiterzugehen (Kavalieratos et al. 2017).

7.3 Lungenversagen

Zwei Dinge braucht der Mensch zum Leben: Luft zum Atmen und Liebe. (Jean Paul)

Die Chronisch Obstruktive Lungenerkrankung (COPD) wird gemäß Schätzungen bald die vierthäufigste Todesursache in den entwickelten Ländern sein. Die folgenden Überlegungen gelten weitgehend auch für die Lungenfibrose. Diese Krankheiten sind geprägt von schleichender Progredienz, sodass die Patienten eine Lebensbedrohung lange nicht wahrnehmen. Bei Exazerbationen treten körperliche, emotionale, soziale und existenzielle Krisen auf – externe Hilfe ist nötig. Diese Krisen werden mit dem Fokus auf medizinische Notsituationen als Notfall definiert. Von Distress/Belastung spricht man beim Fokus auf die psychosoziale Notsituation. Solche Krisen sind also multidimensionaler (nicht nur medizinisch-körperlicher) Natur (Nauck 2008). Sie treten nicht erst in der terminalen Phase auf, sondern schon früher im Rahmen von Exazerbationen, die noch bewältigt werden. Die Patienten leben dann auf etwas niedrigerem Niveau weiter und hegen neue Hoffnung. Die Lebensbedrohung tritt in den Hintergrund. Sie kann mit der Angst vor dem, was noch kommen wird, weiterschwelen. Angehörige werden in diesen Krisen und dem wiederholten auf und ab zunehmend überfordert, sodass für beide Seiten eine psychosoziale Dauerspannung besteht.

Etwa die Hälfte der Exazerbationen ist leicht und kann vom Patienten selbst bewältigt werden. Schwere Exazerbationen führen zu ungeplanten Krankenhausaufnahmen, ca. 500.000 pro Jahr in Deutschland. Sogenannte häufige Exazerbierer mit mittlerer bis schwerer COPD und drei und mehr Exazerbationen im Jahr weisen eine 4,3-fach erhöhte Sterblichkeitsrate auf, die Zwei-Jahres-Mortalität liegt bei 49 % (Bausewein et al. 2010).

7.3.1 Symptomlast bei COPD

Atemnot ist bei COPD in den Stadien GOLD III–IV und bei fortgeschrittener Lungenfibrose mit einer Prävalenz von 90–95 % das Leitsymptom. Atemnot beeinträchtigt das tägliche Leben stark. Bei Lungenkrebspatienten steigt die Atemnot mit Schwankungen kontinuierlich an, anfänglich bei körperlicher Belastung, dann zunehmend auch in Ruhe. Das Bedrohliche an der COPD-Erkrankung ist, dass die Atemnot ohne Vorwarnung auftritt und Zeichen einer akuten Verschlechterung, einer Exazerbation sein kann. Diese Atemnot wird dann als Überlebenskampf und Todesnähe empfunden – Zeit für eine palliative psychosoziale Unterstützung.

Dyspnoe ist der Hauptfaktor für Einschränkungen des täglichen Lebens mit folgenden Auswirkungen.

1. Verluste der allgemeinen Funktionsfähigkeit, Einschränkungen im Alltag, Verlust der Arbeitsfähigkeit und die Teilnahme am sozialen Leben oder Ausübung von Hobbies, Mühe bei alltäglichen Verrichtungen.
2. Isolation: Aufgrund der Unvorhersehbarkeit der Intensität der Atemnot werden stressauslösende Situationen vermieden, was die soziale Isolation verstärkt.
3. Einsamkeit und existenzielle Not: Durch die genannten Einschränkungen entsteht ein Gefühl der Bedeutungslosigkeit im Leben, was das Alleinsein verstärkt.
4. Stigmatisierung und Scham: Atemnot und anhaltender Husten mit Schleimauswurf werden als beschämende Symptome erlebt. Dazu kommt der befürchtete Vorwurf, an der Krankheit durch Rauchen selbst schuld zu sein. Scham kann auch dazu führen, dass soziale Unterstützung und finanzielle Hilfen nicht beansprucht werden (Ramsenthaler et al. 2012; Naberan et al. 2012).

Wegen Einsamkeit und Scham wird ein COPD-Patient kaum einen Arzt aufsuchen, sondern selbst im Falle einer Exazerbation nicht über psychosoziale Probleme berichten. Alleingelassen mit diesen ungelösten Fragen kommt der Patient in die Spirale von Atemnot und Angst, die sich gegenseitig verstärken (Abb. 7.4).

Solang ich atme, hoffe ich. (Cicero)

Dyspnoe: Ein Ventilator kann die Empfindung von Luftnot signifikant vermindern. Gehen mit einem Rollator ist entlastend und aktiviert die notwendige Atemhilfsmuskulatur. Der nach vorne gebeugte Oberkörper kann Atemnot lindern. Geh- und Muskeltraining führen zu besserer Belastbarkeit und reduzieren Lactat (Heigener und Rabe 2011).

Die medikamentöse Therapie der Dyspnoe, die Sauerstofflangzeittherapie und nicht invasive Beatmung sind in Leitlinien festgelegt und etabliert. Es hält sich noch hartnäckig die Meinung, man dürfe bei respiratorischer Insuffizienz wegen der zu befürchtenden Atemlähmung keine Morphinderivate geben. In

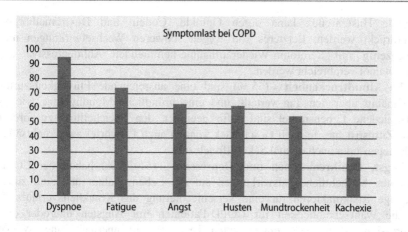

Abb. 7.4 Symptomlast bei COPD

der Tat erhalten COPD-Patienten wenig Opioide. Diese Befürchtung ist schon lange widerlegt. Wichtig ist eine einschleichende, langsam anflutende Dosis mit üblicherweise 10 mg Morphin pro Tag, dann bei nicht ausreichendem Ansprechen auf 20 mg/Tag steigern, selten braucht es 30 mg/Tag. Bei akuten Atemnot-attacken ist eine nasale oder bukkale Anwendung rasch wirksam. Die beste pharmakologische Evidenz bei Dyspnoe liegt für Opioide vor (Abernethy 2003; Currow 2014). Es werden auch Benzodiazepine und Antidepressiva eingesetzt. Eine Mukolyse soll nur noch dann angewandt werden, wenn der Patient noch dem Abhusten kann. Die symptomatische Behandlung der COPD-assoziierten Dyspnoe erfolgt multimodal. Lagerungstechniken, Raumklima, soziale Absicherung und psychoexistenzielle Unterstützung sind für Patienten und Angehörige essenziell.

Nach der Atemnot ist **Fatigue/Ermüdbarkeit** (68–80 %) das zweithäufigste belastende Symptom bei COPD. Fatigue ist bei Krebspatienten gut untersucht. Da diese oft anämisch sind, hat man versucht diese Müdigkeit mit Bluttrans-fusionen und Erythropoietin zu behandeln, eigentlich ohne überzeugenden Erfolg. Fatigue kann teilweise durch ein dosiertes Haushalten mit den Kräften zumindest subjektiv verbessert werden. Konsequentes Gehtraining verbessert in frühen Stadien der COPD die Leistungsfähigkeit, was besonders in Kliniken erfolgreich angeboten und praktiziert wird. Im ambulanten Bereich sind konsequente physio-therapeutische Angebote in allen Stadien noch Mangelware. Bei Fatigue sollen die Grenzen der körperlichen Belastbarkeit ausgetestet und dann angepasste, einfache Bewegungsprogramme erstellt werden, z. B. ein Stuhl auf dem Weg im Haus, um kurz auszuruhen und neu Luft zu holen.

Beim **Husten** (62 %) wurden verschiedene physiotherapeutische Maßnahmen wie Haltungsänderung, Schütteln und Rütteln, Klopfmassagen, sowie PEP(„positive expiratory pressure")-Gesichtsmasken mit unterschiedlichen Ergebnissen geprüft. Medikamentös sind bei akutem Husten die sogenannten Mukolytica (N-Acetylcystein) beliebt, in der Wirksamkeit wenig belegt. Der zentrale Hustenreflex kann durch Opioide, Codein und Dextromethorphan unterdrückt werden. Letzteres soll wegen schweren Wechselwirkungen nicht gleichzeitig mit Serotonin-Wiederaufnahme-hemmenden Antidepressiva oder Paracetamol verabreicht werden.

Bei **Mundtrockenheit** (55 %) sind eine ausreichende Flüssigkeitszufuhr, regelmäßig über den Tag verteilt, und eine gründliche Mundhygiene wichtig. Verschiedene Lebensmittel sind dafür geeignet, den Speichelfluss zu fördern, z. B. Zitrusfrüchte. Je nach Geschmack können auch Eiswürfel aus Fruchtsäften, Früchtetees oder auch einmal Sekt hilfreich sein.

Angst, Panikreaktionen und Depression (51–75 %) haben bei COPD-Patienten beträchtliche Auswirkungen auf die Lebensqualität und sind zudem wichtige Risikofaktoren für eine Verschlechterung des Krankheitsverlaufs. So ist die Wahrscheinlichkeit für COPD-Patienten mit Ängsten und/oder einer Depression höher, nach einer akuten Exazerbation innerhalb eines Monats erneut in eine Notaufnahme eingewiesen zu werden (Ramsenthaler et al. 2012; Bove et al. 2015). Die Angst ist als Warnzeichen für eine akute Exazerbation zu bewerten. Atemnotattacken lösen den Teufelskreis von Atemnot und Angst aus, der zu einer akuten Verschlechterung auch ohne echte Exazerbation führen kann. Benzodiazepine können hilfreich sein. Doch auch sind hier psychotherapeutische und/oder seelsorgerische Maßnahmen wichtig: Angst wovor? Todesangst? Was bedrückt mich im Umfeld? Unerledigte Dinge? Von einer echten Depression ist das Demoralisierungssyndrom zu unterscheiden. Viele chronisch Kranke sind von den Rückfällen und der zunehmenden Hinfälligkeit zermürbt. Die Demoralisierung verläuft fluktuierend. Es besteht die Fähigkeit zur Freude über die belastende Situation hinwegzusehen, wenn diese bewältigt ist. Demoralisierte können im Gegensatz zu Depressiven auch Humor zeigen (Feichtner). Die Demoralisation spricht auf Antidepressiva wenig an. Vielmehr brauchen diese Patienten psychische Unterstützung, um Krisen besser zu bewältigen.

7.3.2 Vorausschauende Planung

Menschen mit COPD soll es ermöglicht werden, auch mit fortgeschrittener Erkrankung zu Hause zu leben und sterben zu können. Dazu müssen Krisen im letzten Lebensjahr rechtzeitig erkannt, behandelt und verhindert werden. Erste Voraussetzung ist eine vorausschauende Planung, bei der in Kontext zu den medizinischen Behandlungen die gesamte psychosoziale Dimension im multiprofessionellen Zugang erarbeitet wird. Zweitens ist das Reden über ein mögliches Sterben (End-of-life-discussion) wichtig und für alle Beteiligten entlastend (Abschn. 6.9). Wann soll mit COPD-Patienten darüber gesprochen werden? Die Prognose ist beim Einzelnen schwierig, verschlechtert sich mit der Anzahl der Exazerbationen und notfallmäßigen Krankenhausaufnahmen. Vielleicht ist der Zeitpunkt nach einer überstandenen Exazerbation günstig, um übertriebene

Hoffnungen zu relativieren. Dann muss allerdings das psychosoziale Netz in Form einer konsequenten Palliative Care vorbereitet sein. Ab jetzt sind auch die spezialisierten ambulanten Palliativversorgungen gezielt mit einzubeziehen (Gore et al. 2000; Bove et al. 2015).

7.3.3 Ab wann soll Palliative Care eingesetzt werden?

So schwierig die Prognose im Einzelfall auch sein kann, wurden dennoch Indikatoren mit sogenannten Red Flags erarbeitet, die neben den allgemeinen Kriterien (Abschn. 7.1.3) für Atemwegserkrankungen von SPICT (2019) so formuliert sind:

SPICT™: Indikatoren in der unterstützenden und palliativen Pflege bei Lungenversagen

- Fortgeschrittene chronische Lungenerkrankung mit Atemnot in Ruhe oder bei geringer körperlicher Belastung.
- Benötigt Sauerstofftherapie aufgrund anhaltender Hypoxämie
- Zustand nach Lungenversagen; (erneute) Beatmung ist nicht erfolgversprechend.

Diese Indikatoren sind für alle Professionellen in Palliative Care leicht zu verinnerlichen. Boyd und Murray (2010) geben eine differenziertere Darstellung, die besonders den behandelnden Ärzten mehr Klarheit bringen kann und eine Entscheidungshilfe darstellt.

Indikatoren für Palliativversorgung bei COPD (Boyd und Murray 2010)

- Schwere Obstruktion (FEV1 < 30 %) oder Restriktion (Vitalkapazität < 60 %, Transfer Factor < 40 %)
- Erfüllt Kriterien für Langzeitsauerstofftherapie ($PaO_2 < 55$ mmHg)
- Im Intervall zwischen Exazerbationen: Dyspnoe in Ruhe oder bei geringster Belastung
- Schwere, therapierefraktäre Symptomatik
- Symptomatische Herzinsuffizienz
- Body-Mass-Index < 21
- Zunahme notfallmäßiger stationärer Aufnahmen wegen Infektexazerbation und/oder respiratorischer Insuffizienz

7.4 Nierenversagen

Patienten mit terminalem Nierenversagen haben eine Lebenserwartung von höchstens ein bis zwei Monaten, etwa eine Woche nach Absetzen der Dialyse. Die meisten sterben dann an Herzversagen oder Infektionen, 25 % an einem plötzlichen Herztod. 80 % sterben im Krankenhaus, wenige zu Hause, obwohl das Lebensende seit Monaten absehbar sein könnte. Über 80-Jährige sowie Patienten mit deutlich eingeschränktem Allgemeinzustand profitieren kaum noch mehr von einer Dialyse. Dennoch steigt die Dialyserate bei alten Patienten, die Dialyseindustrie wächst unvermindert (O'Connor und Kumar 2012; Hussain et al. 2013; Redahan et al. 2013).

Patienten mit chronischem Nierenversagen im Stadium 5 leiden unter hoher Symptomlast vergleichbar mit Krebs. Diese Beschwerden sind oft verstärkt durch mehrfache Komorbiditäten wie Diabetes mellitus, koronare Herzkrankheit, Bluthochdruck und periphere arterielle Gefäßkrankheit.

Nicht alle Patienten mit Niereninsuffizienz brauchen Palliative Care. Manche mit geringer Komorbidität sind geeignet für eine Nierentransplantation, die ihre Lebensqualität drastisch verbessert und das Mortalitätsrisiko senkt. Viele entwickeln zunehmend eine Anhäufung von Symptomen, die ihr tägliches Leben stark beeinträchtigt.

Die Nephrologie scheint fokussiert auf die Dialyse und will das Fortschreiten der Niereninsuffizienz vermindern. Doch die Symptomkontrolle hinkt hinterher (Murtagh et al. 2007; Mechler und Liantonio 2019; Abb. 7.5). Die Symptomlast ist bei Patienten unter Dialyse etwas geringer, insgesamt aber ähnlich wie ohne Dialyse. Es wird vor allem über Gelenkschmerzen sowie Muskelkrämpfe geklagt

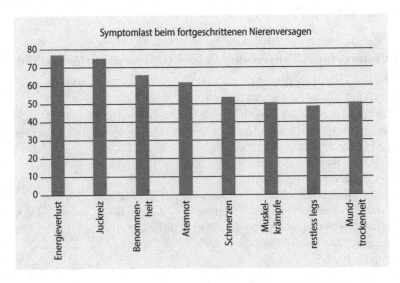

Abb. 7.5 Symptomlast beim fortgeschrittenen Nierenversagen. (Nach Murthagh 2007)

und das »Restless-legs«-Syndrom als sehr störend empfunden. Dies bedingt Schlafstörungen und Depressivität. Die Symptomlast schränkt die Lebensqualität mehr ein als es mit klinischen Parametern messbar ist.

Ein modifiziertes Edmonton Symptom Assessment (ESAS) hat sich als zuverlässiges, einfaches, nützliches und valides Instrument erwiesen, die Symptomlast bei Niereninsuffizienz zu erfassen. Zur ursprünglichen Variante des ESAS, die sich bei Krebspatienten bewährt hat, sind Juckreiz und Schlaflosigkeit dazu gekommen (Davison et al. 2006).

7.4.1 Symptomtherapie bei Niereninsuffizienz

Der Energieverlust kann durch Ausgleich der Anämie mit Erythropoietin nur teilweise beeinflusst werden. Angepasste Bewegungsprogramme unter physiotherapeutischer Begleitung sind beim Fatigue-Syndrom hilfreich.

Die Schmerzen bei Niereninsuffizienz werden unterschätzt. Die komplexe Pharmakokinetik von Analgetika führt zu Vorsicht und manchmal zu Unterbehandlung von Schmerzen.

Bei Schmerzen und Atemnot sind Opioide Mittel der ersten Wahl, doch bei Niereninsuffizienz noch zu selten eingesetzt. Wegen der Akkumulation von toxischen Metaboliten (Morphin-6-Glucuronid, Morphin-3-Glucoronid) bei Niereninsuffizienz sind eine einschleichende Dosierung und gute Überwachung angezeigt, ehe neuroexzitatorische Nebenwirkungen auftreten. Empfohlen wird mit 0,5 mg Hydromorphon zu beginnen. Auf die Plasmakonzentration von Fentanyl und Buprenorphin hat die Niereninsuffizienz weniger Einfluss. Diese Substanzen sind schlechter steuerbar, transdermale Anwendungen sollten vermieden werden. Bei neuropathischen Schmerzen werden wie üblich Gabapentin oder Pregabalin empfohlen. Der Juckreiz kann durch niedrige Dosen Paroxetin oder Mirtazepin, wie auch durch topische Maßnahmen gelindert werden (Davison 2011; Bükki und Bausewein 2013).

7.4.2 Nierenersatztherapie oder konservatives Management?

Die Komorbiditäten erschweren bei Niereninsuffizienz eine Prognosestellung. Ein modifizierter Charlson-Comorbidity-Index (CCI) von >8 hat bei Dialysepatienten gezeigt, dass diese Palliative Care brauchen. Die einfache Frage »Wären Sie überrascht, wenn der Patient in den nächsten 6–12 Monaten verstirbt?« hat sich als tauglich erwiesen, die Prognose abzuschätzen. Ärzte überschätzen auch beim terminalen Nierenversagen tendenziell die Überlebenszeit (Davison 2011).

Eine gemeinsame Entscheidungsfindung für Patienten mit fortgeschrittener Niereninsuffizienz beinhaltet folgende Optionen:

1. Verfügbare Dialyse und Nierentransplantation, wenn geeignet
2. Die Dialyse nicht zu beginnen und ein konservatives Vorgehen zu planen
3. Ein zeitlich begrenzter Versuch einer Dialyse
4. Die Dialyse einzustellen und in Palliative Care weitergehen

Patienten mit schlechter Prognose (älter als 75 Jahre, hohe Komorbidität, schlechter Allgemeinzustand – Karnofsky <40 %, Unterernährt – Serumalbumin <2,5 g/dL) sollten informiert werden, dass sie durch die Dialyse keine bessere Lebenserwartung und keine bessere Lebensqualität zu erwarten haben (RPA 2010; Gamondi et al. 2013; O'connor und Kumar 2012; Redahan et al. 2013; Hussain et al. 2013).

Ein konservatives Vorgehen bei schwerer Niereninsuffizienz erfordert eine sorgfältige Überwachung der Flüssigkeitsbilanz, Behandlung der Anämie sowie Korrekturen von Azidose und Hyperkaliämie. Hypertonie und der Kalzium/ Phosphat-Metabolismus müssen konsequent behandelt werden.

Eine entsprechende Diät mildert die Symptome und kann das Leben verlängern. Die täglich zugeführte Menge an Eiweiß sollte 0,35–0,45 g/kg/KG nicht überschreiten. Hier ist die Verwendung speziell eiweißreduzierter Lebensmittel notwendig (z. B. eiweißarmes Mehl, Brot, Teigwaren). Einerseits ist ein hochwertiges Eiweißminimum erforderlich, andrerseits sollte nicht körpereigenes Leber- und Muskeleiweiß zur Energiegewinnung abgebaut werden. Auf diesen Tatsachen beruht die Kartoffel-Ei-Diät, womit auch eine bedarfsdeckende Energiezufuhr gelingen kann. Dies sollte diätologisch überwacht werden. Eine Zufuhr von essenziellen Aminosäuren in Tabletten- oder Granulatform kann unterstützend wirken.

Darf eine Dialyse abgesetzt werden? Eine europaweite Untersuchung unter 528 Nephrologen zeigte, dass in ihrer Einrichtung bei 42 % im vergangenen Jahr eine Dialyse eingestellt wurde. 56 % waren der Meinung, dass das Absetzen lebensverlängernder Maßnahmen erlaubt sei. In den Krankenakten war die Entscheidungsfindung bei 7 % protokolliert, das Einbeziehen von Palliative Care bei 10 %. Drei Viertel der Befragten gaben an, in Palliative Care weder aus- noch weitergebildet zu werden (van Biesen et al. 2015).

Bemerkenswert ist, dass das Absetzen der Dialyse öfter mit den Angehörigen besprochen wird als mit den Betroffenen selbst. Die Gespräche, wann ein Absetzen der Dialyse erfolgen soll oder ob eine Reanimation gewünscht wird, sollte viel früher stattfinden, am besten bevor eine Dialyse gestartet wird. Wenn vorher offen darüber gesprochen wird, wird seltener reanimiert (Redahan et al. 2013).

Psychosoziale Bedürfnisse von Patienten mit terminaler Niereninsuffizienz werden in der Literatur bisher wenig besprochen. Diesbezügliche Netze sind wohl in verschiedenen Ländern und Institutionen unterschiedlich gesponnen. Ein erhöhter Bedarf an *Spiritual Care* scheint gegeben.

Eine Dialyse ist auch belastend. Eine frühzeitige Palliative Care ist beim fortgeschrittenen Nierenversagen existenziell.

> **Indikatoren für den Einsatz von Palliative Care bei fortgeschrittener Nieren-erkrankung (SPICT 2019)**
> - Chronische Niereninsuffizienz mit deutlicher AZ-Verschlechterung
> - Niereninsuffizienz als komplizierender Faktor anderer Erkrankungen/ Behandlungen
> - Beendigung oder Verzicht auf Einleitung einer Dialyse wird erwogen.

7.5 Leberversagen

In Deutschland sind im Jahre 2013 25.000 Menschen an Leberversagen gestorben, zwei Drittel davon sind Männer. Ursache ist meistens eine Leber-zirrhose, verursacht durch Alkoholabusus, Hepatitis C (HCV) bei Drogen-missbrauch und zunehmend auch die nichtalkoholische Fettleber, dazu Autoimmunhepatitis und Stoffwechselerkrankungen. Nur eine kleine Untergruppe ist für eine Lebertransplantation als einzige kurative Therapiechance geeignet. Die Wartelisten auf eine Organspende werden länger, das Angebot an Spenderorganen bleibt gleich. Die Nachfrage an Lebertransplantationen unter älteren Patienten hat zugenommen. Der Anteil der HCV-positiven nimmt dabei stärker zu, als der Anteil der HCV-negativen Patienten. Unter den HCV-negativen potenziellen Transplantatempfängern geht der Alterstrend mit einem größeren Anteil an HCC- oder NASH-Patienten einher. Bei einem Teil davon beschleunigt auch ein hepato-zelluläres Karzinom das Ableben. Bei den Krankenhausaufnahmen sechs Monate vor dem Tod liegt das Leberversagen mit 78 % gleichauf mit Krebs, COPD, Herz- und Nierenversagen (Roth et al. 2000; Su et al. 2016; Baumann et al. 2015).

Betroffen sind eher jüngere Leute, die noch im Arbeitsleben stehen könnten, mit durchschnittlich 57 Jahren, jünger als Patienten mit COPD oder Herzver-sagen. Finanzielle und soziale Probleme belasten sie und ihre Familie. Das Stigma der selbstverschuldeten (?) Lebererkrankung stellt neben dem physischen Abbau auch eine beträchtliche psychische Belastung dar. Manche Helfer zeigen weniger Empathie, wenn jemand die Krankheit selbst verursacht hat. So wird den medizinischen Komplikationen bei fortgeschrittener Lebererkrankung hohe Auf-merksamkeit gegeben. Die komplexen existenziellen Fragen und psychosoziale Probleme werden noch zu wenig beachtet (Boyd et al. 2012; Kalatzakis et al. 2008).

Die Dekompensation der Leberzirrhose erfolgt schubweise. Akute Exazerbationen und Komplikationen wie Ösophagusvarizenblutungen oder Aszites führen häufig zu Hospitalisierungen. Dazu kommen eine allmähliche Zunahme und der phasische Verlauf der hepatischen Enzephalopathie, beginnend mit milder kognitiver Einschränkung bis zur Eintrübung mit Leberkoma (Abb. 7.6).

Die **hepatische Enzephalopathie** tritt in bis zu 50 % bei Patienten mit Leberzirrhose auf und ist ein Zeichen der Dekompensation. Auslöser sind oft

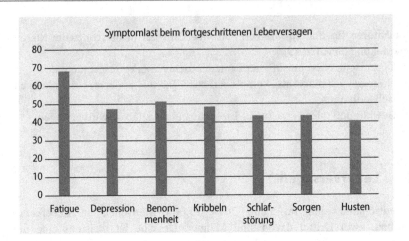

Abb. 7.6 Symptomlast beim fortgeschrittenen Leberversagen. (Sammelstatistik aus Kim et al. 2006; Nardelli et al. 2013; Sanchez und Talwalkar 2006)

Infektionen, gastrointestinale Blutungen, Medikamente oder andere Ursachen. Die Behandlung erfolgt in zwei Phasen: Zuerst die Ursachenbehandlung, meist unter stationären Bedingungen unter Beachtung von sekundären Triggern, und dann die Remissionserhaltung. Erste Wahl sind dabei nicht resorbierbare Disaccharide wie Lactulose.

Bei der ersten Episode einer hepatischen Enzephalopathie soll die Dosis sorgfältig eingestellt werden und darauf geachtet werden, dass täglich drei weiche Stühle abgesetzt werden aber kein Durchfall auftritt. Bei der Entlassung aus der Klinik ist eine Unterweisung in diese einfache Kontrolle wichtig, um einem Rückfall vorzubeugen. Bei unzureichendem Ansprechen auf Laktulose oder weiteren Episoden werden nicht resorbierbare Antibiotika wie Rifaximin oder Neomycin dazu gegeben, wobei ersteres besser vertragen wird, Neomycin wirkt nephrotoxisch. Dadurch gibt es weniger Rückfälle und seltener Klinikaufenthalte. Weitere Therapiemöglichkeiten wie Zink, L-Ornithin-L-Aspartat und verzweigtkettige Aminosäuren sind derzeit noch eher experimentell zu sehen und im Einzelfall mit dem gastroenterologischen Spezialisten zu erwägen. Bei unzureichendem Ansprechen auf die medikamentöse Therapie und noch ausreichender Leberfunktion können große portosystemische Shunts embolisiert werden (Sanchez und Talwalkar 2006).

Die phasenweise eingeschränkte Hirnleistung kann zu Gedächtnislücken, Schreibstörungen und verminderter Fahrtüchtigkeit führen. Dies soll offen mit den Betroffenen und der Familie besprochen werden, um Unfälle verschiedener Art zu verhindern und anderem Unbill vorzubeugen (Leise et al. 2014).

Alexithymie wird mit Gefühlsblindheit oder Gefühlslegasthenie übersetzt. Es bezeichnet die Unfähigkeit der Patienten, die eigenen Gefühle adäquat wahrzunehmen und sie in Worten zu beschreiben. Die Betroffenen sind phantasiearm und funktional, halten ihre Beschwerden für rein körperlich und schweigen zu seelischen Fragen. Hilfreich sind Zuwendung und professionelle Seelsorge, um die Seelenqual zu lösen oder zumindest zu erleichtern. Patienten mit Leberversagen haben einen hohen Bedarf an Spiritual Care (Nardelli et al. 2013).

Aszites ist die häufigste Komplikation bei Leberversagen und der häufigste Anlass einer Hospitalisation. Strikte Alkoholkarenz senkt den Pfortaderdruck und vermindert ein Fortschreiten der Grunderkrankung. Der Kochsalzverzehr soll unter 2 g/Tag liegen. Auf heiße und scharf gewürzte Speisen soll verzichtet werden.

Die diuretische Therapie wird mit 100 mg Spironolacton, kombiniert mit 20 mg Furosemid, begonnen, kann bis 400 mg/40 mg gesteigert werden. Dies wirkt in 90 % gut und lange.

Im Verlauf der Erkrankung werden Aszitespunktionen erforderlich, welche die Symptomlast (abdominelles Spannungsgefühl, Schmerzen und Atemnot) deutlich mindern. Intravenöse Albuminsubstitutionen sind meist verzichtbar, am ehesten bei Aszitesmengen >5 L angezeigt. Die Anlage eines transjugulären intrahepatischen portosystemischen Shunts (TIPS) reduziert das Nachlaufen des Aszites deutlich und verlängert das Überleben. Allerdings erleiden diese Patienten häufig eine ausgeprägte hepatische Enzephalopathie, die zu einer drastischen Einschränkung der Lebensqualität führt, sodass TIPS immer mehr infrage gestellt wird. Bei rascher Aszitesbildung können auch Drainagekatheter gelegt werden, allerdings nicht länger als 72 h, da sonst zunehmend Infektionen auftreten (Potosek et al. 2014).

Schmerzen bei Leberversagen sind oft noch unterbehandelt, teils weil sie von den Patienten aus den oben genannten Gründen zu wenig geäußert werden, teils auch weil sie von den Behandlern zu wenig wahrgenommen werden. Die medikamentöse Schmerztherapie ist hier diffizil, da der Metabolismus eingeschränkt ist und vermehrt Wechselwirkungen auftreten können. Einschleichende Dosierungen und gute Überwachung sind angezeigt (Boyd et al. 2012).

Nichtsteroidale Antiphlogistika sind in der Regel kontraindiziert (Nierenschädigung mit hepatorenalem Syndrom, Schleimhautschädigung mit gastrointestinaler Blutung). Paracetamol ist bis 2–3 g/Tag empfehlenswert. Beim Einsatz von Opioiden ist die Nierenfunktion zu beachten. Am besten toleriert wird niedrig dosiertes Fentanyl, weiter auch Hydromorphon. Beginnend mit sehr niedrigen Dosen kann auch orales Morphin in flüssiger Form mit gedehnten Intervallen eingesetzt werden. Bei Suchtkranken sollen eher nur retardierte Formen angewendet werden.

Das breite Spektrum der nicht-medikamentösen Schmerztherapie soll entsprechend den individuellen Neigungen eingesetzt werden, besonders Entspannungsverfahren.

Besonders lästig sind **Muskelkrämpfe**, deren eigentliche Ursache unklar ist. Muskelkrämpfe stören den Schlaf beträchtlich, was wiederum zu vermehrter Fatigue am Tage führt. Bewegung und Physiotherapie verbessern die Durchblutung und reduzieren den Muskelschwund. An Medikamenten kann zunächst Magnesium gegeben werden, manchmal hilft 200 mg Chininsulfat abends, sonst soll ein Schmerzmittel verabreicht werden.

Bei **Juckreiz** sind einige Allgemeinmaßnahmen hilfreich: regelmäßige Hautpflege mit rehydratisierenden und rückfettenden Cremes, kühlende Lotionen oder auch kühle, feuchte Umschläge. Die Kleidung soll leicht sein, vorzugsweise aus Baumwolle. Das Schlafzimmer sollte eher kühl sein. Vor dem Zubettgehen wird handwarm geduscht, heißes Baden wird vermieden, ein sparsamer Umgang mit Seifen und Duschgels ist zu empfehlen.

Topische Corticosteroide sollen nur eingesetzt werden, wenn auch Zeichen eines Ekzems vorliegen. Bei cholestatischen Lebererkrankungen kann der Juckreiz mit Cholestyramin gehemmt werden. Orale und auch lokal angewandte Antihistaminika haben wenig Wirkung gezeigt. Der Opioid-Antagonist Naltrexon, beginnend mit 12,5 mg 2-mal täglich bis 50 mg auftitriert, wirkt bei manchen Patienten gut. Einzelne Berichte liegen über Sertalin (25–50 mg/Tag) vor. In kleinen Fallzahlen zeigte 8 mg Ondasetron 3-mal täglich einen signifikanten Effekt auf den Juckreiz bei chronischen Lebererkrankungen unterschiedlicher Genese (Wassilew 2002; Sanchez und Talwalker 2006).

7.5.1 Prognose

Der Child-Turcotte-Pugh-Index mit Messung von Bilirubin, Albumin, INR, Ausmaß der Enzephalopathie und Aszites hat sich in der Prognosestellung bewährt: bei Grad C liegt das 1-Jahres-Überleben bei 45 %. Der MELD-Score (Model End Stage Liver Disease) berücksichtigt auch die Nierenfunktion, wesentlich für die Entwicklung eines hepatorenalen Syndroms. Dabei liegt die Überlebensrate nach zwölf Monaten bei 37 %. Das klinische Gesamtbild, Komorbiditäten und die zu prüfende Möglichkeit einer Lebertransplantation sind weitere Einflussfaktoren (Potosek et al. 2014).

7.5.2 Frühzeitige Palliative Care bei Leberversagen

Nach einer für Leberversagen adaptierten Symptomerfassung entsprechend dem ESAS zeigt sich, dass drei Viertel dieser Patienten mindestens an einem mäßigen bis schwerem Symptom leiden. Wobei sich 50 % dieser Symptome bessern, wenn Palliative Care rechtzeitig integriert wird. Dies zeigt sich signifikant bei Juckreiz, Wohlbefinden, Appetit, Angst und Fatigue. Auch die Depressivität wird deutlich weniger. Subklinische Stufen von Depressionen könnten durch entsprechende psychosoziale Versorgung ohne medikamentöse Therapie aufgefangen werden (Baumann et al. 2015).

▶   Schuldzuweisungen verstärken bei Leberversagen verschiedener Ursachen den Leidensdruck.

Indikatoren für den Einsatz von Palliative Care bei fortgeschrittener Leber-erkrankung (SPICT 2019)
Fortgeschrittene Leberzirrhose mit Komplikationen in den letzten zwölf Monaten, z. B.:

- Diuretikum-resistenter Aszites
- Hepatische Enzephalopathie
- Hepatorenales Syndrom
- Bakterielle Peritonitis
- Rezidivierende Ösophagusvarizenblutungen
- Lebertransplantation nicht angezeigt bzw. nicht erfolgversprechend

Literatur

Abernethy AP, Currow DC, Frith P et al (2003) Randomised, double blind, placebo controlled crossover trial of sustained release morphine for the management of refractory dyspnoea. BMJ 327:523–528

Baumann AJ, Do Wheeler DS, James M, et al (2015) Benefit of early *palliative care* intervention in end-stage liver disease patients awaiting liver transplantation. J Pain Symptom Manage 50:882–886

Bausewein C, Booth S, Gysels M et al (2010) Understanding breathlessness: cross-sectional comparison of symptom burden and palliative care needs in chronic obstructive pulmonary disease and cancer. J Palliat Med 13:1109–1118

Blinderman CD, Homel P, Billings JA et al (2008) Symptom distress and quality of life in patients with advanced congestive heart failure. J Pain Symptom Manage 35:594–603

Booth S (2013) Science supporting the art of medicine: improving the management of breathlessness. Palliat Med 27:483–485

Bove DG, Overgaard D, Lomborg K et al (2015) Efficacy of a minimal home-based psychoeducative intervention versus usual care for managing anxiety and dyspnoea in patients with severe chronic obstructive pulmonary disease:a randomised controlled trial protocol. BMJ Open 5:e008031. https://doi.org/10.1136/bmjopen-2015-008031

Boyd K, Murray SA (2010) Recognising and managing key transitions in end of life care. BMJ 341:c4863

Boyd KJ, Murray SA, Kendall M et al (2004) Living with advanced heart failure: a prospective, community based study of patients and their carers. Eur J Heart Fail 6:585–591

Boyd K, Kimbell B, Murray S et al (2012) Living and dying well with end-stage liver disease: time for palliative care? Hepatology 55:1650–1651. https://doi.org/10.1002/hep.25621

Bükki J, Bausewein C (2013) Palliativmedizin bei nicht malignen Erkrankungen: Herz-insuffizienz, COPD, Leberversagen, terminale Niereninsuffizienz. Z Palliativmed 14:257–267

Casarett D, Pickard A, Bailey FA et al (2008) Do palliative consultations improve patient outcomes? J Am Geriatr Soc 56:593–599

Chen-Scabarelli C, Saravolatz L, Hirsh B et al (2015) Dilemmas in end-stage heart failure. J Geriatr Cardiol 12:57–65

Currow DC, Ekstrom M, Abernethy AP (2014) Opioids for chronic refractory breathlessness: right patient, right route? Drugs. 74(1):1–6

Davison SN (2011) Integrating palliative care for patients with advanced chrinic kidney disease: recent advances, remaining challenges. J Pall Care 27:53–61

Davison SN, Jhangri GS, Johnson JA (2006) Longitudinal validation of a modified Edmonton symptom assessment system (ESAS) in haemodialysis patients. Nephrol Dail Transplant 21:3189–3195

Fendler TJ, Swetz KM, Allen LA (2015) Team-based palliative and end-of-live care for heart failure. Heart Failure Clin 11:479–498

Gamondi C, Galli N, Schönholzer C et al (2013) Frequency and severity of pain and symptom distress among patients with chronic kidney disease recieving dialysis. Swiss Med Wkly 143:w13750

Gerhard C, Becker U, Bollig G et al (2015) Arbeitspapier der AG Nichttumorpatienten. Palliativversorgung bei Herzinsuffizienz. Deutsche Gesellschaft für Palliativmedizin. Download 10.09.2015

Gore JM, Brophy CJ, Greenstone MA (2000) How well do we care for patients with end stage chronic obstructive pulmonary disease (COPD)? A comparison of palliative care and quality of life in COPD and lung cancer. Thorax 55:1000–1006

Heigener DF, Rabe KF (2011) Palliaitve care concepts in respirtory disease. Respiration 82:483–491

Highet G, Crawford D, Murray SA, Boyd K (2013) Development and evaluation of the supportive and *palliative care* indicators tool (SPICT): a mixed-methods study. BMJ Support Palliative Care 0:1–6. https://doi.org/10.1136/bmjspcare-2013-000488

Hussain JA, Mooney A, Russon L (2013) Comparison of survival analysis and palliative care involvement in patients aged over 70 years choosing conservative management or renal replacement therapy in advanced chronic kidney disease. Palliat Med 27:829–839

Jaarsma T, Beattie JM, RyderMet al (2009) *Palliative care* in heart failure: a position statement from the *palliative care* workshop of the heart failure Association of the European Society of Cardiology. Eur J Heart Fail 11:433–443

Kavalieratos D, Gelfman LP, Tycon LE, Riegel B, Bekelman DB, Ikejiani DZ, Goldstein N, Kimmel SE, Bakitas MA, Arnold RM. Palliative care in heart failure: Rationale, evidence, and future priorities. J Am Coll Cardiol 70(15):1919–1930. https://doi.org/10.1016/j.jacc.2017.08.036. PMID: 28982506; PMCID: PMC5731659

Kalaitzakis E, Josefsson A, Bjornsson E (2008) Psychological distress in patients with liver cirrhosis. Gastroenterology 134:A625

Kim SH, Oh EG, Lee WH, Kim OS, Han KH (2006) Symptom experience in Korean patients with liver cirrhosis. J Paim Symptom Manage 31:326–334

Leise MD , Poterucha JJ, Kamath PS, Kim WR (2014) Management of hepatic encephalopathy in the hospital. Mayo Clin Proc 89:241–53. https://doi.org/10.1016/j.mayocp.2013.11.009. Epub 8 Jan 2014

Mechler K, Liantonio J. (2019) Palliative care approach to chronic diseases: End stages of heart failure, chronic obstructive pulmonary disease, liver failure, and renal failure. Prim Care 46(3):415–432. https://doi.org/10.1016/j.pop.2019.05.008

Mentz RJ, Tulsky JA, Granger BB et al (2014) Teh *palliative care* in heart failure trial: Rationale und design. Am Heart J 168:645–665

Mounsey L, Ferres M, Eastman P. Palliative care for the patient without cancer. Aust J Gen Pract 47(11):765–769. https://doi.org/10.31128/AJGP-07-18-4625. PMID: 31207673

Murthagh FEM, Addingtin-Hall JM, Edonds PM et al (2007) Symptoms in advanced renal diesease: A cross-sectional survey on symptom prevalence in stage 5 chronic kidney disease without dialysis. J Pall Med 6:1266–1276

Naberan K, Azpeitia A, Cantoni J et al (2012) Impairment of quality of life inwomen with chronic obstructive pulmonary disease. Respir Med 106:367–373

Nahib T, Lahewala S, Arora S, Gidwani U (2015) *Palliative care* in the cardiac intensive care unit. Am J Cardiol 115:687–690

Nardelli S, Pentassuglio I, Pasquale C et al (2013) Depression, anxiety and alexithymia symptoms are major determinants of health related quality of life (HRQoL) in cirrhotic patients. Metab Brain Dis 28:239–243. https://doi.org/10.1007/s11011-012-9364-0 Epub 2013 Jan 8

O'Connor NR, Kumar P (2012) Conservative manegement of end-stage renal disease without dialysis: a systematic review. J Pall Med 15:228–235

Potosek J, Curry M, Buss M, Chittenden E (2014) Integration of palliative care in end-stage liver disease an liver transplantation. J Pall Med 17:1271–1277

Ramsenthaler C, Bausewein C, Scheve C et al (2012) Typische Krisen und Bedürfnisse von Patienten mit COPD oder Lungenkrebs im letzten Lebensjahr – eine Literaturübersicht. Z Palliativmed 13:134–141

Redahan L, Brady B, Smyth A et al (2013) The use of palliative care services amongst end-stage kidney disease patients in an Irish tertiary referral centre. Clin Kidney J 6:604–608

Renal Physical Association (2010) Shared decision-making in the appropriate initiation of and withdrawal from dialysis. www.renalmd.org. Download 17.10.2015

Roth K, Lynn J, Zhong Z et al (2000) Dying with end stage liver disease with cirrhosis: insights form SUPPORT. Study to Understand Prognoses and Preferences for Outcomes and Risks for Treatment. J Am Geriatr Soc 48:S122–S130

Sanchez W, Talwalkar JA (2006) *Palliative care* for patients with end-stage liver disease ineligible for liver transplantation. Gastroenrerol Clin N Am 35:201–19

SPICT (2019) Indikatoren in der unterstützenden und palliativen Pflege. www.spict.org.uk, Download: 01.06.22

Su F, Yu L, Berry K et al (2016) Aging of liver transplant registrants and recipients: trends and impact on waitlist outcomes, post-transplantation outcomes and transplant-related survival benefit. Gastroenterology 150(2):441–453. https://doi.org/10.1053/j.gastro.2015.10.043

Van Biesen W, van de Luijtgaarden MW, Brown EA et al (2015) Nephrologists' perceptions regarding dialysis withdrawal and *Palliative Care* in Europe: lessons from a European Renal Best Practice survey. Nephrol Dial Tranplant 30(12):1951–1958 Epub Aug 12. Pii: gfv284

Wassilew SW (2002) Juckreiz: Eine diagnostische und therapeutische Crux. Dtsch Artzebl 99:1096–1102

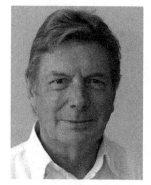

Univ. Prof. Dr. Gebhard Mathis Medizinstudium in Wien

1978	Ausbildung zum Internisten in Hohenems, Feldkirch, Wien (Kardiologie) und St. Gallen (Onkologie)
1987	Oberarzt der Internen Abteilung des Krankenhauses Hohenems
1993–2006	Chefarzt der Internen Abteilung Landeskrankenhaus Hohenems
1993	Lehrbefugnis für Innere Medizin an der Universität Innsbruck
1998	a. o. Univ.-Professor an der Medizinischen Universität Innsbruck
1999	Medizinischer Leiter des interdisziplinären Palliativlehrgangs im Bildungshaus Batschuns
2000	Mitarbeit am Palliativkonzept Vorarlberg »für alle die es brauchen«
2003	Aufbau, Eröffnung und Leitung der Palliativstation am Landeskrankenhaus Hohenems

2006	Freie Praxis als Internist und umfassende Lehrtätigkeit
2009	Präsident der Österreichischen Krebshilfe Vorarlberg
2012	Toni-Russ-Preis für den Aufbau der Palliativmedizin in Vorarlberg
2012	Großes Verdienstzeichen des Landes Vorarlberg

Palliativmedizin im Pflegeheim – wie alte, schwerkranke Menschen leben und sterben

8

Bettina Sandgathe-Husebø und Stein Husebø

Inhaltsverzeichnis

B. Sandgathe-Husebø (✉)
Department of Global Public Health and Primary Care,
University of Bergen, Alrek Healthcare Cluster, Bergen, Norwegen
E-Mail: bettina.husebo@igs.uib.no

S. Husebø
Fana, Norwegen
E-Mail: steinhuse@gmail.com

© Der/die Autor(en), exklusiv lizenziert an Springer-Verlag GmbH, DE, ein Teil von
Springer Nature 2023
S. Husebø et al. (Hrsg.), *Palliativmedizin*,
https://doi.org/10.1007/978-3-662-65768-3_8

Ich habe mich bewusst der Versorgung von Tumorpatienten gewidmet. Ich wusste, dass es mir nicht gelingt, die Misere in der Versorgung unserer alten Mitbürger aufzugreifen. Das Problem ist mir zu groß gewesen. (Cicely Saunders 1999)

8.1   Sterben im hohen Alter – früher und heute

Im Laufe von zwei oder drei Generationen haben sich Tod und Sterben radikal verändert. Diese Aspekte werden ausführlich in unserem aktuell publizierten Lancet Commissioners Artikel zum Thema »The Value of Death« vorgestellt (Sallnow et al. 2022). Die Entwicklung der neuen Sterbekulturen gilt insbesondere für Länder mit hohem Einkommen, aber diese Veränderungen sind auch auf der ganzen Welt zu beobachten. Der Tod kommt später im Leben, das Sterben verlängert sich und Tod und Sterben haben sich aus der familiären Gemeinschaft in erster Linie zu der Aufgabe des Gesundheitswesens entwickelt. In diesem Gesundheitssystem, in dem wirksame Behandlungen entwickelt werden, überwiegt der Fokus auf die Heilung. Dies führt zu einer übermäßigen Behandlung am Lebensende, erhöht das Leiden der Patienten und ihrer Familien und nutzt Ressourcen, die in anderen Situationen effektiver und gerechter genutzt werden könnten. Die Erkenntnis, dass Menschen sterben, kommt oft zu spät (Sallnow et al. 2022).

In den anerkannten internationalen Lehrbüchern der Geriatrie und der Palliativmedizin ist ein zunehmendes Interesse an der palliativen Versorgung alter Menschen zu verzeichnen. Diese erfreuliche Tendenz spiegelt sich ebenfalls in den Schwerpunkten internationaler Artikeln wider. Die frühere Annahme des »lebenssatten Menschen, der symptomarm und ohne lebensbedrohliche Erkrankung keiner palliativmedizinischen Betreuung bedürfe« scheint weitgehend widerlegt (Husebø Sandgathe und Husebø 2001). Der erste Schritt eines noch sehr langen Weges ist getan. Erst jetzt beginnt die eigentliche Arbeit, die in Zukunft durch engagierten und kompetenten Einsatz dazu beizutragen wird, dass alle alten Menschen einen guten Lebensabschluss erwarten dürfen.

Palliative Care oder Hospice Care entstanden als eine besondere Betreuung für schwerkranke und sterbende Krebspatienten, deren Erkrankung nicht geheilt werden konnte. In den vergangenen Jahren wurde diese Spezialisierung auf Krebspatienten in zahlreichen internationalen Gremien der Palliative Care diskutiert. Inzwischen herrscht Einigkeit darüber, dass die großen Fortschritte der Palliativmedizin nicht nur schwerkranken Tumorpatienten, sondern auch anderen Patientengruppen zugutekommen sollten (Hall 2011).

▶   »Warum musste Vater (und Mutter) unnötig und unendlich leiden? Glauben wir, dass Patienten mit Demenz keine Schmerzen haben, weil sie Schmerzen nicht beschreiben können?«

Dies schrieb eine erfahrene britische Ärztin in der Zeitschrift Palliative Medicine (Asolon 1998) nach dem Todesfall ihres Vaters in einem Pflegeheim. Auch in Großbritannien, dem Mutterland der Palliative Care, leiden alte Patienten unter mangelhafter palliativer Versorgung und medizinische Fachartikel warnen davor, dass die palliativmedizinischen Angebote die Probleme der Alten verstärken können. Alte sterbende Menschen, die wenig Hilfe von Angehörigen bekommen, sind zu einer Selbstversorgung nicht in der Lage; diese Patienten haben häufiger chronische Erkrankungen als Patienten, die in jüngeren Jahren sterben. Im Vergleich zu ihren Bedürfnissen ist die Fürsorge für sie um ein Vielfaches schlechter. Ihre Probleme werden zusätzlich durch die Angebote der Palliativmedizin verstärkt, die für sie nicht aktuell sind (Anderson 1997).

8.1.1 Demografie und Berufstätigkeit

Die Anzahl alter Menschen in der Bevölkerung hat sich in diesem Jahrhundert dramatisch verändert. Um 1920 lag das durchschnittliche Lebensalter in Nordeuropa bei 50 Jahren. Ein großer Teil derer, die starben, waren Kinder oder Jugendliche. Etwa 80 % der Menschen starben zu Hause.

In den letzten zwei Jahrhunderten hat sich die Altersverteilung und das Sterbealter in Europa grundlegend geändert: 1775 waren 60 % der Verstorbenen jünger als 10 Jahre und nur 13 % der Verstorbenen waren über 60 Jahre; 1975 waren 89 % über 60 Jahre alt. In der heutigen Zeit können die meisten von uns erwarten, 80 Jahre oder älter zu werden, und die Mortalität für Kinder und Jugendliche liegt bei weniger als 2 % (United Nations Common Database). Es ist anzunehmen, dass in Europa bis zum Jahr 2050 die Anzahl der Personen über 65 Jahre mit 64 % ansteigen wird, die Anzahl der über 80-Jährigen mit 100 %, und die Anzahl der über 90- bis 100-Jährigen wird sich mehr als verzehnfachen. In dieser Zeit wird die totale Bevölkerungsdichte stagnieren oder sich verringern. Mit einer Bevölkerungsreduktion von zu erwartenden 15–50 % werden nach 2020 die dramatischsten Prognosen für Süd- und Osteuropa ausgesprochen.

Die Berufstätigkeit für Personen zwischen 55 und 65 Jahren ist am höchsten auf Island (91 %) und in Norwegen (83 %). Andere Länder haben weitaus weniger ältere Menschen in Arbeit, wie zum Beispiel Deutschland (43 %) und Österreich (34 %). Wenn 1950 in Norwegen noch sieben Arbeitnehmer auf einen Rentner kamen, so sind es in der heutigen Zeit noch 4,4 und nur 2,5 Arbeitnehmer werden pro Rentner für das Jahr 2050 prognostiziert.

Diese Entwicklung hat Konsequenzen für unsere Gesellschaft. Früher fanden Sterben und Tod in der Familie statt, ohne Hilfe oder Einwirkung der Öffentlichkeit. Bei einem Patienten, der nicht mehr essen und trinken konnte bzw. wollte oder die Medikamente verweigerte, wurde das Ende des Lebens akzeptiert. Da die professionelle Rolle im Gesundheitswesen bei Tod und Sterben zugenommen hat, hat sich auch die Rolle von Familien und Gemeinschaften verringert (Sallnow et al. 2022). Tod und Sterben sind in Institutionen eingezogen, und damit für Familien und die Gesellschaft unsichtbar. Das soziale und kulturelle Umfeld des Todes, das für das Erkennen von Sinn, Verbindung und lebenslanger Unterstützung für die Trauernden so wichtig ist, verschwindet in vielen Gesellschaften weltweit. Tod und Sterben sind für viele zu medizinischen Ereignissen geworden, die von Traditionen, Ritualen und Kohärenz getrennt sind und es für die Trauernden schwieriger machen, ihren Verlust zu verstehen. Die Covid-19-Pandemie hat den Tod auf die Titelseiten der Zeitungen gebracht, aber nicht das Verständnis für dieses menschlichste Ereignis. Es ist dringend notwendig, unsere Beziehung zum Tod und unsere Unterstützung sowie Fürsorge für diejenigen, die sterben und trauern, neu zu bewerten (Sallnow et al. 2022).

8.1.2 Pflegebedürftigkeit im Vergleich

Der sechste Bericht zur Lage der älteren Generation bezeichnet die Gleichsetzung von (hohem) Alter und Pflegebedürftigkeit als empirisch inkorrekt, auch wenn die Wahrscheinlichkeit, auf Hilfe angewiesen zu sein, mit dem Alter ansteigt (Sechster Bericht der Nation). Obwohl die Bevölkerung älter wird, bedeutet das keinesfalls, dass alle alten Menschen pflegebedürftig werden. Im Zusammenhang mit Alter und Pflege sind vor allem Annahmen verbreitet, dass Pflegebedürftigkeit so gut wie alle älteren Menschen betreffe, dass medizinisch, fachpflegerische Leistungen die Pflegebedarfe vollständig abdecken und dass Pflege vor allem in Pflegeheimen stattfindet (Sechster Bericht der Nation).

In Deutschland waren im Jahr 2007 etwa 2,25 Mio. Menschen pflegebedürftig. Im Jahr 2022 waren mehr als 5 Mio. Menschen pflegebedürftig im Sinne des Pflegeversicherungsgesetzes. Darüber hinaus waren mehr als 6 Mio. Menschen auf regelmäßige Hilfe angewiesenen. Alter wird oft mit Pflegebedürftigkeit gleichgesetzt; dennoch tritt das Risiko der Pflegebedürftigkeit erst im hohen Alter verstärkt auf: Weniger als 2 % der 60- bis 70-Jährigen erhalten in Deutschland Leistungen der Pflegeversicherung, 5 % der 70- bis 75-Jährigen und 61 % der 90-Jährigen erhalten entsprechende Unterstützung. Das Eintrittsalter im Pflegeheim liegt bei 83 Jahren. 56 % beziehen vor ihrem Tode keine Pflegeleistungen (59 % der Männer und 49 % der Frauen). Die meisten sind also nicht pflegebedürftig und sterben, ohne eine längere Phase der Pflegebedürftigkeit.

Zurzeit finden sich ungefähr 750.000 Pflegeplätze in Deutschland. Doch in den nächsten Jahren wird der Bedarf an Pflegeheimen rapide ansteigen, Schätzungen gehen von 10.000–20.000 Pflegeplätzen pro Jahr aus (Sechster Bericht der Nation). Allein in den letzten beiden Jahren stiegen die Kosten um jeweils deutlich über 100 €. Inzwischen zahlt ein durchschnittlicher Pflegeheimbewohner monatlich 2015 € aus eigenen Mitteln. Hinzu kommt ein gravierender Pflegenotstand. Das ist auch ein reelles Problem in Norwegen. Hier wird ein Bedarf für 250.000 neue Stellen in der Pflege für 2050 prognostiziert.

In den USA hat nur etwa 1 % der Pflegeheimbewohner Zugang zu palliativen Angeboten. Gleichzeitig leiden aber zwischen 25 und 50 % aller zu Hause und 45–80 % aller in Heimen wohnenden alten Menschen unter Schmerzen und anderen plagenden Symptomen (Zerzan et al. 2000). Nichts deutet darauf hin, dass die Situation in Deutschland besser ist. Der Bericht zur Lage der älteren Generation in der Bundesrepublik Deutschland fordert deutlich die Ausdehnung der Palliativmedizin auf die schwerkranken und sterbenden Alten; die Aufforderung wird auch durch die Deutsche Patientenschutzorganisation unterstützt (https://www.stiftung-patientenschutz.de/).

Im Jahr 2013 starben in Norwegen 44.401 Personen. Mehr als die Hälfte aller Todesfälle (57 %) geschehen in Norwegen im Pflegeheim, 30 % im Krankenhaus und lediglich 10 % zu Hause (Norwegisches Statistisches Zentralbüro, www.ssb. no/). Kein Land in Europa hat einen vergleichbar hohen Anteil an Pflegeheimbetten, aber auch so wenige Todesfälle zu Hause (Kjellstadli et al. 2018). Die Verbesserung der häuslichen Pflege ist zurzeit ein aktuelles politisches Bestreben, um die Umstände für Personen, die länger zu Hause bleiben wollen oder zu Hause sterben wollen deutlich zu optimalisieren. Zu diesem Thema werden Multikomponentenstudien durchgeführt (Husebø 2020; Husebo et al. 2020) und auch der Wert von digitalen Lösungen untersucht (Husebø 2019; Husebo et al. 1699).

8.1.3 Diskriminierung alter Menschen

Ein Dokument der norwegischen Ärztekammer: »Wenn du alt wirst – und niemand dich haben will« (Den Norske Legeforening 2002) lieferte bereits vor fast 20 Jahren Ausgangspunkte für die brisante Beschreibung der medizinischen und sozialen Ungerechtigkeit in der Behandlung alter Menschen. Wurden 2002 13.700 Krankenhausbetten mit ca. 6700 Arztstellen (ein Arzt für zwei Patienten) versorgt wurden, wurden die Krankenhausbetten in Norwegen zwar reduziert, die Anzahl der Ärzte stieg aber auf 14.000 (1,2 Ärzte für einen Patienten). Vergleichsweise stehen dem 41.000 Pflegeheimbetten mit 600 Ärzten (ein Arzt für 70 Patienten) gegenüber. Diese Verschiebung ist auf die sogenannte Zusammenarbeitsreform (Samhandlings-Reform) zurückzuführen, die das Ziel hat, die Patienten in der Gemeinschaft zu behandeln (MacNeil Vroomen et al. 2020; MacNeil Vroomen et al. 2020). Daher bestand auch der Wunsch, dass durch die Reform mehr Menschen die Gelegenheit gegeben wird, zu Hause zu sterben. Das ist bislang leider nicht der Fall (MacNeil Vroomen et al. 2020).

Krankenhäuser verfügen über mehr als einen doppelt so hohen Pflegeschlüssel pro Patient. In einem Pflegeheim beträgt der durchschnittliche Pflegefaktor 0,8. Gleichzeitig ist in Norwegen die Zahl des Pflegepersonals doppelt so hoch wie in Deutschland bei einem vergleichbaren nationalen Gesundheitsbudget (World Bank Group). Dies lässt sich mit einer höheren Anzahl von Krankenhausbetten in anderen Ländern erklären.

Fachlich ist man sich darüber einig, dass das Durchschnittsalter, die Multimorbidität und der Pflegebedarf alter Patienten erheblich zugenommen haben. Das Durchschnittsalter für diese Patienten liegt zwischen 83 und 88 Jahren und jeder Patient hat 5–7 teilweise ernste Diagnosen (Husebø 2019). Husebo et al. (2019) Nahezu alle Langzeitpatienten, die in ein Pflegeheim aufgenommen werden, versterben auch dort.

8.1.4 Medizinische Herausforderungen

Mit der gesellschaftlichen Entwicklung haben sich auch die ärztlichen Aufgaben verändert. Im Jahr 2016 ist die Versorgung unserer alten Mitbürger eine der größten medizinischen Herausforderungen, denen unsere Gesellschaft und unser Gesundheitswesen gegenüberstehen. Inzwischen haben fast alle Länder Palliative-Care-Programme für Tumorpatienten etabliert. Alte Menschen und Personen mit Demenz, die die Mehrzahl der Sterbenden ausmachen, müssen in Zukunft einen Nutzen aus dieser Entwicklung ziehen.

Norwegen hat Europas höchsten Anteil an Pflegeplätzen im Verhältnis zu der Einwohnerzahl (1 %); das bedeutet, dass 12 % der über 80-Jährigen in einer Pflegeinstitution leben. In großen Bereichen Europas, Süd- und Osteuropa, liegt dieser Anteil bei weniger als der Hälfte, da kaum Pflegeinstitutionen existieren. Bis zum Jahr 2050 wird in Europa mit der Zunahme der Demenzerkrankungen von 2 % auf 4 % gerechnet (Ferry 2005). Die großen kinderreichen Familien sterben aus und es ist abzusehen, dass die Versicherungen die Finanzierung der zukünftigen Pflegebedürftigen nicht mehr gewährleisten können. Viele Alte werden in ihrer letzten Lebenszeit weder ein Zuhause noch Angehörige haben, die ihnen die nötige Betreuung geben können. Die Zunahme der älteren Bevölkerung in Norwegen stellt eine bedeutende Herausforderung an die Altenpflege, zu Hause und im Pflegeheim. Das betrifft besonders die Zunahme von Personen mit Demenz. In Zukunft wird der norwegische Staat nicht mehr in der Lage sein, die jetzigen Bedingungen anzubieten: zurzeit hat jeder Einwohner, der gewisse Kriterien für eine Pflegebedürftigkeit erfüllt, das Anrecht auf einen Platz im Pflegeheim, der nahezu gratis ist; es werden 75 % der Rente zurückgehalten. Ein jeder weiß, dass dieser Betrag nur einen kleinen Teil der Gesamtkosten deckt, die ungefähr 100.000 € für einen Platz im Jahr betragen. In Deutschland belaufen sich die durchschnittlichen Kosten für einen Heimplatz auf rund 3500 € pro Monat. Das kann aber tatsächlich auch bis über 4000 € hinaus gehen oder, wie in den neuen Bundesländern, darunter liegen. Bei vielen Menschen reicht die Rente nicht für einen Heimplatz aus. Wenn die Eltern pflegebedürftig werden und nicht genügend finanzielle Mittel aus Rente und Vermögen für den Heimplatz zur Verfügung stehen, springt das Sozialamt ein und verpflichtet gegebenenfalls die Kinder in Form des sogenannten Elternunterhalts zu Unterhaltszahlungen. Seit Inkrafttreten des Angehörigen-Entlastungsgesetzes am 01.01.2020 gibt es dafür aber eine Einkommensgrenze: Nur Angehörige (Eltern oder Kinder) mit einem Einkommen von mehr als 100.000 € brutto im Jahr können für die Pflegeheim-Kosten herangezogen werden. Das Jahresbruttoeinkommen bezieht sich dabei auf ein einzelnes Kind. Vorhandenes Vermögen ist ausgeschlossen (www.pflege.de).

8.1.5 Ärztliche Versorgung

Die ärztliche Versorgung der norwegischen Pflegeheimpatienten wird gewöhnlich durch den niedergelassenen Hausarzt gewährleistet. Das bedeutet, dass jedes

Pflegeheim seinen eigenen Hausarzt hat; der Anzahl der Patienten entsprechend teilen sich maximal 2–4 Kollegen die Arbeit in einem Pflegeheim. Der Vorteil dieser Regelung ist, dass ein Standard für Behandlung und Kommunikation aufgebaut werden kann und sich das Pflegepersonal nur auf wenige ärztliche Kollegen einstellen muss. Von der Fachorganisation für Allgemeinmedizin wird ein Bedarf an 2000 neuen Ärzten veranschlagt, um die Dienste in der Kommune (Pflegeheime, Hausbesuche) zu erfüllen. Es wird angenommen, dass Hausärzte mit fester Anstellung im Pflegeheim ($\geq$50 %) zu einer besseren Rekrutierung von Pflegepersonal, Kontinuität und mehr Kompetenz beitragen. Diejenigen Ärzte, die bereits dort tätig sind, haben diese Verantwortung nicht wegen des Geldes gewählt – sie möchten zu Veränderungen beitragen. Auch in Norwegen bilden noch immer Anerkennung, Status und gute fachliche Herausforderungen die Grundlage für die Motivation und die Entscheidung für die Krankenhausarbeit. Gleichzeitig sehen wir an der Universität, dass die junge Generation von Studenten ein steigendes Interesse an der Versorgung der Alten zeigt, die allermeisten Studenten haben bereits im Pflegeheim gearbeitet und sie können sich ebenso in Zukunft diese Tätigkeit als eine reelle Berufswahl vorstellen. Obwohl nur sehr wenige norwegische Geriater in einem Pflegeheim arbeiten, haben die meisten Ärzte an Fortbildungen über Palliative Care teilgenommen, und mehr als 70 % des Pflegepersonals in norwegischen Pflegeheimen hat eine relevante kompetente Berufsausbildung mit Fachabschluss. Gleichzeitig steigt der Anteil der ausländischen Mitarbeiter mit entsprechenden kulturellen und kommunikativen Möglichkeiten.

Nichts deutet darauf hin, dass die Situation in Deutschland besser ist. Es ist anzunehmen, dass der Bedarf an fachbezogener Berufsausbildung für Pflegepersonal in Alterseinrichtungen bedeutend ist. Einige Einrichtungen haben bereits damit begonnen, fest angestellte Ärzte zu rekrutieren, um zu vermeiden, dass das Personal sich an unterschiedliche Behandlungsmaßgaben mehrerer Hausärzte anpassen muss. Wir sehen eine engagierte Entwicklung unter deutschen Hausärzten, sich mehr und mehr in diese wichtige Arbeit einzubringen und gute individuelle Lösungen zu entwickeln. So ist es nicht länger dem Zufall überlassen, ob schwerkranke und sterbende Patienten in ihrer letzten Lebensphase und ihre Angehörigen notwendige Informationen erhalten oder ihnen kompetente Schmerztherapie und Symptomlinderung angeboten werden. Dieser Trend betrifft auch ein größeres Bewusstsein gegenüber der Vermeidung unnötiger Krankenhauseinweisungen.

8.2   Qualität und Forschung in der Pflegeheimmedizin

Bereits heutzutage gibt es einen guten Standard für Pflege und Behandlung in norwegischen Pflegeheimen. Trotzdem ist das Verbesserungspotenzial in Bezug auf Unterricht, Ausbildung und Forschung unbegrenzt. Die medizinische Versorgung und nationale sowie internationale Zusammenarbeit auf diesem Sektor bedarf eines größeren Fokus. Unsere Großeltern und Eltern verdienen einen sicheren und würdevollen Lebensabend.

In Zusammenarbeit mit dem GC-Rieber-Fond hat die Universität in Bergen vor zehn Jahren das erste Zentrum für Alters- und Pflegeheimmedizin (SEFAS; www.uib.no/sefas) an einer norwegischen Universität eröffnet. SEFAS ist angeknüpft an das *Department for Global Public Health and Primary Care*. Das Zentrum arbeitet multidisziplinär mit zurzeit 18 Forschern und PhD-Kandidaten aus der Pflege, Ärzten, Psychologen, Ingenieuren, Pharmazeuten und Patientenvertretern (User-Involvement) zusammen. Die Mitarbeitenden haben die Aufgabe, Forschung, Lehre und Implementierung von Forschungsresultaten umzusetzen. Die Tätigkeiten werden in enger nationaler und internationaler Zusammenarbeit durchgeführt. Wir möchten auf lange Sicht zu einem gesteigerten Bewusstsein bezüglich Alters- und Pflegeheimmedizin bei Wissenschaftlern, Klinikern und Fachkräften des Gesundheitswesens, Angehörigen und Patienten, Politikern und Entscheidungsträgern beitragen. Neben zahlreichen Demenz-bezogenen Forschungsprojekten ist ein zentrales Ziel, professionelle Angebote für Personen zu verbessern, die eine spezielle Versorgung zu Hause brauchen. Die enge Zusammenarbeit mit den Medien ist ein wichtiger Beitrag, die Öffentlichkeit zu erreichen. Zahlreiche Forschungsprojekte werden vom norwegischen Forschungsfond (RCN) finanziert und SEFAS als Institution wird vom Norwegischen Staat unterstützt.

8.2.1 Patientensicherheit

Sicherheit ist die Basis für alle Formen von Behandlung und Pflege im Gesundheitswesen. Im engeren Sinne bedeutet Sicherheit, den Patienten gegen mögliche Schäden zu schützen; im weiteren Sinne inkludiert Sicherheit die Maßnahmen, die helfen, eine unnötige Verschlechterung des Gesundheitszustandes oder unnötige Aufnahmen ins Krankenhaus zu vermeiden. Die Verantwortung für die Patientensicherheit liegt nicht nur bei der Pflegedienstleitung und Managementgruppe der Pflegeinstitution, sondern auch bei dem einzelnen Arbeitnehmer. Die Forschung kann entscheidend zur Sicherheit der Patienten beitragen. Die Entwicklung neuen Wissens bezüglich Prävention, Diagnostik, Behandlung, Rehabilitation und Pflege und die erforderliche Implementierung dieses Wissens in Pflegeinstitutionen sind entscheidend.

Vergleichbar zu den Kompetenzen im Krankenhaus ist ein forschungsbasierter klinischer Standard für Pflegeheime dringend erforderlich. Alte Menschen haben teilweise komplexe Krankheitsbilder. Die medizinische Praxis in Pflegeheimen wird heute noch häufig dem Zufall überlassen. Einige Ärzte zeigen ein sehr starkes Engagement für die Betreuung ihrer alten Patienten; andere Ärzte sehen diese Aufgabe mehr als notwendige Pflicht an. Daraus resultieren unterschiedliche Behandlungsqualitäten. Für einige Ärzte ist es wichtig, frühzeitig mit Patient und Angehörigen zu kommunizieren (Advance Care Planning), andere nehmen sich nicht die Zeit dazu. Einige Ärzte aktualisieren regelmäßig die Verordnungen – andere nicht. Einige Patienten haben Glück mit dem zugewiesenen Pflegeheim – für wieder andere gilt dies nicht. Verglichen damit ist der

Krankenhausalltag geprägt durch Forschung, Entwicklung und Anwendung von Forschungsergebnissen. Das führt zur Rekrutierung kompetenten Personals. Vergleichbare Bedingungen sind in der Primärversorgung und in Pflegeheimen dringend erforderlich; das muss langfristig geplant werden. Aber klinische Studien kosten - nicht zuletzt kompetente Mitarbeiter und Zeit. Nicht nur in Norwegen sind die Kommunen aufgefordert aktiv zur Organisierung von Forschung beizutragen; das bedeutet die Freistellung von Pflegepersonal im Pflegeheim, finanzielle Unterstützung und Engagement.

Die Niederlande und Schweden sind gute Vorbilder. Nationale und internationale Netzwerke für klinische Forschung und multidisziplinäre Zusammenarbeit innerhalb der Pflegeheimmedizin sind etabliert. In ihnen arbeiten die Beteiligten aktiv mit der medizinischen Versorgung alter Menschen. Das hat zur Folge, dass motivierte Studenten der Medizin, Odontologie, Ernährungswissenschaft und Pharmazie sich zunehmend im Bereich von Alters- und Pflegeheimmedizin ansiedeln. Die Zusammenarbeit innerhalb von Europa sind auch für SEFAS zentrale Aufgaben. Unsere Mitarbeiter sind zur Zeit in zwei Euopäischen COST-Actions engagiert: CA19132 – European Network to Advance Best practices & technoLogy on medication adherencE" (ENABLE) und CA19136 International Interdisciplinary Network on Health and Wellbeing in an Age-friendly Digital World (NET4AGE-FRIENDLY). Das erweitert die Perspektiven in Forschung und Innovation und inkludiert Weiterbildung für die PhD-Kandidaten.

Wir können voneinander lernen: Schweden hat 600 Spezialisten in der Geriatrie (Norwegen lediglich 144). In den Niederlanden arbeiten seit 20 Jahren Spezialisten für Alters- und Pflegeheimmedizin; zurzeit sind ungefähr 1500 ausgebildete Kollegen in niederländischen Pflegeinstitutionen tätig. Dieser Fachbereich hat hohes Ansehen bei den Studenten; der Unterricht an den Universitäten ist gut organisiert und fünf Professuren sorgen für eine imponierende Weiterentwicklung mit Mastergrad- und PhD-Kandidaten. Auch in Norwegen ist ein sehr positiver Trend zu verzeichnen. Es gibt eine Weiterbildung in Pflegeheimmedizin, Professuren sind etabliert oder geplant, Unterricht für Medizinstudenten ist ebenso etabliert oder geplant und ausgehend von SEFAS wird zurzeit ein Forschungsnetzwerk zwischen den Universitäten in Bergen, Oslo, Trondheim und Tromsø aufgebaut. Eine nicht mehr überschaubare Anzahl von Mastergraden und PhD-Projekten sind bereits abgeschlossen oder auf dem Weg. Unter dem Dach der Norwegischen Ärztevereinigung hat sich bereits vor Jahren die Gesellschaft für Alters- und Pflegeheimmedizin etabliert.

Diese Tätigkeiten erfordern ausreichende Ressourcen, Bewusstsein und »Know-how« bei Ärzten, Pflegepersonal und Forschenden. Politiker, Management und Entscheidungsträger rechnen allerdings auf längere Sicht damit, dass sich dieser Einsatz lohnt und auf Dauer zu Einsparungen im Gesundheitswesen führt. Nicht zuletzt wird eine kompetente Behandlung, dort wo der Patient sich befindet (zu Hause oder im Pflegeheim), zu einer merkbaren Reduktion der Krankenhauseinweisungen führen, zu mehr Würde im Alter und Zufriedenheit aller Beteiligter.

Die Erfahrungen der Palliativmedizin für Krebspatienten können nicht ohne weiteres auf ältere Menschen und Patienten mit Demenz übertragen werden

(Froggatt und Payne 2006; Kendall et al. 2014; van der Stehen et al. 2014). Diese Herausforderungen werden von norwegischen Politikern, den Universitäten, den Gesundheitsbehörden und der Bevölkerung sehr ernst genommen.

Aktueller Bedarf innerhalb der Alters- und Pflegeheimmedizin

- Digitalisierung und Innovation
- Akademisierung von Alters- und Pflegeheimmedizin, Forschung, Lehre und Umsetzung in Kooperation mit Universitäten, Hochschulen und Kommunen
- Entwicklung und Umsetzung von »Fort- und Weiterbildungsangeboten für Pflege und Behandlung am Lebensende alter Menschen« mit Ausgangspunkt in aktuellen Forschungsprojekten für schwerkranke und sterbende alte Menschen und Personen mit Demenz – zu Hause und im Pflegeheim
- Fokus auf häusliche Pflege und Behandlung – unabhängig von Alter und Diagnose – in Kooperation mit Hausärzten, Pflegeheimen und kommunalen ambulanten Palliativteams
- Feste Anstellung für Ärzte ($\geq$50 %) in Pflegeheimen
- Kompensation und Integrierung für kommunale Mitarbeiter von Pflegeheimen und häuslichen Diensten, die an Forschungsprojekten teilnehmen
- Umsetzung von Studien mit hoher Forschungsqualität (z. B. Clusterrandomisierter, klinischer Studien – RCT)
- Standards für
  - vorbereitende Gespräche und Kommunikation, Advance Care Planning (ACP),
  - Schmerzerfassung und -behandlung von sterbenden Patienten mit Demenz,
  - systematische Kontrolle von Medikament Verschreibungen und
  - sinnvolle, individuell angepasste Aktivitäten für alle Patienten.

8.3 Demenzverlauf, Funktionsniveau und neuropsychiatrische Symptome im Pflegeheim

Zurzeit gibt es ungefähr 41.000 Pflegeheimplätze für 5 Mio. Einwohner in Norwegen (http://ssb.no/). Frühere Studien haben gezeigt, dass mehr als 80 % der Patienten eine Demenz haben (Selbaek et al. 2007). Demenz ist eine bislang nicht heilbare, fortschreitende Erkrankung, die gekennzeichnet ist von körperlichem und geistigem Verfall. Die Entwicklung verläuft über Jahre und betrifft Gedächtnisstörungen, Verhaltensveränderungen (Behavioral and Psychological Symptoms in Dementia, BPSD) und wachsenden Bedarf an Pflege und Fürsorge. Die Ursachen von Demenz sind weiterhin nicht geklärt, betreffen aber häufig Veränderungen der Gehirnsubstanz, Durchblutungsstörungen (vaskuläre Demenz) oder sekundäre Ursachen wie z. B. Tumoren, Traumata, Infektionen oder Vitaminmangel. Es werden unterschiedliche Demenzformen beschrieben: Alzheimer-Demenz, frontotemporale Demenz, Lewy-Body-Demenz, oder Demenzen in Verbindung mit Morbus Parkinson und Chorea Huntington. Eine Demenz in Verbindung mit Störungen der Blutzirkulation im Gehirn kann nach einem Herzinfarkt, Schlaganfall oder bei anderen Blutgefäßerkrankungen auftreten und zu einer vaskulären Demenz führen. Die häufigste Demenzform ist die Alzheimer-Demenz; dennoch wird angenommen, dass im Pflegeheim die Kombination von Alzheimer-Demenz und vaskulärer Demenz die häufigste Demenzform darstellt.

In der Bevölkerung besteht nur ein geringes Bewusstsein dafür, dass Demenz eine lebensbedrohliche Erkrankung ist, die das Leben aktiv verkürzt. 80 % der norwegischen Pflegeheimpatienten haben eine Demenz. Obwohl nicht alle ausreichend diagnostiziert sind, ist Demenz der häufigste Grund, einen Platz in einer Institution zu erhalten. Im Verlauf der Erkrankung wird die Pflege und Fürsorge für eine Person mit Demenz oft so herausfordernd, dass Angehörige zu Hause mit der permanenten Verantwortung völlig überlastet sind. Einer der Hauptgründe dafür sind nicht die Gedächtnisstörungen, sondern die Entwicklung von Verhaltensauffälligkeiten, neuropsychiatrischen Symptomen (NPS) und psychologischen Auffälligkeiten. 90 % aller Personen mit Demenz zeigen ein oder mehrere dieser Symptome im Laufe ihrer Erkrankung. Das sind Symptome wie Wahnvorstellungen, Halluzinationen, Depressionen, Agieren, Angst, Unruhe, Apathie, Schlafstörungen und Veränderungen der Essgewohnheiten. Annähernd $^3/_4$ der Pflegeheimpatienten erhalten Psychopharmaka trotz intensivster nationaler und internationaler Warnungen und Empfehlungen (Gulla et al. 2016). Eine systematische Durchsicht der Medikamente mit kollegialer Stütze wird deshalb empfohlen (Gulla et al. 2019) und kann auch bei anderen, zum Beispiel Herz-Kreislauf-Medikamenten, mit Erfolg durchgeführt werden (Gulla et al. 2018).

Aktuelle norwegische Verlaufsstudien über 16 und 53 Monate präsentieren international relevante Ergebnisse (Bergh et al. 2011, 2012; Selbaek et al. 2008, 2012):

- Das Aktivitätsniveau dementer Patienten nimmt mit zunehmender Demenz ab; je jünger der Patient ist, desto deutlicher wird dieser Trend.
- Die Entwicklung von Psychosen (Wahnvorstellung, Halluzination, Paranoia) fluktuiert während des gesamten Verlaufes; Studien zeigen eine Zunahme von Psychosen bei zunehmender Demenz, aber die eigentlichen Ursachen sind unklar; Psychosen sind auch häufig schwierig zu diagnostizieren, weil die meisten Patienten mit fortgeschrittener Demenz nicht mehr in der Lage sind, sich zu verbalisieren; Psychosen und Delirium können einander sehr ähnlich sein, das kompliziert die Diagnostik.
- Agieren, Aggression und Unruhe ist assoziiert mit jüngerem Alter und fortgeschrittener Demenz. Diese Beobachtung kann auch damit zusammenhängen, dass ältere Patienten aufgrund von physischer Schwäche nicht mehr zu agieren in der Lage sind.

- Affektive Symptome wie Angst, Apathie und Depression sind häufig assoziiert mit fortgeschrittener Demenz und jüngerem Eintrittsalter. Diese Beobachtung kann auch damit erklärt werden, dass Patienten mit fortgeschrittener Demenz ihren eigenen Zustand in geringerem Grad reflektieren können und somit möglicherweise weniger Trauer erleben können. Andererseits sind sie durch Sprachverlust kaum in der Lage sich verbal zu äußern: »Ich bin traurig.« »Ich fühle mich deprimiert.« »Es gibt nichts mehr, was mich erfreut.«

Aus palliativmedizinischer Sicht sind diese Beobachtungen zum Thema Demenz in Pflegeheimen von entscheidender Bedeutung, weil die Symptome häufig falsch interpretiert werden. Zusätzlich können Anzeichen der Demenz auch typischen Symptomen bei Schmerz ähneln und unbehandelter Schmerz kann zum Beispiel Angst, Unruhe oder Depression triggern. Ungefähr 70 % aller Pflegeheimpatienten erhalten Psychopharmaka wie Schlafmittel, Antidepressiva oder Neuroleptika, obwohl der Effekt für diese Patientengruppe höchst unsicher ist - mit bedeutenden Nebenwirkungen. Die Behandlung von Schmerzen (Husebø et al. 2011a, b, 2013a; b) und psychosoziale Interventionen (Testad et al. 2014) haben sich hingegen als effektiv gezeigt. Es kann nicht genug unterstrichen werden, dass die systematische Evaluierung von Demenz, neuropsychiatrischen Symptomen, Funktionsniveau und Schmerzen von enormer Wichtigkeit sind.

Reduktion des Demenzrisikos

Obwohl die relative Anzahl älterer Menschen mit Demenz ansteigt, ist die altersspezifische Inzidenz von Demenz in vielen Ländern zurückgegangen (Livingston et al. 2020). Die Ursache für diese Entwicklung ist wahrscheinlich in den Bereichen Bildung, Ernährung, Gesundheitsversorgung und Lebensstiländerungen zu finden. Die Lancet-Kommission für Demenzprävention beschreibt in ihrem aktuellen Artikel eine wachsende Zahl von Beweisen, die neun potenziell modifizierbare Risikofaktoren für Demenz dokumentiert: weniger Bildung, Bluthochdruck, Hörbehinderung, Rauchen, Fettleibigkeit, Depression, körperliche Inaktivität, Diabetes und geringer sozialer Kontakt (Livingston et al. 2020).

Zudem werden drei weitere Faktoren benannt, die das Demenzrisiko erhöhen: übermäßiger Alkoholkonsum, traumatische Hirnverletzungen und Luftverschmutzung. Zusammen machen die zwölf modifizierbaren Risikofaktoren rund 40 % der weltweiten Demenzerkrankungen aus, die theoretisch verhindert oder verzögert werden könnten. Das Präventionspotenzial ist hoch und besonders in Ländern mit niedrigem und mittlerem Einkommen (LMIC) dürften diese Risikofaktoren eine noch größere Rolle spielen.

Das bedeutet, dass wir viel tun können. Die Politik sollte der kindlichen Bildung die höchste Priorität beimessen. Initiativen im Bereich der öffentlichen Gesundheit, die Kopfverletzungen minimieren und schädlichen Alkoholkonsum verringern, könnten möglicherweise die Demenz im späteren Leben verringern. Die systolische Blutdruckkontrolle in der Lebensmitte sollte auf 130 mmHg oder weniger abzielen. Mit dem Rauchen aufzuhören, auch im späteren Leben, lindert das Demenzrisiko. Die politischen Entscheidungsträger sollten die Verbesserung der Luftqualität beschleunigen, insbesondere in Gebieten mit hoher Luftverschmutzung.

Um der Demenz aktiv vorzubeugen, werden in der Lebensmitte und im späteren Leben kognitive, physische und soziale Aktivitäten empfohlen, nicht zuletzt um Fettleibigkeit, Diabetes und das kardiovaskuläre Risiko zu modifizieren. Die Verwendung von Hörgeräten scheint das übermäßige Risiko von Hörverlust zu reduzieren. Durch diese Maßnahmen wird auch das Risiko für Einsamkeit und Depression verringert. Im späteren Leben kann Demenz Depressionen verursachen. Obwohl Verhaltensänderungen schwierig sind und einige Assoziationen möglicherweise nicht rein kausal sind, haben Einzelpersonen ein enormes Potenzial, ihr Demenzrisiko zu reduzieren (Livingston et al. 2020).

Wohlbefinden ist das Ziel eines Großteils der Demenzversorgung. Menschen mit Demenz haben komplexe Probleme und Symptome in vielen Bereichen. Die Interventionen sollten individualisiert werden und die Person als Ganzes sowie ihre pflegenden Angehörigen berücksichtigen (Husebø 2020). Es häufen sich Beweise für die Wirksamkeit zumindest kurzfristig psychosozialer Interventionen, die auf die Bedürfnisse des Patienten zugeschnitten sind, um neuropsychiatrische Symptome zu behandeln. Evidenzbasierte Interventionen für Pflegekräfte können depressive und Angstsymptome über Jahre reduzieren und kostengünstig sein.

Menschen mit Demenz haben mehr körperliche Gesundheitsprobleme als andere im gleichen Alter, erhalten aber oft weniger Gesundheitsversorgung in der Gemeinschaft und finden es besonders schwierig, Zugang zu und Organisation von Pflege zu erhalten. In Deutschland haben Menschen mit Demenz mehr Krankenhauseinweisungen als andere ältere Menschen, auch für Krankheiten, die zu Hause möglicherweise beherrschbar sind. Sie sind überproportional in der Covid-19-Pandemie gestorben. Vergleichsweise wurden in Norwegen diese Patienten in den Pflegeheimen versorgt (Husebø et al. 2020). Husebo und Berge (2020) Das war eine weise Entscheidung, die während der Pandemie zahlreiche Leben gerettet hat. Krankenhausaufenthalte sind belastend und mit schlechten Ergebnissen und hohen Kosten verbunden. Angehörige der Gesundheitsberufe sollten Demenz bei älteren Menschen ohne bekannte Diagnose, die häufig aufgenommen werden oder ein Delir entwickeln, in Betracht ziehen.

8.4   Erfassung und Behandlung von Schmerzen

Die aktuelle Forschung zeigt, dass Patienten mit moderater und schwerer Demenz nicht in der Lage sind, Schmerzen zuverlässig zu erklären. Patienten mit Demenz sind abhängig davon, dass Angehörige, Pflegepersonal, Ärzte und andere Fürsorgepersonen verbale und nicht-verbale Äußerungen von Schmerzen erkennen und richtig deuten können.

Viele ältere Menschen erleben Schmerzen. Dafür gibt es zahlreiche Gründe wie zum Beispiel Muskel-Skelett-Erkrankungen, Krebs, Neuralgien oder offene Wunden. Klare und orientierte Patienten können ihren Hausarzt aufsuchen, der Untersuchungen und Therapien veranlasst oder Medikamente verordnet. Der Patient kann Rückmeldung dazu geben, was hilft oder nicht hilft. Bei Personen mit fort-schreitender Demenz ist das nicht länger möglich. Anhaltende, nicht diagnostizierte und unzureichend behandelte Schmerzen sind ein häufig beschriebenes Phänomen in Pflegeheimen. Die Häufigkeit der Schmerzen bei älteren Menschen (>65 Jahre) steigt kontinuierlich und liegt zwischen 45 und 83 % im Pflegeheim und bei Personen mit Demenz (Achterberg et al. 2021). Eigene Studien haben eine Häufigkeit von etwa 60 % ergeben (Husebø et al. 2008, 2014; Sandvik et al. 2014). Untersuchungen haben gezeigt, dass unbehandelte Schmerzen zu Inaktivi-tät, Schlafstörungen, Angst und Depressionen führen können. Ebenso werden physische, soziale und geistige Aktivitäten und Appetitlosigkeit auf Schmerzen zurückgeführt (Husebø et al. 2011a, b 2014, Sandvik et al. 2013). Die wichtigste Herausforderung besteht darin, dass das Verhalten bei Schmerz den Demenzver-haltensweisen ähneln kann. Dies kann dazu führen, dass Patienten beruhigende Medikamente oder Antidepressiva erhalten statt Schmerzmittel.

Als Goldstandard der Schmerzerfassung gilt nach wie vor die Selbstein-schätzung des Patienten. Daher ist es besonders schwierig, Schmerz ohne die genaue Beschreibung des Patienten zu erfassen, der infolge einer Demenz mental reduziert ist (Husebø et al. 2007, 2009, 2010, 2012). Menschen mit Verdacht auf Demenz oder einer nachgewiesenen milden Form von Demenz können auch weiterhin zuverlässige Schmerzangaben machen. Diejenigen allerdings, die eine moderate oder fortgeschrittene Demenz haben, sind nicht mehr in der Lage, ver-lässliche Angaben zu Schmerzintensität, -lokalität, -qualität, -dauer oder zur Affektivität zu machen. Diese Patienten können nicht mehr sagen: »Ich habe neurologische Schmerzen in den Beinen, weil ich Diabetes habe.«. Oder: »Ich habe Schmerzen im Rücken aufgrund meiner Krebsmetastasen.«

In Verbindung mit dieser Beurteilung ist es entscheidend, dass der Kliniker weiß, unter welchem Demenztyp und Demenzgrad ein Patient leidet. Eine früh-zeitige Diagnostik ist wichtig, aber in vielen Ländern von der Realität weit ent-fernt. Zur Evaluierung einer kognitiven Schwäche werden im Pflegeheim häufig die Mini-Mental-State-Examination (MMSE) (Folstein et al. 1975) und Clinical Dementia Rating Scale – CDR (Lawton und Brody 1969) empfohlen.

8.4.1 Schmerzen bei Personen mit unterschiedlichen Typen von Demenz

Neuropathologische Veränderungen bei Alzheimer-Demenz (AD) haben Einfluss auf das mediale Schmerzsystem. Das bedeutet, dass die kognitive Bewertung und motivierend-affektive Aspekte des Schmerzerlebens betroffen sind. Patienten mit Demenz erleben den Schmerz in seiner Lokalisation, Intensität und Qualität, aber sie sind nicht mehr in der Lage, adäquat darauf zu reagieren. Bei AD ist die Schmerzschwelle nachgewiesenermaßen unverändert, aber die Schmerztoleranz ist erhöht. Trotz der Veränderungen im Gehirn sind die Reaktionen im Gesicht häufig nicht verändert; die Reaktionen können sogar verstärkt sein und werden damit als guter Indikator für das erfahrene Leid bei Menschen angesehen (Kunz et al. 2007). Veränderungen im limbischen System, die teilweise das mediale und laterale Schmerzsystem betreffen, können zu Verhaltensveränderungen und Depressionen führen. Zusammenhänge zwischen Schmerz und Unruhe, Aggression, Wahnvorstellungen, »Wandern« und Widerstand gegen die Pflege werden in der Literatur beschrieben (Corbett et al. 2012; Husebø et al. 2014). Ein weiterer wichtiger Aspekt ist der reduzierte Effekt von Schmerzmitteln. Studien zeigen, dass Personen mit Demenz keine Erwartungshaltung gegenüber dem Effekt von Schmerzmedikamenten haben. Daher fehlt diesen Patienten der wichtige Placeboeffekt, der im Präfrontalhirn angesiedelt ist (Benedetti et al. 2006). Diese Umstände können dazu führen, dass sie eine höhere Dosierung brauchen, um die gleiche Wirkung zu erreichen.

In der Studie »Who suffers most?« konnten wir zeigen, dass AD-Patienten und diejenigen mit einer kombinierten Demenz (AD und vaskuläre Demenz – ADVaD) einem erhöhten Risiko für unbehandelte Schmerzen ausgesetzt sind (Husebø et al. 2008). Multimorbidität in Kombination mit geistigem Abbau tragen dazu bei, dass sie nicht die Art der Schmerzbehandlung erhalten, die sie erhalten sollten. Insbesondere neuropathische Schmerzen in Verbindung mit Diabetes mellitus oder nach einem Schlaganfall sind schwer zu diagnostizieren und zu behandeln. Antikonvulsiva oder Morphin sind indiziert, da periphere Schmerzmittel nicht ausreichen. Andererseits können die Nebenwirkungen dieser Medikamente zu stark für den ohnehin geschwächten Patienten sein.

Die Mitarbeiter in einem Pflegeheim können oft nicht für eine Fehlbewertung von Schmerzen verantwortlich gemacht werden. Kompetente Beurteilung erfordert regelmäßiges Training und Wissen im Umgang mit dementen Patienten. Man kann häufig beobachten, dass Patienten schmerzhafte Bewegungen vermeiden, sich besonders ruhig verhalten, apathisch werden und sich zurückziehen. Diese Situation erfordert ein systematisches Vorgehen in der Schmerzerfassung, basierend auf der Beobachtung von typischem Schmerzverhalten und Körperveränderungen.

8.4.2 Unterschiedliche Fragebögen zur Erfassung von Schmerz bei Demenz

In den vergangenen 35 Jahren sind mehr als 35 Schmerzfragebögen für Patienten entwickelt worden, die nicht mehr in der Lage sind, eine glaubhafte (valide) Schmerzangabe zu machen (Corbett et al. 2012; Husebø et al. 2012). Zahlreiche Studien besagen allerdings, dass die bisher entwickelten Instrumente hauptsächlich für orientierte Patienten und Personen mit milder Demenz geeignet sind. Bei moderater Demenz, und besonders bei weit fortgeschrittener Demenz, geben diese Instrumente keine zuverlässige Auskunft. Einige dieser Schmerzfragebögen basieren auf Empfehlungen der Amerikanischen Gesellschaft für Geriatrie (AGS Panel 1998, 2009). Die Empfehlungen beinhalten eine standardisierte Beobachtung der folgenden möglicherweise schmerzbedingten Verhaltensänderungen:

1. Veränderungen im Gesichtsausdruck
2. Verbalisierung von Schmerzen oder Laute, die Schmerz zum Ausdruck bringen
3. Beschützende oder abwehrende Körperbewegungen
4. Veränderung in interpersonellen Interaktionen (Aggressivität, Klagen, Widerstand gegen die Pflege)
5. Veränderungen in den täglichen Aktivitäten oder Routinen (Wandern, Appetit, Schlaf)
6. Mentale/geistige Veränderungen (Schreien, Konfusion, Verwirrung, Irritabilität)

Eine besondere Herausforderung besteht darin, dass ein zuverlässiges Instrument auf seine psychometrischen Parameter getestet sein sollte und valide Resultate dokumentiert. Es muss sichergestellt werden, dass die Ergebnisse auch wirklich Schmerzen messen (Validität), dass unabhängige Personen zu dem gleichen Ergebnis kommen (Reliabilität) und dass das Instrument in der Lage ist, den Effekt einer erfolgten Schmerzbehandlung zu erfassen (Responsivität) (Husebø et al. 2014).

8.4.3 MOBID-2-Schmerzskala

Die »Mobilisierung-Beobachtung-Verhalten-Intensität-Demenz-Schmerzskala« (MOBID-2) ist ein speziell entwickeltes und getestetes Instrument, um Schmerzen bei Personen mit Demenz im Pflegeheim oder zu Hause systematisch zu erfassen. MOBID-2 wurde für den täglichen Gebrauch mit Einbindung des Pflegepersonals entwickelt, angepasst und getestet (Husebø et al. 2007, 2009, 2014). Das Pflegepersonal wird bei der Erfassung der Schmerzen als der eigentliche Experte angesehen; sie kennen den Patienten, sein ursprüngliches Verhalten und können eventuelle Veränderungen im Verhalten häufig gut erkennen und beschreiben.

Das bedeutet konkret, dass das Pflegepersonal verbale Ausdrücke (z. B. Stöhnen, Klagen, Rufen, Murren), Veränderungen in der Mimik (z. B. Falten auf der Stirn, Zusammenkneifen der Augen, Zusammenpressen des Mundes) und typische Körperbewegungen (z. B. Wandern, Unruhe, Aggression, Abwehrreaktionen) beobachten und interpretieren kann.

Ein typisches Schmerzverhalten tritt häufig auf in Verbindung mit Bewegungen und Mobilisierung. Forschungsergebnisse zeigen, dass ungefähr 60 % der Schmerzen vom Muskel-Skelett-System ausgehen. Auch Schmerzen in inneren Organen, Kopf und Haut sind häufig zu beobachten (Sandvik et al. 2014; Husebø et al. 2014), sie sind jedoch schwieriger zu beurteilen. Untersuchungen zu diesem Thema sind die Grundlage für das Konzept von MOBID-2, das auf der systematischen Beobachtung von Verhalten beruht, welches durch Schmerz ausgelöst werden kann:

- Muskulatur, Gelenke, Skelett (MOBID-2 Teil 1)
- Innere Organe, Kopf, Haut (MOBID-2 Teil 2)

MOBID-2 ist bislang das einzige Instrument zur Schmerzerfassung bei Demenz, das auf Validität, Reliabilität und Responsivität getestet ist und zusätzlich in klinischen, randomisierten Studien angewendet wurde. Vorausgesetzt, dass das Pflegepersonal den Patienten kennt, vermittelt MOBID-2 zuverlässige Werte der Schmerzintensität. Die Beobachtung des Schmerzverhaltens während standardisierter Bewegungen ist eine gute Grundlage für die Interpretation der Schmerzintensität im Muskel-Skelett-System. Schmerzen in inneren Organen, Kopf und Haut sind ebenfalls häufig, aber oft schwieriger zu erfassen, weil diese Beschwerden nicht durch Mobilisierung sichtbar gemacht werden können.

MOBID-2 Teil 1

Aktive Mobilisierung: Pflegepersonal, das den Patienten gut kennt, registriert sein Schmerzverhalten unter aktiven, standardisierten und geleiteten Bewegungen. Der Patient wird darum gebeten (eventuell mit Hilfe),

1. beide Hände nacheinander zu öffnen und zu schließen,
2. beide Arme nacheinander in Richtung Kopf zu strecken,
3. beide Beine nacheinander im Fußgelenk, Knie und Hüfte zu beugen und zu strecken,
4. sich im Bett zur rechten und linken Seite zu drehen (Bettgitter kann als Hilfestellung benutzt werden, auch um die Angst, aus dem Bett zu fallen, zu verhindern),
5. sich auf die Bettkante zu setzen.

Die aktive Mobilisierung muss sofort unterbrochen werden, sobald Verhalten beobachtet wird, das in Verbindung mit möglichen Schmerzen auftritt.

Schmerzverhalten und Schmerzintensität

Die Pflegeperson beurteilt fortlaufend die Schmerzreaktionen des Patienten. Nach jeder durchgeführten Mobilisierung werden folgende Beobachtungen registriert:

A. Schmerzlaute (»Au!«, Klagen, Jammern, Stöhnen, Schreien)
B. Gesichtsausdruck (Grimassieren, Stirn runzeln, Augen schließen, den Mund zusammenpressen)
C. Abwehrreaktion (sich versteifen, Luft anhalten, sich beschützen, sich wehren, zusammenkriechen)

Das beobachtete Schmerzverhalten während der Mobilisierung wird auf einer 0–10 Punkteskala in eine mögliche Schmerzintensität interpretiert;

0 bedeutet kein Schmerz, 10 bedeutet stärkster denkbarer Schmerz. Diese Interpretation ist sehr wichtig, weil nicht jedes Verhalten Schmerz bedeutet, aber andererseits bereits kleine Verhaltensveränderungen Ausdruck für großes Leiden sein können.

MOBID-2 Teil 2

In Teil 2 wird das Pflegepersonal aufgefordert, Verhalten zu beobachten, welches möglicherweise durch Schmerzen in inneren Organen, Kopf oder Haut verursacht wird. Eine Erkrankung, Wunde, Infektion oder Verletzung können die Ursachen dieser Schmerzen sein. Beobachtungen des aktuellen und der vergangenen Tage (bis zu einer Woche) gezeigten Verhaltens werden in diese Beurteilung einbezogen. Zunächst wird die beigefügte Schmerzzeichnung ausgefüllt und beobachtetes Schmerzverhalten systematisch durch ein Kreuz auf der Zeichnung eingetragen.

Das beobachtete Schmerzverhalten wird auch hier in eine mögliche Schmerzintensität auf einer Skala von 0–10 interpretiert mit dem Fokus auf folgende Bereiche:

1. Kopf, Mund und Hals
2. Brustkasten, Lunge und Herzbereich
3. Oberbauch
4. Unterbauch, Becken
5. Haut, Infektion, Wunde

Sobald alle Fragen (1–10) beantwortet sind, wird abschließend eine ganzheitliche Schmerzintensität bewertet, ebenfalls auf einer Skala 0–10.

Weiteres Vorgehen

Falls ein Patient eine ganzheitliche Schmerzintensität ≥ 3 aufweist, sollte der verantwortliche Arzt hinzugezogen werden, um eine weitere Schmerzdiagnostik und Behandlung in die Wege zu leiten. Beobachtungen des Pflegepersonals sollten mit klinischen Untersuchungen ergänzt und ein Therapieplan diskutiert werden. Eine multidisziplinäre Therapie in Zusammenarbeit mit dem Pflegepersonal, Physio-, Ergo- und Musiktherapeuten ist sinnvoll.

8.4.4 Typisches Schmerzverhalten und Verhalten in Verbindung mit Demenz

Zurzeit können Forscher keine detaillierten Angaben dazu machen, warum Personen mit Demenz ihr Verhalten verändern - dass sie zum Beispiel aggressiv reagieren oder eine Depression entwickeln. Es wird vermutet, dass diese Veränderungen multifaktoriell aus einer Kombination von genetischen Faktoren, Neurotransmittern im Gehirn, körperlichen Erkrankungen, nicht befriedigten Bedürfnissen und durch den Einfluss von Medikamenten entstehen.

Besonders schwierig ist die Unterscheidung zwischen *typischem Schmerzverhalten* (Veränderungen im Gesicht; Verbalisierung/Klagen; Abwehrreaktionen) bei Personen mit Demenz und psychiatrischem, *demenziellem Verhalten*. Beides kann sehr ähnlich sein. Darüber hinaus scheint unbehandelter Schmerz ein Auslöser oder Verstärker für demenzielle Verhaltensprobleme zu sein (Husebø et al. 2011a, b, 2013a, b 2014). Dieser häufig nicht erkannte und berücksichtigte Zusammenhang kann zu einer nicht adäquaten Behandlung führen. Im schlimmsten Fall bedeutet das für den Patienten, dass er wegen schmerzbedingter Unruhe beruhigende Medikamente erhält, anstelle Analgetika.

Die Wirkung von Analgetika auf demenzielles Verhalten

Eine aktuelle randomisierte kontrollierte Studie (RCT), die den Effekt der Schmerzbehandlung auf psychiatrische Auffälligkeiten bei Patienten mit Demenz untersuchte, inkludierte 352 Patienten mit moderater und schwerer Demenz und Verhaltensstörungen aus 18 norwegischen Pflegeheimen (Husebø et al. 2011a, b). Patienten in der Interventionsgruppe erhielten eine individuelle Schmerztherapie nach standardisiertem Stufenplan. Das führte dazu, dass 68 % der Teilnehmer Paracetamol erhielten, 23 % wurden mit Buprenorphin, 7 % mit Pregabalin und 2 % mit Morphin behandelt.

Nach acht Wochen Behandlung zeigten die Patienten in der Interventionsgruppe eine signifikante Reduktion der Verhaltensstörungen. Teilnehmer in dieser Gruppe waren außerdem weniger depressiv, weniger apathisch, sie hatten besseren Appetit und schliefen besser (Husebø et al. 2013a, b, 2014). Darüber hinaus zeigte die Paracetamol-Gruppe ein höheres Aktivitätsniveau (Sandvik et al. 2014. Die sogenannte Drop-out-Rate dieser Studie war sehr niedrig und ohne Unterschied zwischen Kontroll- und Interventionsgruppen; das bedeutet, dass die Behandlung gut vertragen wurde (Husebø et al. 2011a, b).

Schmerzbehandlung im Pflegeheim und bei Personen mit Demenz

Obwohl die Anzahl der altersbezogenen Schmerzstudien ansteigt und gute Studien zur Schmerzerfassung bei Demenz vorliegen, können bislang keine offiziellen Richtlinien und Empfehlungen zur Schmerzbehandlung bei Demenz empfohlen werden. Nicht zuletzt liegt die Ursache hierfür darin, dass Personen mit weit fortgeschrittener Demenz nicht einfach in RCT-Studien inkludiert werden können. Diese Studien sind allerdings die Voraussetzung für forschungsbasierte Empfehlungen.

Gleichzeitig zeigen aktuelle Untersuchungen, dass der Verbrauch von Schmerzmitteln in Pflegeheimen in Skandinavien und für ältere Menschen, die zu Hause leben, in den letzten Jahren enorm angestiegen ist. Gleichzeitig ist nicht garantiert, dass der Patient das richtige Medikament zum richtigen Zeitpunkt erhält (Corbett et al. 2012). Es ist keine gute Lösung, allen Patienten Paracetamol dreimal täglich über drei Jahren und den Rest ihres Lebens zu verabreichen. Untersuchungen weisen auf einen relativ hohen Verbrauch von Nicht-Steroid-Antirheumatika (NSAID) bei alten Menschen in Deutschland hin, die sich diese Medikamente auch frei verkäuflich besorgen können (Hoffmann et al. 2014).

Trotz einiger wissenschaftlicher Wissenslücken können einige Empfehlungen zur sinnvollen Schmerzbehandlung im Pflegeheim und bei Personen mit Demenz ausgesprochen werden. Grundsätzlich sollte die Schmerztherapie auf den folgenden Kriterien beruhen.

Prinzipielle Empfehlungen zur Schmerztherapie

a. Kompetente Schmerzerfassung als Voraussetzung für die Schmerzbehandlung. Verwenden Sie ein validiertes Schmerzinstrument (z. B. MOBID-2-Schmerzskala).

b. Erstellen eines multidisziplinären Plans für pharmakologische und nicht-pharmakologischen Behandlungen.

c. Zusammenarbeit zwischen Patienten, Familienangehörige, Arzt, Pflegepersonal, Ergotherapeut, Physiotherapeut, wenn möglich Musiktherapeut.

d. Kompetente Behandlung zugrunde liegender physischer Erkrankungen (z. B. Infektion der Harnwege, Zahnschmerzen, Wunden).

e. Beginnende Leber- oder Niereninsuffizienz sind häufig nicht sichtbar in Laborwerten.

f. Verwenden Sie einen Stufenplan für Schmerzbehandlung:

   I. Start mit niedrigster Dosierung, langsamer Anstieg (»Start low, go slow.«). Viele Patienten haben bereits deutlichen Effekt bei geringer Dosis.

   II. Paracetamol-Tabletten (maximal Dosis 3 g/Tag)

   III. Bei unzureichender Wirkung, Übergang auf starke Opioide in niedrigster Dosierung; schwache Opioide werden international nicht für alte Menschen und Personen mit Demenz empfohlen (AGS Panel 2009).

   IV. Morphin-Depot-Tabletten (maximal 20 mg/Tag) / Oxycontin-Tabletten (maximal 10 mg/Tag).

   V. Personen mit Schluckstörungen profitieren von Buprenorphin-Pflaster (maximal 10 µg/h) / Fentanyl Pflaster (12,5 µg/h).

   VI. Bei Verdacht auf neuropathische Schmerzen werden Antiepileptika empfohlen (z. B. Gabapentine, Pregabaline – Start mit niedrigster Dosierung).

a. Effekt der Schmerzbehandlung muss regelmäßig kontrolliert werden: Kontrolle mit MOBID-2 nach 3–4 Tagen.

b. Zusammenarbeit zwischen Arzt und Pflegepersonal.

c. Gebrauch von Antiphlogistika sollte vermieden, falls allerdings erforderlich, nicht länger als sieben Tage durchgeführt werden (Gefahr von gastrointestinale Nebenwirkungen und Herz-/Nierenerkrankung).

d. Weniger ist Mehr! Dies betrifft die Medikamente.

e. Neue Schmerzerfassung absolut erforderlich nach 4–6 Wochen.

I. Auch Schmerzmedikamente haben Nebenwirkungen.

II. Ein Plan für probeweise Reduktion oder Absetzen sollte erstellt werden.

Vorsicht bei der Verschreibung von Morphin-Präparaten

Morphin oder transdermale (TDS) Buprenorphin-Präparate werden weitgehend empfohlen für die Behandlung von Schmerzen - auch bei Demenz. Diese Medikamente werden daher häufig verschrieben in Pflegeheimen (Sandvik et al. 2016). Die DEP.PAIN.DEM-Studie (Depression and Pain in People with Dementia) ist nach dem Wissen der Autoren die erste Placebo-kontrollierte Studie zur Untersuchung von Morphin-(Buprenorphin TDS)Verträglichkeit bei Pflegeheimpatienten mit fortgeschrittener Demenz (Erdal et al. 2018a, b). Die Studienergebnisse haben allerdings sehr zu denken gegeben. Patienten, die Antidepressiva einnahmen und eine aktive Behandlung mit Buprenorphin TDS erhielten, hatten das höchste Risiko eines Studienabbruchs aufgrund von Nebenwirkungen. Dies deutet auf eine klinisch relevante Wechselwirkung zwischen Antidepressiva und Buprenorphin bei Menschen mit Demenz hin.

Im Vergleich zu Placebo reduziert Buprenorphin signifikant die Aktivität am zweiten Tag der Behandlung, gefolgt von erhöhter Sedierung und Schläfrigkeit. Die schlechte Verträglichkeit von Buprenorphin TDS aufgrund des hohen Risikos neurologischer und psychiatrischer Nebenwirkungen muss von Arzt und Pflegepersonal sorgfältig geprüft werden. Wir nehmen deshalb an, dass Buprenorphin von Personen mit Demenz schlecht vertragen wird und zu einem erhöhten Risiko von psychiatrischen Reaktionen führt. Sollte die Behandlung absolut indiziert sein, so muss man damit rechnen, dass der Beginn der Buprenorphin-Therapie zu einer reduzierten Aktivität führt. Obwohl für Buprenorphin bei älteren Patienten keine Dosisanpassung empfohlen wird, deuten unsere Daten darauf hin, dass Menschen mit Demenz selbst bei der niedrigsten Anfangsdosis anfällig für Nebenwirkungen sind. Der Allgemeinzustand muss deshalb sorgfältig überwacht werden.

8.5 Schlaf im Alter

Schlafstörungen sind generell assoziiert mit reduzierter Gesundheit. Obwohl Schlafstörungen bei älteren Menschen nicht ungewöhnlich sind, sind sie dennoch ein weitaus häufigeres Problem im Pflegeheim und bei Personen mit Demenz (Fetveit und Bjorvatn 2006; Vitiello 2001). Faktoren, die u. a. dazu beitragen, sind altersbedingte Veränderungen des zirkadianen Rhythmus, Demenz, physische Erkrankungen, Medikamente und die Umgebung (Ancoli-Israel und Cooke 2005). Die Konsequenzen von Schlafstörungen können fatale Folgen für den Einzelnen darstellen; deshalb müssen Schlafprobleme genauestens erfasst und behandelt werden. Prinzipiell wird davon abgeraten, Schlafmittel bei chronischen Schlafstörungen einzunehmen. Ziel der Behandlung sollte sein, die auslösenden Faktoren zu untersuchen und die gegebenen Umstände positiv zu beeinflussen. Dieses inkludiert die Unterstützung der individuellen Schlafhygiene des Patienten, Reduktion von Schlaf im Laufe des Tages (»day time napping«), ausreichendes Tageslicht und Aktivitäten und Reduktion des »zu früh« und »zu lange« im Bett Liegens.

Physiologische und psychologische Veränderungen im Alter sind ganz normal und haben auch einen Einfluss auf unser Schlafverhalten. Hinzu kommt allerdings, dass sich häufig das soziale Umfeld verändert, man geht nicht mehr länger zur Arbeit und nimmt mehr Medikamente zur Behandlung unterschiedlicher Erkrankungen. All das trägt dazu bei, dass Gewohnheiten und Morgenroutinen verändert werden. Nicht zuletzt wird in vielen Fällen die Wohnung gewechselt hin zum betreuten Wohnen oder einem Platz im Pflegeheim.

Was ist Schlaf?

Schlaf ist nicht ein passiver Zustand, sondern eine dynamische Interaktion, die unterschiedliche Hirnstrukturen und Neurotransmitter involviert. Schlafverhalten wird beeinflusst durch zirkadiane sowie homöostatische Faktoren und durch die Gewohnheit (Flo et al. 2014). Der Tagesrhythmus beeinflusst die Länge unseres Schlafes; der Schlafbedarf beeinflusst, wie tief wir schlafen. Schlaf wird eingeteilt in unterschiedliche Stadien mit unterschiedlichen Eigenschaften und Funktionen. Ein Schlafzyklus wird nach 60–90 min mit Rapid-Eye-Movement(REM)-Schlaf beendet. Im Laufe von 7–8 h Schlaf durchlaufen wir ungefähr 4–5 dieser Zyklen.

Konsequenzen von Schlafmangel

Schlaf ist lebenswichtig. Genauso wie Essen und Bewegung ist Schlaf entscheidend für die Funktionen von Körper und Gehirn. Schlafmangel kann eine Reihe ungünstige Folgen für Pflegeheimpatienten oder Personen mit Demenz haben (Flo et al. 2014). Das deutlichste Zeichen für Schlafmangel ist Schläfrigkeit im Laufe des Tages. Wenn der Alltag in einem Pflegeheim wenig stimulierend ist, werden Patienten automatisch schläfrig und haben Probleme, sich wachzuhalten. Das führt dazu, dass der Schlafbedarf in der Nacht deutlich sinkt, aber auch der Patient am nächsten Morgen nicht gut ausgeschlafen ist! Hier beginnt eigentlich die verhängnisvolle Spirale.

Studien zeigen direkte physiologische Konsequenzen von Schlafmangel auf den Blutzuckerspiegel, das Immunsystem, Herz und Kreislauf (Flo et al. 2014). Natürlich führt Schlafmangel zur Reduzierung von Aufmerksamkeit und Gedächtnis. Es ist ebenso nachgewiesen, dass Schlafentzug zu Depressionen beiträgt. Hierbei ist allerdings unklar, ob Schlafstörungen zu Depressionen beitragen oder Depressionen zu Schlafstörungen, beides ist meist wahrscheinlich. Depressionen sind mit verändertem Schlafmuster, veränderter Schlafmenge und Verteilung der Schlafzyklen verbunden. Gleichzeitig können depressive Symptome, wie z. B. negative Gedanken, den Schlaf stören. Man neigt dazu, nachts über die besonders schwierigen Lebensfragen zu grübeln. Nächtliche Schlaflosigkeit ist ein extrem einsames Geschäft, viel beschrieben in Kunst und Literatur – Schlafen kann eine lebensnotwendige Befreiung sein.

Wenn ein Pflegeheimpatient nicht mehr in der Lage ist sich zu bewegen oder zu kommunizieren, steigt die Gefahr, dass Schlafstörungen nicht entdeckt werden. Zahlreiche Studien haben auch gezeigt, das unbehandelte Schmerzen eine häufige Ursache für Schlafstörungen sind (Flo et al. 2014). Vorteilhaft ist, dass adäquate Schmerzbehandlung oder die Behandlung von Schlafstörungen einen positiven Effekt auf Depressionen und Schmerzen haben.

Altersbedingte Schlafänderungen
Generell haben viele Menschen im Alter Schlafstörungen, aber die subjektive Bandbreite ist groß; einige erleben bedeutende Veränderungen, für andere ist diese Umstellung weniger relevant. Die Veränderungen äußern sich in früherer Müdigkeit am Abend, frühem Aufwachen, weniger Schlaf in der Nacht, schlechterer Schlafqualität (fragmentierter und weniger Tiefschlaf).

Es ist ein Mythos zu glauben im Alter weniger Schlaf zu brauchen. Viel deutet darauf hin, dass wir im Alter nicht weniger Schlaf brauchen, sondern sich die Fähigkeit zu tiefem, zusammenhängendem Schlaf reduziert. Neben den generellen Veränderungen steigt auch das Risiko für atembezogene Schlafstörungen und periodische Beinbewegungen.

Schlafstörungen im Pflegeheim und bei Personen mit Demenz
Annähernd 80 % der Patienten in norwegischen Pflegeheimen haben eine Demenz. Schlafstörungen in Verbindung mit Demenz tragen zu großer Verzweiflung bei den Angehörigen und dem Pflegepersonal bei; außerdem erhöhen sie die Wahrscheinlichkeit für eine Einweisung in die Institution.

Pathologisch veränderter Schlaf ist assoziiert mit Alzheimer-Demenz, Morbus Parkinson, Multiinfarktdemenz und kann ein diagnostischer Faktor für degenerative Leiden sein. Charakteristisch sind Phänomene wie »Sundowning« (schwieriges Verhalten am Nachmittag und Abend verbunden mit Agieren, Verwirrung, Unruhe). Schlafstudien sind im Pflegeheim nicht einfach durchzuführen, weil die Registrierung erschwert ist, häufig unterschiedliche Veränderungen und Medikamente die Situation beeinflussen und auch eine Kontrollgruppe im Pflegeheim nicht ohne diese Einflüsse beurteilt werden kann. Beispiele hierfür sind die Verschreibung von Diuretika, beruhigenden oder zentralstimulierenden Medikamenten. Ebenso kann die Behandlung von Depressionen, Parkinson und Hypertonus eine negative Wirkung auf den Schlaf haben.

Die Umgebung
Leider hat auch der Aufenthalt im Pflegeheim einen negativen Einfluss auf den Schlaf. Das betrifft im Besonderen die Lichtverhältnisse, Geräusche und einen Mangel an individuell angepassten Schlafgewohnheiten. Ganz wesentlich ist, den Patienten nicht im Bett liegen zu lassen, wenn er nicht wirklich schläft. Leider zeigen Studien, dass Patienten im Durchschnitt um 19:20 h zu

Bett gebracht werden und nicht vor 08:00 h wieder aufstehen. Diese Routinen tragen dazu bei, dass der Patient über zwölf Stunden nüchtern ist; Hunger hat nachgewiesenermaßen einen schlafreduzierenden Effekt.

Starkes Tageslicht ist notwendig, um Schläfrigkeit zu unterdrücken; leider ist das ein häufiger Mangel in Alterseinrichtungen; umgekehrt können bauliche Vorgaben dazu beitragen (Licht vom Gang), dass das Zimmer in der Nacht nicht ganz dunkel ist und damit der schlafinduzierende Effekt fehlt.

Besserer Schlaf im Pflegeheim

Schlafverbesserung ist nicht nur relevant für den einzelnen Patienten, sondern reduziert auch die Belastung des Personals. Zurzeit gibt es nur vereinzelte Studien zu diesem Thema, die allerdings übereinstimmen darin, dass Schlafstörungen nicht mit Schlafmitteln behandelt werden sollten.

Verbesserung von Schlaf im Pflegeheim und bei Personen mit Demenz

a. Erhöhung der Lichtstärke: 10.000 lx (Lux) sind erforderlich, um einen ausreichenden Effekt zu haben; vergleichend dazu hat ein Sonnentag ca. 100.000 lx

b. Dunkles Schlafzimmer; keine störenden Geräusche

c. Reduktion der Zeit in der sich der Patient im Bett aufhält

d. Schlafenszeit nicht zu früh beginnen

e. Kleine leichte Mahlzeit vor dem Schlafengehen

f. Reduktion von Medikamenten, die einen negativen Einfluss auf den Schlaf haben

Die meisten nicht-medikamentösen Maßnahmen zum Verbessern des Schlafs erfordern eine Kulturänderung in der Institution, die von der Leitung ausgehen muss. Das Pflegepersonal hat hierbei tagsüber und nachts eine entscheidende Rolle. Ganz erheblich ist die Erkenntnis, dass sich einige Schlafstörungen in Verbindung mit Demenz weder durch nicht-medikamentöse Maßnahmen noch durch Schlafmittel verändern lassen. Hier muss Einigkeit unter dem Personal herrschen, dass diese Patienten auch durchaus in der Nacht aktiv sein dürfen, ohne dass ihr Verhalten eine höhere Gabe von beruhigenden Medikamenten auslöst.

Das übergeordnete Ziel ist nicht notwendigerweise der 8 h lange Schlaf!

8.6   Arzneimittelgebräuche im Pflegeheim

Mit zunehmendem Alter und steigender Anzahl von Erkrankungen ist der übersteigerte Gebrauch von Medikamenten (Polypharmazie: mehr wie fünf Präparaten gleichzeitig; Alldred et al. 2013) eine häufige und fatale Konsequenz (Wallersted et al. 2014). Entscheidend ist hierbei, dass nicht das einzelne Medikament eine negative Wirkung haben kann, sondern dass die Kombination mehrerer Arzneimittel zu Wechselwirkungen führt. Die Kombination von fünf unterschiedlichen Medikamenten führt mit 50 %iger Sicherheit zu Interaktionen; das Risiko steigt auf 100 %, wenn acht Medikamente miteinander kombiniert werden. Nebenwirkungen und Interaktionen von Medikamenten gehören in Kombination mit Demenz zu den häufigsten Ursachen für die Entwicklung eines Deliriums. Das kann lebensbedrohliche Folgen für den Patienten haben.

Die COSMOS-Studie zeigte, dass Pflegeheimpatienten durchschnittlich acht Medikamente und vier weitere bei Bedarf erhalten (Husebø et al. 2019). Mehr als 45 % der Bewohner erhielten mehr als zehn Präparate. Das durchschnittliche Lebensalter betrug 87 Jahre; das bedeutet, dass der Körper sehr anfällig für Erkrankungen und Symptome ist. Gleichzeitig wird der alternde Mensch auch empfindlicher gegenüber arzneimittelbezogenen Wirkungen und Nebenwirkungen. Hinzu kommen geistige Veränderungen in Verbindung mit Demenz.

Die verschiedenen Diagnosen haben jeweils ihre Richtlinien für die klinische Behandlung. Würde der Arzt allen Empfehlungen unkritisch Folge leisten, so hätte die Therapie ungeahnte Folgeschäden für den Patienten. Offizielle Empfehlungen basieren fast ausschließlich auf Studien mit jungen, gesunden Personen – ohne die Kombination mehrerer komplizierter Erkrankungen.

Eine zunehmende Anzahl von Übersichtsartikeln gibt Anleitungen für die sinnvolle Reduktion von Medikamenten im Pflegeheim und bei Personen mit Demenz. Nicht zuletzt zielen die Anleitungen darauf ab, Schäden durch Stürze sowie unnötige Krankenhauseinweisungen oder gar Todesfälle zu vermeiden. Insgesamt haben diese Aspekte eine große ökonomische Tragweite.

In Norwegen haben regelmäßige Kontrollen und Empfehlungen (»In sicheren Händen«) durch die Gesundheitsbehörden zu einer wachsenden Aufmerksamkeit geführt. Ärzte werden zur regelmäßigen Prüfung der Verschreibungen im Pflegeheim angehalten. Es wird betont, dass nicht alles, was behandelt werden kann, auch behandelt werden muss. Die regelmäßige Kontrolle der Medikamente soll 1- bis 2-mal jährlich multidisziplinär erfolgen. Das erfordert die Zusammenarbeit zwischen Arzt und Pflegepersonal, wenn möglich auch des Pharmazeuten; die Angehörigen sind zu informieren. Als Hilfen stehen aktuell Laboranalysen, Internet mit Suchhilfe für Wechselwirkungen von Arzneimitteln (www.interaksjoner. no), Checklisten (z. B. Medikamente mit anticholinergen Nebenwirkungen) und andere Entscheidungshilfen zur Verfügung.

Die häufigsten Entscheidungshilfen sind Beers-Kriterien (American Geriatric Society 2012), Screening Tool to Alert Doctors to Right Treatment (START), Screening Tool of Older Person's Prescriptions (STOPP; O'Mahony et al. 2014) und The Norwegian General Practice criteria for assessing potential inappropriate prescribing in elderly patients (NORGEP; Rognstad et al. 2009). So wird z. B. von offizieller Seite eine Behandlung mit Statinen nicht mehr empfohlen, wenn der Patient eine Lebenserwartung von weniger als drei Jahren hat. Ein anderes Beispiel ist die Behandlung mit Anti-Demenzmedikamenten: sie sollte nicht mehr begonnen werden, wenn der Patient einen MMSE-Wert von <11 Punkten hat; eine laufende Behandlung sollte neu überdacht werden.

Warum ist dieses Thema von Interesse in einem Palliativbuch?
Unterschiedliche Gründe sprechen dafür, Arzneimittelgebräuche im Pflegeheim hier anzusprechen. Ein besonders alarmierender Grund ist, dass Über- und
Fehlbehandlung dazu beitragen können, dass ein alter Mensch aufgrund von
Nebenwirkungen als sterbend beurteilt wird durch Kommunikations- und Sprach-
probleme bei Demenz. Ganz entscheidend hierbei ist, dass die Person mit Demenz
keine Nebenwirkungen beschreiben kann. Darüber hinaus und unter palliativen
Aspekten ist es wichtig, eine fortlaufende Beurteilung der Medikamente durchzuführen. Um die Terminalphase bei Pflegeheimpatienten und Personen mit Demenz
vorherzusehen, wird empfohlen, sich die folgende Frage zu stellen: »Wäre ich
überrascht, wenn diese Patientin in Laufe der nächsten 6–12 Monate verstirbt?«
(Lynn 2001). Wenn man mit »Nein« auf diese sogenannte *Surprise-Question*
antwortet, dann sollte man anfangen, palliative Maßnahmen zu planen; das
beinhaltet auch eine bewusste Strategie zum Gebrauch von Medikamenten.

8.7   Kommunikation am Lebensende

Philosophen und Theologen aus Ost und West haben den Wert erkannt, den der
Tod für das menschliche Leben hat (Sallnow et al. 2022). Tod und Leben sind
miteinander verbunden: Ohne den Tod gäbe es kein Leben. Der Tod erlaubt neue
Ideen und neue Wege. Ohne den Tod wäre jede Geburt eine Tragödie. Platon
beschreibt die eigentliche Tätigkeit des Philosophierens als eine Praxis für den
Tod. Der Daoismus besagt, dass wir durch den Tod den ganzen Prozess des
Lebens erfahren können. Die afrikanische Philosophie Ubuntu glaubt, dass »eine
Person eine Person durch andere Personen ist«, wobei Gemeinschaft und gegenseitige Abhängigkeit in allem Leben und Tod betont werden. Dass der Tod in
erster Linie zum Anliegen von Klinikern mit ihrer entsprechenden Konzentration
auf das Technische wird, bedeutet, den Tod abzuwerten (Sallnow et al. 2022).
    Gespräche über Tod und Sterben können schwierig sein. Das Gesundheits-
personal muss ermutigt werden, Patienten und ihren Familien zu sagen, wenn
Patienten sterben, und werden angehalten, Behandlungsmöglichkeiten zu
besprechen. Gleichzeitig ist dieses Gespräch für Professionelle, Patienten und
Familien unangenehm. Vielen Ärzten, Patienten oder Familienmitgliedern fällt es
möglicherweise leichter, dies ganz zu vermeiden und die Behandlung fortzusetzen.
Dies führt unweigerlich zu einer unangemessenen Behandlung am Lebensende.
    Mehr als die Hälfte der norwegischen Bevölkerung verstirbt in einem Pflege-
heim; diese Zahl beinhaltet auch Sterbefälle von betreutem Wohnen oder andere
Wohnformen für ältere Menschen. Am Lebensende werden viele Patienten aus
hochtechnologisierten Krankenhäusern in ein Pflegeheim verlegt. Auf diese Weise
sterben relativ wenige Menschen (30 %) im Krankenhaus. Annähernd 80 % der
Pflegeheimpatienten haben eine Demenzerkrankung; die meisten von ihnen (60 %)
haben Alzheimer-Demenz. Erstaunlicherweise ist die Diagnose »Alzheimer« nur
selten als Todesursache in den Statistiken zu finden; im Jahr 2010 war Alzheimer
nur in 720 von 18.000 Todesfällen im Pflegeheim als Todesursache aufgeführt.

Das deutet darauf hin, dass Demenz als eigentliche Todesursache noch nicht in unser medizinisches Bewusstsein eingedrungen ist. Umso wichtiger wird damit das Ziel, Menschen mit Demenz eine optimale Behandlung am Lebensende zukommen zu lassen.

Untersuchungen in den Niederlanden zeigen, dass 6 % aller Todesfälle durch Alzheimer auftreten; 92 % dieser Personen sterben in einem Pflegeheim, während lediglich 3 % zu Hause sterben (Houttikier et al. 2010). International sind große Unterschiede bezüglich des Sterbeortes beschrieben: In Wales zum Beispiel sterben 50 % aller Personen mit Demenz in einem Krankenhaus.

Die palliative Phase vorbereiten
Über den bevorstehenden Tod zu sprechen, kann für viele von uns ein schwieriger Prozess sein – ganz besonders, wenn es sich um eine Person mit Demenz handelt. Diese Gespräche sind eine Herausforderung für den Patienten, seine Angehörigen und das medizinische Personal. Forschung und Erfahrungen zeigen, dass diese Gespräche eine wichtige Voraussetzung für einen guten Lebensabschluss auch bei Personen mit Demenz sind, unter der Bedingung, dass sie mit fachlicher und ethischer Kompetenz geführt werden.

Fallbeispiel: Wann sollten wir mit vorbereitenden Gesprächen beginnen?

Hilde arbeitet in einem Pflegeheim und sie ist der Primärkontakt für einen neuen Patienten mit Demenz. Hilde ist eine tüchtige Krankenschwester, die versucht, eine gute Arbeit zu machen, und meint, dass es für das Pflegepersonal wichtig ist zu wissen, was der Patient über lebensverlängernde Maßnahmen denkt. Hilde hält es für wichtig, mit Patienten zu sprechen solange sie noch in der Lage sind, sich zu diesen Fragen zu äußern. Allerdings ist sie unsicher, wie sie dabei vorgehen soll. Wer sollte in diese Arbeit involviert werden? ◄

Untersuchungen zeigen, dass Patienten sich wünschen, der Arzt möge schwierige Themen so früh wie möglich im Krankheitsverlauf ansprechen, auf jeden Fall, bevor die Erkrankung ihren kritischen Punkt erreicht hat (Detering et al. 2010). Besonders Menschen mit Demenz sind nicht auf ihren Krankheitsverlauf vorbereitet. Sie werden oft nicht zu ihren Wünschen und Werten befragt und können somit nicht aktiv an einer Diskussion teilnehmen. Das führt zu ungünstigen bzw. zufälligen Entscheidungen und Maßnahmen am Lebensende. Eine Untersuchung zeigt, dass diese Gespräche nur selten stattfinden, wenn der Patient in ein Pflegeheim zieht (Forbes et al. 2000).

Advance Care Planning
Eine Methode, den Willen des Patienten zu erfassen und zukünftige Pläne zu besprechen, ist Advance Care Planning – ACP (Sharp et al. 2013). ACP hat das Ziel, bestimmte Themen systematisch anzusprechen, ein gemeinsames Verständnis zu erreichen und damit auch die Sicherheit für eine zukünftige Behandlung und Fürsorge (Aasmul et al. 2018). Das Gespräch ist ein Dialog, in dem Informationen

über den Gesundheitszustand und die Prognose ausgetauscht werden. Die Beratung umfasst zudem eine ausführliche Diskussion über Behandlungsalternativen, die auch das Lebensende miteinschließen. Dieser Prozess vermittelt Klarheit über die Rollenverteilung und Verantwortung. ACP involviert den Patienten, die Angehörigen, den Arzt und den Primärkontakt. Das Gespräch sollte so früh wie möglich initiiert werden, auf jeden Fall, bevor der Patient zu reduziert ist, um sinnvoll daran teilnehmen zu können. Prinzipiell sollten alle Personen mit Demenz in diese Gespräche eingebunden werden, unabhängig vom Schweregrad ihrer Erkrankung (Aasmul et al. 2018).

Der behandelnde Arzt hat die übergeordnete Verantwortung, allerdings hat auch das Pflegepersonal eine wichtige Rolle (Detering 2010). Studien zeigen, dass »Nicht-Ärzte« diese Gespräche nach abgeschlossenem Unterrichtsprogramm ebenso durchführen können; sie sind allerdings nicht autorisiert, medizinisch ethische Entscheidungen zu treffen. Es ist nicht einfach, den Effekt von ACP wissenschaftlich zu erfassen. Der Patient und seine Angehörigen haben oft Angst, an solchen Gesprächen teilzunehmen, und ein Standard für diesen Dialog ist schwierig zu erstellen.

Historisch gesehen hat sich ACP aus *Advanced Directives* entwickelt. In einigen Ländern haben Advanced Directives eine bedeutende juristische Verpflichtung, zum Beispiel in Verbindung mit lebensverlängernden Maßnahmen, Krankenhauseinweisung, Sondenernährung oder Reanimation (Sharp et al. 2013).

Abb. 8.1 zeigt den dynamischen Prozess verbunden mit der Pflege und Behandlung am Lebensende bei Personen mit Demenz.

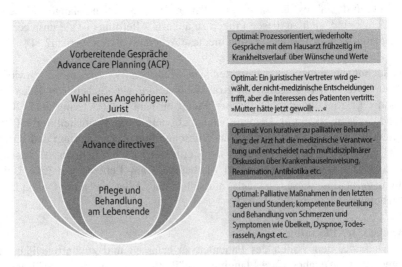

Abb. 8.1 Dynamischer Prozess verbunden mit der Pflege und Behandlung am Lebensende bei Personen mit Demenz

Reanimation

In einem Pflegeheim und besonders bei Menschen mit Demenz kann es unangebracht sein, eine Reanimation durchzuführen. Obwohl das medizinische Personal ein großes Interesse an dieser Fragestellung hat, ist das Auftreten eines plötzlichen Herzversagens eher selten. Umso wichtiger ist die Dokumentation, wenn zum Beispiel von künstlicher Ernährung oder Reanimation Abstand genommen wird. Es ist entscheidend, dass der Patient und die Angehörigen damit einverstanden sind.

Digitalisierung und Innovation

Der Achte Bericht zur Lage der älteren Generation pointiert die wachsende Rolle der Digitalisierung und Innovation besonders für den Bereich der Gesundheit und Pflege (Achter Bericht der Nation). Ziel der Politik ist es, älteren Menschen ein gutes, selbstständiges und sicheres Leben bis ins hohe Alter zu ermöglichen. Alte Menschen sollen befähigt sein, eigenständig und selbstbestimmt zu leben und an der Gesellschaft bestmöglich teilzuhaben. Aus den seit 2002 und zuletzt 2017 erhobenen Daten des Deutschen Alterssurvey (DEAS) wissen wir, dass viele Ältere Zugang zum Internet haben und damit der Einstieg in die digitale Welt mehr und mehr auch der älteren Generation gelingt. Nach Altersgruppen unterschieden gilt das 2017 für die 61- bis 66-Jährigen zu fast 90 %, für die 67- bis 72-Jährigen zu fast 81 %, für die 73- bis 78-Jährigen zu fast 65 % und für die 79- bis 84-Jährigen immerhin noch zu fast 40 %. Gleichzeitig wird davor gewarnt, dass der Internett Empfang (5G) in vielen Regionen noch erst ausgebaut werden muss.

Auch von privaten Krankenversicherungen können digitale Patientenakten freiwillig angeboten werden. Telemedizin und -pflege können zeitliche und räumliche Hürden abbauen und Expertenwissen besser verteilen. Videosprechstunden oder Telemonitoringanwendungen, wie zum Beispiel Überwachungs- und digitale Messgeräte der Herzfunktion, können gerade ältere Menschen unterstützen und helfen, unnötige Wege zum Arzt zu vermeiden und die Therapieverfolgung zu verbessern. Voraussetzung der Digitalisierung in der Pflege ist die Akzeptanz bei Pflegebedürftigen und pflegenden Angehörigen.

Da in naher Zukunft ein großer Mangel an Pflegedienstleistenden zu erwarten ist, geht man davon aus, dass die traditionellen Vorgehensweisen nicht ausreichen werden. In Norwegen ist die Telemedizin basiert auf die Sozialfürsorge und konzentriert sich auf die Förderung von Sicherheit und Unabhängigkeit, damit Patienten länger in ihren eigenen vier Wänden leben können (Puaschitz et al. 2021). In diesem Zusammenhang impliziert TeleCare sowohl Personen- als auch Umweltsensoren (z. B. Sozialalarme oder Fallsensoren), die das Risiko zu Hause durch Echtzeit-24-h-Überwachung und direkt Patienten-gerichtete Sensoren (z. B. Herdwächter und Lichtsensor) reduzieren. Echtzeitüberwachung ermöglicht eine sofortige Reaktion einer Respons- und Basiseinheit, die an Telekommunikation angeschlossen ist.

Trotz guter Absichten ist es jedoch bisher nicht gelungen, mit den politischen Strategien einen kontinuierlichen und angemessenen Zugang zu ATT (»assistive technology and telecare«) zu erreichen. Die Implementierung von ATT zur Unterstützung älterer Menschen, die zu Hause wohnen, ist kompliziert (Puaschitz et al. 2021). Mehrere Herausforderungen sind hier zu benennen: Erstens macht es die Vielfalt der kognitiven Schwäche schwierig, sicherzustellen, dass das entworfene ATT-Produkt ausreichend flexibel ist, um die unterschiedlichen und sich rasch ändernden Bedürfnisse abzudecken. Zweitens hat eine beträchtliche Anzahl von Pflegern und Patienten aufgrund des sozioökonomischen Status, der technologischen Kompetenz und der verbleibenden digitalen Lücke keinen Zugang zu ATT. Und drittens sind die Umsetzung durch die Gemeinschaft mit unterschiedlichen Interessengruppen, sich ständig ändernden Bedingungen in Bezug auf Kauf und Wartung von ATT sowie der Mangel an nationalen ATT-Standards bis jetzt noch nicht überwundenen Hürden. ATT muss nicht nur nutzbar und nützlich sein, sondern auch überwacht werden, um proprietäre oder unethische Lösungen zu vermeiden (Husebø et al. 2019).

8.8 Palliativmedizin bei Personen mit Demenz

Fallbeispiel: Fürsorge am Lebensende

Können wir erkennen, dass ein Patient sterbend ist?
Mari hat eine weit fortgeschrittene Demenz; sie liegt bereits seit fünf Wochen im Bett. Aufgrund ihres Allgemeinzustandes sind der Arzt und das Pflegepersonal darüber einig, dass Mari keine weiteren lebensverlängernden Maßnahmen erhalten sollte. Das würde nur den Sterbeprozess weiterhin hinausziehen. Mari schläft hauptsächlich und hat wenig Interesse an Trinken und Essen. Es gibt einzelne Tage, an denen sie häufiger wach ist, dann nimmt sie auch etwas zu sich. Die Angehörigen leiden mit ihr; sie meinen, Mari sollte mehr mobilisiert werden, in einem Stuhl sitzen – vielleicht wacht sie dann etwas auf? ◄

Auch für Ärzte und Pflegepersonal mit langer klinischer Erfahrung ist es schwierig zu erkennen, wann ein Patient mit Demenz im Sterben liegt. Gleichzeitig wäre eine entsprechende Voraussage von enormer Wichtigkeit, um notwendige Entscheidungen treffen oder weitere Maßnahmen vorbereiten zu können. Die Angehörigen fragen oft: »Wie lange geht es noch?« Die konkrete Antwort ist oft weniger entscheidend; viel wichtiger ist das Gespräch für diese verbleibende Zeit und die damit verbundene Unsicherheit. Wenn wir in der Lage sind, das Lebensende vorauszusehen, ist die Wahl von Behandlungen und Prioritäten einfacher. Wann können wir lebensverlängernde Behandlungen einschränken oder abstellen? Das ist eine schwierige Frage. Die Übersicht zeigt typische Veränderungen, Maßnahmen und Kommunikation am Lebensende. Die aufmerksame Beobachtung von Verhalten kann uns dabei helfen, die richtigen Entscheidungen zu treffen. Alle diese Herausforderungen haben unter der COVID-19 Pandemie an Aktualität gewonnen (Eriksen et al. 2020).

Ein Arzt, der den Patienten gut kennt, erkennt gemeinsam mit dem Pflegepersonal, wenn der Patient sterbend ist

Beobachtungen zeigen, dass der Patient

- an einer weit fortgeschrittenen Erkrankung leidet,
- zunehmend bettlägerig ist mit extrem geschwächten Allgemeinzustand,
- zunehmend bewusstlos ist,
- wenig Interesse an Essen und Trinken zeigt,
- wenig Interesse an seiner Umgebung zeigt,
- zunehmend an mehreren lebensbedrohlichen Komplikationen leidet.

Generelle Maßnahmen

- Absetzen von unnötigen Medikamenten, die nicht zum Erhalten der Lebensqualität beitragen (z. B. Diuretika, Laxantien, Antibiotika, Psychopharmaka, Blutdruckmedikamente)
- Reduktion/Anpassung von pflegerischen Maßnahmen (z. B. Abführ-Maßnahmen, Ernährung, intensive Pflege)
- Fokus auf spezifische situationsbedingte, individuelle Behandlung und Pflege
- Butterfly-Nadel für subkutane Injektionen, für den Fall, dass der Patient Schmerzmedikamente oder andre Symptom-lindernde Medikamente nicht mehr schlucken kann; die Nadel wird jeden 4. Tag gewechselt; dies erspart unnötige Einstiche und Unbehagen

Die fachlichen Entscheidungen kommunizieren

- Beobachtungen und Entscheidungen müssen dokumentiert werden.
- Beobachtungen und Entscheidungen müssen an die Angehörigen weitergegeben werden.
- Sollten plötzliche Veränderungen auftreten, müssen neue Entscheidungen getroffen werden.

Bei Tumorpatienten kann häufig mit großer Wahrscheinlichkeit das Lebensende vorausgesagt werden. Das ist weit schwieriger bei Personen mit Demenz. In Verbindung mit ethischen Entscheidungen am Lebensende haben Personen mit Demenz häufig Angehörige, die wichtige Hinweise dazu geben können, was sich der Patient in diesem Zustand gewünscht hätte. Das sind wertvolle Informationen. Gleichzeitig muss unterschieden werden zwischen dem (vermuteten) Patientenwillen und der medizinischen Verantwortung, die der Arzt zu tragen hat. Die allermeisten Patienten können ruhig und friedlich in einem Pflegeheim sterben. Die Voraussetzung hierfür ist die offene Kommunikation und die kompetente Beurteilung und Behandlung von Schmerzen und belastenden Symptomen.

Beurteilung und Behandlung von Schmerzen

Die Beurteilung von Schmerzen bei sterbenden Personen mit Demenz ist durchaus nicht einfach und bislang gibt es keine wissenschaftliche Studie, die den Effekt von Symptom-lindernden Maßnahmen in dieser Patientengruppe untersucht. Das ist damit zu erklären, dass Personen mit fortgeschrittener Demenz nicht mehr in der Lage sind, über ihren Zustand zu kommunizieren – am Lebensende ist zudem ihr Bewusstheitsniveau zunehmend reduziert. Mit anderen Worten: Alle Anordnungen sind abhängig von einer Fremdbeurteilung.

Fallbeispiel

Siri hat eine fortgeschrittene Demenz. Sie ist bettlägerig und in der palliativen Phase ihrer Erkrankung. Alle lebensverlängernden Maßnahmen sind nun eingestellt. Siri ist nicht mehr in der Lage zu sprechen, aber wenn sie wach ist, hat das Pflegepersonal Augenkontakt mit ihr. Die Krankenschwester ist unsicher, ob Siri Schmerzen hat. Wie kann sie wissen, ob Siri leidet? ◄

Kriterien für Schmerzen und Unbehagen bei sterbenden Personen mit Demenz
- Rasche oberflächliche Atmung und Puls
- Angespannter Ausdruck im Gesicht
- Unkontrolliertes Stöhnen und Rufen
- Unruhe in bestimmten Stellungen
- Abwehrreaktionen
- Verstärkung dieser Reaktionen während der Pflege oder unter Bewegungen

---

Bei Verdacht auf Schmerzen sollten Analgetika ausprobiert werden. Wenn sich der Patient entspannt, kann das als Ausdruck für die richtige Behandlung interpretiert und als Hinweis auf den Bedarf regelmäßiger Schmerztherapie werden, eventuell mit gesteigerter Dosierung. Solange der Patient die Medikamente schlucken kann, sollte dieses geschehen. Vom Gebrauch rektaler Zäpfchen ist abzuraten. Bei mangelhafter oraler Behandlung, zunehmender Bewusstlosigkeit oder Schluckstörungen empfiehlt sich der Gebrauch von Pflastern (Transdermal-System) und/oder subkutanen Injektionen mit Butterfly-Nadeln. Intramuskuläre Injektionen sind zu vermeiden; diese ist schmerzhaft und haben keine Vorteile im Vergleich zur subkutanen Verabreichung.

8.9　Aktive Lebenshilfe

Die Prüfung eines Menschen ist, wie er sich gegenüber den Alten verhält. Es ist einfach, Kinder zu lieben. Selbst Tyrannen und Diktatoren schmücken sich mit ihrer Zuneigung zu Kindern. Aber die Aufmerksamkeit und Fürsorge für alte Menschen, für die Unheilbaren und für die Hilflosen, diese sind die wirkliche Goldgrube einer Kultur. (Roberts 1996)

Es war ein Schock, nach der Erfahrung großer fachlicher und menschlicher Aufmerksamkeit auf einer Anästhesie-, Intensiv- und Palliativabteilung eines deutschen Lehrkrankenhauses, mit allen denkbaren Möglichkeiten der Diagnostik und Therapie, die Arbeit in einem norwegischen Pflegeheim aufzunehmen. Es war ebenso eine Überraschung, dass die sog. Bewohner ausschließlich Patienten mit einer oder mehreren chronischen oder akuten Erkrankungen waren. Die menschlichen und medizinischen Herausforderungen sind umfangreich, die fachlichen Erwartungen enorm. Schockierend war ebenfalls die Begrenztheit der pflegerischen und ärztlichen Ressourcen und der Verantwortlichkeit. Der Personalmangel und die fehlende Kompetenz haben erhebliche Konsequenzen für den einzelnen Patienten. Die Schwäche der Alten, ihre Verletzbarkeit und Funktionsverluste machen sie fast immer wehrlos gegen Gleichgültigkeit, mangelnde Fürsorge und Fehlbehandlung.

Die letzte Lebensphase beinhaltet aber auch Würde, Fragen, Gefühle, Werte, Verlust, Trauer und Liebe. Diese Erfahrungen sind die Grundlage für zentrale und unersetzbare Werte innerhalb einer Gesellschaft und haben eine große Tragkraft für Kunst, Literatur, Musik und Philosophie. Viel geht verloren, wenn die letzte Lebensphase verdrängt wird. Diese Verdrängung ist derzeit eine unserer größten Herausforderungen.

Der schwedische Soziologe Tornstam (1996) beschreibt in einer Reihe von Publikationen, wie sich mit zunehmendem Alter die Lebensperspektive ändert. Er bezeichnet diese Entwicklung als »Gero-Transzendenz« und hebt dabei folgende Punkte dieses Entwicklungsprozesses hervor:

Die Beziehung zwischen Zeit und Raum verändert sich. Der Abstand zwischen Vergangenheit und Gegenwart nimmt ab. Das Verhältnis zu früheren Generationen entwickelt sich dahin gehend, dass man sich selbst als Teil einer gesamten Generation erlebt. Die Angst vor dem Tod nimmt ab, und die Auseinandersetzung mit dem Sterben als einem Teil des Lebens wird intensiver. Die Toleranz gegenüber Konflikten nimmt zu. Die Freude am und der Respekt vor dem Leben werden bewusster.

Dies wird durch Studien bestätigt, die die Einstellung alter Menschen zum Sterben hinterfragen. Ältere und Alte sind weitaus mehr mit Themen wie diesen beschäftigt als jüngere Menschen unter 60 Jahren (Cameron et al. 1973) und ihre Angst vor dem Tod ist bedeutend geringer (Marschall und Levy 1990; Ingebretsen und Solem 1998).

Ein Pflegeheim soll ein Heim sein für denjenigen, der krank ist. Ein Zuhause mit Respekt vor dem Leben des Einzelnen – eine aktive Form der Lebenshilfe. Aktive Lebenshilfe beinhaltet Respekt vor dem Leben des Alten, seinen

Träumen und Gedanken; sie ist eine Fokussierung auf die guten Seiten des Alltags: physisch, psychisch und sozial, vielleicht durch eine angebotene Hand, ein
zurechtgelegtes Kissen oder das Begrüßen eines Menschen mit einer Freundlichkeit, die Respekt und Wertschätzung vermittelt.

Wenn die letzte Lebensphase bevorsteht, ist der Respekt gegenüber einer
Person der Respekt gegenüber dem Leben, das sich dem Ende nähert – gleichsam einem Höhepunkt. Es ist an der Zeit, das Altern und unseren Umgang mit
alten Menschen neu zu definieren. Wer genau hinsieht, entdeckt unerwartete
Ressourcen, Lebenserfahrungen, Altersweisheiten, Reife und Schönheit. Von
der Geduld, Dankbarkeit und Liebe der Alten können wir viel lernen, wie sie
sich freuen über eine Aufmerksamkeit, Zuwendung oder Freundlichkeit. Oft
haben sie keine Angehörigen, erhalten keinen Besuch, haben niemand, der sie in
Schutz nimmt oder Erinnerungen teilt. Und hier, wo das Leben an seinen letzten
geschwächten Strang geraten ist, können wir vielleicht am meisten lernen, wie
z. B. von diesem dementen Patienten:

Fallbeispiel

Finn Hoem hat in den letzten Jahren auf unserer Demenzabteilung gewohnt.
Er ist 72 Jahre alt und hat eine Alzheimer-Erkrankung. An den meisten Tagen
sitzt er auf einem Stuhl auf dem Gang, betrachtet seine Schuhe oder das auf-
geschlagene Buch über die norwegische Königsfamilie. Finn hat ein freund-
liches und offenes Wesen. Er reagiert mit Dankbarkeit auf ein liebes Wort,
besonders wenn es von den Damen der Abteilung kommt. Das Personal scherzt
gern mit ihm: »Finn, du liebst die Mädchen!« »Ja.«, antwortet er und lacht.
Aber alle wissen, am meisten liebt er Arnhild.

Finn Hoem steht häufig an seiner Zimmertür, wenn ich zur Visite komme. Er
sagt dann:

»Kennst du sie?«

Und ich antworte: »Nein. Wen?«

»Arnhild! Ich warte auf sie.«

»Arnhild? Ist das deine Frau?«

»Ich weiß es nicht. Sie hat gesagt, dass sie heute Nachmittag etwas später
kommt.«

»Du, Finn, Arnhild ist deine Frau. Du bist mit ihr verheiratet.«

»Ich bin verheiratet. Bin ich verheiratet? Das ist fantastisch – ich bin verheiratet!«

»Ja Finn, du bist verheiratet. Deine Frau heißt Arnhild. Ihr habt lange
zusammen gewohnt, nicht weit von hier.«

»Wo?«

»Wenn du aus dem Fenster schaust, kannst du den Weg sehen, wo euer Haus
steht; es ist der Weg direkt runter zum Meer.«

»Oh, das ist fantastisch – ich bin verheiratet!«

»Ja, Finn, und deine Frau heißt Arnhild.«

»Kennst du sie?«
»Wen?«
»Arnhild. Ich warte auf sie. Glaubst du, dass sie kommt?« (Und wir wissen, Arnhild kommt jeden Tag zu Besuch.) ◄

Literatur

Aasmul I, Husebo BS, Sampson EL, Flo E (2018) Advance care planning in nursing homes–Improving the communication among patient, family, and staff: Results from a cluster randomized controlled trial (COSMOS). Front Psychol 9:2284

Achterberg WP, Erdal A, Husebo BS, Kunz M, Lautenbacher S (2021) Are chronic pain patients with dementia being undermedicated? J Pain Res 14:431–439

AGS Panel (1998) The management of chronic pain in older persons. J Am Geriatr Soc 46:635–651

AGS Panel (2009) Pharmacological management of persistent pain in older persons. J Am Geriatr Soc 57:1331–1366

Alldred DP, Raynor DK, Hughes C et al (2013) Interventions to optimise prescribing for older people in care homes. Cochrane Database Systemat Rev 2:Cd009095

American Geriatrics Society (2012) Updated Beers Criteria for potentially inappropriate medication use in older adults. J Am Geriatr Soc 60:616–631

American Geriatrics Society Panel on Chronic Pain in Older Persons (1998) The management of chronic pain in older persons. J Am Geriatr Soc 46:635–651

Ancoli-Israel S, Cooke JR (2005) Prevalence and comorbidity of insomnia and effect on functioning in elderly populations. J Am Geriatr Soc 53:S264–S271

Anderson G (1997) Palliative care and the elderly. Rev Clin Gerontol 7:265–272

Asolon CM (1998) Why? Pall Med 12:195–196

Benedetti F, Arduino C, Costa S et al (2006) Loss of expectation-related mechanisms in Alzheimer's disease makes analgesic therapies less effective. Pain 121(1–2):133–144

Bergh S, Engedal K, Roen I, Selbk G (2011) The course of neuropsychiatric symptoms in patients with dementia in Norwegian nursing homes. Int Psychogeriatr 23(8):1231–1239

Bergh S, Selbaek G, Engedal K (2012) Discontinuation of antidepressants in people with dementia and neuropsychiatric symptoms (DESEP study): double blind, randomised, parallel group, placebo controlled trial. BMJ 9:344

Corbett A, Husebo B, Malcangio M et al (2012) Assessment and treatment of pain in people with dementia. Nat Rev Neurol 8(5):264–274

Den Norske Legeforening (2002) Når du blir gammel og ingen vil ha deg. Oslo S 109

Detering KM, Hancock AD, Reade MC, Silvester W (2010) The impact of advance care planning on end of life care in elderly patients: randomised controlled trial. BMJ 340:c1345. https://doi.org/10.1136/bmj.c1345

Erdal A, Flo E, Aarsland D, Ballard C, Slettebo DD, Husebo BS (2018a) Efficacy and safety of analgesic treatment for depression in people with advanced dementia: randomised, multicentre, double-blind, placebo-controlled trial (DEP.PAIN.DEM). Drugs Aging 35(6):545–558

Erdal A, Flo E, Aarsland D, Selbaek G, Ballard C, Slettebo DD, et al (2018b) Tolerability of buprenorphine transdermal system in nursing home patients with advanced dementia: a randomized, placebo-controlled trial (DEP.PAIN.DEM). Clin Interv Aging 13:935–946

Eriksen S, Grov EK, Lichtwarck B, Holmefoss I, Bohn K, Myrstad C, et al (2020) Palliative treatment and care for dying nursing home patients with COVID-19. Tidsskr Nor Laegeforen 140(8)

Fetveit A, Bjorvatn B (2006) Sleep duration during the 24-hour day is associated with the severity of dementia in nursing home patients. Int J Geriatr Psychiatry 21:945–950

Flo E, Gulla C, Husebo BS (2014) Effective pain management in patients with dementia: benefits beyond pain? Drugs Aging 31(12):863–871

Folstein MF, Folstein SE, McHugh PR (1975) »Mini-mental state«. A practical method for grading the cognitive state of patients for the clinician. J Psychiatr Res 12:189–198

Forbes S, Bern-Klug M, Gessert C (2000) End-of-life decision making for nursing home residents with dementia. J Nurs Scholarsh 32:251–258. https://doi.org/10.1111/j.1547-5069.2000.00251.x

Froggatt K, Payne S (2006) A survey of end-of-life care in care homes: issues of definition and practice. Health Soc Care Community 14(4):341–348

Gulla C, Flo E, Kjome RL, Husebo BS (2018) Deprescribing antihypertensive treatment in nursing home patients and the effect on blood pressure. J Geriatr Cardiol 15(4):275–283

Gulla C, Flo E, Kjome RLS, Husebo BS (2019) Implementing a novel strategy for inter-professional medication review using collegial mentoring and systematic clinical evaluation in nursing homes (COSMOS). BMC Geriatr 19(1):130

Gulla C, Selbaek G, Flo E, Kjome R, Kirkevold O, Husebo BS (2016) Multi-psychotropic drug prescription and the association to neuropsychiatric symptoms in three Norwegian nursing home cohorts between 2004 and 2011. BMC Geriatr 16:115

Hall S (2011) Palliative care for older people. Better practices. World Health Organization. WHO Regional Office for Europe, Copenhagen, Denmark

Hoffmann F, van den Bussche H, Wiese B et al (2014) Diagnoses indicating pain and analgesic drug prescription in patients with dementia: a comparison to age- and sex-matched controls. BMC Geriatr 14(1):20

Houttekier D, Cohen J, Bilsen J et al (2010) Place of death of older persons with dementia. A study in five European countries. J Am Geriatr Soc 58(4):751–756

Husebø BS, Achterberg WP, Lobbezoo F et al (2012) Pain assessment and treatment challenges in patients with dementia. Zeitschr Neuropsychol 23(4):237–246

Husebo BS, Allore H, Achterberg W, Angeles RC, Ballard C, Bruvik FK, et al (2020) LIVE@ Home.Path-innovating the clinical pathway for home-dwelling people with dementia and their caregivers: study protocol for a mixed-method, stepped-wedge, randomized controlled trial. Trials 21(1):510

Husebo BS, Ballard C, Aarsland D, Selbaek G, Slettebo DD, Gulla C et al (2019a) The effect of a multicomponent intervention on quality of life in residents of nursing homes: A randomized controlled trial (COSMOS). J Am Med Dir Assoc 20(3):330–339

Husebø BS, Ballard C, Aarsland D (2011a) Pain treatment of agitation in patients with dementia: a systematic review. Int J Geriatr Psychiatry 26(10):1012–1018

Husebø BS, Ballard C, Cohen-Mansfield J (2013a) The response of agitated behavior to pain management in persons with dementia. Am J Geriatr Psychiatry 22(7):708–717

Husebø BS, Ballard C, Fritze F et al (2013b) Efficacy of pain treatment on mood syndrome in patients with dementia: a randomized clinical trial. Int J Geriatr Psychiatry 29(8):828–836

Husebø BS, Ballard C, Sandvik R et al (2011b) Efficacy of treating pain to reduce behavioural disturbances in residents of nursing homes with dementia: cluster randomised clinical trial. BMJ 343:1–10

Husebo BS, Berge LI (2020) Intensive medicine and nursing home care in times of sars cov-2: a norwegian perspective. Am J Geriatr Psychiatry 28(7):792–793

Husebo BS, Heintz HL, Berge LI, Owoyemi P, Rahman AT, Vahia IV (2019b) Sensing techno-logy to monitor behavioral and psychological symptoms and to assess treatment response in people with dementia a systematic review. Front Pharmacol 10:1699

Husebø BS, Strand LI, Moe-Nilssen R et al (2007) Mobilization-observation-behavior-intensity-dementia pain scale (MOBID): Development and validation of a nurse-administered pain assessment tool for use in dementia. J Pain Sympt Manage 34(1):67–80

Husebø BS, Strand LI, Moe-Nilssen R et al (2008) Who suffers most? Dementia and pain in nursing home patients: A cross-sectional study. JAMDA 9(6):427–433

Husebø BS, Strand LI, Moe-Nilssen R et al (2009) Pain behaviour and pain intensity in older persons with severe dementia: reliability of the MOBID pain scale by video uptake. Scand J Caring Sci 24:380–391

Husebø BS, Strand LI, Moe-Nilssen R et al (2010) Pain in older persons with severe dementia. Psychometric properties of the Mobilization-Observation-Behaviour-Intensity-Dementia (MOBID-2) pain scale in a clinical setting. Scand J Caring Sci 24:380–391

Husebø Sandgathe B, Husebø S (2001) Palliativmedizin – auch im hohen Alter? Der Schmerz 5:350–357

Husebø Sandgathe B, Husebø S (2002) Die letzten Tage und Stunden. Medlex Verlag, Oslo (zu beziehen von der Firma Grünenthal, Aachen)

Husebø SB, Ostelo R, Strand LI (2014) The MOBID-2 pain scale: Reliability and responsiveness to pain in patients with dementia. Eur J Pain 18(10):1419–1430. https://doi.org/10.1002/ejp.507 Epub 2014 May 5

Ingebretsen R, Solem PE (1998) Death, dying and bereavement. In: Nordhus IH, VandenBos GR, Berg S, Fromholt P (Hrsg) Clinical geropsychologie. American Psychological Association, Washington D

Kendall M, Carduff E, Lloyd A et al (2014) Different dyings: living and dying with cancer, organ failure and physical frailty. BMJ Support Palliat Care Suppl 1:A12–A13

Kjellstadli C, Husebo BS, Sandvik H, Flo E, Hunskaar S (2018) Comparing unplanned and potentially planned home deaths: a population-based cross-sectional study. BMC Palliat Care 17(1):69

Kunz M, Scharmann S, Hemmeter U et al (2007) The facial expression of pain in patients with dementia. Pain 133(1–3):221–228

Lawton MP, Brody EM (1969) Assessment of older people: self-maintaining and instrumental activities of daily living. Gerontologist 9:179–186

Livingston G, Huntley J, Sommerlad A, Ames D, Ballard C, Banerjee S et al (2020) Dementia prevention, intervention, and care: 2020 report of the Lancet Commission. Lancet 396(10248):413–446

Lynn J (2001) Perspectives on care at the close of life. Serving patients who may die soon and their families: the role of hospice and other services. JAM 285:925–932

MacNeil Vroomen JL, Kjellstadli C, Allore HG, van der Steen JT, Husebo B (2020) Reform influences location of death: Interrupted time-series analysis on older adults and persons with dementia. PLoS ONE 15(11):e0241132

Marschall VW, Levy JA (1990) Aging and dying. In: Binstock RH (Hrsg) Handbook of aging and the social sciences. Academic, San Diego, S 245–260

O'Mahony D, O'Sullivan D, Byrne S et al (2014) STOPP/START criteria for potentially inappropriate prescribing in older people: version 2. Age Ageing

Puaschitz NG, Jacobsen FF, Mannseth J, Angeles RC, Berge LI, Gedde MH, et al (2021) Factors associated with access to assistive technology and telecare in home-dwelling people with dementia: baseline data from the LIVE@Home.Path trial. BMC Med Inform Decis Mak 21(1):264

Rognstad S, Brekke M, Fetveit A et al (2009) The Norwegian General Practice (NORGEP) criteria for assessing potentially inappropriate prescriptions to elderly patients. A modified Delphi study. Scand J Prim Health Care 27:153–159

Sallnow L, Smith R, Ahmedzai SH, Bhadelia A, Chamberlain C, Cong Y, et al. (2022) Report of the lancet commission on the value of death: bringing death back into life. Lancet 399(10327):837–884

Sandvik R, Selbaek G, Kirkevold O, Aarsland D, Husebo BS (2016) Analgesic prescribing patterns in Norwegian nursing homes from 2000 to 2011: trend analyses of four data samples. Age Ageing 45(1):54–60

Sandvik RK, Selbaek G, Seifert R et al (2014) Impact of a stepwise protocol for treating pain on pain intensity in nursing home patients with dementia: A cluster randomized trial. Eur J Pain 18(10):1490–1500

Saunders C (1999) Persönliche Mitteilung. Conference on Love, Bergen 26. 06. 1999 Sechster Bericht zur Lage der älteren Generation in der Bundesrepublik Deutschland: Risiken, Lebensqualität und die Versorgung Hochaltriger – unter besonderer Berücksichtigung demenzieller Erkrankungen, 17.04.2010, nur online

Selbaek G, Engedal K (2012) Stability of the factor structure of the Neuropsychiatric Inventory in a 31-month follow-up study of a large sample of nursing-home patients with dementia. Int Psychogeriatr 24(1):62–73

Selbaek G, Kirkevold O, Engedal K (2007) The prevalence of psychiatric symptoms and behavioural disturbances and the use of psychotropic drugs in Norwegian nursing homes. Int J Geriatr Psychiatry 22(9):843–849

Selbaek G, Kirkevold O, Engedal K (2008) The course of psychiatric and behavioral symptoms and the use of psychotropic medication in patients with dementia in Norwegian nursing homes – A 12-month follow-up study. American Journal of Geriatric Psychiatry 16(7):528–536

Sharp T, Moran E, Kuhn I, Barclay S (2013) Do the elderly have a voice? Advance care planning discussions with frail and older individuals: a systematic literature review and narrative synthesis. Br J Gen Pract 63:e657–e668. https://doi.org/10.3399/bjgp13X673667

Testad I, Corbett A, Aarsland D (2014) The value of personalized psychosocial interventions to address behavioral and psychological symptoms in people with dementia living in care home settings: a systematic review. Int Psychogeriatr 26(7):1083–1098

Tornstam G (1996) Gerotranscendence. J Aging Identity 1:37–50

van der Steen JT, Radbruch L, Hertogh CMPM et al (2014) White paper defining optimal palliative care in older people with dementia: A Delphi study and recommendations from the European Association for Palliative Care. Palliat Med 28(3):197–209

Vitiello MV, Borson S (2001) Sleep disturbances in patients with Alzheimer's disease: epidemiology, pathophysiology and treatment. CNS Drugs 15:777–796

Wallerstedt SM, Kindblom JM, Nylen K et al (2014) Medication reviews for nursing home residents to reduce mortality and hospitalization: systematic review and meta-analysis. Br J Clin Pharmacol 78:488–497

Zerzan J, Stearns S, Hanson L (2000) Access to palliative care and hospice in nursing homes. JAMA 284(19):2489–2494

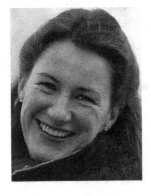

Prof. Dr. med. Bettina Sandgathe Husebø, PhD Medizinstudium in Aachen und Bonn

1990	Mitarbeiterin auf der Palliativstation und des Hausbetreuungsdienstes im Malteser Krankenhaus Bonn-Hardtberg
1996	Oberärztin für Anästhesie, Intensivmedizin und Schmerztherapie, Malteser Krankenhaus Bonn-Hardtberg
1997	Chefärztin im Rote-Kreuz-Geriatriezentrum Bergen, dem größten Geriatriezentrum und Pflegeheim in Norwegen; Mitarbeiterin im nationalen norwegischen Projekt »Palliativmedizin für alte Menschen«
2000	Eröffnung der ersten Palliativstation in einem norwegischen Pflegeheim: Rote Kreuz Pflegeheim, Bergen
2002	Nationale Auszeichnung durch das norwegische Gesundheitsministerium

2001–	Mitarbeiterin im nationalen Zentrum für Palliative Care
2005	Universität Bergen
2004	PhD-Stipendiat, Universität Bergen, zum Thema: Schmerzerfassung bei Demenz
2008	Habilitation
2008	Post-doctoral Stipendium, Universität Bergen, zum Thema: Einfluss von Schmerz auf Verhaltensstörungen bei Demenz
2008	Auszeichnung durch das Norwegische Rote Kreuz
2012	Eröffnung des Zentrums für Alters- und Pflegeheimmedizin an der Universität in Bergen, Norwegen
2017	Professor an der Universität in Bergen, Department for Global Public Health and Primary Care
2019	Leiter for Innovation, Department for Global Public Health and Primary Care
2021	Postgraduate Safety, Quality, Informatics and Leadership (SQIL) Program, Harvard University, Boston, USA
2022	Auszeichnung mit dem nationalen Demenzpreis, verliehen von König Harald von Norwegen
	Insgesamt 26 PhD- und Postdoktor-Kandidaten; 130 wissenschaftliche Publikationen; 15 Bücher und Buchkapitel; Hirsch Index 38, Media releases, Podcasts, TV/Radio ~80 Beiträge in 2021/2022, e.g., BBC World Service, Aftenposten, The Guardian.

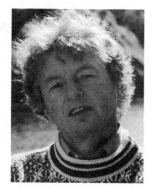

Dr. med. Stein Husebø Medizinstudium in Graz und Lübeck

1982	Leiter des ersten norwegischen Teams für Schmerztherapie und Palliativmedizin, Universitätskrankenhaus Bergen, Norwegen
1984	Leitender Redakteur der Skandinavischen Zeitschrift für Palliativmedizin
1988	Gründungsmitglied und erster Präsident der Skandinavischen Gesellschaft für Palliativmedizin
1989	Gründungsmitglied der Europäischen Gesellschaft für Palliativmedizin
1990	Chefarzt für Anästhesie, Intensivmedizin und Schmerztherapie an der Universitätsklinik Bergen
1995	Gastwissenschaftler in Bonn, gefördert von der Deutschen Krebshilfe
1998	Gastprofessur an der Universität Wien

1998	Leiter eines nationalen Projekts im Rote-Kreuz-Geriatriezentrum, Bergen, »Palliativmedizin für alte Menschen«
2000	Deutscher Schmerzpreis
2003	Gastprofessor an der IFF, Fakultät für interdisziplinäre Forschung und Fortbildung der Universität Klagenfurt/Wien
2003	Leiter des europäischen Projekts: »Würde für die schwächsten Alten«
2008	Auszeichnung durch das Norwegische Rote Kreuz
2008	Eröffnung des Zentrums für »Würde – Fürsorge und Behandlung alter Menschen«, Rote Kreuz Pflegeheim, Bergen

Psychosoziale Fragen

9

Stein Husebø

Inhaltsverzeichnis

S. Husebø (✉)
Fana, Norwegen
E-Mail: steinhuse@gmail.com

© Der/die Autor(en), exklusiv lizenziert an Springer-Verlag GmbH, DE, ein Teil von Springer Nature 2023
S. Husebø et al. (Hrsg.), *Palliativmedizin*,
https://doi.org/10.1007/978-3-662-65768-3_9

301

9.1   Familie und Umfeld

Menschen leben in einem sozialen Umfeld; sie haben einen Beruf und eine Arbeit oder haben keinen Beruf und/oder auch keine Arbeit. Alle haben Gefühle, Gedanken, Befürchtungen, Freunde und Familie. Vieles ist in ihrem Leben passiert, bevor sie von Krankheit betroffen wurden. Wenn der Patient von einer ernsten Erkrankung getroffen wird, erhält die Biografie der Patienten, ihre Erfahrungen mit Leben und Krankheit, eine große Bedeutung. Sie haben Stärken und Schwächen, bevor sie krank werden. Diese Stärken oder Schwächen können sich aufgrund der Krankheit ändern, sie können die Krankheitsentwicklung und den Umgang mit der Krankheit negativ oder positiv beeinflussen (Cassel 1982; Barinaga 1989).

Wir wissen, dass jeder Mensch individuell auf eine Erkrankung reagiert. In welchem Maße er oder sie mit dieser Krankheit und ihren Folgen zurechtkommt, hängt von den zuvor beschriebenen Faktoren ab. Eine Frau, die zu Hause kleine Kinder hat und selbst unter einem Mammakarzinom mit Metastasen leidet, wird vor anderen Herausforderungen stehen als ein Mann, der in einem Alter von 76 Jahren ein metastasierendes Pankreaskarzinom bekommt. Ob der Patient in Afrika oder Deutschland zu Hause ist, wird seine Gegenwart und Zukunft, Wahlen und Qualen beeinflussen. Wenn eine 83-jährige Patientin, die seit drei Jahren im Pflegeheim wohnt, von einer inkurablen Erkrankung erfährt, hat sie andere Sorgen und wird anders reagieren als der 54-jährige selbstständige Gastwirt mit der gleichen Diagnose, der zu Hause Frau und vier Kinder zu versorgen hat.

Dass Krebs oder andere lebensbegrenzende Erkrankungen eine große Belastung sowohl für den Kranken als auch für sein soziales Umfeld bedeuten, ist durch viele Studien bewiesen. Die Familie und das gesamte soziale Umfeld des Kranken werden auch durch die Erkrankung betroffen. Umgekehrt wird ein Tumorpatient besser mit seiner Krankheit zurechtkommen, wenn er einen Ehepartner und eine Familie hat, die in der Lage sind, sich um ihn zu kümmern. Es gibt sogar Hinweise, dass die Überlebenszeit verlängert wird (Ganz et al. 1991). Goodwin et al. (1987) konnten in einer großen Studie nachweisen, dass nichtverheiratete Patienten eine signifikant kürzere Überlebenszeit hatten. Es gibt aber Situationen, in denen die Familie eine zusätzliche Belastung für den Kranken bedeutet.

Es gibt Untersuchungen, die zeigen konnten, dass die Entwicklung einer Tumorerkrankung durch psychosoziale Unterstützung positiv beeinflusst werden kann (Barinaga 1989). Spiegel et al. (1989) fanden in einer prospektiven Studie, in der Frauen mit Brustkrebs über zehn Jahre betreut wurden, dass deren Überlebenszeit bei Gruppenbehandlung deutlich höher lag. Die Patientinnen in der Studie erhielten eine unterstützende Gruppentherapie über einem Zeitraum von einem

Jahr nach der Diagnosestellung. Die mittlere Überlebenszeit war mit 36,6 Monaten doppelt so hoch wie bei den Teilnehmerinnen in der Kontrollgruppe, wo die mittlere Überlebenszeit 18,9 Monate betrug.

Manchmal ist es schwer zu erkennen, wo in einem Familiensystem Probleme und Reserven liegen. Viele Ärzte haben erlebt, wie der Patient über die Angehörigen folgende Aussagen machte: »Ich verstehe jetzt, dass die Krankheit unheilbar ist und der Tod bevorsteht, aber sagen Sie es bitte nicht meinem Mann!« Solche Aussagen können ein Versuch sein, den Lebenspartner zu schützen. Es wiederholt sich aber immer wieder, dass solche Aussagen eher dazu dienen, sich selbst zu schützen.

Es gibt eine Reihe von Möglichkeiten, wie wir Einblick in die psychosozialen Probleme der Patienten bekommen können. Weisman (1989) beschreibt wichtige Fragen in einem offenen Gespräch mit dem Patient über vorhandene und potenzielle Belastungen bzw. Fragen, die es dem Patienten ermöglichen zu beschreiben, welche Hilfe er benötigt.

Fragen an den Patienten
Welche Probleme hat er/sie?

- Krankheit und Gesundheit
- Familie und Lebenspartner
- Wohnung und Finanzen
- Soziale und sexuelle Funktion
- Beruf und tägliche Aktivitäten
- Selbstbild
- Religion und Existenz

Welche Hilfe braucht er/sie?

- Symptomkontrolle
- Praktische Hilfe und Unterstützung
- Verbesserung der Sicherheit
- Kommunikation mit Angehörigen, Freunden, Arzt/Krankenschwester
- Mut, um die Zukunft ertragen zu können

In der Praxis sehen wir leider, wie leicht es für das medizinische Fachpersonal ist, diese Fragen nicht anzusprechen. Die Gründe dafür sind vielfältig. Teils geben wir an, zu wenig Zeit zu haben. Teils müssen wir annehmen, dass es an Kompetenz und Einsicht mangelt, um diesen zentralen Fragen den notwendigen Raum zu geben. Dabei übersehen wir, dass keiner so viel über die Kompetenzen und Möglichkeiten des Patienten weiß wie er selbst. Wir bewirken dabei, dass er in seiner Autonomie von Anfang an begrenzt wird. Unsere wichtige Aufgabe liegt darin, diese Autonomie zu fördern und zu unterstützen, damit dem Patienten mit einem Minimum an fremder Hilfe ein Maximum an eigener Autonomie erhalten bleibt.

Virginia Satir hat in mehreren Publikationen Familien als »offene« und »geschlossene« Systeme beschrieben (Satir 1972). Diese Modelle der Familiensysteme sind für uns im Umgang mit den schwerkranken Patienten und ihren Angehörigen von großem Wert, weil wir so Interaktionen, Verbindungen, Rollen und Kommunikationsmuster in der Familie besser verstehen.

Offene und geschlossene Familiensysteme (nach Satir 9.1972)

Offene Familie

- Direkte, klare, kongruente Kommunikation, in der jedes Mitglied die Freiheit hat, über alles zu kommunizieren;
- flexible Verbindungen und Rollen;
- ein System in einem Gleichgewicht, in dem Interaktion gefördert wird;
- offene, moderne Regeln und Akzeptanz der Veränderung, die als normal und notwendig angesehen wird.

Geschlossene Familie

- Begrenzte Kommunikation, mit indirekten, unklaren oder inkongruenten Aussagen;
- zerstörte Verbindungen ohne eine angemessene Differenzierung der Familienmitglieder;
- Abhängigkeiten voneinander;
- starre Familienregeln;
- Untersysteme, in denen das Einzelmitglied unter Isolation, Unterdrückung oder ungleichem Zugang zur Macht leidet;
- verdeckte, altmodische und starre Regeln, unter denen Änderungen kaum möglich sind, die Bedürfnisse der Mitglieder nicht erfüllt werden und Wachstum nicht zugelassen wird.

Das Hauptziel in einer geschlossenen Familie ist es, Änderungen zu verhindern.

Wenn ein Familienmitglied dem Tod nahe ist, ist das Gleichgewicht der Familie bedroht. Das Familiensystem wird sich gegen die Änderung wehren, um das alte Gleichgewicht wieder herzustellen.

Ein Witwer erzählte mir nach dem Tod seiner Frau: »Ich bin sehr verbittert darüber, dass meine Frau vom Arzt über ihre Situation aufgeklärt wurde. Dadurch hat er ihr ihre letzte Hoffnung genommen.« Kurz zuvor berichtete er aber auch, dass sich seine Frau durch diese Aufklärung offen mit ihrem Schicksal auseinandergesetzt hat, es annehmen konnte und würdevoll vom Leben und den Angehörigen Abschied genommen hat.

Er selbst kam mit dieser Situation nicht zurecht: Wütend suchte er nach sinnlosen »alternativen« Therapien und konnte lange Zeit die tröstenden Bemühungen seiner Frau nicht ertragen. Die Aufklärung ist die Grundlage für die Akzeptanz der notwendigen Veränderungen, damit eine Familie mit Diagnose und Krankheitsentwicklung zurechtkommen kann. Das Familienmitglied, das diese Veränderung nicht akzeptieren kann, wird häufig versuchen, den notwendigen und offenen Informationsfluss zu den anderen zu unterbinden.

Familienprobleme sind nicht selten die Ursachen für belastende Symptome bei den Patienten. Schlaflosigkeit, Rollenkonflikte, Gefühlsprobleme, Schmerzen, Angst, Depression und Trauer sind häufig die Folgen (Lichtman et al. 1984). Wir wissen, wie sehr alte und scheinbar »vergessene« Konflikte und Krisen bei den Familienmitgliedern aktiviert werden, wenn neue entstehen. Jedes Familiensystem hat seine spezifische Dynamik, in der die Rollen und Reviere unter den Familienmitgliedern über viele Jahre verteilt sind. Wenn ein Familienmitglied durch die Erkrankung eine neue Rolle bekommt, wird das ganze Familiensystem gezwungen, eine neue Rollenverteilung vorzunehmen. Besondere Belastungen können hierbei für die Kinder entstehen (Abschn. 9.5).

Pflegende und betreuende Ärzte müssen Sensibilität besitzen, damit sie einem durch viele Jahre, Probleme und Reaktionen etabliertem Familiengleichgewicht durch ihre Informationen und ihr Vorgehen keinen zusätzlichen Schaden zufügen. Diese »Homöostase« dient häufig dem Schutz der gesamten Familie und des einzelnen Mitglieds. Wenn Ehepartner seit 20 Jahren oder länger große Schwierigkeiten haben, miteinander über schwierige Themen und Gefühle zu kommunizieren, wird es nur selten gelingen, dieses Verhalten in einer Lebenskrise zu ändern. Wenn eine erwachsene Tochter ein kompliziertes Verhältnis zu ihrer Mutter hat, wird sich diese Beziehung durch die entstandene Krankheit nicht plötzlich verbessern.

Ärzte und Krankenschwestern sind nur ausnahmsweise in der Lage, sich einen Einblick in eine solche Familiendynamik zu verschaffen. Trotzdem erleben wir, dass diese Fachgruppen häufig unvorbereitet in komplizierte Familienkonflikte hineingezogen werden, sodass sie oft mehr Schaden als Nutzen anrichten. Im Umgang mit diesen Kranken und ihren Angehörigen ist ein Höchstmaß an Verantwortung geboten. Wir müssen uns vor Augen halten, dass der Kranke im Mittelpunkt unserer Maßnahmen und Informationen steht. Das Wohlergehen der Familie soll zwar auch unser Anliegen sein, aber diese Bemühungen müssen auch im Interesse des Patienten liegen und sollten mit ihm gemeinsam stattfinden.

Wenn ein Familienmitglied durch ein Aufklärungsgespräch ausführlicher und offener informiert wird als der Patient selbst, wird die Kommunikation in der Familie problematisch. Macht kann ausgeübt und missbraucht werden durch das Zurückhalten oder das Geben von Information, Wahrheiten und Unwahrheiten.

Es ist ein besonderes Verdienst der modernen Hospizbewegung, dass man frühzeitig die Bedeutung der Familie und des sozialen Umfelds bei schwer kranken Patienten erkannt hat. Die Teilnahme der Familie an Gesprächen und Kontakten wird bewusst gefördert. Auch im Krankenhaus wird die Familie in das Pflege- und

Betreuungssystem eingebunden. Familiengespräche mit Beteiligung von Ärzten, Krankenschwestern und anderen Bezugspersonen haben sich bewährt (Rando 1984). In diesen Begegnungen können praktische Probleme angesprochen, Missverständnisse verhindert oder beseitigt und das gegenseitige Vertrauen vergrößert werden.

Das etablierte Gesundheitswesen zeichnet sich häufig dadurch aus, dass der Patient und seine Angehörigen mit dem Betreten des Krankenhauses zur Passivität und Inaktivität aufgefordert werden. Das Essen wird gebracht, die Betten werden gemacht, die persönliche Hygiene wird vom Pflegepersonal verrichtet. Einige Patienten sind auf fremde Hilfe angewiesen, aber die Mehrheit kann viele Aufgaben selbst durchführen. Warum müssen Patienten, die mit Vorliebe selbst den Tisch decken und mit anderen Patienten die Mahlzeiten zu sich nehmen würden, im Bett essen? Gibt es nicht einen Angehörigen, der gerne Fürsorge übernimmt, sobald er sieht, dass seine Hilfe erwünscht ist?

Die Teilnahme der Angehörigen an der Pflege und Betreuung ist wichtig für den Patienten und für die Angehörigen, sobald dieses Engagement erlaubt und gefördert wird. Besonders deutlich ist dies bei schwerkranken Kindern. Es ist fast selbstverständlich, dass Eltern im Krankenhaus übernachten können, häufig im gleichen Zimmer gemeinsam mit ihrem Kind. Aber auch bei schwerkranken Erwachsenen sind die Erfahrungen mit dieser Integration der Angehörigen für die Versorgung der Patienten sehr positiv.

Patienten und Angehörige empfinden häufig eine große Distanz zu den Ärzten und Krankenschwestern im Krankenhaus. Dadurch kann eine große Barriere entstehen, die eine Einbindung des Patienten oder der Angehörigen in der Pflege verhindert. Umgekehrt erleben wir oft, dass wenig Besuch kommt, oder sehen Angehörige, die sich wenig kümmern. Wo liegt das Problem? Sind es die Angehörigen, die kein Interesse haben, oder sind wir es, die ihre Bemühungen verhindern?

»Ich sehe langsam ein, dass meine Mutter nicht mehr lange zu leben hat.«, sagte der Sohn einer sterbenden Frau. »Vielleicht ist sie bewusstlos, wie ihr sagt. Ich möchte aber gerade jetzt bei ihr bleiben, bis es vorbei ist. Vielleicht kann sie nicht länger hören, was ich sage. Ich gebe aber nicht auf. Ich hoffe, dass sie irgendwie vernehmen kann, dass ich bei ihr bin, dass ich mich jetzt um sie kümmere, dass ich es bin, der sie wäscht. Auch wenn sie es nicht mehr wahrnimmt, möchte ich es für mich tun. Sie hat sich das ganze Leben um mich gekümmert.«

Drei Wochen später starb die Mutter. Der Sohn war Tag und Nacht bei ihr geblieben. Er sagte dann:

Diese Wochen waren die wichtigsten in meinem Leben. – Auch für meine Familie, meine Kinder: Dass sie gesehen haben, wie wichtig meine Mutter für mich ist; dass ich meine sonst über alles stehende Arbeit zur Seite schob, um bei Mutter zu sein; wie ich plötzlich schwach war und viel geweint habe. Sie haben beide wiederholt zu mir gesagt, dass sie jetzt einen anderen Vater bekommen haben. Ihr Ärzte und Schwestern müsst einsehen, wie schwer es uns im Krankenhaus an der Bettkante gemacht wird, wenn wir uns kümmern wollen. Wir haben Angst, uns aufzudrängen oder etwas falsch zu machen, im

Weg zu sein für die wichtige Behandlung. Dabei war für mich das Wichtigste, nichts zu machen! Mich hinzusetzen und mir Zeit zu nehmen, für mich ein Weg zur Versöhnung mit dem bevorstehenden Tod meiner Mutter, eine wichtige Vorbereitung für die Zeit danach.

In einer breit angelegten Untersuchung hat Wilber (1988) zeigen können, dass Angehörige sowohl während der Erkrankung wie auch in der Zeit danach besser mit diesem Verlust zurechtkommen können, wenn sie mit Unterstützung in die Pflege integriert wurden. Ähnliche Beobachtungen dokumentieren, dass Angehörige besser mit dem Leben während der Erkrankung und nach dem Todesfall umgehen, wenn sie frühzeitig in Gespräche mit dem Kranken und den Ärzten eingebunden werden und auch praktische Aufgaben wie Pflege und Fürsorge übernehmen dürfen (Häggmark et al. 1987; Trijsburg et al. 1992).

Die Angehörigen brauchen wie wir Anerkennung und Erklärung. Sie haben Ängste und Gefühle, sie verstehen oder verstehen nicht, warum der Tod jetzt bevorsteht. Konflikte treten nicht selten auf, weil der Sterbende oder die Angehörigen nicht loslassen können. Häufig reagieren sie mit Eifersucht, Wut, Inkompetenz, Hilflosigkeit und Trennungsangst. In diesen Situationen dürfen wir weder Patient noch Angehörige ohne Unterstützung lassen (Wilson 1992).

Wir haben wiederholt gesagt, dass die »Aufklärungsgespräche« über Diagnose, Therapie und Prognose nicht ohne den Patienten stattfinden dürfen. Diese »goldene Regel« in der Kommunikation mit Schwerkranken darf aber keineswegs zu dem Irrglauben führen, dass wir nicht mit den Angehörigen alleine reden dürfen. Wir können sie ansprechen und begrüßen, fragen, wie es ihnen geht, und uns zu ihren Fragen und Kommentaren über ihre eigene Situation äußern. Wir können sie über Möglichkeiten der praktischen, finanziellen und pflegerischen Unterstützung aufklären, besonders wenn die Frage einer Entlassung des Patienten nach Hause besprochen wird. Selbstverständlich sollten wir immer vor Augen haben, dass diese Gespräche nicht ohne Zustimmung des Patienten stattfinden sollten. Aber der Patient kann selbst ein Signal geben, dass wir das eine oder andere praktische Problem direkt mit den Angehörigen besprechen können. Im Finalstadium der Erkrankung kann der Patient so mitgenommen sein, dass er oder sie nur wenig Kraft zu solchen Gesprächen hat.

Wenn Angehörige sich aktiv an der Pflege und Betreuung beteiligen wollen, brauchen sie mehr Unterstützung als zuvor. Vor allem müssen sie wissen, an wen sie sich rund um die Uhr wenden können, wenn nicht vorhersehbare Fragen oder Probleme entstehen.

9.2 Sollen wir immer einen »Strohhalm« anbieten?

Anhand einer Untersuchung wollen wir diskutieren, wie Ethik und Kommunikation mit der psychosozialen Gesamtsituation verknüpft sind.

Slevin et al. (1990) führten eine Befragung über die Akzeptanz chemotherapeutischer Behandlung durch. Die Antworten folgender fünf Gruppen wurden miteinander verglichen:

- Krebspatienten (Patienten mit einer neu diagnostizierten Tumorerkrankung),
- onkologische Krankenschwestern,
- Onkologen (inkl. niedergelassene Ärzte),
- Hausärzte,
- gesunde Vergleichspersonen.

Den Teilnehmern wurden folgende Fragen gestellt: Sie haben die Wahl zwischen.
A: stark belastender Chemotherapie mit einer großen Anzahl von Behandlungen, Infusionen und Venenpunktionen, mit mehreren Krankenhausaufenthalten, Übelkeit, Erbrechen, Haarausfall, Müdigkeit und Minderung der Libido; B: einer wenig belastenden Chemotherapie, bei der nur geringe Übelkeit und Müdigkeit zu erwarten sind.

- Wie groß müssen die Heilungsaussichten (0–100 %) sein, damit Sie A oder B akzeptieren können?
- Wie stark muss eine mögliche Lebensverlängerung sein (drei Monate bis fünf Jahre), damit Sie A oder B akzeptieren können?
- Wie groß muss die Reduktion (0–100 %) von unangenehmen Symptomen (Schmerz, Atemnot etc.) sein, damit Sie A oder B akzeptieren können?

Die Antworten sind in Tab. 9.1 zusammengefasst.
Die Untersuchung lässt die Schlussfolgerung zu, dass Tumorpatienten fast nach jedem »Strohhalm« greifen würden. Im Durchschnitt sagen die Tumorpatienten: Auch wenn nur 1 % Wahrscheinlichkeit einer Heilung besteht, wären sie bereit, sowohl eine sehr belastende als auch eine weniger belastende Behandlung durchführen zu lassen. Die Onkologen, die gemeinsam mit den Patienten diese Entscheidung treffen müssen, liegen in ihrer Antwort den Patienten am nächsten. Ihre

Tab. 9.1 Chemotherapie: Akzeptanz und Erfolgsaussichten

	Krebs-patienten	Onkologen	Hausärzte	Onkologische Pflege-personen	Gesunde Vergleichs-personen
A: Stark belastende Chemotherapie:					
Heilungsaussichten [%]	1	10	25	50	50
Lebensverlängerung (Monate)	12	12	24	24	24–60
Symptomkontrolle [%]	10	50	75	50	75
B: Wenig belastende Chemotherapie:					
Heilungsaussichten	1	10	10	10	25
Lebensverlängerung [Monate]	3	6	12	12	18
Symptomkontrolle [%]	1	25	25	25	50

Antwort »mit 10 % Heilungsaussichten« entspricht der Minimalforderung der Statistiker bei klinischen Studien, damit die Wirksamkeit einer Therapie überhaupt angenommen werden kann.

Die Krankenschwestern, die am meisten mit den Nebenwirkungen und dem Verlust an Lebensqualität der Patienten nach der Chemotherapie konfrontiert werden, lehnen eine Therapie um »jeden Preis« zu einem hohen Prozentsatz ab. Während die Hausärzte bei der Erwartungshaltung zwischen den Onkologen und den Krankenschwestern liegen, ist diese bei gesunden Versuchspersonen am höchsten.

Die Ergebnisse dieser Untersuchung zeigen, wie schwer es ist, eine »gute« oder »richtige« Entscheidung zu treffen! Ein Patient hat nur selten ausreichend gute Kenntnisse in Bezug auf Forschung und Statistik, um selbst beurteilen zu können, wie die Erfolgsaussichten einer Therapie einzuschätzen sind. Er ist weitgehend auf die Informationen und Empfehlungen seiner betreuenden Ärzte angewiesen. Der Patient wird von der Situation geprägt, in der er sich befindet, und kämpft um sein Leben. So lange er glaubt, geheilt werden zu können, ist er bereit, viele Nebenwirkungen und Belastungen in Kauf zu nehmen.

Wir alle wollen bei einer Erkrankung die Autonomie des Patienten erhalten. Das ist aber nicht möglich, wenn der Patient nicht die Voraussetzungen für die zu treffenden Entscheidungen kennt. Wenn die Wirksamkeit einer Therapie nicht nachgewiesen ist, sollen wir dennoch eine Therapie anbieten, wenn

- der Patient es will?
- die Nebenwirkungen sehr groß sind? (Was ist zumutbar?)
- die Kosten sehr hoch sind?
- andere wichtige Patientengruppen aufgrund der hohen Therapieausgaben nicht behandelt werden können?

Wie gehen wir interkollegial mit diesen Fragen um? Kann es passieren, dass ein anderer Kollege den Patienten so behandelt, dass er unrealistische Hoffnungen weckt (oder fördert)?

Die genannte Studie zeigt einerseits, dass der Patient bereit ist, viele Nebenwirkungen und Belastungen in Kauf zu nehmen, auch wenn der Therapieerfolg sehr gering ist. Andererseits ergeben sich folgende Fragen:

- Würde der Patient eine andere Entscheidung treffen, wenn der Arzt eindeutig von der Therapie abgeraten hätte?
- Wie ist der Patient aufgeklärt worden?
- Weiß er, dass keine Heilungsaussichten mehr bestehen?
- Welches Signal geben wir dem Patienten?
- Ist es unsere Hauptaufgabe, die Krankheit gemeinsam und mit allen Möglichkeiten zu bekämpfen?
- Ist das gemeinsame Ziel die Planung von guten Wochen, Monaten und evtl. Jahren?

- Wird die Familie besser mit dem bevorstehenden Leben zurechtkommen, wenn wir einen »Strohhalm« anbieten?
- Verhindert eine jetzige »Lebenslüge«, dass Patient und Angehörige sich gemeinsam auf den bevorstehenden Abschied vorbereiten?

Wir müssen uns mit Offenheit und Sensibilität gemeinsam mit Patient und Angehörigen diesen Fragen widmen. Ihre Beantwortung entscheidet darüber, wie diese neue Lebenssituation bewältigt und eine Situation gekennzeichnet durch Last, Angst, Frustration und Depression vermieden wird. Eine heute ausgesprochene »Lebenslüge« kann nur scheinbar oder vorübergehend hilfreich sein. Morgen allerdings fordert sie von den Betroffenen einen unbezahlbaren Preis (Fallowfield 1997).

Fallowfields Studien zeigen, wie eng das psychosoziale Wohlergehen und die Lebensqualität eines Patienten zusammenhängen mit medizinischen, ethischen und kommunikativen Fragen. Respekt vor der Autonomie und Integrität des Patienten soll unsere Leitschnur im alltäglichen Umgang sein. Dieses ist nicht möglich, wenn der Patient Entscheidungen treffen soll, für die ihm die fachlichen Voraussetzungen fehlen.

Um diesen Prozess zu fördern, bedarf es einer medizinischen und ethischen Reife des Arztes. Diese Lebensphase des Patienten ist geprägt von Unsicherheit, Angst, Wut und Verzweiflung; in ihr müssen Fragen gestellt und beantwortet werden. Der Arzt muss erklären, welche Therapie er aus fachlicher und wissenschaftlicher Überzeugung anbieten kann und welche Nebenwirkungen dabei zu erwarten sind.

Wenn keine Dokumentation über die Wirksamkeit dieser Therapie vorliegt, darf der Arzt diese Behandlung nicht anbieten, besonders wenn die Kosten und Nebenwirkungen für den Patienten (und die Gesellschaft) eine große Belastung sein könnten.

Diese Diskussion über den Nutzen einer Therapie erhält in der medizinischen Fachliteratur einen zunehmenden Stellenwert. »Futility« ist der englische Ausdruck für »Erfolglosigkeit«. Zahlreiche Publikationen zu »medical futility« zeigen uns, wie ernst dieses Thema geworden ist (Younger 1988a, b; Callahan 1991; Jecker und Pearlman 1992). Folgende Kriterien für unnütze medizinische Behandlung werden angegeben:

- Eine Heilung ist ausgeschlossen.
- Die Behandlung bringt für den Patienten keine Vorteile.
- Es ist unwahrscheinlich, dass der angestrebte Nutzen erreicht werden kann.
- Die Behandlung könnte begründbar sein, aber es fehlt an Validität.

Aus diesen Überlegungen sind medizinische Grundregeln entstanden, die es dem Arzt ermöglichen, die Autonomie und Integrität des Patienten mit ethischer und fachlicher Kompetenz zu fördern (Smith 1995).

Das Recht des Patienten ist es, die Vorschläge des Arztes zu akzeptieren oder abzulehnen. Weiterhin hat er das Recht, dass sich der Arzt die Zeit nimmt, Fragen zuzulassen und zu beantworten. Er hat das Recht zu erfahren, welche Alternativen vorliegen und welche Belastungen und Nebenwirkungen bei den verschiedenen Alternativen zu erwarten sind. Er hat das Recht zu erfahren, ob es nachgewiesen ist, dass er durch die empfohlene Therapie zusätzliche Lebenszeit gewinnen kann. Dabei ist er auf das Fachwissen, die Wahrhaftigkeit und das Beurteilungsvermögen seines Arztes angewiesen.

Rechte der Patienten und Pflichten der Ärzte vor schwierigen Therapieentscheidungen bei schwerkranken Patienten

- Der Patient hat das Recht darauf, dass der Arzt sich für die Diskussion dieser Fragen die erforderliche Zeit nimmt.
- Der Patient hat das Recht zu entscheiden, welche Therapie er in seiner Situation akzeptieren will.
- Der Arzt hat die Pflicht, nach medizinischen und ethischen Kriterien zu entscheiden, welche Therapie in der gegebenen Situation angeboten werden muss.
- Der Patient hat nicht das Recht auf eine Therapie ohne dokumentierte Erfolgsaussichten, besonders wenn dabei Leid und Kosten vergrößert werden.
- Der Arzt hat die Pflicht, den Patienten vor sinnlosen Entscheidungen und Therapien in Schutz zu nehmen; er muss den Patienten vor unnötigen, unwirksamen und belastenden Therapieexperimenten schützen.
- Wenn kein dokumentierter Erfolgsnachweis für eine Therapie vorliegt, darf der Arzt diese Behandlung nur innerhalb einer streng kontrollierten wissenschaftlichen Studie vorschlagen. Für diese Studien bestehen besondere Aufklärungspflichten.

Eine Behandlung ohne kontrollierte Studien findet immer noch zu häufig statt (American 1994; MacDonald 1995). Hierbei handelt es sich um Therapien, die auf Vermutungen ohne wissenschaftliche Grundlagen basieren. Es erscheint sehr fragwürdig, wenn die Patienten solchen »therapeutischen Experimenten« mit einer Reihe unnötiger Nebenwirkungen und Kosten ausgesetzt werden.

Solange sie an der Studie teilnehmen und ein Erfolg zu erwarten ist, werden Patienten oft mit viel Interesse und Kompetenz betreut. Obwohl diese Fragen in der Helsinki-Konvention über medizinische Forschung streng geregelt sind, ist leider nicht selten eine Reduktion des Zeitaufwands und der Zuwendung des Arztes gegenüber den Patienten zu beobachten, wenn eine Studie beendet oder abgebrochen wird.

Die Beantwortung der Fragen »Wie viel und welche Therapie?« und »Wie viel und welche Information?« setzt nicht nur Fachkenntnisse in der Medizin voraus. Kompetenz in Ethik und Kommunikation ist gleichermaßen gefragt. Zusätzlich benötigen wir Informationen über den Patienten, sein Leben und sein Umfeld. Erst wenn wir den Patienten und sein soziales Umfeld gut kennen, wenn wir wissen, welche Familie und welche Belastungen vorhanden sind, werden wir besser beurteilen können, welche Fragen und Entscheidungen für den Kranken von Bedeutung sein werden.

Eine Mutter mit Kindern zu Hause kann eine belastende Therapie im Krankenhaus akzeptieren, obwohl sie dadurch von der Familie getrennt ist. Sie wird hoffen, durch die Behandlung für sich und die Kinder Zeit zu gewinnen. Aber wenn diese Hoffnung auf einem Trugschluss beruht und sie durch die Information des Arztes hinters Licht geführt wurde, wird der Patientin und ihrer Familie großer Schaden zugefügt.

Die Entscheidung, einen Patienten nicht über die Prognose aufzuklären, widerspricht den Grundlagen moderner medizinischer Ethik (Fallowfield 1997), auch wenn sie für den Arzt »das geringere Übel und die bequemere Lösung« darstellt.

Die Studie von Slevin et al. (1990) zeigt uns, wie schwerkranke Patienten am Leben hängen. In dieser Situation müssen Ärzte diese Patienten unterstützen, absehbare Probleme zu sehen und zu verstehen. Erst dann können die Patienten die für sie wichtigen Entscheidungen gemeinsam mit dem Arzt treffen (Husebø 1997).

9.3   Zu Hause oder im Krankenhaus?

Eine weitere Frage hat für das Wohlergehen des Patienten eine zentrale Bedeutung:

- Wo hat es der Patient am besten – zu Hause oder im Krankenhaus?

Die Beantwortung dieser Frage hat nicht nur praktische Konsequenzen. Dieses Thema ist der Schlüssel zu einer Reihe ethischer, kommunikativer und medizinischer Perspektiven und hat einschneidende Konsequenzen für das Wohlergehen unserer Patienten.

»Wo fühlen Sie sich wohl? Wenn Sie ernsthaft erkranken und nicht mehr geheilt werden können, wo möchten Sie ihre noch verbleibende Zeit verbringen – zu Hause oder im Krankenhaus?«

Untersuchungen in der Bevölkerung zeigen, dass sich die große Mehrheit der Menschen für zu Hause entscheiden würde. Selbstverständlich müssen wir uns mit den menschlichen, sozialen und fachlichen Voraussetzungen für eine umfassende Betreuung schwer Kranker zu Hause beschäftigen.

In Skandinavien haben Modellprojekte gezeigt, dass eine Betreuung zu Hause ohne Verlust an Qualität in Pflege und Behandlung möglich ist. Die schwedische Ärztin Barbro Beck-Friis zeigte in ihrer Habilitation (Beck-Friis 1993), dass schwerkranke und sterbende Patienten, die aus medizinischen Gründen an eine Krankenhausbehandlung gebunden sind, sowohl besser als auch billiger zu Hause betreut werden können.

In Deutschland ist es nicht einfach, schwerkranke Patienten nach Hause zu schicken. Durch die starke Trennung zwischen ambulanter und stationärer ärztlicher Versorgung sind die Hürden hoch und der Widerstand zur Kooperation häufig sehr groß. Es gibt aber auch bei uns Modellprojekte, in denen eine gute Pflege terminal Kranker zu Hause organisiert wird. Voraussetzung ist eine gute Kooperation zwischen Patient, Angehörigen, Hausarzt, Krankenhausarzt, Sozialstation und Hausbetreuungsteam.

Beck-Friis nennt folgende Voraussetzungen für eine vernetzte Betreuung sterbender Patienten zu Hause:

Das Motala-Projekt: Voraussetzungen für eine umfassende Betreuung sterbender Patienten zu Hause

- Der Patient möchte aus eigener, freier Entscheidung zu Hause sein.
- Ein oder mehrere Angehörige bejahen die Entscheidung und möchten an der Pflege teilnehmen.
- Eine professionelle Pflege und medizinische Betreuung können bei Bedarf rund um die Uhr und an sieben Tagen in der Woche angeboten werden.
- Eine hohe pflegerische Kompetenz unter ärztlicher Mitwirkung ist gesichert.
- Eine stationäre Wiederaufnahme des Patienten ist, falls erforderlich, gewährleistet.
- Notwendige technische Hilfsmittel stehen zur Verfügung.
- Angehörige können für die Betreuung des Patienten krankgeschrieben werden oder finanzielle Unterstützung erhalten.
- Eine zusätzliche Haushaltshilfe kann angefordert werden.
- Es besteht eine gute Zusammenarbeit zwischen hochqualifizierten Fachkräften wie Onkologe, Chirurg, Anästhesist oder Seelsorger.
- Das betreuende Fachteam (Arzt und Krankenschwestern) besitzt Ausbildung und Praxis im Bereich der Palliativmedizin.

Mit diesem Modell wurde erreicht, dass 89 % der betreuten Patienten zu Hause sterben konnten. Dieser Prozentsatz liegt weit höher als in Deutschland, selbst dann, wenn man dies mit den Ergebnissen spezialisierter Hausbetreuungsdienste vergleicht. Bei uns ist von besonderem Nachteil, dass die notwendige Verbindung im Hausbetreuungsdienst zwischen kompetenten Ärzten und Krankenschwestern mangelhaft ist. In dem schwedischen Modell gaben über 90 % der Patienten und Angehörigen an, dass die Schmerztherapie, Symptomkontrolle, Pflege, Sicherheit, Umsorgung und Betreuung ausgezeichnet waren.

Ein Problem in Deutschland besteht in der Vorstellung vieler Krankenkassen, Laien und Politiker, dass in der Terminalpflege Geld durch Senkung der Qualität gespart werden kann. Unter dem Motto: »Wer nicht mehr geheilt werden kann, ist für die Krankenhäuser, die Gesellschaft und die Krankenkassen uninteressant« werden schwer kranke, »hoffnungslose« Patienten entlassen. Die Betreuung und Behandlung sterbender Patienten ist keineswegs ein Aufgabengebiet, in dem wir mit dieser Argumentation Geld sparen können.

Dabei ist die qualitativ gute Versorgung Grundvoraussetzung für eine Pflege und Behandlung zu Hause. Was uns die Modelle aus Skandinavien zeigen, ist, dass die Qualität zu Hause sogar gesteigert werden kann. Geld kann v. a. dadurch gespart werden, dass Angehörige in die Pflege eingebunden werden. In Norwegen, Schweden und Dänemark können Angehörige oder Nachbarn bis zu einem Monat mit vollen Gehaltsansprüchen krankgeschrieben werden. Interessanterweise zeigen diese Projekte, dass gerade die Mitbetreuung durch die Angehörigen zu der guten Lebensqualität zu Hause beitragen.

Diese Erfahrungen machen die Frage überflüssig, ob sich unsere Gesellschaft eine Finanzierung häuslicher Pflege sterbender Patienten leisten kann. Die aktuelle Frage ist eher umgekehrt: Wie lange können wir uns noch eine qualitativ minderwertigere und kostspieligere Betreuung im Krankenhaus leisten (Johansson 1991)?

Das wichtige Stichwort »Lebensqualität« ist angesprochen. Wo gibt es Qualität im Leben? Sind für die meisten von uns nicht gerade das Zuhause, das eigene Bett, die eigenen, privaten vier Wände, die Bücher und Blumen, die Bilder und Gewohnheiten der Inbegriff von Lebensqualität? Wird es uns im Krankenhaus je gelingen, den gleichen persönlichen Standard wie zu Hause bei den Patienten zu erreichen? Sollten wir die Herausforderung nicht dazu nutzen, zu überlegen, ob wir nicht vor einem neuen Konzept des Gesundheitswesens stehen, wo die Hauptbetreuung der chronisch und schwer Erkrankten zu Hause erfolgt und in dem die großen Institutionen nur zur Unterstützung der häuslichen Betreuung dienen sollten?

9.4   Trauer

Trauer ist die normale Reaktion, wenn wir einen Verlust erleben. Sie ist ein wichtiger Teil des menschlichen Lebens. Es kann der Verlust der Milchzähne sein, der meistens ohne großes Trauma bewältigt werden kann. Wenn wir aber im Alter Zähne verlieren, führt dieser Verlust nicht selten zu Trauerreaktionen. Wir können eine Freiheit verlieren oder eine Körperfunktion und erleben dabei Trauer. Häufig wird in der Kindheit der Verlust einer vertrauten Umgebung oder eines Freundes durch Umzug oder Schulwechsel erlebt. Heute werden viele mit Verlust und Trauer konfrontiert, weil die Eltern sich scheiden lassen. Eine besondere Belastung in der heutigen Zeit ist der Verlust der Arbeitsstelle. Es muss also keineswegs jemand sterben, damit Verlust und Trauer in unserem Leben existent werden und zu einer längeren Lebenskrise führen.

Bei einer ernsten (inkurablen) Erkrankung treten Verlust und Trauer lange vor dem Tod auf. Ausgelöst werden sie durch Verlust einer Körperfunktion oder Auftreten von Abhängigkeit von anderen. Scheinbar kleine Verluste können schwere Trauerreaktionen hervorrufen, die häufig nicht erkannt oder fehlinterpretiert werden. Es gibt aber Hinweise, dass sie als stufenweise Vorbereitung auf den großen Verlust, den Verlust des Lebens dienen. Die Reaktion auf Verluste ist individuell. Sie wird davon abhängen, welche Bedeutung der einzelne diesen Verlusten und dem Leben beimisst. Sie hängt auch davon ab, ob die Verluste vom sozialen Umfeld erkannt und zugelassen werden. Verluste, die allein getragen werden müssen, sind grundsätzlich schwerer zu ertragen.

Siegmund Freud (Ausgabe 1982) schrieb 1917 in seinen berühmten Aufsatz *Trauer und Melancholie:*

> Trauer ist regelmäßig die Reaktion auf den Verlust einer geliebten Person oder einer an ihre Stelle gerückten Abstraktion wie Vaterland, Freiheit, ein Ideal usw. [...] Es ist auch bemerkenswert, dass es uns niemals einfällt, die Trauer als einen krankhaften Zustand zu betrachten und dem Arzt zur Behandlung zu übergeben, obwohl sie schwere Abweichungen vom normalen Leben mit sich bringt. Wir vertrauen darauf, dass sie nach einem gewissen Zeitraum überwunden sein wird und halten eine Störung derselben für unzweckmäßig, selbst für schädlich.

Freud beschrieb vier zentrale Charakteristika, die mit Trauer verbunden sind:

- Ein tiefgreifendes Erlebnis von Schmerz,
- eine Isolation des Betroffenen von der Außenwelt,
- Verlust der Fähigkeit zu lieben,
- Aktivitätsverlust durch Zurückziehen von allen Aktivitäten, die nicht mit Gedanken an die vermisste Person in Verbindung stehen.

9.4.1 Stadien der Trauer

Es haben sich viele Autoren mit dem Problem der Trauer beschäftigt. Zwei hervorragende Fachkräfte auf diesem Gebiet – Bowlby und Parkes – haben ein Vier-Stufen-Schema des Trauerprozesses beschrieben (Parkes 1972; Bowlby 1980):

1. Schockphase,
2. Reaktionsphase,
3. Bearbeitungsphase,
4. Neuorientierungsphase.

1. Schockphase – Phase der Betroffenheit und des Schocks
Dies ist ein Stadium der unmittelbaren Betroffenheit, in dem verschiedene Grade der Verdrängung beobachtet werden können. Reaktionen wie »Es ist nicht wahr.« und »Sie müssen sich geirrt haben.« stehen im Vordergrund. Der Betroffene kann sich häufig nur in geringem Maße an die Information in dieser Phase erinnern. Diese Phase dient zum Schutz des Individuums und dauert normalerweise Stunden, Tage oder Wochen.

2. Reaktionsphase – Phase des Suchens
Der Betroffene entwickelt eine Strategie, um das Verlorene wiederzuentdecken. Emotionelle Reaktionen wie z. B. Tränenfluss kennzeichnen den Übergang in diese Phase und werden mehr oder weniger offen gezeigt. Wut über den fehlenden Erfolg dieser Suche richtet sich gegen die Person selbst oder andere. Angst und

Depression sind häufig. Dieses Stadium kann sich über Wochen, Monate und seltener Jahre hinziehen.

3. Bearbeitungsphase

In dieser Phase ist der Betroffene zunehmend in der Lage, bewusst oder unbewusst sein Trauma zu bearbeiten. In diesem Stadium beobachten wir häufig Depression und die fehlende Fähigkeit, in der Gegenwart und Zukunft einen Sinn zu sehen. Hierbei wird stufenweise das Suchen nach dem Vermissten losgelassen, indem die Erinnerungen zunehmend ertragen werden können. Die Bearbeitungsphase kann lange dauern, nicht selten mehrere Jahre.

4. Neuorientierungsphase – Stadium der Reorganisation

In dieser Phase bricht der Trauernde die Bande zu den Verlusten und beginnt stufenweise neue Bindungen aufzubauen. Interesse und Appetit kehren wieder. Die Neuorientierung beinhaltet oft ein verändertes Selbstbild – und kann erlebt werden als eine persönliche Reife auf der Basis der bearbeiteten Erfahrungen.

Es wäre ein Fehler anzunehmen, die Trauerreaktionen verliefen stur nach diesen Phasenbeschreibungen. Jeder hat individuelle Reaktionen auf Trauer. Die Reihenfolge kann unterschiedlich sein. Ein Patient kann sich lange in der Reaktionsphase aufhalten, um dann wieder zu dem Verhalten der Schockphase zurückzukehren. Viele wechseln jahrelang zwischen den Stadien hin und zurück (Lamerton 1991).

Schon die »normale« Trauerarbeit kann sich in physischen und psychischen Störungen ausdrücken, die von der Umgebung als Krankheit empfunden werden (Stroebe und Stroebe 1987). Das Wissen über Trauerreaktionen zeigt, dass es zu schweren Folgeerscheinungen kommen kann, wenn der Arzt akute Trauerreaktionen übersieht.

Affektive Symptome

Hier stehen Angst und Depression im Vordergrund, nicht selten in Kombination mit Schuldgefühlen und Wut. Gefühle der Einsamkeit und Isolation sind zentrale Faktoren selbst bei einem intakten sozialen Netzwerk.

Verhaltensstörungen

Die Trauer führt häufig zu Änderungen des Verhaltens im Alltag im Umgang mit anderen Menschen. Apathie, emotionale Labilität und sporadische Hyperaktivität sind typische Verhaltensweisen. Weinattacken oder eine spontane Aufräumaktion gehören zu den gewöhnlichen Reaktionen.

Änderungen des Selbstbilds

Das Selbstbild kann geprägt werden von Unsicherheit, Hilflosigkeit oder Hoffnungslosigkeit. Die Erinnerungen werden idealisiert. Unsicherheit oder Sehnsucht nach dem Vermissten steht im Vordergrund. Auch die Symptome, unter denen der Verstorbene in seiner letzten Lebensphase gelitten hat, können sich übertragen.

Kognitive Schäden

Kognitive Schäden zeigen sich als Konzentrationsschwächen und Bearbeitungsstörungen der eigenen Gedanken.

Psychophysiologische Symptome

Psychophysiologische Symptome entwickeln sich häufig und können von der Umgebung als somatische Krankheit wahrgenommen werden. Appetitlosigkeit, Gewichtsverlust, Energieverlust und Schlafstörungen gehören dazu. Änderungen der Lebensführung bewirken Folgeprobleme. Der Stress des Traumas kann zu erhöhter Anfälligkeit gegenüber Krankheiten wie Krebs führen (Spurrel und Creed 1993).

9.4.2 Der Sinn des Trauerns

WORDEN (1982) beschreibt vier Hauptaufgaben der Trauer:

1. Die Realität eines Verlustes akzeptieren.
2. Den Schmerz des Verlustes zulassen.
3. Anpassung an eine Welt, in die der Vermisste nicht zurückkommt.
4. Gefühle und Energien gegenüber dem Vermissten zurückziehen und in neue Beziehungen investieren.

Dem richtigen »Timing« der Unterstützung kann eine größere Bedeutung für das Ergebnis zukommen. Verständnis in der akuten Phase der Trauer ist wichtig und hilfreich. Dies konnte in zwei Studien gezeigt werden, aber auch, dass diese frühe Unterstützung kaum einen Einfluss auf die Langzeitsituation der Trauernden hat (Parkes 1980; Vachon et al. 1980).

Trauer und Trauerarbeit nehmen im Leben schwerkranker Patienten einen großen Raum ein. Trauer beeinträchtigt die Lebensqualität, führt zu Problemen in der Kommunikation und zu Symptomen, die evtl. falsch interpretiert oder behandelt werden. Trauer setzt auch Kräfte frei und hat eine Bedeutung, die bei Patienten und deren Angehörigen kaum überschätzt werden kann.

Wer gute Palliativmedizin vertreten möchte, muss fundierte Kenntnisse über Trauer und Trauerarbeit besitzen, damit zusätzlicher Schaden bei Patienten, Angehörigen, dem betreuenden Arzt und ihm selbst verhindert werden kann. Trauer dient dem Schutz des Individuums, sie unterdrücken oder »unsichtbar« machen zu wollen, wäre eine Verhaltensweise, die unmöglich und unsinnig ist.

9.4.3 Vorbereitende Trauer – Trauer vor dem Tod

Der sterbende Patient trauert in dem Maße, wie seine Krankheit fortschreitet. Eine große Anzahl möglicher Verluste steht bevor:

- Verlust der Kontrolle,
- Verlust der Unabhängigkeit,
- Verlust der Arbeitsfähigkeit,
- Verlust von Geborgenheit,
- Verlust von Körperfunktionen,
- Verlust der sozialen Funktion,
- Verlust von Integrität,
- Verlust der vertrauten Umgebung,
- Verlust von Perspektiven,
- Verlust der Freude,
- Verlust der Familie und Freunde,
- Verlust von Identität,
- Verlust von Sinn,
- Verlust der Hoffnung.

Es geht nicht nur um die Verluste der Gegenwart und Zukunft. Wir wissen, dass frühere Verluste und deren Folgen bei akuten Lebenskrisen in Erinnerung gerufen werden und oft einen Schlüssel zu dem jetzt bevorstehenden Trauerprozess darstellen. Ein solches Schlüsselerlebnis kann häufig zu einer Blockierung führen, wodurch ein Patient oder/und ein Angehöriger außer Stande sind, die Situation, in der sie sich befinden, zu erfassen. Die Folge ist häufig Verdrängung, der Betroffene bleibt in der ersten Phase der Trauer und ist nicht in der Lage, eine stufenweise Verarbeitung seiner Situation zuzulassen.

Die Trauer zulassen – ist es notwendig? Sollten wir nicht dem Kranken helfen, alles Traurige zu vergessen und zu verdrängen? Ist es nicht die Aufgabe des Arztes und der Schwestern, optimistisch zu bleiben, das Traurige zu übersehen, damit der Kranke zu seiner Fröhlichkeit zurückfindet?

So verhalten sich tatsächlich viele Kollegen. Dabei vergessen wir, dass Trauer wie Freude Eigenschaften sind, ohne die ein Menschenleben undenkbar ist. Indem wir einem Todkranken die Möglichkeit nehmen, sich offen in seiner Trauer zu verhalten, verhindern wir auch, dass er Freude zeigen kann. Ohne die Möglichkeit zur Trauer erlischt die Fähigkeit zur Freude. Oder, wie Mark Twain es ausdrückt: »Trauer, nicht Freude, ist die Grundlage von Humor.«

Die meisten Patienten mit chronisch-progressiver Krankheit erkennen früher oder später selbst, dass sie sterben werden, auch wenn dies der Arzt nicht direkt angesprochen hat (Kalish 1981).

Die vorbereitende Trauer, bedingt durch den stufenweisen Verlust von körperlichen und psychosozialen Funktionen und Beziehungen, ist für den Kranken und seine Angehörigen eine wichtige Vorbereitung auf den bevorstehenden Verlust des Lebens. Wenn der Kranke selbst stufenweise loslassen kann und die Angehörigen in diesen Prozess integriert werden, kann der Abschied eine psychische und seelische Bereicherung für alle Beteiligten sein.

Diese vorbereitende Trauer ist auch für den Lebenspartner und die Kinder von besonderer Bedeutung (Rando 1984). Rando findet in ihrer Studie über den Verlust eines Kindes, dass die vorbereitende Trauer sowohl bei zu kurzer als auch zu langer Dauer zu einer größeren Belastung werden kann. Sie konnte zeigen, dass bei einer Vorbereitungsphase zwischen 6 und 18 Monaten die Folgeprobleme am geringsten waren (Rando 1983).

Glick et al. (1974) zeigten in einer Studie, dass nur 3 % der Witwen, die (z. T. tiefe) vorbereitende Trauerarbeit gemeinsam mit ihren verstorbenen Ehepartnern erlebten, nach dem Todesfall längere, schwere Trauerreaktionen zeigten, während dies bei Witwen, die nicht diese Gelegenheit einer vorbereitenden Trauerarbeit hatten, bei 23 % der Fall war.

9.4.4 Pathologische Trauer – starke Trauer

Verlust bewirkt Trauer. Wenn der Verlust »unerwartet« entsteht, ist die Belastung größer und von längerer Dauer als wenn Vorbereitung möglich war. Der Verlust hat oft eine andere Bedeutung, wenn eine Urgroßmutter in der Mitte ihrer 80er Jahre stirbt, als wenn ein Vater, der 40 Jahre jünger ist, stirbt. Wir dürfen nicht daraus ableiten, es wäre einfach für ältere Menschen, Abschied vom Leben zu nehmen, aber die Trauerreaktionen sind meistens milder. Fulton (1970) spricht bei diesen zwei Typen der Trauer von »schwacher Trauer« (»low grief«) und »starker Trauer« (»high grief«). Dabei muss berücksichtigt werden, dass Trauerreaktionen natürlich individuell gesehen werden müssen.

Gibt es »pathologische« oder krankhafte Trauer, Trauerreaktionen, wo wir spezielle Hilfe und Unterstützung anbieten sollten?

Welu (1975) gibt sieben Merkmale der pathologischen Trauer an:

1. Selbstzerstörerisches Verhalten (Suizidversuche, Alkohol, Medikamente),
2. Selbsttötungsgedanken,
3. psychische Probleme,
4. soziale Isolation,
5. schwere Depression mit klinischen Symptomen,
6. stationäre Aufnahme in der Psychiatrie,
7. die Einnahme von Psychopharmaka.

Devaul und Zisook (1976) unterstreichen, dass Trauer v. a. dann ein psychisches Dauerproblem werden kann, wenn die Trauerreaktion vorzeitig abgebrochen wurde oder nicht stattgefunden hat. Die Folge davon sind Verhaltensweisen wie

- schmerzvolle Reaktion, wenn der Verstorbene erwähnt wird,
- die Angabe des Betroffenen über Probleme der Trauerverarbeitung,
- wiederholte, schwere depressive oder andere medizinische Reaktionen am Jahrestag des Verlustes.

Grundsätzlich ist es schwierig zu entscheiden, ab wann man von einer pathologischen Trauerreaktion sprechen sollte. Anthropologische Studien zeigen, dass einige der erwähnten Reaktionen in verschiedenen Kulturen als normal angesehen werden.

Drei besondere Merkmale treten als Hinweise für eine starke Trauerbelastung hervor:

1. Fehlende Reaktion eines Individuums auf einen schweren Verlust.
2. Extreme Trauerreaktion, die weit über die in dieser Kultur zu erwartende hinausgeht.
3. Fehlende Entwicklung im Trauerprozess.

Diese starke Trauerbelastung sollte als eine Variante der »normalen« Reaktionsmuster bei Trauer angesehen werden. Der Begriff »pathologische« Trauer sollte durch »starke Trauer« ersetzt werden (Stephenson 1994).

Worden (1982) beschreibt folgende Faktoren, die zu starken Trauerreaktionen beitragen:

- Suizid
- Tod eines Kindes
- Der Verstorbene hinterlässt kleine Kinder
- Plötzlicher, unerwarteter Todesfall
- Der Hinterbliebene hat zuvor schwere Verluste erlebt
- Schwere psychosoziale Probleme im Umfeld des Verstorbenen vor dem Todesfall

In diesen Situationen, sagt Worden weiter, müssen wir mit verspäteten, verstärkten, verschleppten und unterdrückten Trauerreaktionen rechnen. In diesen Fällen muss es unsere Aufgabe sein, den Trauernden sowohl in der vorbereitenden Phase (wenn es Zeit zur Vorbereitung gibt) wie in der Zeit nach dem Verlust eine besondere Hilfe und Unterstützung anzubieten.

9.4.5 Trauerarbeit – Aufgaben für Ärzte und das Krankenpflegepersonal

Nach diesen Ausführungen stellt sich die Frage: Was ist die Aufgabe von Ärzten und Krankenschwestern bei der Begegnung mit Trauernden?

Die zentrale Aufgabe ist es, Trauer zu kennen, damit wir die Folgesymptome und Reaktionen verstehen, wenn sie auftreten. Andererseits wird uns eine gute Betreuung von sterbenden Patienten und ihrer Angehörigen nicht gelingen, wenn wir diese Trauer nicht erkennen und verstehen. Sich auf ein Gespräch einzulassen, Trauerreaktionen zuzulassen und darauf hinzuweisen, dass Trauer etwas Universelles ist und dass die Reaktionen, die Schlaflosigkeit, die Schuldgefühle, die Angst oder Depression etwas völlig Normales sind, kann eine große Hilfe sein.

Oder, wie eine Mutter bei dem Nachgespräch nach dem Tod ihrer Tochter zu mir sagte: »Ich schlafe nicht, ich esse nicht, ich wasche mir nicht mehr die Haare, ich bleibe im Bett liegen, wenn mein Mann weg ist; ich dachte, ich bin verrückt, ich muss Pillen nehmen, ich muss mich in der Psychiatrie einsperren lassen. Aber nach dem, was Sie sagen, bin ich ziemlich normal. Danke, dann kann ich ein bisschen weiterleben.«

> **Wichtig**
> - Keine Schlaf- oder Beruhigungsmittel verschreiben!
> - Trauerreaktionen, wie von dieser Frau beschrieben, sind notwendige Voraussetzungen für die Bearbeitung des Verlustes. Wachsamkeit ist geboten, wenn die Angehörigen nach einem Todesfall den Arzt um Verschreibung von Schlaf- oder Beruhigungsmitteln bitten.

Wer als Folge eines Verlustes nicht schlafen kann oder Unruhe verspürt, hat gute Gründe dafür. Aus Erfahrungen auf diesem Gebiet wissen wir, dass diese Schlaflosigkeit oder Unruhe am besten dadurch behandelt wird, dass sie zugelassen wird. Die Aufgabe des Arztes ist es, dann ein oder mehrere Gespräche anzubieten, und nicht, diese Medikamente zu verschreiben.

Nicht weniger wichtig ist die Vorbereitung. Offene Gespräche mit den Betroffenen, in denen ihre Fragen und Sorgen bezüglich Diagnose, Prognose, Therapiemöglichkeiten und Entscheidungen zugelassen werden, sind fördernd für eine gemeinsame vorbereitende Trauerarbeit.

In den Situationen, wo starke oder verschleppte Trauer erwartet werden kann, sollte besondere Hilfe angeboten werden. In vielen Krankenhäusern gibt es Erfahrungen mit Nachgesprächen nach einem tragischen Todesfall.

Die Hinterbliebenen kommen ein- oder mehrmals zu Gesprächen mit dem Arzt, der Krankenschwester oder dem Seelsorger. Es hat sich bewährt, dass die Initiative zu dem Gespräch vom Therapeuten ausgeht und diese Termine direkt festgelegt werden. Wenn wir sagen:»Rufen Sie bitte an, wenn Sie uns brauchen.«, wird sich derjenige, der die Hilfe besonders braucht, nicht melden. Wer sich in tiefer Trauer befindet, wird häufig keine Kraft haben, um selbst die Initiative zu solchen Kontakten zu ergreifen.

In Großbritannien, aber auch vielerorts in Deutschland, hat man gute Erfahrungen mit »Selbsterfahrungsgruppen« für Trauernde. In diesen Gruppen können Hinterbliebene über kürzere oder längere Zeit Rat und Unterstützung finden von anderen, die vergleichbare Verluste durchgemacht haben.

In Zweifelsfällen oder in Situationen, wo verstärkte Trauerreaktionen beobachtet werden, sollten die betreuenden Ärzte oder das Krankenpflegepersonal Rat und Hilfe bei geschultem Fachpersonal suchen. Dies kann ein Psychologe, Psychotherapeut oder ein Seelsorger sein. In vielen Fällen werden die Ärzte oder das Krankenpflegepersonal mit ein wenig Unterstützung weiterhin in der Lage sein, eine gute Hilfe für die Betroffenen anzubieten. Es gibt aber Situationen, da braucht der Trauernde für kürzere oder längere Zeit Unterstützung durch einen geschulten Psychotherapeuten.

Ärzte und das Krankenpflegepersonal müssen auch erkennen, dass sie selbst oft trauern und Trauerarbeit zu verrichten haben. Besonders, wenn Kinder oder jüngere Patienten sterben oder bei tragischen Todesfällen oder bei Patienten, die viel gelitten haben, wissen wir, wie stark die Trauerreaktionen des Personals sein können. In diesen Fällen muss Zeit, Raum, Verständnis und Kollegialität vorhanden sein, damit der Arzt oder die Krankenschwester ihre Trauer zulassen können. Besonders wichtig ist es, einen geeigneten Gesprächspartner zu haben, bei dem der einzelne und das Behandlungsteam über die berufliche und private Belastung durch die Arbeit sprechen dürfen. Die Voraussetzungen dafür fehlen leider sehr häufig (Kap. 10 »Die Rolle der Helfenden«).

9.5   Die Rolle der Kinder

Die Erfahrungen aus vielen Ländern haben gezeigt, wie eine umfassende Betreuung schwer Kranker zu Hause organisiert und erreicht werden kann. Das wahrscheinlich wichtigste Argument, Sterbende zu Hause zu betreuen, sind die Kinder.

Wenn die Eltern der Kinder als Patienten im Krankenhaus betreut werden, führt dies zu erheblichen Belastungen im Alltag der Kinder. Die Rolle der Kinder bei schwerer Erkrankung eines Familienmitgliedes wird nur selten angesprochen. Dabei zeigt eine Reihe von Studien, wie sehr die Kinder leiden, wenn ein Todesfall die Familie erschüttert (Bifulco et al. 1987).

Etwa 20 % der Tumorpatienten haben Kinder unter 20 Jahren. Jedes Jahr sterben etwa 7000 Kinder unter 18 Jahren in Deutschland. Im gleichen Zeitraum erleben etwa 40.000 Kinder im gleichen Alter, dass ihre Mutter oder ihr Vater eine Krebsdiagnose bekommt. Wahrscheinlich verlieren mehr als 80.000 Kinder pro Jahr ihre Mutter oder ihren Vater. Wir hören erstaunlich wenig darüber, wie es den Kindern geht und wie wir uns zu den Kindern verhalten sollen, die mit der Erkrankung oder dem Verlust eines Elternteils zurechtkommen müssen.

Sollten die Kinder nicht vor dem Krankenhaus, vor den Untersuchungen und Behandlungen der Mutter oder des Vaters geschützt werden? Das Krankenhaus, die weißen Kittel, die vielen Geräte, Schläuche, Flaschen und Medikamente, lange, monotone Korridore, fremde Zimmer und Betten können die Kinder erschrecken. Verstärkt wird dieses Erlebnis durch geschäftige, fremde Erwachsene, die scheinbar alles beurteilen können und im Griff haben. Vor 20 Jahren waren die Kinder als Angehörige grundsätzlich, angeblich zu ihrem eigenen Schutz, im Krankenhaus ungern gesehen, und dann nur zu festen, vorgeschriebenen Zeiten. Langsam hat sich diese Haltung geändert. Wir haben inzwischen erkannt, dass die Kinder viel besser mit der Erkrankung ihrer Eltern zurechtkommen, wenn sie frei kommen und gehen können und sich mit dem Krankenhaus und den Menschen und Einrichtungen, die dort zu finden sind, vertraut machen dürfen (Gray 1987).

Damit Kinder ihre Fähigkeiten als Kinder entfalten können, müssen sie Informationen erhalten, die für ihr Alter verständlich sind. Durch den Umgang mit leukämiekranken Kindern wissen wir, wie gut sie mit Offenheit zurechtkommen. Ein 6-jähriges leukämiekrankes Kind sagte, als die Krankenschwester das Mittagessen brachte: »Fisch, spinnst du, ich kann keinen Fisch essen! Meine weißen (Blutkörper) sind doch viel zu niedrig!«

Untersuchungen über Erfahrungen von Kindern mit ernsten Erkrankungen und Lebenskrisen in der Umgebung des Kindes (Earls et al. 1988; Yule und Williams

1990) haben gezeigt, dass die Erwachsenen unterschätzen, was Kinder sehen, hören, verstehen und fühlen und wie sie reagieren.

Das Ideal für viele Erwachsene ist der plötzliche Tod. »Ich möchte irgendwann einschlafen und von dem Schlaf niemals wieder aufwachen.« »Ich möchte beim Spazierengehen tot umfallen.« Die Liste kann beliebig verlängert werden. Für Kinder dieser Erwachsenen ist ein solcher plötzlicher, unerwarteter Tod eine Katastrophe, womit sie nur schwer im späteren Leben zurechtkommen können. Das Beste für Kinder wäre ein Prozess, wo sie sich gemeinsam mit ihrer Mutter und ihrem Vater auf die bevorstehende Trennung vorbereiten können. Das Schlimmste für Kinder ist, wenn sie von diesem Prozess ausgeschlossen werden.

Kinder kommen besser zurecht mit traurigen und belastenden Nachrichten, wenn sie frühzeitig in den Informationsprozess eingeschlossen werden. Sie kommen besser zurecht mit Reaktionen der Erwachsenen – Gefühle, Tränen, Wutausbrüche und stille Verzweiflung –, wenn sie die Ursachen für diese Reaktionen kennen. Womit sie nicht gut zurechtkommen, ist das Vakuum, in dem sie leben müssen, wenn die Erwachsenen ihre Gründe und Reaktionen für sich behalten wollen.

Fallbeispiel

Auf unserer Intensivabteilung lag ein 2-jähriges Kind. Die letzten Untersuchungen zeigten, dass das Kind hirntot sei. In einem Prozess, der drei Tage in Anspruch nahm, wurde es den Eltern verständlich, dass das Beste für ihr Kind und für sie das Abbrechen der Intensivtherapie sei. Das Kind hatte einen 5-jährigen Bruder, den die Eltern in dieser Situation zu Hause bei den Großeltern lassen wollten. Wir haben die Situation für den 5-jährigen Bruder mehrere Male gemeinsam besprochen.

Wie wird es für ihn sein, wenn die Eltern ohne seinen 2-jährigen Bruder nach Hause kommen? Welche Gelegenheit hat er, zu verstehen, dass sein Bruder jetzt sterben wird? Welche Möglichkeit hat er, die Reaktionen und Motive der Eltern kennenzulernen? Wo (oder wie?) kann er in dieser Situation am besten trösten und getröstet werden?

Die Eltern einigten sich dann, den 5-Jährigen zu holen. In den folgenden Tagen war er ein normales Familienmitglied wie zuvor, er nahm an allen Gesprächen teil und bekam die Möglichkeit, mit seinem sterbenden Bruder Zeit zu verbringen, bis dieser starb. Auf diese Weise hat er nicht nur Reaktionen und Gefühle der Eltern, Krankenschwestern und Ärzten erlebt, er hat auf seine Weise Erklärungen bekommen für den Tod seines Bruders. Er war dabei, als der Bruder starb und bei einer Messe im Krankenhaus am nächsten Tag. Er konnte trösten und getröstet werden. ◄

Die Alternative wäre, dass er mit den trauernden Eltern ohne diese gemeinsamen Erfahrungen konfrontiert würde. Bei einem Todesfall sehen wir, dass Kinder darunter leiden, wenn sie keine ausreichenden oder nur unvollständige Informationen erhalten.

Erschwerend ist es auch zusätzlich, wenn die Kinder bei den darauffolgenden Ritualen nicht teilnehmen dürfen, wie z. B. den Toten zu sehen oder zurechtzumachen, bei einer Messe oder bei dem Begräbnis (Weller et al. 1987). Oft versuchen die Eltern, aus guten aber fehlerhaften Motiven, die Kinder zu schützen, indem sie Teile der Geschehnisse verschweigen oder umschreiben. »Wie kann ich weinen«, sagte ein Kind, »wenn ich nie gesehen habe, dass ihr geweint habt?«

Die Kinder können auch erleben, dass die Eltern ihre ganze Aufmerksamkeit auf ihren Verlust richten und dabei wenig Aufmerksamkeit für sie übrig bleibt und sie sich längere Zeit selbst überlassen bleiben. »Meine Mutter sitzt auf dem Sofa und weint und weint. Ich gehe auf mein Zimmer und weine für mich allein...«

Ein Todesfall in der Familie führt oft zu Verdrängung. Es wird kaum oder gar nicht über den Verstorbenen gesprochen, die Gefühle, Orte und Erinnerungen werden vermieden, um nicht mit dem Verlust konfrontiert zu werden. Im schlimmsten Fall bricht die Kommunikation über den Verlust in der Familie zusammen, worunter Kinder besonders leiden. Die Maske, die Eltern sich in solchen Situationen aufsetzen – im guten Glauben, die Kinder schützen zu können – kompliziert die Trauerarbeit des Kindes.

Besondere Probleme müssen für weiterlebende Geschwister erwartet werden, wenn der Verstorbene ein Kind war. Das Familiensystem wird über längere Zeit extrem belastet, und Familienmitglieder, besonders Kinder, bekommen neue Rollen.

Auch in der sonstigen Umgebung der Kinder, z. B. bei Freunden und in der Schule, wird es vermieden, den Verlust zu erwähnen, weil die Umwelt unsicher ist und sich nicht traut, dieses sensible Thema anzusprechen. Von den Lehrern müssten wir allerdings Kompetenz erwarten können, aber das Gegenteil trifft zu. Die Schule und ihre Lehrer meiden die (lebens)wichtigen Themen Sterben, Tod, Rituale und Trauer im Unterricht.

Da kein Konzept existiert, kann auch kein gemeinsames Verständnis erarbeitet oder erwartet werden. In der Regel beobachten wir, dass der Verlust entweder verschwiegen oder nur oberflächlich erwähnt wird. Es ist ein Symptom der Tabuisierung des Todes, dass dieses Thema nur ausnahmsweise oder überhaupt nicht in der Aus- und Weiterbildung der Lehrer zu finden ist.

9.5.1 Trauer bei Kindern

Nagy hat bereits 1948 beschrieben, dass die Vorstellungen der Kinder über den Tod altersabhängig sind. Vor dem fünften Lebensjahr halten sie den Tod für eine reversible Veränderung, wie das Schlafen. Im Alter zwischen fünf und neun Jahren wird der Tod mit Personen verknüpft. Mit neun Jahren fängt das Kind an zu verstehen, dass der Tod etwas Endgültiges ist. Dieser chronologische Verlauf variiert innerhalb verschiedener Kulturen.

Piaget hat eine wichtige Theorie zur Entwicklung des Intellekts (Piaget 1964) erarbeitet. Er weist dabei darauf hin, dass kleine Kinder (2–7 Jahre) zu magischen

Vorstellungen, Träumen und Phantasien neigen, die sie kaum von Erlebnissen der realen Welt unterscheiden. Dies entspricht dem ersten Stadium bei Nagy. Vom zwölften Lebensjahr an verstehen und empfinden Kinder zunehmend wie Erwachsene und sind imstande, einen tieferen Sinn in dem, was passiert ist, zu suchen. Kinder entwickeln in diesem Alter Selbstständigkeit und beginnen mit der Loslösung von ihrem Elternhaus; dies kann zu besonderen Problemen bei der Trauerarbeit führen.

Im normalen Leben wird jedes Kind mit dem Tod konfrontiert: eine tote Fliege, eine tote Maus, ein toter Vogel oder der Tod eines geliebten Haustieres. Bei diesen Erfahrungen fragen die Kinder sich und andere: »Was ist passiert? Schläft das Tier? Kann es wieder wach werden?« In diesen Situationen werden die Kinder auch Antworten und Erklärungen von der Umgebung bekommen, von Freunden oder Erwachsenen, und ihre Vorstellungen von Tod und Sterben entwickeln sich aus ihren Erfahrungen.

Was sind die spezifischen Probleme bei der Trauerarbeit der Kinder?

- Das Fehlen einer Bezugsperson,
- mangelhafte Information,
- fehlende eigene Kontrolle,
- fehlende Reife,
- Schuldgefühle,
- testen, ob jemand gestorben ist,
- die Reaktionen der Erwachsenen,
- die Reaktionen in der Schule.

Das Fehlen einer Bezugsperson
Wir haben bei trauernden Erwachsenen die Bedeutung der Tatsache beschrieben, ob sie in ihrer Nähe Personen haben, die erreichbar sind und zum richtigen Zeitpunkt ihre Unterstützung und Hilfe anbieten können. Was für Erwachsene wichtig ist, ist für Kinder von noch größerer Bedeutung. Erwachsene wissen, dass sie in verschiedenen Phasen des Lebens auch ohne die kontinuierliche Hilfe von anderen zurechtkommen können, eine Erfahrung, die Kinder nicht besitzen. Sollten Kinder aufgrund eines Todesfalls bei den Eltern nun über längere Zeit ohne elterliche Aufmerksamkeit leben müssen, können dabei große Probleme bei der Trauerarbeit des Kindes entstehen.

Mangelhafte Information
Viele Probleme entstehen durch die mangelhafte Information der Kinder. Die Erwachsenen sind oft vor, während und nach dem Todesfall anwesend, sie bekommen dabei Antworten auf die Fragen, die sie stellen, während das Kind auf die Weiterinformation durch die Erwachsenen angewiesen ist. Sie haben kaum Möglichkeiten, sich notwendige Informationen zu verschaffen, wenn die Erwachsenen sich entschließen sollten, die Tatsachen vor den Kindern zu verbergen.

Fehlende eigene Kontrolle

Erwachsene können selbst entscheiden, zu wem und zu welchem Zeitpunkt sie sich an jemanden wenden wollen, falls sie mit ihrem Leben nicht zurechtkommen. Kinder müssen sich weitgehend darauf verlassen, dass die Erwachsenen, das heißt in der Regel der verbliebene Elternteil oder andere in der Familie oder Lehrer in der Schule, zum richtigen Zeitpunkt sehen, welche Hilfe das Kind braucht, um mit seinen Gedanken und seiner Trauer zurechtzukommen. Kinder kommen nicht an das Sterbebett oder zu dem Verstorbenen oder zu dem Begräbnis ohne Erlaubnis und Initiative der Erwachsenen. Alle diese »Plätze des Todes und der Trauer« würden mit großer Wahrscheinlichkeit dem Kind den notwendigen »Einstieg« zu seiner Trauerarbeit geben, aber die Erwachsenen haben den Schlüssel, den sie leider oft falsch benutzen, indem sie die Kinder fernhalten.

Fehlende Reife

In den Fällen, in denen Kinder keine Einstellung zum Todesfall der Mutter oder des Vaters entwickeln können, liegt das Hauptproblem bei den Erwachsenen, die nicht in der Lage waren, in einer kindgerechten Sprache zu schildern, was passiert ist. Erwachsene neigen auch dazu, spielende oder fröhliche Kinder als nicht trauernde einzuschätzen. Sie übersehen dabei, dass Kinder – mehr als Erwachsene – einen intensiven Wechsel zwischen Trauer und Heiterkeit in ihrem Alltag erleben.

Schuldgefühle

Der erfahrene Psychologe Brice (1982) schreibt: »Ich kenne keinen einzigen Fall von Trauer bei Kindern, wo das Kind nicht geglaubt hat, es wäre mitverantwortlich für den Tod des Verstorbenen.« Es besteht Einigkeit darüber, dass Schuldgefühle ein wichtiges Merkmal der Trauer bei Kindern ist, besonders wenn eine Schwester oder ein Bruder gestorben ist.

Testen, ob jemand gestorben ist

Besonders bei kleineren Kindern spielt in ihren Gedankenabläufen Magie eine wichtige Rolle. Diese Kinder werden über längere Zeit nicht sicher sein, ob der Verstorbene wirklich tot ist. Sie werden aufmerksam die Äußerungen und das Verhalten der Erwachsenen beobachten, um zu erfahren, ob der Verstorbene bald wiederkommt oder warum er wirklich für immer weg ist. Bei Kindern haben die Wortwahl und die Erklärungen der Erwachsenen andere Auswirkungen, als sie von diesen gemeint waren. »Er ist eingeschlafen.« kann dem Kind die Vorstellung geben, selbst auf keinen Fall einschlafen zu dürfen.

»Sie ist im Himmel.« kann für das Kind bedeuten, dass sie bald wiederkommt oder dass sie von den Vögeln aufgefressen werden könnte. Wir sollten mit solchen Metaphern, auch mit religiösem Inhalt, dem Kind gegenüber vorsichtig sein.

Die Reaktionen der Erwachsenen

Wenn jemand in der nächsten Umgebung stirbt, hängen Probleme der Kinder von den Reaktionen der Erwachsenen ab. Wir können in der Regel davon ausgehen, dass Kinder mit Verlusten zurechtkommen, wenn die Erwachsenen damit zurechtkommen. In einer Befragung von 64 Geschwistern verstorbener Leukämiekinder fanden Stehbens und Lascari (1974), dass 70 % dieser Kinder diese Situation nach relativ kurzer Zeit sehr gut bewältigen konnten. Zwölf Kinder litten unter Problemen wie Enuresis, Bauchschmerzen, Depression, Schlafstörungen, aber diese Störungen waren nur von kurzer Dauer. Sieben hatten für einige Monate Schulprobleme. Aber nur bei zwei Kindern (3 %) wurden längere Zeit emotionale Störungen nachgewiesen.

Die Reaktionen der Schule
Mit Entwicklung der modernen Gesellschaft hat die Schule Aufgaben übernommen, die früher in der Familie gelöst wurden. Die frühere Großfamilie ist durch die Kernfamilie ersetzt worden, wo es nur wenig »Reserven« gibt, wenn jemand stirbt. Wenn diese Familienreserven bei einem Todesfall oder einem Verlust zusammenbrechen, könnte der Lehrer mit wenig Aufwand viel retten. Sehr oft vergessen wir, dass Trauer bei Kindern bei jedem Verlust vorkommt. Das heißt, für Kinder besonders bei Scheidungen der Eltern. In einer viel zitierten Studie fanden Bendiksen und Fulton (1975), dass die Belastung für Kinder nach der Ehescheidung der Eltern größer ist als nach einem Todesfall der beiden.

Die Schule verpasst eine große Chance, einen Beitrag zur Entwicklung ethischer und menschlicher Werte der Kinder und unserer zukünftigen Gesellschaft zu leisten, wenn sie nicht Tod und Trauer in ihre Aufgaben integriert und den Kindern Unterstützung anbietet. Die Konsequenzen für die Kinder können schwerwiegend sein.

9.5.2 Aufgaben der Ärzte und des Krankenpflegepersonals bei nicht heilbarer Krankheit oder beim Todesfall in der Familie mit Kindern

Offenes Krankenhaus
In einem offenen Krankenhaus haben die Kinder freien Zugang zu ihren erkrankten Eltern oder Geschwistern. Dies trägt zur Genesung von Kindern und Eltern bei und ist besonders wichtig bei erkrankten Geschwistern. Bisher sind unsere Krankenhäuser zu wenig auf diese Situation eingestellt, weil sie von grundsätzlich falschen Vorstellungen ausgehen.

Offene Information
Wie bereits mehrfach erwähnt, können Kinder mit Krisen in der Umgebung zurechtkommen, wenn sie ausreichende Informationen über die Ursache dieser Krise besitzen. Deshalb sollten wir frühzeitig die Frage stellen, welche Informationen die Eltern ihren Kindern über die Situation gegeben haben, und wir sollten die Eltern auffordern, sehr offen und sehr früh mit den Kindern zu sprechen. Wir können auch die Initiative zu einer Besprechung mit der gesamten Familie ergreifen. Diese Familiensitzungen haben sich sehr bewährt. Offene

Information bedeutet auch, dass wir uns Gedanken machen, wer noch keine Informationen erhalten hat, wie z. B. die Lehrer und die Schule.

Angebot an die Eltern, über die Situation der Kinder zu sprechen
In der heutigen Zeit haben Eltern kaum Erfahrung, wie man mit Kindern kommunizieren soll, wenn eine Mutter, ein Vater, eine Schwester oder ein Bruder im Sterben liegt. Sie haben wenig Einblick in das Leben und die Probleme, die vor dem Tod entstehen können, und noch weniger darin, wie Kinder am besten mit der Krankheit, mit dem Todesfall und mit der Trauer überleben. Diese Eltern benötigen viel Information und Anteilnahme. Sie empfinden große Erleichterung, wenn die Fragen gestellt werden:

- Machen Sie sich Sorgen um Ihre Kinder?
- Brauchen Sie Hilfe, um mit Ihren Kindern zu sprechen?

Hausbesuch bei Patient und Kindern
Zu Hause erleben die Familienmitglieder in den meisten Fällen ein Höchstmaß an Autonomie und Integrität. Dies trifft besonders auf Kinder zu. Ich habe wiederholt erfahren müssen, dass Gespräche mit Kindern, die Angehörige sind, im Krankenhaus sehr schwierig sein können, auch wenn wir gute Absichten haben und gut vorbereitet sind. Wenn wir mit den gleichen Kindern zu Hause reden, ist es viel einfacher, ein offenes Gespräch zu führen.

9.5.3 Aufgaben der Eltern bei nicht heilbarer Krankheit und beim Todesfall in der Familie mit Kindern

Offenes Krankenhaus
Die Eltern sollten die Kinder mit zu ihrem Elternteil oder ihren Geschwistern ins Krankenhaus nehmen. Es trägt zur Genesung des Kindes und Elternteils bei. Wenn die Erwachsenen keine Angst vor der Krankenhausatmosphäre haben, haben auch die Kinder viel weniger Angst. Die Kinder kommen selbst gut mit Situationen und Dingen zurecht, die für sie bedrohlich erscheinen, wie z. B. Infusionen, technische Geräte, Blut, Monitore u. a. Die Kinder glauben aufgrund unseres Verhaltens, der Tod sei gefährlich. Wie sollen sie erfahren, dass der Tod zum Leben dazugehört, wenn nicht durch uns?

Offene Familie
In jeder Familie haben wir ganz eigene Familienmuster bezüglich Kommunikation, Rollenverteilung, Offenheit oder Verschlossenheit. Wenn Verschlossenheit ein ausgeprägtes Verhalten in der Familie ist, werden Kinder Probleme haben, sich in dieser Krise adäquat zu verhalten. Die Kinder sollten an Gesprächen über die Krankheit teilnehmen, auch beim Arzt. Die Eltern sollten dabei gut zuhören, welche Fragen die Kinder offen ansprechen, und überlegen, welche wichtigen Fragen sie nicht zu stellen in der Lage sind, wo sie auf ihre Hilfe angewiesen sind.

Suche nach Rat oder Hilfe beim Arzt, der Krankenschwester oder dem Lehrer, zu dem Vertrauen besteht

Das Wichtigste für das Kind ist die gesunde Familie. Wenn die Erwachsenen in einer schweren Lebenskrise leiden, leiden die Kinder mit. Es wird nur schwer gelingen, solchen Kindern zu helfen, wenn die Erwachsenen nicht die notwendige Unterstützung bekommen, um in ihrem Leben die Alltagsprobleme zu lösen. Oft ist nicht das Problem, dass keine Unterstützung da wäre, sondern dass der Betroffene selbst nicht in der Lage ist, sich an die naheliegenden Helfer zu wenden. Es zeigt sich wiederholt, dass die wichtigste Hilfe in der nächsten Umgebung zu finden ist. Für das Kind kann es besonders wichtig sein, dass die Helfer bekannt sind.

Die Kinder brauchen die Gefühle und Reaktionen der Erwachsenen

Wenn Kinder sehen, dass die Erwachsenen weinen und Trauer zeigen, trauen sich, ihre eigenen Gefühle und Reaktionen zuzulassen. Wenn Kinder sehen, dass die Erwachsenen kämpfen, um ihre Maske zu bewahren, glauben sie, es sei auch ihre Aufgabe, alles, was schmerzt und weh tut, zu unterdrücken. Dabei wissen wir, dass genau das Gegenteil das Richtige ist.

9.5.4 Aufgaben der Schule bei nicht heilbarer Krankheit und beim Todesfall in der Familie eines Schülers

Tod und Trauer ist in der Lehrerweiterbildung eine hohe Priorität einzuräumen

Die Schule hat eine zentrale Rolle als Vermittler von Werten in der Gesellschaft. Lehrer haben, wie wir alle, Angst vor dem Tod. Ihr Umgang mit trauernden Kindern ist geprägt von Unsicherheit und fehlender Kompetenz. Diese Themen werden selten oder nie in ihrer Ausbildung angesprochen. Dabei muss jeder Lehrer ein Weiterbildungsangebot bekommen, um dieses Defizit abzubauen. Dadurch können die Kompetenz und das Bewusstsein in Bezug auf diese Fragen verbessert werden.

Unterricht über Tod, Trauer und Rituale

Kinder machen sich viele Gedanken über den Tod, denn sie haben durch Verluste Trauer erlebt. In jeder Klasse werden einige Kinder den Verlust ihrer Mutter oder ihres Vaters innerhalb der Schulzeit erleben. Deswegen müssen diese Themen in die Lehrpläne verschiedener Altersstufen integriert werden.

Tod in der Familie des Schülers

Anzustreben wäre, dass der Lehrer frühzeitig von der Ernsthaftigkeit einer Erkrankung oder vom bevorstehenden Tod informiert würde. Erst danach sollte die Klasse informiert werden.

Für die Mitschüler ist wichtig zu wissen, wie sie sich in der folgenden Zeit verhalten sollen, sei es, dass sie initiativ werden oder vorsichtig abwarten. Die Teilnahme am Begräbnis, wenn eine Mutter oder ein Vater (oder ein Kind) gestorben ist, hat hohen Symbolwert und wird hoch geschätzt. Die Schulleitung hat eine besondere Verantwortung gegenüber betroffenen Lehrern, denen auf jeden Fall ein Gesprächspartner (evtl. der Rektor) angeboten werden soll.

Ernsthafte Erkrankung oder Tod eines Schülers
Auf diese Situation sollte eine Schule vorbereitet sein. Besonderen Stellenwert nehmen die Informationen an die Klasse, die Erinnerung an den Verstorbenen und die Verabschiedung ein.

Während man bei einem chronischen Verlauf Vorbereitungen treffen kann, ist dies beim unerwarteten Tod nicht möglich. Hier ist es wichtig, sich Klarheit darüber zu verschaffen, was wirklich passiert ist. Folgende Fragen müssen beantwortet werden:

- Wann, wo und wie ist das Unglück oder der Todesfall passiert?
- Waren andere Schüler anwesend?
- Wo befindet sich der Verletzte oder Tote jetzt?

Beim Suizid ist die Belastung für die Hinterbliebenen extrem groß. Auch hier gilt für die Lehrer und Mitschüler, die Schmerzen und Trauerreaktionen zuzulassen und zu fördern.

Es ist nicht nachgewiesen, dass offene Information die Gefahr weiterer Suizide erhöhen kann, ganz im Gegenteil (Brent 1989).

Die Bedeutung der Rituale
Durch Rituale können wir gemeinsam mit anderen Gefühle und Gedanken ohne viele Worte zulassen (Oates 1993). Viele Rituale reduzieren Angst und unangenehme Phantasien. Die teilnehmende Gruppe kann daraus Kraft schöpfen. Folgende Rituale im Rahmen einer Gedenkfeier haben sich beim Tod eines Schülers oder Lehrers bewährt:

- Gedenkworte des Rektors,
- Gedenkworte des Lehrers,
- Schweigeminute,
- Gedicht oder Gruß, von einem Schüler gelesen,
- kurzes Musikstück (Lieblingsstück des Verstorbenen?),
- Schüler können den Raum mit Blumen, Kerzen, Bildern schmücken,
- Mitschüler, Freunde, Familie und andere können eingeladen werden.

9.6 Angst, Depression, delirantes Syndrom und Verwirrtheitszustände

In der Begegnung mit inkurablen Tumorpatienten fällt es auf, dass viele Patienten psychische Beschwerden haben. Diese Patientengruppe ist besonderen Belastungen ausgesetzt. Die Häufigkeit von Schmerzen, Depression und psychosozialen Problemen nimmt mit Fortschreiten der Erkrankung deutlich zu (Bukberg et al. 1984). Die Wahrscheinlichkeit, dass Tumorpatienten schwere psychische Probleme entwickeln, sind besonders zu erwarten bei jungen Patienten (40 Jahre und jünger), Frauen, in Fällen unsicherer Prognose und aggressiver Antitumortherapie oder wenn die Patienten wegen der Symptomkontrolle an das Krankenhaus gebunden sind (Casileth et al. 1985).

Aber sind diese Reaktionen auf diese Belastungen nicht grundsätzlich »normal«?

Bereits in Abschn. 9.4: »Trauer« und in Kap. 3 »Kommunikation« haben wir über einige menschliche Reaktionen gesprochen, die bei einer ernsten Erkrankung zu erwarten sind. Wut und Angst, Isolation und Trauer, Schweigen und Aggressivität, Verdrängung und Verhandlung würden bei den meisten von uns zu finden sein, die mehr oder weniger offen oder versteckt ausgelebt werden.

Derogatis et al. (1983) wiesen in ihrer Studie nach, dass bei 47 % der Tumorpatienten psychische Veränderungen gefunden werden konnten. Von den 272 Patienten litten 68 % unter reaktiver Angst oder Depression, 13 % unter schwerer Depression, und bei 8 % konnte ein delirantes Syndrom nachgewiesen werden.

Eine wichtige Aufgabe des Arztes ist es, die Reaktionen und Gefühle dieser Patienten zu verstehen und zu wissen, wer Hilfe braucht und welche Unterstützung am besten helfen kann. Dabei sollte die Möglichkeit einer pharmakologischen Behandlung der Symptome zwar erwogen werden, aber nur zum Einsatz kommen, wenn der zu erwartende positive Effekt die zu erwartenden negativen Nebenwirkungen bei weitem übersteigt. Die wichtigste Hilfe wird immer in der menschlichen und fachlichen psychosozialen Betreuung liegen.

9.6.1 Angst

Viele schwerkranke Patienten haben Angst vor einem Fortschreiten der Erkrankung, davor, die Kontrolle über den Verlauf zu verlieren oder dass ihre Autonomie oder Integrität verletzt oder begrenzt wird. Diese Ängste versetzen uns in die Lage, eine Barriere aufzubauen, Distanz zu etablieren und Zeit zu gewinnen, damit die drohende Gefahr bekämpft werden kann.

Eine Betreuung dieser Patienten mit ihrer Angst setzt voraus, dass wir Kenntnisse über die Krankheitsentwicklung des Patienten und sein soziales Umfeld besitzen. Was ist das Hauptproblem:

- Die Krankheitsentwicklung?
- Mangelhafte Information?
- Symptome, die erkannt und behandelt werden müssen?
- Probleme in der Familie?
- Unsicherheit bezogen auf Diagnose, Prognose oder Behandlung?
- Unerwünschte Nebenwirkungen der Behandlung?
- Die Vorgeschichte des Patienten?

Die Angst dieser Patienten steht meist im Zusammenhang mit den medizinischen Problemen. Oft können diese Faktoren direkt angesprochen und dadurch eine Verminderung der Angst erreicht werden. Wir dürfen aber nicht die zusätzlichen psychischen Belastungen vergessen, denen diese Patienten ausgesetzt sind. Deswegen brauchen sie auch eine psychosoziale Betreuung. Sich Zeit zu nehmen, zuzuhören und Vertrauen zu entwickeln sind wichtige Grundlagen dieser Betreuung. Die Angehörigen benötigen immer wieder unsere Bestätigung, dass sie das Allerbeste für den Patienten getan haben.

Medikamentöse Therapie der Angst
Der Arzt wird immer wieder vor die Frage gestellt, ob eine medikamentöse Therapie der Angst durchgeführt werden soll (Twycross 1995). Wir wissen, dass die Gefahr der Medikamentenabhängigkeit in diesen Situationen äußerst gering ist. Medikamente der ersten Wahl sind Benzodiazepine, die wegen ihrer guten Verträglichkeit, geringen Nebenwirkungen und großen therapeutischen Breite vorgezogen werden.

Kurzwirkende Substanzen wie Lorazepam, Midazolam und Oxazepam sind bei diesen Patienten oft von Vorteil. Ein Nachteil dieser kurzwirkenden Medikamente ist, dass Angstzustände bereits wieder auftreten können, bevor die nächste Dosis eingenommen wird. Wenn dies der Fall ist, sollte zu langwirkenden Benzodiazepinen übergegangen werden, wie z. B. Diazepam oder Clonazepam.

Einige Palliativmediziner haben gute Erfahrungen mit der rektalen Gabe von Diazepam gemacht. Das wasserlösliche Midazolam ist besonders wertvoll beim Einsatz in den letzten Tagen der Patienten. Es kann gut subkutan verabreicht werden.

Auch Neuroleptika haben gute anxiolytische Eigenschaften (Massie 1989). Vor allem mit Haloperidol haben wir in der Palliativmedizin gute Erfahrung, besonders wenn der Patient zusätzlich unter Verwirrtheit oder Halluzinationen leidet. Trizyklische Antidepressiva haben ihren Stellenwert, wenn Angst verbunden ist mit Depression.

Wenn Angst durch Schmerzen oder Dyspnoe hervorgerufen wird, sollten zunächst diese Symptome mit Opioiden (z. B. Morphin) therapiert werden und die Patienten, falls nötig, zusätzlich Anxiolytika erhalten.

In Tab. 9.2 sind die wichtigsten Medikamente und Dosierungen wiedergegeben. Bei den meisten Patienten genügen niedrige Dosierungen. Die Dosierung der Medikamente sollte auf ein Minimum reduziert bleiben. Falls in diesem Prozess auch ein Absetzen der Anxiolytika (speziell der Benzodiazepine) erwogen wird, sollte dies stufenweise innerhalb von 2–3 Tagen erfolgen, um eine unangenehme Abstinenzreaktion zu verhindern.

9.6.2 Depression

Depressionen sind bei Patienten, die unter Schmerzen leiden, etwa doppelt so häufig anzutreffen wie bei Patienten ohne Schmerzen. Bei einer fortgeschrittenen

Tab. 9.2 Medikamentöse Therapie der Angst

Medikament	Tagesdosierung [mg]	Verabreichungsform
Diazepam	5(–50)	P.o., rektal
Midazolam	10(–100)	S.c., i.m., i.v., rektal
Lorazepam	2(–10)	P.o., s.l., i.v., i.m.,
Oxazepam	10(–60)	P.o
Haloperidol	0,5(–10)	P.o., i.v., s.c., i.m
Chlorpromazin	12,5(–200)	P.o., i.m., i.v
Amitriptylin	10(–150)	P.o., i.m

Krankheit und im höheren Alter ist noch häufiger damit zu rechnen. Eine englische Studie fand bei 6 % der Patienten schwere Depressionen (Hinton 1980), während eine vergleichbare Studie aus den USA auf 22 % kam (Mor 1986). Dieser Anteil stieg bei reduzierter Lebensqualität und fortschreitender Krankheitsentwicklung mit körperlichen Veränderungen bis auf 77 % an (Bukberg et al. 1984).

Die Diagnostik einer Depression bei diesen Patienten ist problematisch, besonders weil kein Konsens über die diagnostischen Kriterien einer Depression bei somatischer Grunderkrankung vorliegt (Brown et al. 1986). Viele der vegetativen Symptome, die häufig bei einer Depression zu beobachten sind – Insomnia, Appetit- und Gewichtsverlust, Anorexie, Verlust der Konzentrationsfähigkeit und Energie, Hoffnungslosigkeit und Angst –, sind normale und zu erwartende Folgen einer lebensbedrohlichen Krankheit.

Die Diagnostik muss auf einer Gesamtbeurteilung der Situation beruhen, wobei der Arzt besonders den Kommunikationsprozess in seinen Überlegungen berücksichtigen muss. Die Frage, ob für diese Diagnostik ein Psychiater oder Neurologe hinzugezogen werden soll, muss aus der Situation heraus beurteilt werden. In den allermeisten Fällen wird der behandelnde und erfahrene Arzt, der seinen Patienten über längere Zeit kennt, selbst die besten Voraussetzungen für eine solche Beurteilung besitzen.

Wichtige Kriterien für das Vorliegen einer Depression, verbunden mit der Wahrscheinlichkeit eines guten Effekts von Antidepressiva, sind über längere Zeit bestehendes niedriges Selbstwertgefühl und Schuldgefühle (Stedeford 1984).

Das Psychopharmakon für Patienten mit onkologischen Erkrankungen existiert nicht, eine Therapieentscheidung ist stets individuell und unter Berücksichtigung vorliegender Komedikationen und Komorbiditäten zu treffen. Nebenwirkungen und Kontraindikationen sind dabei zu beachten. Ziel ist eine bestmögliche Wirkung unter Vermeidung von Nebenwirkungen. Die Wirksamkeit von Antidepressiva ist verzögert und tritt nach etwa ein bis drei Wochen ein, Nebenwirkungen können vor Wirkungseintritt spürbar werden. Als Kardinalregel gilt, dass Antidepressiva bei Wirkungslosigkeit bis zur Höchstdosis gesteigert werden sollten, erst danach sollte ein Präparatewechsel oder eine Kombinationstherapie erfolgen. Im Zuge von Krebserkrankungen wird diese Definition für das Individuum nicht selten auf mehreren Ebenen erschüttert. In der Normalbevölkerung stellen Depressionen mit einer Ein-Jahres-Prävalenz von etwa 7 % die häufigste psychische Erkrankung dar, während auch Angststörungen mit einer Lebenszeitprävalenz von 13 % ein häufiges Krankheitsbild darstellen. Bei Patienten mit onkologischen Erkrankungen liegt die Prävalenz von psychischen Erkrankungen bei 8–24 % (Krebber et al. 2014). Bei einem Viertel aller Patienten mit fortgeschrittenen Krebserkrankungen kann eine Depression diagnostiziert werden, während ein hoher Prozentsatz psychischer Erkrankungen nicht identifiziert wird und diese daher unbehandelt sind (Lo et al. 2010, Carlson et al. 2004, Psychopharmaka in der Onkologie und Palliativmedizin). Diese Zahlen unterstreichen die Notwendigkeit des Wissens um psychische Erkrankungen (Lloyd-Williams 2000, Pinquart und Duberstein 2010). Wirken Antidepressiva überhaupt? Die Antwort ist: „Ja!" Eine Metaanalyse zeigte, dass alle Antidepressiva effektiver als Placebo waren (Cipriani et al. 2018). Andererseits sind Angst und Depression nicht immer als „pathologisch" zu werten. Die Differenzierung zwischen Subthreshold-Syndromen, „appropriate sadness" und psychiatrischen Diagnosen ist hierbei entscheidend für das Behandlungskonzept. Die Frage „Sind Sie depressiv?" stellt einen hilfreichen ersten Schritt zur Detektion einer depressiven Erkrankung dar (Chochinov et al. 1997). Weiters steht das strukturierte klinische Interview mit den beiden Fragen „Gab es während der letzten vier Wochen eine Zeitspanne, in der Sie sich fast jeden Tag nahezu durchgängig niedergeschlagen oder traurig gefühlt haben?" und „Haben Sie während der letzten vier Wochen das Interesse oder die Freude an fast allen Aktivitäten verloren, die Ihnen normaler- weise Freude machten?" zur Verfügung. Werden beide dieser Fragen mit „Ja" beantwortet und liegt eine Dauer über zwei Wochen vor, liegt die Sensitivität für das Vorliegen einer depressiven Episode bei 96 % (Whooley et al. 1997). Bei Patienten mit schwerwiegenden Erkrankungen wird häufig angenommen, dass eine Therapie bei infauster Prognose nicht mehr indiziert sei. Das kann zu einer psychopharmakologischen Unterversorgung und hohem Leidensdruck führen. Ein hoher Prozentsatz an Patienten leidet an Schmerzen. Hier können dual wirksame Antidepressiva in Form von Serotonin- und Noradrenalin- Wiederaufnahmehemmern (SNRI) eingesetzt werden. Durch Aktivierung der schmerzhemmenden Bahnen im Rückenmark haben sie einen schmerzstillenden Effekt und dienen als Coanalgetika. Zu den SNRI zählen Duloxetin, Milnacipran und Venlafaxin. Der schmerzlindernde Effekt tritt hier auch auf, wenn keine Depression vorliegt. Bei Patienten mit onkologischen Erkrankungen sollten Medikamente mit geringem Interaktionspotenzial ausgewählt werden. Einerseits, um die Wirksamkeit antineoplastischer Therapien nicht zu beeinträchtigen, andererseits, um die Rate an unerwünschte Wirkungen möglichst geringzuhalten. Bei komplexer oder persistierender Symptomatik sollte ein Facharzt für Psychiatrie hinzugezogen werden. Serotonin-Wiederaufnahmehemmer (SSRI) wie Citalopram, Escitalopram, Fluoxetin, Paroxetin und Sertralin haben einen antidepressiven Effekt und sind auch bei Panikstörung gut wirksam. Ein Rote-Hand-Brief warnte vor einer Interaktion zwischen Fentanyl und serotonergen Wirkstoffen, was zu einem Serotoninsyndrom (Diarrhö, Pulsanstieg, Schwitzen,

Tremor, Tachypnoe, Übelkeit, Unruhe) führen kann. Auch das schwache Opioid Tramadol und SSRI sollten aus diesem Grund nicht kombiniert werden. Eine abendliche Therapieoption stellt der Serotonin-Antagonist-und-Wiederaufnahme-hemmer (SARI) Trazodon dar. Trazodon wirkt jedoch nur in hohen Dosierungen antidepressiv und sollte in erster Linie bei Insomnie zur Anwendung kommen. Milnacipran wird nicht über Cytochrom P450 metabolisiert, somit sind keine Inter-aktionen zu befürchten. Das trizyklische Antidepressivum Amitriptylin hat einen schlaffördernden Effekt und mit einer „number needed to treat" von 2–3 gute Wirksamkeit bei neuropathischen Schmerzen (cave: anticholinerge Wirkungen wie Blutdruckanstieg, Harnverhalt, Mundtrockenheit, Obstipation, Tachykardie). Das noradrenerge und spezifisch serotonerge Antidepressivum Mirtazapin hat eine antiemetische, appetitanregende und sedierende Wirkung und dient somit als geeignetes Präparat bei Vorliegen von Clustersymptomen. Die Kombination aus der morgendlichen Gabe des dualen Antidepressivums Venlafaxin und der abend-lichen Gabe von Mirtazapin wird als „California rocket fuel" bezeichnet und stellt eine sehr potente antidepressive Kombination dar.

Unerwünschte Nebenwirkungen der Antidepressiva sind insbesondere die anticholinergen Effekte wie Mundtrockenheit und Müdigkeit. Tab. 9.3 gibt einen Überblick über die wichtigsten Antidepressiva.

Grundsätzlich sollte hier festgehalten werden, dass in erster Linie die mensch-liche und psychosoziale Betreuung im Mittelpunkt stehen muss; die Angst vor Trennung und Isolation sollte nicht durch Antidepressiva bekämpft werden. Durch gezielte menschliche Hilfe erübrigt sich der Einsatz dieser Medikamente.

9.6.3 Delirantes Syndrom und Verwirrtheit bei Patienten mit fortgeschrittener Erkrankung

Beim Fortschreiten einer inkurablen Krankheit nehmen kognitive Probleme zu. Bei Sterbenden ist das regelmäßig zu beobachten, wobei Verwirrtheit, Verständ-nisprobleme, Bewusstseinsstörungen usw. besonders häufig vorkommen (Bruera et al. 1992).

Die internationale Diagnoseliste für mentale Störungen, DSM-III (Diagnostic and Statistic Manual of Mental Disorders), beschreibt folgende Kategorien dieser organischen Störungen: Delirium, Demenz, Amnesie, organische Halluzinose, organische Gefühlsstörungen, organische Angststörungen, organische Persönlich-keitsstörungen, Intoxikationen und Abstinenz.

Eine wesentliche mentale Störung ist das delirante Syndrom. Es ist charakterisiert durch eine unspezifische, globale zerebrale Dysfunktion mit Störungen des Bewusstseins, der Aufmerksamkeit, der Gedankenprozesse, der Wahrnehmung, der Erinnerung, der Gefühle und des Schlafes und auffälligem psychomotorischem Verhalten (Lipowski 1987).

Das delirante Syndrom ist im Gegensatz zur Demenz oft ein reversibler Zustand. Das Problem ist, dass zwar eine organische Ursache vermutet werden

Tab. 9.3 Antidepressiva

Wirkstoff	Vorteil	Nachteil
Amitriptylin	Gute Wirksamkeit bei neuropathischer Schmerzkomponente	Anticholinerge Wirkung: Blutdruckanstieg, Harnverhalt, Mundtrockenheit, Obstipation, Tachykardie
Duloxetin	Aktivierung der schmerzhemmenden Bahnen im Rückenmark, coanalgetisch, gute Wirksamkeit bei chemotherapieinduzierter Polyneuropathie	Vorsicht bei Rauchern! Verringerter Plasmaspiegel durch CYP1A1-Interaktion der Benzpyrene im Tabakrauch
Milnacipran (SNRI)	Aktivierung der schmerzhemmenden Bahnen im Rückemmark, coanalgetisch, keine CYP-P450-Interaktionen	Übelkeit
Mirtazapin (NaSSA)	Antiemetische, appetitanregende und sedierende Wirkung, gut bei Clustersymptomen	Mundtrockenheit
SSRI	Gut bei Depression und Panikstörung	Abdominelle Beschwerden, Erbrechen, Übelkeit, Libidoverminderung, sexuelle Funktionsstörungen
Trazodon	Schlafanstoßend	Nur in hohen Dosierungen antidepressiv
Venlafaxin	Aktivierung der schmerzhemmenden Bahnen im Rückenmark, coanalgetisch	CAVE: CYP2D6, CYP3A4

kann, aber diese ist multifaktoriell und kann nur in seltenen Fällen eindeutig festgestellt werden.

Eine Studie der Palliativabteilung der Universitätsklinik in Edmonton (Fainsinger et al. 1994) zeigte, dass ein delirantes Syndrom vor der Finalphase ein häufiges Problem ist; es wurde bei 83 % der Patienten beobachtet, eine medizinische Behandlung war bei 40 % indiziert, und durch Sedierung allein konnten die Symptome nur bei 10 % der Patienten gelindert werden.

In einer prospektiven Studie fanden Bruera et al. (1992), dass bei 44 % der Patienten eine Ursache festgestellt werden konnte. Die häufigsten Ursachen waren Medikamente (9 %), Sepsis (6 %) und Hirnmetastasen (6 %). Bei 33 % der Patienten konnte eine Verbesserung erreicht werden, sei es durch Änderung der Medikamente (9 %), Behandlung einer Hyperkalzämie (3 %) oder Sepsis (3 %). Bei den meisten dieser Patienten konnte die Ursache der Besserung der Symptome nicht zugeordnet werden. Auch Fainsinger et al. (1994) konnten in ihrer Untersuchung bestätigen, dass Medikamente häufig Ursache des deliranten Syndroms sind; deswegen empfehlen sie als erste Maßnahme eine Änderung der Medikamente.

Die Untersuchungsgruppe von Fainsinger hat auch gute Erfahrungen mit dem Wechsel von einem Opioid zum anderen gemacht. Da auch eine Dehydrierung Ursache dieses Syndroms sein kann, sehen Fainsinger und Bruera (1994) hier eine Indikation für die Rehydrierung schwerkranker Patienten.

Haloperidol ist Medikament der Wahl beim deliranten Syndrom, das verbunden ist mit Agitation und Hyperaktivität (Fainsinger et al. 1994). Initial werden 1–2 mg peroral oder subkutan 2-mal täglich gegeben, es kann bis 10 mg 3-mal täglich gesteigert werden. Bei unzureichender Wirkung kann die Gabe der mehr sedierenden Phenothiazine erwogen werden. Auch die Gabe von Midazolam (5–50 mg) hat sich in diesen Situationen als wirksam erwiesen. Tab. 9.4 gibt eine Übersicht über diese Medikamente.

Bei sterbenden Patienten, d. h. in den letzten 2–3 Tagen des Lebens, sollte die Behandlung einer kognitiven Störung oder eines deliranten Syndroms anders beurteilt werden als in einem früheren Stadium. Viele werden sagen, dass es schwer vorauszusagen ist, wann dieses finale Stadium erreicht ist, aber in einigen Fällen ist es doch möglich anzunehmen, dass der Tod jetzt zu erwarten ist. In dieser Zeit sind kognitive Veränderungen das Normale und nicht die Ausnahme. Das Ziel darf hier nicht mehr eine aufwendige Diagnostik oder belastende Therapie sein. Die Aufgabe liegt v. a. darin, mit einem Minimum an klinischer Diagnostik und therapeutischen Maßnahmen dem Patienten und seinen Angehörigen ein Maximum an Autonomie und Integrität zu ermöglichen. Im Vordergrund stehen die Leidenslinderung und die Unterstützung der Angehörigen, damit sie bei dem Patienten bleiben können oder in der Lage sind, den Kranken zu Hause zu versorgen (Abschn. 9.10).

9.7 Suizid bei schwerkranken Patienten

Der Gedanke, sich das Leben zu nehmen, ist bei Menschen weit verbreitet. Fast jeder hat irgendwann in seinem Leben Suizidgedanken gehabt. Auch ist die Suizidrate in der westlichen Gesellschaft erschreckend hoch. Die Angaben schwanken zwischen 0,5 % und 2,5 % aller Todesfälle in jedem Jahr.

Praktisch jeder Arzt, der unheilbar Kranke behandelt, wird mit dem Problem suizidaler Gedanken und/oder aktiver Sterbehilfe konfrontiert. Ist wirksame Hilfe möglich, möchten diese Patienten wieder leben und ihr Leben gestalten.

Tab. 9.4 Medikamentöse Behandlung von delirantem Syndrom und Verwirrtheit bei schwerkranken Patienten

Medikament	Tagesdosierung (mg)	Verabreichungsform
Haloperidol	1–40	p.o., s.c., i.m
Midazolam	5–50	s.c., i.m., i.v

Schwere Depression ist auslösende Ursache bei etwa 50 % aller Selbsttötungen. Dies betrifft auch Krebspatienten (Guze und Robins 1970). Selbsttötung wird eher im fortgeschrittenen Stadium der Krankheit verübt. In einer Studie machte dies 86 % der Selbsttötungen aus (Farberow et al. 1963). Eine Untersuchung von Hospizen in Kanada zeigte, dass zehn von 44 sterbenden Tumorpatienten suizidale Gedanken hatten oder sich eine Beschleunigung des Sterbeprozesses herbeiwünschten. Alle zehn litten unter schweren Depressionen (Brown et al. 1986). Suizidale Gedanken scheinen mit der Diagnose und mit der Ausbreitung der Erkrankung zusammenzuhängen. Dementsprechend wurden bei 146 Patientinnen mit Brustkrebs nur drei Patientinnen mit suizidalen Gedanken gefunden (Silberfarb et al. 1980).

Selbsttötungsgedanken sind häufig bei Tumorpatienten mit weit fortgeschrittener inkurabler Erkrankung. Sie scheinen die Funktion eines Ventils zu haben: »Falls es zu schlimm wird, nehme ich mir das Leben.«

- Sollen diese Fragen angesprochen werden oder sollten wir diese Auseinandersetzung meiden?
- Wie soll der Arzt oder die Krankenschwester vorgehen, wenn ein schwerkranker Patient Selbsttötungsgedanken äußert?
- Sollen wir einen Psychiater rufen oder in die Psychiatrie einweisen?
- Können wir uns vorstellen, dass es Situationen gibt, wo der Arzt akzeptieren muss, dass sein Patient aus dem Leben scheidet?

Erfahrene Psychologen und Psychiater haben nachweisen können, dass wir das Leben einiger gefährdeter Patienten retten können, wenn wir das Problem eines Suizids zum richtigen Zeitpunkt ansprechen (Breitbart und Passik 1994). Wenn der Arzt aus Angst dieses Thema nicht anspricht, bedeutet dies für den Patienten eine zusätzliche Belastung, denn er kann seine Ängste mit seinem vertrauten »Fachmann« nicht teilen und er fühlt sich allein gelassen mit seinen Gedanken und Problemen.

Unsere Hauptaufgabe liegt darin, ein solches Gespräch zu fördern und zuzulassen und den Patienten offen darlegen zu lassen, welche Gedanken ihn bedrücken, warum er sich jetzt das Leben nehmen möchte. In einem solchen Gespräch gibt es immer die eine oder andere Frage, die ausführlich besprochen werden kann. Vielleicht kann eine Lösung gefunden werden, die Schmerztherapie kann verbessert werden, oder das, was im Leben als unerträglich oder unwürdig empfunden wird, kann gelindert werden. Häufig geben Patienten an, dass sie anderen nicht länger eine Last sein möchten; sie sehen, wie die Angehörigen unter dem Krankheitsverlauf leiden, und sie möchten als Lösung das eigene Leben beenden.

Bolund (1985) hat Suizidfälle bei Tumorpatienten in Schweden untersucht. 1974–1977 wurden unter diesen Patienten 88 Suizide gemeldet: 94 % dieser Patienten litten unter ungelinderten Schmerzen, 62 % der Patienten befanden sich im fortgeschrittenen Stadium der Erkrankung und hatten eine infauste Prognose, 50 % der Patienten litten unter schwerer Depression. Signifikant erhöht war die

Wahrscheinlichkeit einer Selbsttötung bei Patienten mit früheren Suizidversuchen oder belastender Familienanamnese mit psychischen Problemen.

In Deutschland gibt es etwa 14.000 Suizide pro Jahr, das macht etwa 1,5 % der Verstorbenen in der Gesamtbevölkerung aus. In Skandinavien finden wir vergleichbare Zahlen. Die Anzahl der Suizide in Schweden macht 0,1 % der verstorbenen Krebspatienten in dieser Zeitperiode aus. Diese Untersuchung zeigt, dass die Wahrscheinlichkeit einer tatsächlich vollzogenen Selbsttötung bei einer fortgeschrittenen inkurablen Tumorerkrankung abnimmt.

Im *Oxford Textbook of Palliative Medicine* schreibt der Psychiater Breitbart und Passik (1994):

> Es gibt Situationen, in denen der Arzt den Suizid nicht um jeden Preis verhindern sollte. Dabei muss er Alternativen und Unterstützung anbieten, damit Selbsttötung als Impulshandlung vorgebeugt werden kann. Bei diesen schwierigen Situationen sollte der Arzt auf jeden Fall folgende Fragen berücksichtigen: Liegt ein klarer mentaler Prozess ohne psychologische Krankheit (z. B. Depression) vor? Ist die Einschätzung der Situation (von Seiten des Patienten) realistisch? Sind die Motive auch für Außenstehende klar und verständlich?

Siehe auch Kap. 2, Abschn. 2.3.4 »Ärztliche Beihilfe zum Suizid«.

9.8 Nähe – Distanz und Sexualität

Stellen Sie sich vor, Sie leiden an einer schweren lebensbedrohlichen Krankheit. Sie liegen in einem Krankenhaus. In den vergangenen Tagen haben sie einsehen müssen, dass Sie aufgrund der Krankheitsentwicklung die Ihnen verbleibende Zeit – Tage, Wochen oder Monate – im Krankenhaus verbringen müssen.

- Was wäre für Sie wichtig?
- Welche Personen möchten Sie in Ihrer Nähe haben?
- Was möchten Sie bis zuletzt selbst machen können?
- Wer soll Sie pflegen, wenn Sie selbst dazu nicht mehr in der Lage sind?
- Sollten Ihre Angehörigen einen Teil der Pflege übernehmen?
- Wäre es für Sie von Bedeutung, dass Sie allein und ungestört mit Ihren Angehörigen sein können?
- Wäre für Sie wichtig, Ihren Ehepartner allein in der Nacht bei sich zu haben?
- Übersteigt es Ihre Phantasie, dass Ihre sexuelle Beziehung noch wichtig ist?

9.8.1 Physische Nähe

Im beruflichen Alltag glauben wir, dass Fragen von menschlicher Nähe oder Sexualität Privatangelegenheiten sind. Wir dürfen nicht vergessen, in welcher Situation sich schwer kranke Patienten befinden. Ärzte und Krankenschwestern haben unendlich viel Macht. Die Patienten kommen zu uns, in eine für sie fremde

Umgebung. Unsere Betten, Zimmer und das Personal sind für sie fremd. Unsere Konzepte, Diagnosen, Therapien, Pflegemaßnahmen und Behandlungen sind für sie eine fremde Welt. Meistens stellen wir die Fragen und wir liefern die Grundlagen für die Antworten.

Für uns ist es selbstverständlich, mit Patienten umzugehen. Für den Patienten ist es keineswegs selbstverständlich, sich von Fremden waschen oder pflegen zu lassen oder dass andere für ihn wichtige Entscheidungen treffen.

Dabei geht es keineswegs nur um die Fragen »Welche Operation?« oder »Welche Therapie?«, es geht um Fragen der Intimsphäre, der Hygiene und der Nähe. Diese Fragen besprechen wir – wenn überhaupt – nur mit unseren Nächsten.

Im medizinischen Alltag erleben wir immer wieder, wie der Arzt oder eine Krankenschwester ohne zu fragen die Bettdecke wegnimmt, ohne darüber nachzudenken, wie der Patient dadurch bloßgestellt wird. Wir untersuchen, entkleiden, drehen oder waschen ohne eine vorherige Aufklärung oder Nachfrage bei dem betroffenen Patienten, ob dies für ihn in Ordnung sei.

Fragen der persönlichen Hygiene sind für jeden Menschen ein empfindliches Thema. Auch zu Hause schließen wir die Tür, bevor wir auf die Toilette gehen. Für viele Menschen ist körperliche Berührung etwas kaum Erträgliches, außer unter ganz bestimmten, für sie privaten Umständen.

Bei der Behandlung, Untersuchung und Pflege von kranken Menschen ist Körperkontakt oft notwendig. Der angemessene Umgang mit der Notwendigkeit, in die Intimsphäre des Patienten einzudringen, setzt berufliches und ethisches Bewusstsein voraus (Randall und Downie 1996; Barnard 1995).

Wenn Untersuchungen, Behandlung und Pflege notwendig sind, zeigen Patienten viel Geduld und Toleranz. Aber unser höfliches Benehmen ist geboten!

- Grüßen wir freundlich?
- Sagen wir grundsätzlich, wer wir sind?
- Wird unser Vorhaben verständlich erklärt?
- Wird anschließend höflich gefragt, ob der Patient mit unserem Vorhaben einverstanden ist?

Uns wurde selten vorgeführt, wie diese Aufgaben respektvoll ausgeführt werden können. Wenn Patienten vorsichtig protestieren, sind wir schnell verletzt. Dabei protestieren die meisten Patienten nicht. Sie beklagen sich fast nie. Dadurch werden wir zu der Annahme verleitet, dass alles in Ordnung ist.

Bennet (1987) beschreibt eingehend, was und wie viel Menschen ertragen ohne zu klagen, wenn jemand einen weißen Kittel trägt.

Das Problem ist nicht, dass Ärzte, Krankenpflegepersonal oder Therapeuten viel Macht haben. Das Problem ist mehr das fehlende Bewusstsein über unsere Macht. Wir sollten nicht denken: »Ich habe nichts Böses getan.«, sondern uns fragen: »Was habe ich Gutes getan?«

Diese spontane Berührung als normaler Bestandteil unserer Pflege oder Behandlung sollte nicht unterschätzt werden. Patienten bemerken, wie sie angefasst werden. Auch ein einfaches Puls- oder Blutdruckmessen sind Rituale, die für viele Ärzte und Pflegende Routine sind. Patienten empfinden es oft mit Aufmerksamkeit als Berührung.

Durch Berührungen kommunizieren wir mit ihnen, wir zeigen Interesse und Respekt oder das Gegenteil davon. In bestimmten Situationen ist Berührung eine Wohltat, ein Beitrag zur Heilung oder zu einer Erhöhung der Lebensqualität. Eine heilsame Berührung kann gezielt eingesetzt werden, wie z. B.:

- Fußmassage,
- Haare waschen,
- Baden und Trocknen,
- einen Arm als Gehstütze anbieten,
- Hände, die sich berühren,
- eine Umarmung.

Diese »therapeutische« Berührung kann geplant oder spontan sein. Wichtige Voraussetzung ist die Akzeptanz des Patienten und unsere fachliche Kompetenz. Wie die Berührung durchgeführt wird, das richtige Maß an Respekt oder Vorsicht, ist entscheidend für die Wirkung.

Die meisten Berührungen erfolgen unbewusst und spontan. Teils ist es kulturell bedingt, auf welche Weise die Mitglieder einer Gruppe sich begrüßen und berühren. Jeder von uns hat eine soziale Prägung, die viel über unsere Kindheit und die Muster, die wir dort gelernt haben, aussagt. Hier kommt der frühkindlichen Berührung durch Mutter und Vater eine besondere Bedeutung zu. Auch spätere Erfahrungen tragen zum persönlichen Berührungsstil bei. Es ist leicht zu beobachten, wie einige häufig und spontan, andere selten und zögernd die Initiative zur Berührung ergreifen.

Es sind immer zwei Personen, die sich berühren. Das heißt, bei der Berührung ist die eigene Empfindlichkeit gegenüber der Bereitschaft und Reaktion des anderen für das Ergebnis maßgebend. In unserer heutigen multikulturellen Gesellschaft muss die Besonderheit der Kultur des Einzelnen berücksichtigt werden. Obwohl diese Empfindlichkeit ein Teil unserer Persönlichkeit ist, zählt es zu unseren beruflichen Aufgaben, behutsam vorzugehen. Die Patient-Helfer-Beziehung setzt voraus, dass wir uns dessen bewusst sind, welche Bedeutung es für den anderen haben kann, berührt zu werden, und wo die Grenze zwischen Nähe und Distanz, Respekt und Integritätsverlust verläuft.

Die Perspektiven sollten in unserer beruflichen Ausbildung theoretisch wie praktisch berücksichtigt werden. In einigen Berufsgruppen (Psychologen, Krankenschwestern) finden wir z. T. ein hohes Bewusstsein und berufsspezifische Regeln, die die Grenze zwischen einer respektvollen und integritätsverletzenden Berührung aufzeigen. Andere Berufsgruppen im Gesundheitswesen haben sich zu diesen Themen wenig Gedanken gemacht.

9.8.2 Psychische Nähe

Im Umgang mit schwer Kranken ist die körperliche Pflege und die Linderung von Schmerzen und »physischer« Symptome eine wichtige Aufgabe. Meistens haben wir ein Mandat, diese Aufgaben wahrzunehmen. Wie weit wir in unserem Bestreben gehen, um gute Linderung zu erreichen, ist aber nicht immer klar definiert.

Noch weniger definiert ist unser Verhalten gegenüber den psychosozialen Problemen unserer Patienten. Welche Fragen dürfen wir über ihr Privatleben stellen? Wir halten es für selbstverständlich, offene Auskunft über Problemgebiete wie Lebenserfahrungen, Familienverhältnisse, Beruf, finanzielle Probleme, persönliche Beziehungen und Konflikte, Trauererlebnisse, Sexualität zu erhalten.

Oft ist diese Information eine Voraussetzung, um respektvoll mit Problemen und Möglichkeiten des Patienten umzugehen. Dabei dürfen wir nicht übersehen, wie selektiv jeder Mensch für sich mit diesen Informationen umgeht.

Wenn überhaupt, sind wir nur gegenüber engsten Freunden und Angehörigen bereit, Wunden, Krisen und Niederlagen zu beleuchten. Wir wollen selbst entscheiden, wann und wo wir darüber sprechen.

Die Voraussetzung für Offenheit über persönliche Fragen ist eine persönliche Beziehung. Die Beziehung zwischen Arzt oder Schwester einerseits und Patient und Angehörigen andererseits muss auf einer professionellen Grundlage ruhen. Nur in Ausnahmefällen werden wir in der Lage sein, wirklich persönliche Beziehungen zu den Patienten aufzubauen, und wenn dies der Fall ist, ist es nicht immer unproblematisch.

Persönliche Beziehungen zwischen Ehepartnern, Freunden, innerhalb einer Familie beinhalten nicht nur eine große Offenheit, sondern auch eine große Verletzbarkeit. Innerhalb der vertrauten Umgebung fließen Informationen und Kommentare über den Alltag und die Welt. Wir zeigen auch Reaktionen gegenüber anderen Mitgliedern der Familie. Hier können eigene Gedanken und Gefühle gezeigt werden. Nur in diesem engsten Kreis trauen wir uns, Konflikte, Wut, Kritik und Auseinandersetzungen auszutragen.

Zu Hause oder unter Freunden sind wir darauf vorbereitet. Wir besitzen hier die notwendige Erfahrung und sind trotzdem gegenüber denjenigen, die am meisten für uns bedeuten, sehr verletzbar. Diese Nähe und diese Verletzbarkeit sind die Grundlagen für Offenheit und innere Reife.

Im Gegensatz dazu werden nur selten Gefühle und Ängste in fremder Umgebung gezeigt. Zorn, Wut und Verzweiflung werden im engen Familienkreis gehalten. Diese Reaktionen brauchen wir, um mit dem Alltag zurechtzukommen. Fehlt dieser Schutz, wie in einem fremden Krankenhaus, besteht große Gefahr, dass unsere Integrität gekränkt wird.

Die Bewältigung früher erlebter Krisen und Konflikte trägt zu Gesundheit oder Krankheit bei, aber:

- Wollen wir über diese »Wunden« sprechen?
- Kann eine kritische Situation verstärkt werden, wenn jemand von außen in diese Wunde hineindrängt?
- Ist die Krankenschwester oder der Arzt kompetent als »Psychotherapeut«?
- Haben sie Zeit und Kraft, sich zu kümmern und uns beizustehen, wenn die offengelegte Wunde uns zu vernichten droht?
- Sind sie bereit, unsere Verzweiflung und unseren Zorn zu ertragen?

Viele gut gemeinte Versuche, Konflikte bei den Patienten und ihren Familien zu lösen, führen zu einer Verstärkung dieser Probleme, weil es im Behandlungs- und Pflegeteam an psychotherapeutischer Kompetenz und Erfahrung fehlt.

Mit Menschenverstand und Lebenserfahrung können wir für schwerkranke Patienten gute Zuhörer sein. Wir können, wenn darum gebeten, Rat und Hilfe geben. Schwerkranke Patienten brauchen Mitmenschen, die darauf vorbereitet sind, auch Gefühle und Ängste zu ertragen. Sie wünschen sich Partner, zu denen sie über Gedanken und Ideen sprechen dürfen, in der Gewissheit, nicht unvorbereitet empfindliche Fragen zu erhalten.

Gute palliative Behandlung und Pflege sind nicht möglich ohne diese Voraussetzungen.

Wünschenswert ist die regelmäßige Anleitung und Weiterbildung des Personals. Wenigstens ein Teammitglied sollte Kompetenz und Ausbildung in der Psychotherapie haben. Viele haben gute Erfahrungen mit regelmäßiger externer Supervision des Teams, in der psychosoziale Aspekte der Betreuung angesprochen werden. Wichtige Aspekte im Umgang mit Nähe und Distanz, Offenheit und Respekt können zur Sprache kommen.

9.8.3 Sexualität

David Roy, Herausgeber des *Journal of Palliative Care* und Professor für medizinische Ethik, machte in einem Plenumsvortrag auf der Weltkonferenz für Palliativmedizin in Montreal (Kanada) 1986 vor mehr als 1500 internationalen Zuhörern folgende Aussage:

> »Wir sagen so oft: wir verstehen. Aber verstehen wir wirklich? Sehen wir, welche Fragen für die Patienten wichtig sind? Ist es für uns ein wichtiges Anliegen, auch empfindliche Fragen zuzulassen? Viele hier im Saal betreuen sterbende Aids-Patienten. Kann es sein, dass die Sexualität für diese Patienten eine wichtige Frage ist? In meinen Augen sollte derjenige, der von einem Patienten Folgendes gefragt wird: »Kann ich heute Nacht meinen homosexuellen Freund nackt bei mir im Bett haben?« und bei der Beantwortung der Frage mit den Augenbrauen zuckt, sich selbst folgende Frage stellen: »Ist es Zeit für mich, einen neuen Beruf zu suchen?«

Sexualität ist für jeden privat und schwer ansprechbar. Für viele ist das Thema so privat, dass wir auch zu Hause Probleme haben, mit dem Partner darüber zu reden. Aber ist es deswegen unwichtig? Warum fehlt uns scheinbar die Phantasie zu denken, dass unsere Patienten ein Sexualleben haben?

Viele sagen, Sexualität ist eine private Angelegenheit, und deshalb müssen wir es den Patienten überlassen, diese Frage anzusprechen.

Damit haben sie nicht ganz Unrecht. Es wäre eine Katastrophe, wenn wir vor jeder Operation oder Untersuchung den Patienten intime Fragen stellen würden. Aber bei chronischen oder lebensbedrohlichen Erkrankungen des Patienten wäre eine Bereitschaft, diese Fragestellung zuzulassen, sehr begrüßenswert.

Nur wenige Patienten oder Angehörige kämen von sich aus, ohne unsere aktive Unterstützung, auf den Gedanken, dass es erlaubt sein könnte zu fragen: »Kann ich heute Nacht meine Frau nackt bei mir im Bett haben?«

Wer bei seiner Arbeit niemals diese Frage gehört hat, darf dadurch nicht in den Irrglauben fallen, sie wäre unwichtig. Sie sollten sich lieber selbst fragen, ob nicht persönliche Sperren vorhanden sind. Nur außerordentliches Vertrauen wird den Kranken ermöglichen, diese Fragen anzusprechen.

Ist es denkbar, dass der Arzt oder die Krankenschwester sich zu den Patienten setzt und die Möglichkeiten einer ungestörten Nähe zu seinen Angehörigen erläutert?

9.9   Seelsorge

Die meisten Menschen stellen sich in verschiedenen Lebensabschnitten existenzielle Fragen. Viele haben eine Religion. Einige glauben fest an ein Weiterleben nach dem Tod, während andere sich mit den wichtigen Fragen beschäftigen, die mit dem hiesigen Leben verbunden sind:

- Wer bin ich?
- Wozu lebe ich?
- Was macht das Leben so wichtig?
- Was muss ich tun, um nicht zu verschwinden?
- Was ist Liebe?
- Wer wartet noch auf eine Versöhnung mit mir?
- Gibt es einen Seelenfrieden?
- Was ist »der Sinn« für mich?
- Gibt es für mich noch einen Gott?

Die Religion und Gedanken zur menschlichen Existenz spielen eine besondere Rolle in schwierigen Lebenssituationen. Dies betrifft natürlich Patienten, die an einer unheilbaren Krankheit leiden. Für den Patienten bedeutet das Erkennen des bevorstehenden Todes eine Verstärkung seiner Einsamkeit und Ohnmacht.

Gedanken über den Sinn des Lebens und die vor ihm stehende Trennung erhalten eine immer zentrale Bedeutung.

Gehören seelische Probleme und Nöte in die Hände des hauptamtlichen Seelsorgers? Viele Sterbende wünschen und benötigen den seelsorgerisch-religiösen Beistand angesichts ihres bevorstehenden Todes. Dies gilt nicht selten auch für Menschen, die zeitlebens ohne engere Beziehung zu einer Religion gelebt haben.

In vielen Krankenhäusern bemühen sich Seelsorger um den Kontakt zu diesen Kranken. Aber die Zeit der vorhandenen Seelsorger reicht häufig nicht aus, um sich um die seelischen Konflikte aller Patienten zu kümmern. Seelsorgerische Hilfe bei Sterbenden darf nicht bedeuten, den Versuch zu unternehmen, noch in letzter Minute eine Bekehrung zu erzwingen. Anders ist es, wenn der Wille, sich mit Gott auszusöhnen, vom Sterbenden selbst ausgeht.

Die theologische Seelsorge kann viel anbieten. Katholische Patienten legen Wert auf die letzte Ölung, verbunden mit der sakralen Beichte. Andere Religionen und Kulturen haben ähnliche Bräuche (Pera 1995). Der Wunsch nach einem Sterben in Frieden kann Ordnung in das noch verbleibende Leben bringen. Aber Seelsorge ist mehr als sakramentale Handlung. Seelsorgerischer Trost, Sterbegebete, Gespräche über Gott, den Menschen und die Welt vermitteln dem, der dafür offen ist, innere Ruhe und ein Gefühl von Geborgenheit und Frieden, von Aufgehobensein in einer höheren Ordnung.

In dem Nachwort zu seinem Buch *Ich und Du* schreibt Martin Buber 1957 (Ausgabe 1994):

> Man muss sich aber überhaupt davor hüten, das Gespräch mit Gott, das Gespräch, von dem ich in diesem Buch und in fast allen die darauf folgten, zu reden hatte, als etwas lediglich neben oder über dem Alltag sich Begebendes zu verstehen. Gottes Sprache an die Menschen durchdringt das Geschehen in der Welt um uns her, alles Biographische und alles Geschichtliche, und macht es für dich und mich zu Weisung, zu Forderung, Ereignis um Ereignis, Situation um Situation ist durch die Personsprache befähigt und ermächtigt, von der menschlichen Person Standhalten und Entscheidung zu heischen. Wir meinen gar oft, es sei nicht zu vernehmen, und haben uns doch vorlängst selber Wachs in die Ohren gesteckt. Die Existenz der Mutualität zwischen Gott und Mensch ist unbeweisbar, wie die Existenz Gottes unbeweisbar ist. Wer dennoch von ihr zu reden wagt, legt Zeugnis ab und ruft das Zeugnis an, zu dem er redet, gegenwärtiges und zukünftiges Zeugnis.

Die Hospizbewegung hat von Anfang an Seelsorge als eine wichtige Aufgabe angesehen. Hierbei wurde Seelsorge nicht nur im religiösen oder existenziellen Sinne gesehen.

Den besten Zugang zu den Patienten haben diejenigen, die sich täglich um sie kümmern und für die Pflege und Behandlung verantwortlich sind. Das betrifft die Angehörigen ebenso wie das Krankenpflegepersonal und die Ärzte, die für den Patienten zuständig sind.

Unheilbar krank mit begrenzter Lebenserwartung zu sein heißt, Abschied von Menschen nehmen zu müssen, die einem viel bedeuten. Es heißt aber auch, Abschied zu nehmen von dem Leben, das gelebt worden ist und den Lebensinhalt gegeben hat, von Orten, Gegenständen, Erinnerungen, Gewohnheiten, Körperfunktionen und Tieren. Der Patient wird mit den Lebensaufgaben konfrontiert, die gelungen sind, und den Narben, die entstanden sind. Verluste, die im Leben durchlebt wurden, werden in der Erinnerung wachgerufen.

Sowohl die Patienten als auch die Angehörigen sind oft überfordert, wenn sie diese Eindrücke allein bearbeiten sollen. Wir müssen ihnen mit Verständnis und Vertrauen begegnen. Dieses Verständnis setzt nicht nur Fachkenntnisse voraus, sondern auch das Vermögen, sich mit Empathie in die Lage des Patienten versetzen zu können.

Viele haben keine Schwierigkeiten zu trennen zwischen der Seelsorge, die sich auf die religiösen Fragen, Gedanken und Traditionen der Patienten bezieht, und derjenigen, die sich zwischenmenschlich aus der Lebenssituation ergibt. Wenn der Patient es wünscht, kann der Krankenhausseelsorger oder ein anderer »professioneller« Seelsorger für die religiösen Fragen gerufen werden.

Aber *alle* Patienten haben in den Grenzsituationen des Lebens das Bedürfnis, Probleme, Fragen, Befürchtungen, Gefühle und Ängste mit jemandem zu teilen. Diesen Dingen Raum zu geben, ist eine Aufgabe für alle, die diese Patienten betreuen, und dies ist unabhängig von deren religiösen Einstellungen.

Die Aufgabe von Ärzten und Schwestern ist, durch gute Kommunikation und Unterstützung diesen Prozess innerhalb der Familie und des sozialen Umfelds des Patienten zu ermöglichen. Darüber hinaus werden sie selbst als Gesprächspartner gefordert und zum Abladen von Problemen benötigt. Arzt zu sein heißt hier auch Seelsorger zu sein.

Die Aufgabe der Ärzte ist auf diesem Gebiet größer und wichtiger, als es ihnen bewusst ist. Weil sie während des Krankheitsverlaufs der Patienten die Rolle des Vermittlers von schlechten und guten Nachrichten hatten, haben sie Zugang zu ihnen und Kenntnisse über sie, die kein anderer besitzt. Auch wenn es immer wieder Zeiten geben kann, wo das Verhältnis zwischen Arzt und Patient angespannt ist, wird der betreuende Arzt immer eine besondere Bedeutung für den Patienten haben.

Nur derjenige, der das Selbstbild des Patienten verletzt oder zerstört hat – das passiert häufig bei der Mitteilung »schlechter Nachrichten« –, ist in der Lage, es zurückzugeben. Von Ärzten wird leider häufig unterschätzt, wie wichtig sie für den Patienten sind. Sie verzeihen uns, dass die Krankheit trotz unserer Bemühungen fortschreitet. Aber sie verzeihen uns nicht, wenn sie von uns allein gelassen werden.

Die britische und sehr gläubige Ärztin Sheila Cassidy widmet sich seit vielen Jahren der Hospizarbeit. In ihrem Buch *Die Dunkelheit teilen* (1995) schreibt sie:

Psychologische Arbeit mit Todkranken hat vieles mit anderen Formen der Beratung und Psychotherapie gemeinsam, doch die Beziehung verändert sich durch zwei Faktoren: Der erste ist die kurze Lebenserwartung des Klienten, der andere das Ausmaß des Verlustes, den er erleidet. Nach meiner Erfahrung, und ich bin weder Psychotherapeut noch ausgebildete Beraterin, haben Menschen, die auf den Tod zugehen, ein besonderes und dringendes Bedürfnis nach menschlicher Wärme und ehrlicher, direkter Kommunikation. Mein persönlicher Stil hat sich im Laufe meiner Arbeit auf diesem Gebiet entwickelt und ist von einem Maß an Direktheit und Informalität gekennzeichnet, der in der normalen medizinischen Praxis ungewöhnlich ist. Im Laufe von zehn Jahren bin ich von einer großen Schüchternheit, was körperliche Kontakte angeht, dazu übergegangen, es als ganz natürlich zu empfinden, Patienten die Hand zu halten oder sie an meiner Schulter weinen zu lassen: Ich finde, dass dieser körperliche Aspekt des Tröstens wie selbstverständlich aus einer ehrlichen Kommunikation über schmerzliche Wahrheiten hervorgeht und keineswegs von der Dauer der Beziehung abhängig ist. Langsam lerne ich im Laufe der Jahre die Bedeutung der Machtlosigkeit kennen. Ich erfahre sie in meinem eigenen Leben, und ich erlebe mehr in meiner Arbeit. Das Geheimnis liegt darin, sich nicht vor ihr zu fürchten – nicht davonzulaufen. Die Sterbenden wissen, dass wir nicht Gott sind. Sie nehmen es hin, dass wir das Fortschreiten des Krebses nicht aufhalten können, den unaufhaltsamen Marsch jener schrecklichen Armee, die einen menschlichen Körper wie eine Besatzungsmacht überzieht und ohne Rücksicht und ohne Erbarmen plündert, vergewaltigt und schändet. Alles, was sie von uns erwarten, ist, dass wir sie nicht im Stich lassen: Dass wir unsere Stellung am Fuße des Kreuzes halten. In diesem Stadium der Reise da zu sein, einfach zu sein: Das ist in vieler Hinsicht das Schwerste.

Seelsorge für diese Patienten bedeutet keineswegs, dass wir immer eine Lösung für die Probleme der Patienten bereit haben müssen. Für die meisten bedeutet es sehr viel, wenn jemand sich ein wenig Zeit nimmt, um zuzuhören, oder Anteilnahme zeigt. Diese menschliche Zuwendung zum Kranken ist auch »Seelsorge«. Das fruchtbare gemeinsame Schweigen ist von größerer Bedeutung, als wir uns vorstellen: Das bis zum Ende faktisch gelebte Miteinander mit dem Sterbenden, die Möglichkeit, dessen Ängste, dessen Traurigkeit, dessen Verzweiflung, aber auch dessen Hoffnungen mit ihm zu teilen.

Cicely Saunders hat sich besonders hervorgetan, weil ihr die Sorge um das Seelenwohl ihrer Patienten immer wichtig war. Das St. Christopher's Hospice hat auf diesem Gebiet den Maßstab gesetzt. Patienten, die früher das Gefühl hatten, »aufgegeben« zu sein, geben deutlich zu verstehen, dass sie die medizinische Kompetenz, die Fürsorge, Geborgenheit und Seelsorge im St. Christopher's Hospice besonders schätzen.

Hier liegt ein Grundstein des Hospizkonzepts. Als Fürsprecher der Leidenden bedeutet es, dass Krankheiten mit Worten erklärt werden, die sie verstehen können, und dass man die Behandlung mit ihnen abspricht. Die Wahrung der Würde der Person und der Kontrolle über ihr Leben sind weitere wichtige Bausteine des Konzeptes.

Den Patienten nicht alleinzulassen, nicht im Stich zu lassen, wenn »nichts mehr gemacht werden kann« und wenn der letzte Weg bevorsteht, sich nicht wieder dazu verleiten zu lassen, doch noch etwas zu machen, sondern sich hinzusetzen und die gemeinsame Ohnmacht zuzulassen, sind Merkmale hospizlicher Fürsorge.

9.10 Der Augenblick des Todes – und die Rechte der Sterbenden

Fallbeispiel

Vor einigen Jahren wurde ich zu einem Konsilium gerufen. Es ging um eine schwerkranke 78-jährige Frau, die innerhalb der letzten drei Jahre zwei schwere Herzinfarkte erlitten hatte. Sie war im letzten Jahr viermal wegen dekompensierter Herzinsuffizienz stationär aufgenommen worden. Es bestand die Frage, ob jetzt eine Beatmungstherapie durchgeführt werden sollte. Die Frau war im kardiogenen Schock, nicht ansprechbar. Zwei erfahrene Internisten, die diese Patientin gut kannten und jetzt die Verantwortung für weitere Therapiemaßnahmen hatten, stimmten mit mir überein, dass diese Frau im Sterben lag und dass die Respiratortherapie lediglich das Sterben verlängern würde. Wir beschlossen, sie nicht zu intubieren. Uns war bewusst, dass sie so innerhalb der nächsten Stunden sterben würde.

Vier Stunden später war ich wieder auf dieser Abteilung, um eine andere Patientin zu besuchen. Jetzt sah ich, wie dieselbe Patientin, die zuvor von Ärzten und Krankenschwestern umringt war, verlassen hinter einem Schirmbett ihre letzten Atemzüge machte. Keiner war bei ihr, sie war schweißgebadet, bei hoher Atemfrequenz war ihr Todesrasseln über eine große Entfernung zu hören. ◄

Warum musste diese Frau, die zuvor medizinisch und menschlich kompetent betreut wurde, so qualvoll allein sterben? War sie für uns nur von Bedeutung, solange wir dachten, wir können den Krankheitsverlauf beeinflussen?

Über die Jahre habe ich erlebt, dass dies keineswegs ein Einzelfall ist. Norbert Elias hat in einem eindrucksvollen Essay die Einsamkeit der Sterbenden in der heutigen Zeit beschrieben (Elias 1982). Viele sterben allein, aufgegeben und verlassen. Dies ist nicht nur eine Frage, wie Krankenhäuser oder Ärzte mit dem Tod umgehen, es zeigt, welchen Stellenwert wir Tod und Leiden in unserer Gesellschaft einräumen.

Dieses Jahrhundert ist gekennzeichnet durch zuvor undenkbare Fortschritte der Medizin. Wo die Ärzte früher machtlos waren, können heute eine Reihe diagnostischer und therapeutischer Maßnahmen angeboten werden. Krankheiten können unter Kontrolle gehalten werden, die früher als unheilbar galten. Die bedeutenden Fortschritte, v. a. auf naturwissenschaftlichem Gebiet, haben der modernen Medizin einen neuen Inhalt und neue Strukturen gegeben.

In der Bevölkerung ist weitgehend das Gefühl entstanden, jede Krankheit könne geheilt oder unter Kontrolle gehalten werden. Unter den Ärzten ist die Einstellung verbreitet, dass es unsere Pflicht ist, alles zu unternehmen, um die Krankheit des Patienten zu bekämpfen. Dabei nimmt der Kampf um ausreichend Personal und Geld einen immer größeren Raum ein.

Trotz aller Fortschritte können wir nicht hoffen, dass die moderne Medizin uns vor Alter, Krankheit, Sterben und Tod bewahren wird. Wir können hoffen, einen friedvollen und würdevollen Sterbeprozess zu erleben, wo Schmerzen und Leid im Hintergrund stehen.

Die wichtigste Quelle für den Hospizgedanken ist ohne Zweifel in der Begegnung mit dem Tod zu finden. In unserer Geschichte, für Schriftsteller, Künstler, Philosophen und jeden Einzelnen ist der Tod eine bleibende Quelle, die Grundlage für Kultur und Religion. Wie wir mit dem werdenden und scheidenden Leben umgehen, sagt viel aus über die Reife unserer Kultur.

Die enormen Fortschritte der Diagnostik und Behandlung haben zunächst zu einer Verschlechterung und zunehmenden Vereinsamung der Sterbenden geführt. Die Ärzte zogen sich von den Sterbenden zurück, ein Phänomen, das uns bekannt ist aus früheren Jahrhunderten. Im Mittelalter war es wichtig für die Ärzte, dass sie nicht in Verruf kamen, Sterbende zu betreuen (Condrau 1991). Natürlich war für den Menschen die Entdeckung, dass sein Ende bevorsteht, stets ein unangenehmer Augenblick. Die Einsamkeit der Sterbenden spiegelt eine allgemeine Entwicklung in unserer Gesellschaft, wo Tod und Sterben entfremdet werden.

Veränderungen in unserer Gesellschaft wurden durch die Entwicklung der Antibiotika und der großen Fortschritte in der Diagnostik und Therapie verstärkt. Das naturwissenschaftliche Wissen und die medizinische Ausbildung wurden jedes Jahr von neuen Kenntnissen überflutet. Die ärztliche Kunst, wie wir mit Patienten umgehen und kommunizieren und wie wir uns um den Menschen kümmern, der unheilbar krank ist, ging zunehmend verloren und wird nur selten im Medizinstudium angesprochen.

In der Mitte der 1950er-Jahre wurde einer kleinen Gruppe von Medizinern, Soziologen und Psychologen klar, dass die Sterbenden die Verlierer gewesen sind bei der Entwicklung der naturwissenschaftlich orientierten modernen Medizin. Die zunächst kleine, aber wachsende Gruppe entwickelte ein Betreuungs- und Behandlungskonzept für diese »aufgegebenen« Patienten, das sich als notwendige Ergänzung innerhalb der etablierten Schulmedizin erwies. Es kann gesagt werden, dass die Hospizidee und die moderne Palliativmedizin sich aus den Defiziten der modernen Medizin entwickelt haben.

Vor ein paar Jahren hielt ich an einer deutschen Universitätsklinik vor ca. 200 Kollegen ein Referat zu diesem Thema. In der Diskussion nach der Vorlesung fragte ich, welche Möglichkeiten es in dieser Klinik für Angehörige gäbe, mit dem Verstorbenen allein zu sein. Die Antwort war, dass es dazu kaum Möglichkeiten gäbe. Selbst für Angehörige, die großen Wert auf eine solche Möglichkeit legten, wäre es schwierig, dies zu realisieren, und es würde davon abhängen, wie die Krankenzimmer belegt seien; evtl. müsste das Badezimmer dafür herhalten. Es gab an diesem Universitätsklinikum kein einziges Zimmer, in dem die Angehörigen Abschied von dem Toten nehmen konnten. Manchmal wurden die Angehörigen mit in den Leichenkeller genommen!

Obwohl es Krankenhäuser gibt, die ein Verabschiedungszimmer haben, bestehen im Gesundheitswesen große Probleme im Umgang mit dem Tod und mit der Leiche.

Fallbeispiel

Als ein kleines Kind unerwartet starb, beobachteten wir, dass der Vater den Körper des Kindes an seine Brust drückte und mit sich herumtrug. Er schien, als wäre es für ihn nicht möglich, sich von dem Kind zu trennen. Da nach einigen Stunden die Situation noch unverändert war, ging ich in das Zimmer und fragte die Eltern, ob sie ihr totes Kind mit nach Haus nehmen wollten. Nach kurzer Beratung stimmten sie zu.

Der Vater hat mir später erzählt, dass er fast die ganze Nacht das Kind in seinen Armen gehalten hat, bevor es für ihn möglich war, es aus den Armen zu legen. Die Mutter sagte, sie bügelte am nächsten Morgen viele Hemden, bevor ein Hemd für ihr Kind schön genug war. Sie haben gemeinsam mit den Geschwistern das Kind am nächsten Vormittag gebadet, gewaschen und zurechtgemacht. Es wurde für Freunde und Familie am gleichen Tag eine Messe gehalten. Vier Tage später war das tote Kind im offenen Sarg zum Begräbnis in der Kirche aufgebahrt.

In den Gesprächen in den nächsten Wochen und Monaten unterstrichen die Eltern immer wieder, wie wichtig es für die Familie war, dass sie ausreichend Zeit zum Abschied bekommen hatten. Die Mutter machte dabei folgende Aussage:

Auch in der zweiten Nacht nach dem Todesfall ging ich 4- bis 5-mal zu dem verstorbenen Kind, weil ich nicht glauben konnte, dass es wirklich tot war. Wir haben Zeit gebraucht, private Zeit. Es war unser Kind. Dass dieses Kind tot sein sollte, war für uns unverständlich und unbegreiflich. Erst in den darauf folgenden Tagen haben wir zunehmend begriffen, was passiert war. Dabei war das tote Kind greifbar nahe; die entscheidende Voraussetzung, um das zu begreifen, war das greifbar tote Kind. ◄

Inzwischen ist in einigen Krankenhäusern eine Änderung dabei zu beobachten, wie Krankenschwestern und Ärzte mit Toten umgehen. Die Angehörigen werden häufiger gefragt, ob sie im Zimmer bleiben wollen und bei der Versorgung helfen möchten. Oft bekommen Angehörige die Möglichkeit, mit dem Verstorbenen allein im Zimmer zu bleiben. Leider ist die Zeit oft sehr kurz, um sich von einem nahestehenden Menschen zu verabschieden. Die Angehörigen sollten selbst entscheiden dürfen, wann sie ausreichend Zeit mit dem Toten verbracht haben. Jedes Krankenhaus sollte in Zukunft ein Verabschiedungszimmer haben, um den Angehörigen diese Möglichkeit einzuräumen.

Am 10. Oktober 1948 wurden die Menschenrechte in einer Deklaration der vereinten Nationen festgehalten. Der Europarat verfasste am 4. November 1950 eine weiter gehende »Europäische Konvention zum Schutz der Menschenrechte und Grundfreiheiten«, die 1953 in Kraft trat und von allen Mitgliedstaaten ratifiziert wurde. Sie ist rechtsverbindlich. Schließlich legte der Europarat zwei Dokumente vor mit dem Titel *Die Rechte des Kranken und des Sterbenden* (1967), in welchen das Selbstbestimmungsrecht des Patienten als »fundamentales Menschenrecht« festgehalten wird (Condrau 1991).

Zu den fünf Rechten möchten wir eines hinzufügen – das Recht des Patienten, nicht allein sterben zu müssen. In vielen Situationen werden die Sterbenden, wie im ersten Beispiel in diesem Abschnitt, weggeschoben und allein gelassen. Es muss als fundamentales Menschenrecht gesehen werden, dass die Sterbenden in der letzten Phase ihres Lebens nicht von uns im Stich gelassen werden. Zum einen muss es unser Bestreben sein, den Angehörigen die notwendige Unterstützung anzubieten, damit sie in der Lage sind, in der letzten Zeit bei ihrem sterbenden Verwandten zu bleiben. Wo dies nicht möglich ist, müssen wir diese Aufgabe übernehmen.

Aus Berichten bekannte Situationen in Pflegeheimen oder Krankenhäusern, wo aus Personalmangel keine Zeit da ist, um Sterbende auf ihrem letzten Leidensweg zu betreuen, sind unwürdig und dürfen nicht akzeptiert werden.

Die sechs Rechte der Kranken und Sterbenden
1. Das Recht auf Freiheit (Annahme oder Ablehnung einer medizinischen Behandlung)
2. Das Recht auf persönliche Würde und Integrität (Diskretion)
3. Das Recht auf Information (Diagnose, Therapie, Prognose)
4. Das Recht auf angemessene Behandlung (auch in der menschlichen Betreuung)
5. Das Recht, nicht leiden zu müssen
6. Das Recht, nicht allein sterben zu müssen

»Recht« ist eine Option. Der Einzelne kann selbst entscheiden, ob er dieses Recht in Anspruch nehmen will oder darauf verzichten möchte. Diese Rechte müssen auch im Zusammenhang betrachtet werden. Ohne Information wird z. B. der Patient kaum in der Lage sein zu beurteilen, ob er eine Behandlung ablehnen soll oder nicht.

Diese Rechte sind in allen unterzeichneten Mitgliedstaaten (auch in Deutschland) rechtsverbindlich. Das heißt, jeder Bürger in diesen Staaten hat einen Anspruch auf diese Rechte.

Neben den Rechten der Patienten gibt es das Recht der Angehörigen, den Toten, auch wenn der Verstorbene im Krankenhaus gestorben ist, mit nach Hause zu nehmen und dort bis zu 36 h aufzubahren (Tausch-Flammer und Bickel 1995). Nur eine kleine Anzahl von Familien macht von dieser Möglichkeit Gebrauch. Eine Ursache kann darin liegen, dass nur in Ausnahmefällen gefragt wird, ob die Angehörigen den Wunsch haben, von dem Toten zu Hause Abschied zu nehmen.

- Wann haben Sie das letzte Mal einen Angehörigen gefragt, ob er den Verstorbenen zu Hause aufbahren will?
- Welche Gründe haben Sie, diese Frage nicht zu stellen?

Und hier schließt sich der Kreis. Heute sterben mehr als 80 % der Menschen in Deutschland in Krankenhäusern, Alters- oder Pflegeheimen. Oft ist die Familie nicht anwesend. Früher fand der Tod in der Familie statt und darunter waren sehr viele Kinder, vor 1920 mehr als 50 %! Das heißt, dass damals jede Familie, jeder Erwachsene und jedes Kind, einen Sterbenden und einen Toten gesehen hatte.

Aus verschiedenen Gründen ist der Tod in unserem Jahrhundert unsichtbar gemacht worden.

Unsere Kinder erleben den Tod durch die Medien, wo die Katastrophen, Unfälle, Überfälle und Morde geschildert werden. Es gehört zu den Ausnahmen, dass sie dabei sind, wenn Angehörige sterben. Sie erleben dadurch nicht die letzte Zeit der Eltern, Großeltern oder anderer Verwandten als würdevoll und friedlich. Sie bekommen dabei nicht die Erfahrung, die sie brauchen, um uns ein würdevolles Sterben, falls möglich zu Hause, zu ermöglichen.

Welche Bedeutung diese scheinbar unüberbrückbare Distanz zum Tod für uns und unsere Verwandten haben kann, erleben wir täglich im Umgang mit den Hinterbliebenen.

> Ich verstehe nicht, warum keiner mit meinem Mann und mir darüber gesprochen hat, dass wir nur noch kurze Zeit hatten. Wir hatten noch so viel zu besprechen. Ich und die Kinder würden alles dafür geben, wenn er in seinen letzten Wochen von uns zu Hause gepflegt worden wäre, statt dieser Kälte im Krankenhaus. Als er tot war, wurde er fast mit Gewalt von uns gerissen und in den Keller geschoben, bevor wir Abschied nehmen konnten.

Diese Worte einer Witwe sind symptomatisch für die Erfahrungen vieler Hinterbliebener.

Diese fehlende Wahrnehmung ist nicht nur ein Problem für die Angehörigen nach einem Todesfall. Die moralischen, ethischen, religiösen, menschlichen und kulturellen Grundwerte in unserer Gesellschaft bauen auf eine andauernde Auseinandersetzung mit der menschlichen Sterblichkeit auf. Wenn diese Auseinandersetzung ausbleibt, folgt schnell ein moralischer und sittlicher Verfall. Diese Entwicklung zu Materialismus ist in unseren Ländern im letzten Jahrhundert parallel zu einem zunehmenden Abstand zum Tod zu beobachten. Wurde der Tod verdrängt, um uns nicht in unserer von fehlenden Werten und materiellen Sammelmanien geprägten Existenz zu stören?

Abschied zu nehmen und sich von einem nahestehenden Menschen zu trennen, gehört zu den schwierigsten, aber großen und wertvollsten Aufgaben der Menschen. Sich Zeit zu geben, Gefühle und Schwächen zuzulassen und sich mit den Folgen des Todes eines Nahestehenden auseinanderzusetzen, sind Voraussetzungen, diesen Anforderungen gerechtzuwerden.

Diese Aufgaben wurden von Anfang an von Cicely Saunders und ihren Kollegen in den Hospizen wahrgenommen. Der wiedergewonnene Blick für die Bedeutung des Todes und die Würde von Sterbenden ist der reiche Inhalt der Betreuungskonzepte und der Behandlungsphilosophie der Palliativmedizin.

Philipp Aries, der bedeutende französische Historiker und Soziologe, hat eine Studie zur Geschichte des Todes veröffentlicht (Aries 1981). Sein Schlusswort beendet er mit folgendem Kommentar:

> Was macht man dann mit dem Tod? Auf diese Frage gibt die Gesellschaft heute zwei Antworten, eine banale und eine aristokratische. Die erste ist ein massives Eingeständnis der Ohnmacht: nur ja nicht die Existenz eines Skandals zugeben, den man nicht hat verhindern können, lieber so tun, als gäbe es ihn gar nicht, und folglich die Umgebung der Sterbenden und der Toten mitleidlos zum Verstummen bringen. So hat sich ein dumpfes Schweigen über den Tod gebreitet. Wenn es gebrochen wird, wie heute gelegentlich in

Nordamerika, so lediglich, um den Tod auf die Bedeutungslosigkeit eines beliebigen Ereignisses zu reduzieren, von dem man gleichgültig und unbeteiligt zu sprechen vorgibt. Das Resultat ist in beiden Fällen das gleiche: Weder das Individuum noch die Gemeinschaft sind stark und stabil genug, den Tod anzuerkennen. Gleichwohl hat diese Einstellung weder den Tod noch die Todesangst ausgelöscht. Im Gegenteil, sie hat, unter der Maske der medizinischen Technik, die alten Wildheits- und Grausamkeitsvorstellungen unmerklich wieder Fuß fassen lassen. Der Tod im Krankenhaus, der bewusstlos an Schläuchen und Drähten hängende Moribunde wird heute immer mehr zum volkstümlichen Bild, das schreckenerregender ist als der »transi« oder das Skelett der makabren Rhetorik. Eine Korrelation zwischen der »Ausbürgerung« des Todes als dem letzten Schlupfwinkel des Bösen und der Rückkehr dieses wieder grausam gewordenen Todes beginnt sich abzuzeichnen. Und sie überrascht uns auch nicht mehr: Der Glaube an das Böse war notwendig gewesen, um den Tod zu zähmen. Die Abschaffung des Bösen hat den Tod in den Zustand der Wildheit zurückversetzt. Dieser Widerspruch hat eine kleine Elite von Anthropologen mobilisiert, eher Psychologen und Soziologen als Mediziner und Geistliche. Sie schlagen vor, den Tod weniger zu »evakuieren« als, wie sie es nennen, zu »humanisieren«. Sie möchten festhalten an einem notwendigen Tod, der jedoch akzeptiert und nicht mehr schambesetzt sein soll. Auch wenn sie dabei auf alte Volksweisheiten Bezug nehmen, geht es ihnen keineswegs darum, in die Vergangenheit zurückzugreifen und das ein für allemal begrabene Böse wieder hervorzuholen. Man ist immer noch darauf aus, den Tod mit dem Glück zu versöhnen. Er soll lediglich zum diskreten, aber würdigen Ende eines befriedigten Lebens werden, zum Abschied von einer hilfreichen Gesellschaft, die nicht mehr zerrissen, noch allzu tief erschüttert wird von der Vorstellung eines biologischen Übergangs ohne Bedeutung, ohne Schmerz noch Leid und schließlich auch ohne Angst.

Die Betrachtungen von Aries sind auch heute zutreffend. Sie beschreiben deutlich die Kluft in der Gesellschaft und in der modernen Medizin gegenüber der Existenz des Todes. Sie sollte in Zukunft doch Hoffnung geben, weil sie eine geeignete Basis herstellt für die notwendige Diskussion, wie wir den Tod wieder sichtbar machen können in unserem Leben und wie wir im Gesundheitswesen uns dazu einstellen sollen.

Das Hauptproblem hierbei ist vielleicht weniger der Umgang der Ärzte und Krankenschwestern mit dem Tod, sondern wie wir in der Gesellschaft insgesamt diese Frage bewerten. Die oben beschriebene Universitätsklinik ohne Räumlichkeiten für Angehörige und Verstorbene nach einem Todesfall ist ein Armutszeugnis für die Gesellschaft. Wir wollten lange den Tod nicht und dachten möglicherweise, wir würden damit zurechtkommen können.

Wir im Gesundheitswesen müssen erkennen, wie viel Macht wir besitzen. Wir haben die Macht über Diagnostik, Therapie und Informationen, bis jemand gestorben ist. Nach dem Todesfall haben wir die Macht über Informationen und den Körper des Verstorbenen (die Leiche – dieses Wort verwenden wir nur ungern). Das Sterben und der Tod sind grundlegend keine Aufgabe für das Gesundheitswesen. Beim Sterben erlischt unsere Aufgabe gegenüber den Verstorbenen. Aber wir haben sehr häufig den Schlüssel zu der Situation, weil der Tote sich im Krankenhaus befindet (unser »Besitz« ist) und wir darüber entscheiden, wie, wo und wie lange die Angehörigen zu dem Verstorbenen Zugang haben. Der Beginn und das Ende des Lebens sind Schlüsselpunkte der menschlichen Existenz, für viele heilige Augenblicke.

Wir können zu den Angehörigen sagen:
»Ihre Mutter ist tot. Sie liegt hier in unserem Verabschiedungszimmer. Sie können bei ihr bleiben, solange Sie wollen. Wir würden empfehlen, dass Sie Ihre anderen Angehörigen benachrichtigen, damit sie kommen können. Wir wissen aus Erfahrung, dass es auch für Kinder wichtig ist, diese Möglichkeit wahrzunehmen und Abschied zu nehmen.« Meistens fehlt uns der Blick, um zu verstehen, wie »privat« das Sterben ist.

Fallbeispiel

Nach einem Busunglück in Norwegen, wo Schüler aus Schweden einen Klassenausflug nach Bergen machten, sind 13 Kinder und drei erwachsene Begleiter gestorben. Wir standen im Krankenhaus nach dem Unglück vor der Frage, ob die aus Schweden anreisenden Angehörigen die toten und teils sehr verunstalteten Kinderleichen sehen sollten. Die Meinungen unter den »Fachleuten« gingen weit auseinander. Zuletzt wurde doch beschlossen, diese Entscheidung den Angehörigen selbst zu überlassen.

Eine Mutter hat mir nochmals zeigen können, wie begrenzt unser Horizont vor diesen Fragen sein kann. Ihre verstorbene Tochter, zwölf Jahre alt, war vom Unglück sehr entstellt. Ich erklärte der Mutter, was sie zu erwarten habe, und beschrieb u. a. die schweren Kopfverletzungen. Dabei fragte ich, ob sie nicht lieber darauf verzichten wolle, sie anzusehen, und vielleicht nur die Hand der Tochter halten wolle. Sie sagte, es sei ihre Tochter, sie wolle sie sehen. In den darauf folgenden Minuten wurde mir zunächst klar, dass ich sie vor dieser Besichtigung hätte schützen sollen. Sie brach restlos zusammen. Nach etwa zehn Minuten drehte sie sich um und stellte mir folgende Frage: »Siehst du, wie schön sie ist?« ◄

Wieder musste ich einsehen: Ich hatte nicht die Voraussetzung verstehen zu können, wie schön dieses Mädchen war oder wie wichtig diese Minuten für die Mutter waren. Ich war nicht die Mutter.

Im Umgang mit Sterbenden, mit dem Tod, mit Verstorbenen und Hinterbliebenen ist es hilfreich, dass wir gute fachliche Voraussetzungen haben. Aber unsere Fachkompetenz ist nichts wert, wenn wir nicht gleichzeitig vor Augen haben, welche enorme Kraft und Bedeutung diese Fragen für die Betroffenen haben und dass sie, nicht wir, die Hauptpersonen sind. Hier ist v. a. die menschliche Kompetenz gefragt, die Fähigkeit, offen zu sein, wie oft nur Kinder es sein können.

Fallbeispiel

Vor einigen Jahren wurde ich von den Eltern eines schwer kranken Kindes angerufen. Die Mutter sagte: »Wir wissen, dass er nicht mehr lange leben wird, aber wir wagen nicht, dies anzusprechen.« Wir vereinbarten, dass ich am nächsten Abend vorbeikommen würde.

Der sterbende Junge war acht Jahre alt. Seine neurologische Grunderkrankung hatte dazu geführt, dass er seit mehreren Jahren bettlägerig und seit einem Jahr blind war.

Zuerst habe ich mit den Eltern im Wohnzimmer bei einer Tasse Kaffee zugehört und einige Fragen mit ihnen erörtert. Als wir zu dem Jungen gehen wollten, ging der vierjährige Bruder zuerst. Er setzte sich an die Bettkante, nahm die Hand des Kranken und sagte: »Du, Nils, wenn der Jesus jetzt kommt, um dich zu holen, wie kommst du in den Himmel hinein? Hat er eine Leiter bei sich?«

Die beiden Brüder sprachen dann in unserer Anwesenheit mehrere Minuten. Sowohl der sterbende Junge als auch sein Bruder zeigten, dass sie nicht das erste Mal ein Gespräch über den bevorstehenden Tod führten. Wieder einmal hatten wir »Erwachsenen« die Möglichkeit, von Kindern zu lernen. ◀

Die Fragen, die jeder von uns zulassen sollte, sind etwa:

- Wo und auf welche Weise können wir mit unseren Kindern das Leben der Alten, der Einsamen und der Sterbenden kennenlernen?
- Wo dürfen sie Abschied nehmen, wenn jemand gestorben ist?
- Wenn unsere Kinder es nicht von uns lernen, wie sollen sie sich dann um uns kümmern, wenn es soweit ist?
- Sollten wir nicht mit gutem Beispiel vorangehen?
- Ist es möglich, dass ich meine Mutter oder meinen Vater in der letzten Zeit zu Hause versorge?
- Wenn es nicht möglich ist, wie kann ich dazu beitragen, dass der Abschied von dem Kranken und von dem Verstorbenen würdevoll in Erinnerung bleibt?

Literatur

American Medical Association Council on Ethical and Judicial Affairs (1994) Ethical issues in health care system reform – The provision of adequate health care. JAMA 272:1056–1062

Aries P (1981) Studien zur Geschichte des Todes. Deutscher Taschenbuch Verlag, München (Reihe Wissenschaft Nr. 4369)

Barinaga M (1989) Can psychotherapy delay cancer death? Science 246:448–449

Barnard D (1995) The promise of intimacy and the fear of our own undoing. J Palliat Care 11:22–26

Beck-Friis B (1993) Hospital-based homecare of terminal ill cancer patients. The Motala Model. Uppsala University (Comprehensive summaries of Uppsala dissertations from the Faculty of Medicine 309)

Bendiksen R, Fulton R (1975) Death and the child: a retrospective test of the childhood bereavement and later behaviour disorder hypothesis. Omega 6:45–59

Bennet G (1987) The wound and the doctor. Warburg, London

Bifulco AT, Brown GW, Harris TO (1987) Childhood loss of parent, lack of adequate parenteral care and adult depression: a replication. J Affect Disord 12:115–128

Bolund C (1985) Suicide and cancer: II. Medical and care factors in suicide by cancer patients in Sweden 1973–1976. J Psychosoc Oncol 3:17–30

Bowlby J (1980) Loss, anxiety and depression. Hogarth Press, London

Breitbart W, Passik S (1994) Psychiatric aspects of palliative care. In: Doyle D, Hanks J, MacDonald N (Hrsg) Oxford Textbook of Palliative Medicine. Oxford Univ Press, Oxford, S 609–626

Brent DA (1989) An outbreak of suicide and suicidal behaviour in a high school. J Am Acad Child Adol Psychiatry 28:918–924

Brice CW (1982) Mourning throughout the life cycle. Am J Psychoanal 42:315–325

Brown JH, Henteleff P, Barakat S, Rowe JR (1986) Is it normal for terminally ill patients to desire death? Am J Psychiatry 143:208–211

Bruera E, Miller L et al (1992) Cognitive failure in patients with terminal cancer; a prospective study. J Pain Symptom Manage 7:192–195

Buber M (1994) Ich und Du. Reclam, Frankfurt a. M.

Bukberg J, Penmann D, Holland J (1984) Depression in hospitalized cancer patients. Psychosom Med 43:199–212

Callahan D (1991) Medical futility, medical necessity: the problem without a name. Hastings Cent Rep 21:30–35

Carlson LE et al. (2004) High levels of untreated distress and fatigue in cancer patients. Br J Cancer 90:2297–2304

Casileth BR, Lusk EJ, Miller DS, Brown LL, Miller C (1985) Psychosocial correlates of survival in advanced malignant disease. N Engl J Med 312:1551–1555

Cassell EJ (1982) The nature of suffering and the goals of medicine. N Engl J Med 306:639–645

Cassidy S (1995) Die Dunkelheit teilen. Herder, Freiburg i. Br

Chochinov HM et al. (1997) "Are you depressed?" Screening for depression in the terminally ill. Am J Psychiatry 154:674–676

Cipriani A et al. (2018) Comparative efficacy and acceptability of 21 antidepressant drugs for the acute treatment of adults with major depressive disorder: a systematic review and network meta-analysis. Lancet Lond Engl 391:1357–1366

Condrau G (1991) Der Mensch und sein Tod. Kreuz, Zürich, S 413

Derogatis IR et al (1983) The prevalence of psychiatric disorders among cancer patients. JAMA 249:751–757

Devaul RA, Zisook S (1976) Unresolved grief. Postgrad Med 59:267

Earls F, Smith E, Reich W, Jung KG (1988) Investigating psychopathological consequences of a disaster in children. J Am Acad Child Adol Psychiatry 27:90–95

Elias N (1982) Über die Einsamkeit des Sterbenden. Suhrkamp, Frankfurt a. M. (Bibliothek Suhrkamp)

Fainsinger R, Tapper M, Bruera E (1994) A perspective on the management of delirium in terminally ill patients on a palliative care unit. J Palliat Care 9(3):4–8

Fainsinger R, Bruera E (1994) Management of dehydration in terminally ill patients. J Palliat Care 10:55–59

Fallowfield L (1997) Truth sometimes hurts, but deceit hurts more. In: Surbone A, Zwitter M (Hrsg) Communication with the cancer patient. Information and truth. Ann N Y Acad Sci 809:525–537

Farberow NL, Schneidman ES, Leonard CV (1963) Suicide among general medical and surgical patients with malignant neoplasmas. US Veterans Adm., Washington/DC (Medical Bulletin 9)

Freud S (Ausg 1982) Trauer und Melancholie. Die Freud Studienausgabe 1969–1979, Bd III, Fischer Taschenbuch, Frankfurt a. M., S 193–213

Fulton R (1970) Death, grief and social recuperation. Omega 1:27

Ganz PA, Lee JJ, Siau J (1991) Quality of life assessment: an independent prognostic variable for survival in lung cancer. Cancer 67:3131–3135

Glick IO, Weiss RS, Parkes CM (1974) The first year of bereavement. Wiley, New York, S 256

Goodwin JS, Hunt WC, Key CR, Samet JM (1987) The effect of marital status on stage, treatment, and survival of cancer patients. JAMA 258:3125–3130

Gray RE (1987) Adolescent response to the death of a parent. J Youth Adol 16:511–525

Guze S, Robins E (1970) Suicide and primary affective disorders. Br J Psych 117:437–438

Häggmark C, Theorell T, Ek B (1987) Coping and social activity patterns among relatives of cancer patients. J Soc Sci Med 25:1021–1025

Hinton J (1980) Whom do patients tell? BMJ 281:1328–1330

Husebø S (1997) Communication, autonomy and hope. How can we treat serious ill patients with respect? In: Surbone A, Zwitter M (Hrsg) Communication with the cancer patient. Information and truth. Ann N Y Acad Sci 809:440–460

Jecker NS, Pearlman RA (1992) Medical futility: Who decides? Arch Intern Med 152:1140–1144

Johansson L (1991) Caring to the next of kin. On informal care of the elderly in Sweden. Uppsala Universitet (Akademiska Avhandling 330)

Kalish RA (1981) Death, grief and the caring relationships. Brooks/Cole, Monterey

Kearney M (1992) Palliative medicine – just another specialty? Palliat Med 6:39–46

Krebber AMH et al. (2014) Prevalence of depression in cancer patients: a meta-analysis of diagnostic interviews and self-report instruments. Psychooncology 23:121–130

Lamerton R (1991) Sterbenden Freund sein. Herder, Freiburg i. Br (Spektrum 4004)

Lichter I, Hunt E (1990) The last 48 hours of life. J Palliat Care 6:7–15

Lichtman RR et al (1984) Relations with children after breast cancer: the mother-daughter relationship at risk. J Psychosoc Oncol 2:1–9

Lipowski ZJ (1987) Delirium (acute confusional states). JAMA 285:1789–1792

Lloyd-Williams M (2000) Difficulties in diagnosing and treating depression in the terminally ill cancer patient. Postgrad Med J 76:555–586

Lo C et al. (2010) Longitudinal study of depressive symptoms in patients with metastatic gastrointestinal and lung cancer. J Clin Oncol Off J Am Soc Clin Oncol 28:3084–3093

MacDonald N (1995) Suffering and dying in cancer patients. Western J Med 163:278–286

Massie MJ (1989) Anxiety, panic and phobias. In: Holland JC, Rowland J (Hrsg) Handbook in psychooncology: Psychological care of the patient with cancer. Oxford Univ Press, New York, S 300–309

Mor V (1986) Assessing patient outcomes in hospice: what to measure? In: Psychosocial assessment in terminal care. Haworth, New York

Oates MD (1993) Death in a school community. A handbook for counselors, teachers and administrators. American Counseling Association, Alexandria

Parkes CM (1972) Bereavement. Studies of grief in adult life. Tavistocks, London

Parkes CM (1980) Beravement counseling: does it work? Br Med J 281:3–6

Pinquart M, Duberstein PR (2010) Depression and cancer mortality: a meta-analysis. Psychol Med 40:1797–1810

Pera H (1995) Sterbende verstehen. Herder, Freiburg i. Br. Piaget J (1964) Six études de psychologie. Gonthier, Paris

Randall F, Downie RS (1996) Palliative care ethics. A good companion. Oxford Medical Publ, Oxford

Rando TA (1983) An investigation of grief and adaption in parents whose children have died from cancer. J Pediatr Psychol 8:3–20

Rando TA (1984) Grief, dying and death. Research Press, Champaign

Satir S (1972) Peoplemaking. Science & Behavior Books, Palo Alto

Silberfarb PM, Maurer LH, Cronthamel CS (1980) Psychosocial aspects of breast cancer patients during different treatment regimens. Am J Psychiatry 137:450–455

Slevin M, Subbs L, Plant H et al (1990) Attitudes to chemotherapy: comparing views of patients with cancer with those of doctors, nurses, and general public. Br Med J 300:1458–1460

Smith GP (1995) Restructuring the principle of medical futility. J Palliat Med 11(3):9–16

Spiegel D, Bloom JR, Kraemer HC, Gottheil E (1989) Effect of psycho-social treatment on survival of patients with metastatic breast cancer. Lancet II:888–891

Spurrel MT, Creed FH (1993) Lymphocyte response in depressed patients and subjects anticipating bereavement. Br J Psychyatry 162:60–64

Stedeford A (1984) Facing death: patients, families and professionals. Heinemann, London

Stehbens JA, Lascari AD (1974) Psychological follow up of families with childhood Leukemia. J Clin Psychol 30:394–397

Stephenson JS (1994) Grief and mourning. In: Fulton R, Bendiksen R (Hrsg) Death and identity. Charles Press, Philadelphia, S 136–177

Stroebe W, Stroebe WS (1987) Bereavement and health. Cambridge Univ Press, Cambridge

Tausch-Flammer D, Bickel L (1995) Wenn ein Mensch gestorben ist – wie gehen wir mit dem Toten um? Herder, Freiburg i. Br

Trijsburg RW, Knippenberg FCE, Rijpma SE (1992) Effects of psychosocial treatment on cancer patients: a critical review. J Psychosom Med 54:489–517

Twycross R (1995) Introducing palliative care. Radcliffe, Oxford

Vachon MLS, Lyall WAL, Rogers J, Freeman SJJ (1980) A controlled study of self-help intervention for widows. Am J Psychiatry 137:1384

Weisman AD (1989) Vulnerability and the psychological disturbances of cancer patients. Psychosomatics 30:80–85

Weller EB, Weller RA, Fristad MA, Cain SE, Bowes JM (1987) Should children attend parents funeral? J Am Acad Child Adol Psychiatry 27:559–562

Welu TC (1975) Presenting pathological bereavement. In: Schoenberg B et al (Hrsg) Bereavement: its psychological aspects. Columbia Press, New York

Wilber K (1988) On being a support person. J Transperson Psychol 20:141–159

Wilson SA (1992) Family as caregivers. Hospice home care. Fam Commun Health 15:74–77

Worden JW (1982) Grief counseling and grief therapy: a handbook for mental health practitioner. Springer, New York

Whooley MA et al. (1997) Case-finding instruments for depression. Two questions are as good as many. J Gen Intern Med 12:439–445

Younger SJ (1988a) Who defines futility? JAMA 260:2094–2095

Younger SJ (1988b) Who defines futility? YAMA 260:2094–2095

Yule W, Williams RM (1990) Post traumatic and stress reactions in children. J Trauma Stress 3:279–295

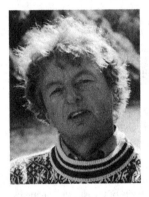

Dr. med. Stein Husebø Medizinstudium in Graz und Lübeck

1982	Leiter des ersten norwegischen Teams für Schmerztherapie und Palliativmedizin, Universitätskrankenhaus Bergen, Norwegen
1984	Leitender Redakteur der Skandinavischen Zeitschrift für Palliativmedizin
1988	Gründungsmitglied und erster Präsident der Skandinavischen Gesellschaft für Palliativmedizin
1989	Gründungsmitglied der Europäischen Gesellschaft für Palliativmedizin
1990	Chefarzt für Anästhesie, Intensivmedizin und Schmerztherapie an der Universitätsklinik Bergen
1995	Gastwissenschaftler in Bonn, gefördert von der Deutschen Krebshilfe
1998	Gastprofessur an der Universität Wien
1998	Leiter eines nationalen Projekts im Rote-Kreuz-Geriatriezentrum, Bergen, »Palliativmedizin für alte Menschen«
2000	Deutscher Schmerzpreis

2003 Gastprofessor an der IFF, Fakultät für interdisziplinäre Forschung und Fortbildung der Universität Klagenfurt/Wien

2003 Leiter des europäischen Projekts: »Würde für die schwächsten Alten»

2008 Auszeichnung durch das Norwegische Rote Kreuz

2008 Eröffnung des Zentrums für »Würde – Fürsorge und Behandlung alter Menschen«, Rote Kreuz Pflegeheim, Bergen

Die Rolle der Helfenden

10

Stein Husebø

Inhaltsverzeichnis

10.1 Wenn Ärzte an ihre Grenzen stoßen

An der täglichen Morgenbesprechung in der Anästhesie- und Intensivabteilung nehmen alle Ärzte teil. Es wird über Patienten gesprochen und Situationen, die in den letzten 24 h außergewöhnlich waren oder von der Routine abwichen, werden analysiert.

S. Husebø (✉)
Fana, Norwegen
E-Mail: steinhuse@gmail.com

S. Husebø et al. (Hrsg.), *Palliativmedizin*,
https://doi.org/10.1007/978-3-662-65768-3_10

Die Oberärztin, die für den Dienst am Abend und in der Nacht die Verantwortung getragen hatte, gab ihren Bericht wieder. Sie erzählte dabei, dass ein 6-jähriges Kind nach einem Verkehrsunfall schwerverletzt in der Nacht aufgenommen worden sei.

Trotz massiven Therapieeinsatzes nach der Aufnahme starb das Kind nach vier Stunden. Zu diesen und anderen Teilen ihres Berichtes hatten einige Kollegen Fragen oder Kommentare. Die Besprechung dauerte insgesamt wie gewöhnlich etwa 15 min. Als die Ärztin fertig war, war es selbstverständlich, der Kollegin folgende Frage zu stellen: »Und wie war es für Dich, als das Kind starb?«

Die junge, aber erfahrene Oberärztin zeigte eine Reaktion, die zwar gut verständlich war, die aber alle Anwesende zutiefst betroffen machte. Sie schluckte einige Sekunden. Dann konnte sie die Gefühle und den Schmerz nicht mehr verbergen und brach in Tränen aus. Es fiel an diesem Morgen schwer, die Sitzung zu beenden.

Eine Stunde später saß sie allein bei mir.

»Ich war fertig und erschöpft.«, sagte sie. »Die Eltern waren angekommen, ich hatte kurz mit ihnen gesprochen. Für kurze Zeit war es möglich, den Kreislauf des Kindes zu stabilisieren. Dann kam es zu einer dramatischen Verschlechterung, die nicht mehr therapiert werden konnte. Ich musste zu den Eltern gehen und sagen, das Kind sei tot. Meine Tochter ist im gleichen Alter. Sie sagten nichts. Nichts. Und ich? Die ganze Zeit denke ich: Was habe ich falsch gemacht? Warum passiert es gerade mir?

Heute Morgen war es nicht leicht für mich, den Ablauf zu beschreiben und es wurde nicht besser durch die Fragen und Kommentare der Kollegen. Als Du dann gefragt hast, wie es mir geht, konnte ich die Fassung nicht mehr wahren. Ich denke: Ich möchte nie wieder Dienst machen. Ich suche mir einen anderen Beruf…

Wir halten uns selbst für stark und nicht hilfsbedürftig. Wir werden nicht krank, wir bekommen kein Burnout, wir fallen nicht auf die Schnauze. Es ist schwer für uns zu erkennen, dass wir in Problemen stecken und noch schwerer, dieses vor uns selbst zuzugeben.« ◄

Ein besonderer und seltener Fall? Eine außergewöhnliche Geschichte, die nicht häufig vorkommt? Gespräche zu diesem Thema mit vielen Kollegen haben mich vom Gegenteil überzeugt.

Ein Freund und Kollege, gynäkologischer Oberarzt, nahm sich unter tragischen Umständen das Leben. Der Kollege war anerkannt und gewissenhaft in seinem Arbeitsalltag. Seine Kollegen berichteten, dass er sich in den letzten Monaten wiederholt Vorwürfe machte, unter anderem deshalb, weil ein Kind bei einer spät gestellten Indikation zur Sectio gestorben war.

Was kostet es uns, Patienten beizustehen, wenn ihr Leben nicht mehr zu retten ist? Wie kommen wir mit dem Gedanken zurecht, dass wir eine Diagnose vielleicht früher hätten erkennen müssen oder früher eine suffiziente Therapie hätten durchführen können? Wie ist das Verhalten der Kollegen bei solchen Problemen?

Dies ist keineswegs ein isoliertes Problem, das sich nur bei der Behandlung schwer kranker Patienten ergibt. Zwischen Arzt und Patient entstehen immer Gefühle, Bindungen, Freude und Trauer. Der Arzt trauert um seinen unheilbar kranken oder gestorbenen Patienten. Der Arzt leidet, wenn die Behandlung keinen Erfolg hat. Nicht selten werden wir von Emotionen überwältigt, weil das Schicksal des Patienten für uns eine Niederlage bedeutet. Gleichzeitig wird von uns folgendes erwartet:

- Wir dürfen keine Fehler machen.
- Eigene gefühlsmäßige Reaktionen sind zu verbergen.
- Wir halten es für unsere Pflicht, in allen Situationen den Überblick zu bewahren und eine Lösung parat zu haben.

Sind wir uns darüber im Klaren, wie viel uns das kostet? Sprechen wir darüber?

10.2 Der ärztliche Alltag

Zum Beruf des Arztes gehört, wie zu anderen Berufen auch, dass der Tagesablauf nicht immer vorhersehbar ist. Manchmal sind es Kleinigkeiten: Die Arbeitszeit dauert oft länger als geplant. Eine Mittagspause gibt es wegen der Arbeitsbelastung nicht. Schon auf diesem Gebiet gibt es Besonderheiten, die sich von den meisten anderen Berufen unterscheiden.

Dabei haben Ärzte zusätzliche berufsspezifische Belastungen. Nach sieben und mehr Jahren Berufsausbildung werden wir über viele Jahre verpflichtet, regelmäßig Dienste zu leisten: abends, in der Nacht und an Wochenenden. Unsere Arbeitstage sind oft länger als geplant, meist ohne eine entsprechende Vergütung. Die Anzahl der Überstunden kann in einer Woche 20, 30, 40 oder mehr betragen. Für viele ist es eine Ausnahmesituation zu wissen, wann sie abends nach Hause kommen. Wir müssen uns lebenslang weiterbilden und an Unterricht und Fortbildung teilnehmen.

Unsere Auftraggeber sind Patienten, Menschen, die häufig mit ihrer Gesundheit und mit ihrem Leben nicht zurechtkommen. Von uns wird Verständnis, Behandlung und Heilung erwartet, Erwartungen, die häufig nicht erfüllt werden können. In den letzten Jahrzehnten haben wir Ärzte selbst dazu beigetragen, dass Patienten mit unrealistischen Vorstellungen und Hoffnungen über die Möglichkeiten unserer Heilkunst zu uns kommen. Menschliche Enttäuschungen und Tragödien gehören zu unserem Alltag.

Im Gegensatz zu einer Autowerkstatt werden die Diagnose und die Therapie dadurch erschwert, dass wir keine Maschinen vor uns haben, sondern Menschen. Wenn wir keinen Erfolg haben oder Fehler begehen, ist die Folge eine menschliche Tragödie. Nicht selten werden wir für das Übersehen einer Diagnose oder das Versagen einer Therapie verantwortlich gemacht. Häufiger machen wir uns aus diesen Anlässen selbst Vorwürfe.

Von vornherein sind wir eine besonders belastete Berufsgruppe. Wir »nehmen unsere Patienten mit nach Hause«. Gedanken und Reaktionen als Folge dieser Menschenschicksale aus unserer Berufspraxis werden zu einem Teil unseres Privatlebens. Einige von uns finden Verständnis und Trost in der Familie. Andere schweigen, weil es schwerfällt, darüber zu sprechen, oder weil sie die Familie nicht belasten wollen.

Häufig müssen wir und unsere nächsten Angehörigen einen Preis dafür zahlen:

> Ärzte, die in Bezug auf ihren beruflichen Stress vorwiegend auf die Unterstützung und das Verständnis der eigenen Familie bauen, werden nicht selten herausfinden, dass die Familie sich von dieser Belastung abwendet, gerade wenn sie am meisten benötigt wird. Dies kann den Arzt vereinsamen lassen und tragische Konsequenzen oder auch Selbstmord zur Folge haben. (Sargent et al. 1977)

Margaretha Andrae, eine schwedische Gynäkologin und Psychiaterin, hat in ihrer Habilitation prospektiv die Probleme und Reaktionen ihrer ärztlichen Kollegen untersucht (Andrae 1994). Drei Jahre begleitete sie 20 Kollegen, die alle eine größere Anzahl schwerkranker Tumorpatienten betreuten. Andrae hat selbst langjährige Erfahrung als Fachärztin für gynäkologische Onkologie.

Jeder Arzt führte regelmäßig Gespräche mit Andrae, ergänzt durch eine Reihe von Persönlichkeitstests. Von 20 Kollegen fanden 18 es schwer, mit den Patienten zu kommunizieren, besonders wenn deutlicher wurde, dass eine kurative Therapie nicht mehr möglich war. Noch schwieriger war es für sie, mit den Reaktionen der Patienten zurechtzukommen. Eine besondere Belastung war es für viele, während der Nacht- und Wochenenddienstzeit schwerkranke Patienten betreuen zu müssen, die sie vorher nicht kannten.

Die Studie zeigte, dass die Ärzte selbst das Gefühl hatten, über ausreichendes medizinisches Wissen für die Behandlung der Früh- und Spätstadien einer Krankheit zu verfügen. Große Probleme wurden erlebt, wenn die Therapie nicht den erwarteten Erfolg hatte. Fast sämtliche (17) Kollegen empfanden es als eine große Belastung, wenn der Patient selbst das Versagen der Therapie und das Fortschreiten der Krankheit nicht akzeptieren konnte. Diese Ärzte gaben an, sie würden die Therapie fortsetzen, obwohl sie wüssten, dass es dafür keine Indikation gäbe. Einige gaben offen zu, dadurch ihre eigenen Ängste zu therapieren. Die Hälfte der Ärzte fanden sogar Zeiten der Remission belastend, weil sie den Optimismus mit den Patienten teilen mussten, obwohl sie aus Erfahrung wussten, dass diese Phase der scheinbaren Besserung nur von kurzer Dauer sein würde.

Obwohl organisatorische Mängel im klinischen Alltag die Belastungen verstärkten (zu viele Patienten, zu wenig Zeit, fehlende Kollegialität), standen für die Ärzte Probleme mit den eigenen Reaktionen im Vordergrund. Die 20 Ärzte zeigten unterschiedliche Verhaltensweisen, um mit der beruflichen Belastung und den Konflikten überleben zu können. Einige (8) mieden den Kontakt zu den Patienten oder verdrängten das Fortschreiten der Erkrankung. Es war nicht überraschend, dass alle Ärzte der Meinung waren, sie müssten immer eine kompetente Lösung für die Probleme und Konflikte des Patienten anbieten können.

10.3 Der hilflose Helfer

Es gibt nur wenige Publikationen zu diesem Themenkomplex. Extrem selten ist er Gegenstand von Fachtagungen oder -gesprächen. Wer kennt einen Klinikchef, der diese Themen regelmäßig und verständnisvoll im klinischen Alltag angesprochen hat? Es gibt so gut wie keinen Arbeitgeber im Gesundheitswesen, der eine Strategie zur Vorbeugung des Verschleißes der menschlichen Reserven in solchen Situationen durchgesetzt hat.

Eine Ausnahme stellt der englische Arzt Glin Bennet dar. Früher war er erfolgreicher Neurochirurg. Dann wechselte er aus persönlichen Gründen zur Psychiatrie. Er ist Verfasser zahlreicher Publikationen zu diesen Themen. In seinem Buch *Der Arzt und die Wunde* (*The Wound and the Doctor*, Bennet 1987) beschreibt er das Leben, Leiden und Sterben der Ärzte. Bennets Hauptbotschaft an uns ist, dass unsere persönliche Verwundbarkeit zu großem Leiden als Arzt beitragen kann.

Viele entwickeln einen besonderen Lebensstil, um sich zu schützen und mit diesen Belastungen fertigzuwerden. Im typischen Arzt-Patient-Gespräch sitzt der Arzt hinter einem großen Schreibtisch, umgeben von Dokumenten und Röntgenbildern, oder er steht mit Kollegen und Schwestern oberhalb des im Bett liegenden Patienten. Dabei setzt der Arzt eine soziale Barriere zwischen sich und den Patienten.

> Der medizinische Beruf verleiht Macht. Auch der einzelne Arzt übt Macht aus; vor seinen Patienten tritt er in einer Weise auf, die es ihm ermöglicht, Macht zu entfalten und eigene Ängste zu verbergen. Es ist den Ärzten dabei weitgehend nicht bewusst, wie sie ihre Herrschaft über diejenigen ausüben, die sie gerufen haben, ihnen zu helfen. (Bennet 1987)

McCue (1982) beschreibt, wie Arzt und Patient gemeinsame Interessen verfolgen, um sich vor den Unsicherheiten, der Vielfalt, den Begrenzungen der therapeutischen Möglichkeiten und den daraus resultierenden Tragödien zu schützen. Eine Myriade von Labortests und diagnostischen Maßnahmen werden zum Schutz gegen Angst und Unsicherheit angeordnet. Sinnlose Therapieversuche werden durchgeführt, um unangenehme Fragen und Gespräche zu umgehen (Søderstrøm 1990).

McCue beschreibt auch, wie der Arzt seine Sprache und seine Barrieren entwickelt:

> Ärzte umgeben sich mit einer zynischen und gefühllosen Sprache, die für den Patienten unverständlich ist und dazu dient, sich selbst vor den eigenen Reaktionen und Gefühlen zu schützen. Der Prozess des Sichzurückziehens beginnt im Medizinstudium und weitet sich schließlich so weit aus, dass alle Situationen, die mit dem Beruf nicht im Zusammenhang stehen, vermieden werden.

Eine typische Schutzreaktion des Arztes ist, sich gefühlsmäßig zurückzuziehen. Eine seelische Verarmung kann die Folge sein (Seravalli 1989a, b). Angst vor Fehlern und davor, von Kollegen kritisiert zu werden, veranlasst viele Ärzte, viel Zeit am Arbeitsplatz zu verbringen und nicht nach Hause zu gehen.

Der britische Psychiater Peter Maguire, der über viele Jahre Unterrichtsprogramme zur Kommunikation für Kollegen, die in der Palliativmedizin tätig sind, durchgeführt hat, beschreibt, welche Technik die Ärzte verwenden, um zu verhindern, dass sie vom psychischen Unbehagen ihrer Patienten belastet werden (Maguire 1989). Typische Verhaltensweisen, so Maguire, sind gefälschte positive Botschaften und eine Gesprächsführung, die Themen vermeidet, die zu Angst und Unsicherheit führen können. Weitere Studien zu den Themen Schuld, Versagen, Trauer, Leugnen (Fain et al. 1989) und zu Impotenz, Frust, Isolation und niedrigem Selbstwertgefühl (Gorlin et al. 1983) bestätigen diese Aussagen.

Eine Aufstellung von zuverlässigen Daten über die seelische Verfassung des Arztes ist problematisch (Tishelman 1993). Die wenigen Publikationen bestätigen jedoch, dass wir einen außergewöhnlichen Beruf haben. Murray (1977) zeigte in einer Studie, dass Ärzte in Schottland häufig psychiatrische Behandlung aufsuchen. Ärzte wurden wegen Psychosen 1,8-mal, Neurosen 3,1-mal, Alkoholismus 3,3-mal, Medikamentenabhängigkeit 10,8-mal häufiger behandelt als andere in einer vergleichbaren Kontrollgruppe.

Ein ähnliches Bild zeigt eine prospektive amerikanische Studie (Vaillant et al. 1972): 268 Studenten wurden über einen längeren Zeitraum begleitet.

25 Jahre nach der ersten Befragung ergab der Vergleich zwischen Ärzten und anderen Akademikern die in Tab. 10.1 aufgeführten Daten.

Interessant ist, dass die große Mehrheit der Ärzte ihre Gesundheit als »besser« beurteilt, obwohl sie mehr Probleme als die anderen Akademiker hat.

Der deutsche Psychologe und Psychoanalytiker Wolfgang Schmidbauer hat in einer Reihe von Publikationen die Probleme der Helferberufe dargestellt. Er beschreibt, wie das Berufsleben der Ärzte von Omnipotenz und Sich-verantwortlich-Fühlen geprägt wird. Die Folgen sind umfassend: Sich entziehen, Angst vor Nähe, Angst vor Schwäche, Angst vor Mitgefühl, Angst vor Liebe, hoher Alkoholkonsum und Suizid (Schmidbauer 1994, 1995). Schmidbauer gibt eine grundlegende Analyse, beleuchtet durch viele Fallbeispiele die Ursachen und Hintergründe des »Helfersyndroms« und zeigt, wie wir damit zurechtkommen können.

Alle diese Wissenschaftler sind der Überzeugung, dass die beschriebenen Verhaltensformen wohletablierte Überlebensstrategien der Ärzte darstellen.

Tab. 10.1 Langzeitkontrollergebnisse des Vergleichs von Ärzten und anderen Akademikern (in %)		Ärzte	Kontrolle
	Gesundheit	Besser	Schlechter
	Schlechte Ehe/Scheidung	47	32
	Alkohol/Medikamente	36	22
	Beim Psychiater	34	19

Wenn die Ärzte vor beruflichem Stress, vor Wunden und Niederlagen stehen, werden kompensatorische Schutzmechanismen aktiviert. Das kann bewusst oder unbewusst sein. Diese Mechanismen werden entsprechend der Persönlichkeit des Arztes geprägt und von der beruflichen Ausbildung und den Strukturen am Arbeitsplatz verstärkt. Wichtiger ist, dass sie folgenschwere Konsequenzen für den Arzt, seine Patienten und seine Familie haben. Dies können sein: Reizbarkeit, Müdigkeit, Erschöpfung, Schlaflosigkeit, Unzufriedenheit oder das Gefühl, nicht zu genügen (Whippen 1991; Stedeford 1994).

Noch verhängnisvoller sind in solchen Fällen oft die seelischen und psychischen Belastungen in der näheren Umgebung des Arztes. Wie viele zerstörte eheliche Beziehungen und wie viele gestörte Eltern-Kinder-Beziehungen sind auf solche Mechanismen zurückzuführen (Jacyk 1989)? Nicht selten wird die Gesundheit geschädigt. Wenn die gesundheitlichen Schäden entdeckt werden, werden sie meist nicht im Zusammenhang mit der eigentlichen Ursache gesehen. Es ist häufig zu spät für entsprechende Gegenmaßnahmen oder Therapien. Eine berufliche oder therapeutische Maßnahme, wie eine längere Krankmeldung oder eine Pause innerhalb oder außerhalb des Berufes, kann die Gesundheit des Arztes fördern. Der legendäre kanadische Pulmologe Sir William Osler äußerte sich diesbezüglich: »Es ist manchmal gesund, krank zu sein« (Osler 1904).

10.4 Quantität oder Qualität – das falsche Konzept?

Im Alltagsleben sprechen wir von »guter« Qualität und »schlechter« Qualität. Im Allgemeinen meinen wir dabei oft den Zustand des Hemdes, des Autos, des Urlaubs, des Essens, der Schulzeugnisse der Kinder oder wie wir mit dem Ehegatten zufrieden sind. Wir wollen zunehmend »qualitätsbewusst« sein. Geld spielt eine wesentliche Rolle dabei. Auch in der Entwicklung der medizinischen Behandlung wird immer deutlicher, dass eine bessere Versorgung mit steigenden Kosten verbunden ist. Das zeigt sich etwa bei den Kosten für eine moderne Krebsbehandlung oder für eine Behandlung auf einer Intensivstation.

Aber hängt Qualität nur vom Geld ab? Das Wort Lebensqualität setzt sich zusammen aus »Leben« und »Qualität«. Ist Qualität in unserem Leben allein abhängig von materiellen Werten? Bedeutet nicht unser Wohlergehen, das Wohlergehen unserer Kinder oder Lebenspartner, von nahen Freunden oder Verwandten vielmehr, dass sie sich zurechtfinden im Leben, in der Schule, in Ausbildung und Beruf, dass ihre Gesundheit und ihre Beziehungen in Ordnung sind? Ändern sich nicht unsere Qualitätskriterien, sobald wir in eine Lebenskrise geraten?

In den letzten Jahren hat der Begriff »Lebensqualität« einen immer größeren Raum eingenommen. In den Medien wie in den Reden der Politiker wird er häufig erwähnt. Immer öfter finden wir »Lebensqualität« auch als Thema in der medizinischen Literatur. In der Palliativmedizin hat der Begriff einen besonderen Stellenwert (Clinch und Schipper 1994).

Fragen, die früher kaum berücksichtigt wurden, gewinnen jetzt an Bedeutung:

- Welche Folgen hat die Behandlung für den Patienten?
- Welche Folgen entstehen für den Angehörigen/die Angehörigen?
- Wie geht es dem Patienten im Alltag?
- Welche Gedanken, welche Gefühle hat er?
- Was bedeutet »Lebensqualität« für ihn?

Publikationen beschreiben, was Lebensqualität ist und wie sie statistisch erfasst werden kann. Fragebögen ermitteln das subjektive Wohlergehen der Patienten und alles, was eine Belastung ist oder werden kann. Fragebogenstandards wurden für verschiedene Kulturen und Sprachen erstellt. Dabei geht es um so unterschiedliche und schwierig zu beschreibende Begriffe wie Schmerz, Übelkeit, Appetit, Schlaf, Aktivität, Angst, Freude, Glück, Depression, Trauer, Glaube, Hoffnung oder Liebe.

Wenn wir über die Qualität der medizinischen Behandlung sprechen, wollen wir genaue Definitionen und Beschreibungen. In der Schulmedizin gilt eine Behandlung als gut, wenn ihre Wirkung »wissenschaftlich geprüft« ist. Die Patienten sehen Behandlungsqualität oft anders. Für sie ist eine Behandlung gut, die zu einer Abnahme des subjektiven Krankheitsgefühls führt.

Zahlreiche, recht widersprüchliche Definitionen von Gesundheit zeigen uns noch deutlicher, wie schwierig es ist, im Bereich der Medizin mit dem Begriff der Qualität umzugehen. Wir müssen uns aber grundsätzlich fragen, wie wir jemals erwarten können, Klarheit über die Lebensqualität schwer kranker Patienten zu gewinnen, wenn die grundlegenden Begriffe von Krankheit, Gesundheit und Therapieerfolg noch ungeklärt sind?

Eine schnelle Einigung kann darüber erreicht werden, dass Qualität etwas Subjektives ist. Allein diese Tatsache führt dazu, dass viele Kollegen das Interesse verlieren. Nicht wenige Mediziner leben in dem festen Glauben, nur was dokumentiert und statistisch erfassbar sei, nur dieses sog. objektive Wissen sei richtungsweisend und gültig für die Behandlung von Patienten und Krankheiten. Hier soll nur festgehalten werden, dass diese Einstellung falsch ist und dass nur ein kleiner Teil von dem, was in der Schulmedizin praktiziert wird, »objektiv« zu beweisen ist.

Unser Ziel darf es nicht sein, nur Tumore, Infektionen, Sehstörungen und Immunschwächen zu behandeln. Wir behandeln Menschen, die unsere Hilfe wegen ihrer Tumore, Infektionen, Sehstörungen und Immunschwächen brauchen. Diese Menschen haben alle eine sehr persönliche Biografie. Sie haben *alle* sehr unterschiedliche Gedanken, Gefühle, Wünsche, Wahrnehmungen, Ängste, Glauben oder Vorstellungen und sie wollen auch bei »kritischer« oder »aussichtsloser« medizinischer Prognose noch etwas entwickeln, unternehmen oder erledigen. Wenn unsere Patienten ernsthaft erkranken und vor dem Lebensende stehen, gewinnen diese »subjektiven« Qualitäten an Bedeutung. Es wird für viele deutlich, dass sie zum zentralen Lebensinhalt gehören. Zusätzlich rückt für sehr viele die Frage nach dem Sinn des Lebens in den Mittelpunkt.

Die wesentlichen Inhalte der Palliativmedizin wurden in Kap. 1 beschrieben. Die Bestandteile – Symptomkontrolle, psychische, soziale und seelische Betreuung, Kommunikation und Ethik, Akzeptanz des Todes – sind eine eindeutige Absage an den Irrglauben, dass Medizin nur Naturwissenschaft ist und dass Probleme in der Betreuung sterbender Menschen nur mit den Methoden der Naturwissenschaft gelöst werden können.

Diese Frage – »Was bedeutet Leben und was bedeutet Qualität?« – hat nicht nur weit reichende Konsequenzen für das Konzept der Palliativmedizin. Hohe Kosten entstehen für Patienten und Gesellschaft, wenn das, was der Patient braucht, um seine Integrität zu bewahren und mit maximaler Gesundheit leben zu können, weit entfernt ist von dem, was wir glauben behandeln zu müssen oder behandeln können. Diese Kosten bedeuten auch eine große Belastung des Arztes, besonders wenn die Krankheitsentwicklung einen negativen Verlauf nimmt und wenn die Gefühle und Reaktionen der Patienten sich gegen den notorisch »optimistischen« Arzt wenden.

Patienten und Angehörige werden immer individuell auf eine Erkrankung reagieren. Manche können in schweren Lebenskrisen mit Verstand zur inneren Ruhe finden. Andere werden ein unerschöpfliches Repertoire von Schutzmechanismen entwickeln. Zwischen diesen beiden Extremen befinden sich die meisten, mal im Chaos, mal in Gelassenheit.

So ist es auch mit den Ärzten. Wir werden in manchen Patientensituationen menschliche und fachliche Reaktionen zeigen, die den Patienten und ihren Angehörigen ermöglichen, ihre besten Eigenschaften und Möglichkeiten zu entdecken. In anderen Situationen können wir durch gelernte oder unbedachte Reaktionsmuster die Krankheits- und Lebenskrise verschärfen.

Zur ärztlichen Kompetenz gehört nicht nur, eine Diagnose zu stellen und eine adäquate Behandlung einzuleiten. Eine genauso grundlegende Kompetenz ist das Wissen, wann eine weitere Diagnostik und Therapie nicht mehr angebracht ist und wie darüber kommuniziert werden kann. Umgekehrt haben Ärzte, die nicht Augen und Ohren und kommunikative Fähigkeiten haben, auch keinen Sinn für Qualität. Sie können auch bei Diagnose und Therapie Fehler machen. In Zukunft muss ein Teil unserer beruflichen Kompetenz darin liegen, dass wir im Studium und Berufsleben einen besseren Einblick in die eigenen menschlichen Reaktionen in für uns schwierigen Situationen gewinnen.

Ein schwerkranker Tumorpatient erzählte, dass sein Chirurg seit der letzten Operation nur sehr selten zu ihm zur Visite kommt. Er drückte es so aus:

Ich verstehe, dass er nicht in der Lage war, den Tumor zu entfernen. Er ist auch nur ein Mensch. Ich habe auch Verständnis dafür, dass er es als eine Niederlage empfindet und dass es ihm schwerfällt, zu mir hineinzukommen. Aber ich brauche ihn jetzt mehr als zuvor.

Wie in vielen Untersuchungen bestätigt (Andrae 1994; McCue 1982; Bennet 1987), gehört es zum strategischen Verhalten der Ärzte, dass sie »immer glauben, eine Lösung bereit zu haben«. Wir übersehen, dass wir uns auf Lösungen der Probleme konzentrieren, die für uns im Mittelpunkt stehen.

Der Patient hat sich durch seinen Reifungsprozess zu einer anderen Lösung durchgekämpft.

Obwohl wir uns für Qualität interessieren, ist unser Verständnis und Wissen dafür noch begrenzt. Die negativen Qualitäten wie Schmerzen, Übelkeit, Erbrechen, Schlaflosigkeit, Angst, Depression, Verlust von Integrität usw. haben bisher im Mittelpunkt vieler Studien über Lebensqualität gestanden. So lange der Patient z. B. mit unerträglichen Schmerzen lebt, ist selbstverständlich die Behandlung dieses Symptoms unsere zentrale Aufgabe.

Wenn diese Belastungen gelindert sind, treten andere Perspektiven von Qualität in den Vordergrund. Die positiven Aspekte von Leben und Qualität haben weitreichende Inhalte. Ohne eine Geschichte, Vergangenheit und Zukunft, ohne Biografie und Erfahrungen, ohne soziale Beziehungen, ohne Liebe und Nähe ist es für die meisten undenkbar zu leben. Die Begriffe Hoffnung, Biografie, Vergangenheit, Zukunft, Nähe, Distanz, Gefühle, Liebe, Glaube, Autonomie, Integrität und Lebenssinn werden sehr selten oder nicht in der medizinischen Fachliteratur beschrieben oder angesprochen.

Diese »Qualitäten« bringen uns an die Grenze dessen, was empirisch erfassbar ist. Mit unseren traditionellen naturwissenschaftlichen Methoden erfahren wir nicht, welche Biografie der Patient hat oder welche Zukunft, welche Hoffnung vorhanden sind oder was noch erreicht werden kann. Hierbei ist die Intuition gefragt, die Empfindsamkeit des Augenblicks und die Erfahrung des sensiblen Auges und Ohres. Der Arzt als Künstler ist gefragt (Husebø 1992).

Lebensqualität, »negativ« gesehen
- Schmerz
- Durst/Hunger
- Immobilität
- Inkontinenz
- Übelkeit
- Schlaflosigkeit
- Angst
- Depression
- Isolation
- Integritätsverlust
- Atemnot
- Verwirrtheit
- Unruhe

Lebensqualität, »positiv« gesehen
- Gesundheit
- Gedanken

- Humor
- Heute
- Bett
- Biografie
- Arbeit
- Kinder
- Freunde
- Musik
- Literatur
- Natur
- Stille
- Glaube
- Hoffnung
- Liebe

Qualität kann empirisch beschrieben werden, dann aber eher mit den Methoden der Soziologen, Psychologen und Anthropologen, z. B. mit der »teilnehmenden Observation«. Vorgefertigte Fragen können hier eher die Observation verhindern als unterstützen, falls sie und der Kontext, in dem sie vermittelt werden, nicht sehr gründlich durchdacht sind.

Besonders auf dem Gebiet der Palliativmedizin wird deutlich, wie wichtig die Frage nach Lebensqualität ist. Diese Frage kann aber nicht beantwortet werden, ohne den Patienten und sein Umfeld besser kennenzulernen (Stedeford 1994). Eine weitere Voraussetzung ist, dass wir erkennen und verstehen, welche Qualitäten für den einzelnen Patienten wichtig sind.

Es gibt wohl kaum ein Gebiet, auf dem wir so viel über Qualität lernen können, wie in der Kunst: in der Literatur oder der Philosophie, bei den Malern, Musikern oder Schauspielern. Eine schöne Beschreibung über diese Voraussetzungen finden wir bei dem russischen Arzt und Literaten Anton Tschechow:

> **Das ist die gemeinste Faulheit: die des Denkens.** Ich bin kein Liberaler, kein Konservativer, kein Reformanhänger, kein Mönch, kein Indifferenter. Ich möchte ein freier Künstler sein und nichts weiter, und ich bedauere nur, dass Gott mir nicht die Kraft gegeben hat, einer zu sein. Ich hasse Lüge und Gewalt in all ihren Erscheinungsformen, und Konsiliarsekretäre sind mir gleichermaßen zuwider wie N. und G. Pharisäertum, Stumpfsinn und Willkür herrschen nicht allein in Kaufmannshäusern und Gefängnissen; ich sehe sie in der Wissenschaft, in der Literatur, unter der Jugend… Darum hege ich gleichermaßen geringe Vorliebe für Gendarmen, für Fleischer, für Gelehrte, für Schriftsteller, für die Jugend. Firma und Etikett halte ich für ein Vorurteil. Mein Allerheiligstes sind – der menschliche Körper, Gesundheit, Geist, Talent, Begeisterung, Liebe und absolute Freiheit von Gewalt und Lüge, worin sich die beiden Letzteren auch äußern mögen. Das ist das Programm, an das ich mich halten würde, wenn ich ein großer Künstler wäre. (Tschechow 4.10.1888)

10.5 Empathie und Menschlichkeit

Empathie kann am besten beschrieben werden als »Einfühlung«, das Gefühl, wenn »du *und* ich« sich ändert in »ich bin du«. Einige werden mit Recht dagegen einwenden, dass es niemals gelingen kann, sich ganz in eine andere Person zu verwandeln. Eine wichtige Voraussetzung bleibt aber die ständige Bereitschaft, sich so gut wie möglich in die Lage des anderen zu versetzen; ähnlich wie: »Ich könnte mich in deiner Situation befinden.« Wir sehen, fühlen, reagieren und verstehen, als wären wir in der Tat die andere Person.

Interessanterweise war es ein Deutscher, Theodor Lipps, der 1903 den Begriff »Empathie« als erster prägte. Lipps, der ein besonderes Interesse an Psychologie und Ästhetik hatte, beschrieb einen Prozess des »Hineinfühlens« in eine andere Person, wie wir uns in ein Stück Musik hineinfühlen. Er legte besonderen Wert auf die Projektion der eigenen Persönlichkeit in ein Kunstwerk eines anderen und übersetzte »Einfühlen« in einem englischsprachigen Artikel mit »Empathie« (Hunsdahl 1967).

Heute findet der Begriff »Empathie« weltweit Verwendung. Der Psychologe Katz beschreibt Empathie wie folgt:

> Wenn wir Empathie erleben, fühlen wir es, als würden wir die Gefühle eines anderen als unsere eigenen erleben. Wir sehen, fühlen, reagieren und verstehen, als wären wir in der Tat diese andere Person. (Katz 1963)

»Ist das notwendig?«, werden einige sich fragen. Die Grundlage für eine erfolgreiche Behandlung ist eine gründliche Diagnostik. Diagnostik bedeutet, differenzieren zu können zwischen Faktoren mit und ohne Bedeutung für die Erkrankung des Patienten. Die Krankengeschichte ist unsere wichtigste Informationsquelle über den Patienten. Ohne Empathie des Arztes wird wichtige Information übersehen. Und ohne Empathie wird bei der Therapie viel verloren gehen.

Was kann der Arzt durch Empathie erreichen?
- Verbessertes Verständnis für die grundlegenden und komplexen Hintergründe von Krankheit
- Erhöhte Aufmerksamkeit und gesteigertes Observationsvermögen gegenüber den physischen, sozialen und emotionalen Problemen und Stärken des Kranken
- Gefühlsmäßige Teilnahme an den Leiden des Patienten
- Voraussetzungen für eine Begleitung der Patienten auf dem Weg durch ihre Krankheit
- Persönliche Reife

Die »klinische« oder »medizinische« Empathie benötigt eine andere Voraussetzung als ursprünglich von Lipps und Katz beschrieben. Die Medizin hat – falls möglich – die Heilung des Patienten zum Ziel. Klinische Empathie bedeutet, ein besseres Verständnis dafür zu gewinnen, was der Patient fühlt und erlebt. Es ist hier mehr die Projektion des Erlebten auf einen teilnehmenden Beobachter gefragt, der dann sein Verständnis und »Einfühlungsvermögen« für die Gesundheit des Patienten einsetzt.

Die Behandlung von Patienten kann problematisch werden, wenn Empathie und Sympathie vermischt werden. Mit der Sympathie zeigen wir unsere eigenen Gefühle, indem wir die Position und Gefühle des anderen anerkennen. Unsere Sympathie kann für viele Patienten sehr wichtig sein. Auf der anderen Seite muss der Arzt wichtige Entscheidungen treffen, um die Gesundheit des Patienten zu fördern, die durch eine starke Sympathie belastet werden können (Osler 1904; Peabody 1984; Rabin et al. 1984). In diesen Situationen muss der Arzt, um die richtigen Ratschläge geben und mit dem Patienten die richtigen Entscheidungen treffen zu können, seine Sympathien und Antipathien reflektieren. Nur durch ein bewusstes Verhältnis zu den eigenen Gefühlen kann er die Interessen der Patienten folgerichtig vertreten.

Eine Voraussetzung für Empathie ist die Neugier. Der neugierige Arzt, der in der Begegnung mit Patienten freundlich ist und menschlich gut zuhören kann, besitzt die wichtigsten Voraussetzungen für Empathie. Empathie ist aber mehr. Wie wir bei Musik oder Kunst unser Erlebnis durch Erfahrung und Bildung vertiefen können, kann auch unser »Einfühlungsvermögen« geübt werden (Spiro 1993).

Auf diese Weise kann der Bogen gespannt werden zwischen »klinischer Empathie« und Empathie im ursprünglichen Sinne, wie sie von Lipps beschrieben wurde.

Die Praxis der Medizin ist eine auf wissenschaftlichen Erkenntnissen ruhende Kunst (Husebø 1992). In der Ausübung dieser Praxis können wir Ärzte viel von Kunst und Künstlern lernen.

Es gibt nichts Sichtbares ohne Licht. Es gibt nichts Sichtbares ohne ein durchsichtiges Medium. Es gibt nichts Sichtbares ohne Form. Es gibt nichts Sichtbares ohne Farbe. Es gibt nichts Sichtbares ohne Abstand oder Entfernung. Es gibt nichts Sichtbares ohne Werkzeug des Sehens. (Nicolas Poussin, Rom, 1665)

Poussin vermittelt in diesem Gedicht eine wesentliche Voraussetzung, um Medizin zu praktizieren. Wir müssen zuerst sehen lernen, um zu erkennen, wer unsere Hilfe sucht und wie wir dem Hilfesuchenden am besten zur Hilfe kommen können.

Die Herausforderung liegt darin, dass wir die wichtigen wissenschaftlich fundierten Erkenntnisse fortwährend in eine empathische Beziehung zwischen Arzt und Patient integrieren (Holm 1991; Spiro 1992). Selbstverständlich ist es nicht ausreichend, wenn der Arzt nur tiefe Gefühle für seinen Patienten empfindet. Der Arzt muss Informationen sammeln, Hypothesen über die Krankheit und deren Ursachen aufstellen, Therapievorschläge mit dem Patienten besprechen und ununterbrochen überprüfen, ob seine Vorstellungen mit den Problemen seines Patienten und den wissenschaftlich erprobten Diagnose- und Therapieverfahren übereinstimmen. Der kranke Mensch ist dabei keine Flüssigkeit, die mit sicheren Methoden im Labor getestet werden kann. Krankheit trifft Patienten mit Gefühlen, Ängsten, Fantasien und Vorstellungen – wichtige Voraussetzungen in der schwierigen Landschaft der Therapie.

10.6   Weg aus der Misere – die Gesundheit des Arztes

Wenn Ärzte mit menschlichen Krisen konfrontiert werden, und welcher Arzt wird das nicht, werden sie sowohl fachlich wie menschlich herausgefordert. Beide Voraussetzungen sind gefragt. Das Übersehen einer der beiden kann ausreichen, um die Krise zu vertiefen oder den Patienten Schaden zuzufügen.

Die Rolle des Arztes
- Fachliche Kompetenz
- Eigene Reaktionen und Gefühle verstehen und zulassen
- Die eigene Verwundbarkeit
- Empathie
- Die eigene Sterblichkeit

Weg aus der Misere
- Kollegialität
- Zu Hause
- Das Leben
- Liebe
- Hoffnung

10.6.1 Fachliche Kompetenz

Fachliche Kompetenz ist eine wichtige Voraussetzung für die ärztliche Tätigkeit.

In der Palliativmedizin gehören zur fachlichen Kompetenz exquisite Kenntnisse in der Schmerztherapie. Darüber hinaus gehören aber Verständnis und Fachwissen auf allen Gebieten der Palliativmedizin, insbesondere in Bezug auf Ethik und Kommunikation, zu den erforderlichen fachlichen Voraussetzungen.

Medizin ist ohne fachliche Kompetenz in Bezug auf Daten und Fakten – das theoretische Wissen –, ohne fachliche Kompetenz in Bezug auf menschliche Voraussetzungen – das Verstehen – oder ohne die Fähigkeit, diese Voraussetzungen in der Praxis anzuwenden – das Können – sinnlos, kostspielig und gefährlich. Das Problem bleibt, dass die medizinische Ausbildung sich heute vorwiegend auf die Aufzählung von Daten und Fakten konzentriert, ohne gleichzeitig die ethischen, menschlichen und praktischen Voraussetzungen für eine Tätigkeit als Arzt zu vermitteln.

Zu der notwendigen fachlichen Kompetenz in der Palliativmedizin gehört insbesondere die Erkenntnis, dass der Tod ein Teil des Lebens ist, und die Vermeidung von das Sterben verlängernden Maßnahmen bei bereits sterbenden Patienten.

10.6.2 Eigene Reaktionen und Gefühle verstehen und zulassen

Viele, die über ärztliche Reaktionen und Schutzmechanismen geschrieben haben, zeigen auch, dass es möglich ist, mehr über eigene Reaktionen zu erfahren. Wenn Gefühle und Probleme identifiziert und uns deren Ursachen bekannt sind, ist es auch möglich, mit ihnen zu leben und zurechtzukommen (Gorlin et al. 1983; Bennet 1987; McCue 1982; Vachon 1987; Schmidbauer 1995; Andrae 1994).

Auch für die Patienten ist es von Vorteil, wenn Ärzte ein offenes Verhältnis und Interesse für ihren normalen Alltag entwickeln. Sie interessieren sich für Qualität und Wohlergehen. Zunehmend werden Patienten und Angehörige selbst gefragt und in den Mittelpunkt gestellt.

Es geht nicht nur um das Erkennen von Gefühlen und Reaktionen im Umgang mit schwerkranken Patienten. Die wahrscheinlich schwierigere Aufgabe ist zu bemerken, wenn Gefühle nicht mehr da sind und ein früher vorhandenes berufliches Engagement nicht mehr existiert. Schmidbauer und andere sprechen vom Helfersyndrom. Wichtigstes Merkmal des Helfersyndroms ist das Helfen als Abwehr anderer Beziehungsformen und Gefühle.

> Aus unbewussten Motiven heraus ist für den »hilflosen Helfer« die Kontaktaufnahme mit einem bedürftigen Schützling zu einer Art Droge geworden. Dass ihn andere brauchen, wird zum Suchtmittel, auf das er nicht mehr verzichten kann. Die hohen Dosen, die sich der Helfer auf diese Weise verschaffen kann, führen zu einer Abstumpfung, die in der amerikanischen Sozialforschung als Ausbrennen (burnout) anschaulich beschrieben wird. (Whippen 1991; Ullrich et al. 1990)
>
> Der »ausgebrannte« Süchtige hat keinen Lustgewinn mehr, wenn er seine Droge nimmt. Aber der Entzug ist noch unerträglicher, noch unangenehmer. Diesem Konflikt gleicht die Situation des hilflosen Helfers, der für andere da sein muss, aber gerade deswegen selbst verarmt und innerlich, hinter seiner Dienstleistungsfassade, immer bedürftiger und kümmerlicher wird. (Schmidbauer 1994)

Die zitierten Untersuchungen geben uns Informationen über Leid und Leben der Patienten und Ärzte. Wir erhalten Grundlagen, die uns helfen können, Inhalt und Schwerpunkt der Behandlung, Forschung und Lehre zu ändern. Dabei wird es besonders deutlich, wie mangelhaft Grund- und Weiterbildung von Studenten und Ärzten heute sind. Wichtige Gebiete wie Schmerz- und Symptomkontrolle haben erst in den letzten Jahren einen bescheidenen Platz im Studentenunterricht bekommen. In anderen für die Patienten lebenswichtigen Gebieten, wie Kommunikation, Trauerreaktionen und Ethik, findet Unterricht nur fragmentarisch statt (Klaschik und Husebø 1997). Und wer hat in der Ausbildung schon etwas über die beruflichen und seelischen Belastungen des Arztes erfahren? Es bleibt viel nachzuholen.

10.6.3 Die eigene Verwundbarkeit – und Empathie

Und wie sollen wir Ärzte vorgehen, um mit unserer Verwundbarkeit zurechtzukommen? Wie Bennet und andere (Andrae 1994; Gorlin et al. 1983; Kalra et al. 1987) unterstreichen, können Wunden und Niederlagen eine Herausforderung sein. Wir können sie übersehen und verdrängen, wodurch diese traumatischen Erlebnisse die gefühlsmäßige Verarmung des Arztes verstärken können.

Wunden entstehen durch Verluste, Krisen, Konflikte oder Erlebnisse, die als Niederlagen aufgefasst werden. Auf diesen Gebieten ist der Arzt besonderen Belastungen ausgesetzt. Im beruflichen und privaten Leben können diese Erlebnisse den Arzt in einen Abgrund stürzen. Sie können aber auch eine Stärke sein. Die Wunden können auch zu Wachstum und persönlicher Reife beitragen. Bennet beschreibt, wie der Arzt sich zu seinen Wunden und Erfahrungen verhält und welche Wege beschritten werden können, um mit diesen Belastungen zurechtzukommen (Supple et al. 1992).

Hin und wieder ist es erlaubt, »Nein« zu sagen. Es gibt Strategien, wie wir mit Patienten auf eine positive Weise umgehen können, auch in Situationen, wo sie für uns »unsympathisch«, »lästig« oder »schwierig« erscheinen. Aber wir dürfen hin und wieder auch einen Patienten an einen Kollegen überweisen oder zeigen, dass wir mit dem gezeigten Verhalten nicht einverstanden sind (Liaschenko 1994).

»Mein Leiden ist mein Lehrer gewesen«, sagt Herodot. Eine lange Reihe von Künstlern und Schriftstellern, u. a. Shakespeare, Tschechow, Camus, Ibsen, Rilke, Tolstoj, Kafka, bestätigt diese Aussage. Empirische Empathie, wie eine schmerzvolle Erfahrung zu einer persönlichen Reife führen kann, ist in der Weltliteratur kaum eindrucksvoller geschildert worden als in *König Lear*. Der König verliert unter dramatischen Umständen alles. Er ist aber klüger geworden und wird in die Lage versetzt, früher nicht vorhandene Menschlichkeit und Gefühle zu zeigen. Die Kosten für ihn sind dabei so überwältigend, dass er sein Reich, seine Familie, seinen Verstand und sein Leben verliert.

In *Abteilung 6* stellt Tschechow Dr. Ragin vor. Für Dr. Ragin existieren Schmerzen nur in der Phantasie, die Schmerzen seiner Patienten sind eine lästige Bürde, wofür die Patienten selbst die Verantwortung tragen. Aber dann wird Dr. Ragin selbst krank.

Es war unheimlich. Andrej Efimyc lag da und hielt den Atem an; mit Schrecken erwartete er, man würde ihn nochmal schlagen. Ihm war es, als habe man eine Sichel genommen, zugestochen und mehrere Male in seiner Brust und den Gedärmen umgedreht. Vor Schmerz biss er in das Kissen, er presste die Zähne zusammen, und plötzlich schoss ihm inmitten dieses Chaos deutlich ein furchtbarer unerträglicher Gedanke durch den Kopf: Genau den gleichen Schmerz mussten jahrelang, tagaus, tagein die Menschen ertragen, die jetzt im Mondschein wie schwarze Schatten aussahen. Wie konnte es sein, dass er über zwanzig Jahre nichts gewusst hatte und auch nichts wissen wollte? Er wusste nichts, hatte keine Vorstellung von Schmerz, folglich war er auch nicht schuldig, aber sein Gewissen, genauso halsstarrig und grob wie Nikita, ließ ihn vom Scheitel bis zur Sohle vor Kälte erstarren.

Wenn Ärzte selbst erkranken, lernen sie Empathie zu schätzen. (Mandell und Spiro 1987)

10.6.4 Die eigene Sterblichkeit

Feifel (1969) hatte in einer viel zitierten Studie die Einstellung von Ärzten zu Sterben und Tod mit der Einstellung von Angehörigen und dem Krankenhauspersonal verglichen. Die Studie zeigt, dass Ärzte mehr Angst vor dem Tod haben und sich weniger mit Fragen der Todesproblematik beschäftigten als die genannten anderen Gruppen.

Auch Bennet (1987), Vachon (1987), Steffens et al. (1989) und Andrae (1994) haben sich mit diesem Thema beschäftigt. Es scheint, dass gerade wir Ärzte besondere Probleme im Umgang mit dem Tod von anderen und mit unserer eigenen Sterblichkeit haben. Für einige spielt die eigene Todesangst eine Rolle bei der Berufswahl.

Wie können Ärzte, die selber ein problematisches Verhältnis zu ihrem Tod haben, sterbenden Patienten die notwendige Hilfe geben?

Der Schweizer Arzt und Psychoanalytiker Gion Condrau hat in seinem Buch *Der Mensch und sein Tod* (1991) diese Probleme sowohl aus Sicht der Geschichte als auch aus Sicht der Psychoanalyse beschrieben. Das provozierende Fragen, Hinterfragen und In-Frage-Stellen regt zum Nachdenken über eigene Standpunkte unseres eigenen Lebens an.

Auf der einen Seite kann niemand gezwungen werden, der eigenen Sterblichkeit und dem eigenen Tod mit Offenheit zu begegnen. Andererseits müssen Ärzte Patienten betreuen, die sterbend sind und ohne Offenheit und Wahrhaftigkeit des Arztes zusätzliches Leid erfahren. Deswegen muss sich jeder Arzt möglichst schon im Studium mit diesem Thema auseinandersetzen.

10.6.5 Kollegialität

Das Problem des »kranken Doktors« hat über die letzten 20 Jahre die Ärzteschaft zunehmend interessiert. Nach all diesen Ausführungen denkt der eine oder andere Leser, dass ein negatives Bild von den Ärzten gezeichnet wurde. Wir sehen das nicht so. Auch in den zitierten Untersuchungen werden Ärzte als eine Gruppe von Menschen mit außergewöhnlichen Eigenschaften dargestellt (Bennet 1987; Brody 1992). Eine kollektive »Ärztekrankheit« gibt es nicht. Ärzte sind Menschen, die außergewöhnlichen beruflichen Belastungen ausgesetzt sind. Bei der Aufgabe, die Gesundheit der Patienten zu fördern und gleichzeitig mit dem eigenen Leben zurechtzukommen, kann Einsicht und Verständnis für die Rolle des Arztes einen großen Gewinn bedeuten (Guze 1979).

Einige Kollegen kommen in Situationen, in denen Hilfe von einem Seelsorger oder Psychotherapeuten angebracht ist. Andere sind überarbeitet und brauchen eine Pause, um wieder mit den beruflichen und privaten Beziehungen zurechtzukommen. Diejenigen, die nicht in der Lage sind, ihre eigenen Fehler, Gefühle und Wunden zuzulassen, werden auch nicht in der Lage sein, die Fehler, Wunden und Gefühle von anderen zu akzeptieren.

Die wichtige Aufgabe besteht darin, die Hindernisse und Belastungen sichtbar zu machen, damit sie mit kollegialer, organisatorischer und menschlicher Unterstützung überwunden werden können (Vachon 1987).

Der Beruf des Arztes, kranken Menschen zu helfen, gibt uns einen hohen Status. Das Einkommen und die soziale Sicherheit sind meistens gut. Es gibt kaum eine andere Berufsgruppe in der Bevölkerung mit so guten Möglichkeiten für ein zufrieden stellendes und reifes Leben. Der Preis dafür ist die mentale und körperliche Bereitschaft, »rund um die Uhr« an die Bettkante kranker Menschen zu eilen. Wenn wir einsehen, wie hoch der Preis für diese lebenslange Bereitschaft für uns und unsere Umgebung ist, können wir auch etwas unternehmen, um die Folgen zu mildern (Ajemian 1994; Hill 1991).

Diese Probleme scheinen auch eine Generationsfrage zu sein. Ärzte, die nach 1975 ausgebildet wurden, besitzen eine größere Offenheit in Fragen, die mit Gefühlen und Empathie zusammenhängen, als ihre älteren Kollegen. In den in Kap. 10 angeführten Studien wurden überwiegend männliche Kollegen befragt. Eine größere Anzahl der jüngeren Kollegen sind Frauen, die andere Voraussetzungen für den Beruf mitbringen. Ärztinnen haben einen ganz anderen Kontakt mit ihrem Gefühlsleben als ihre männlichen Kollegen. Ihre Fähigkeiten zu Kommunikation und Empathie, ihre soziale Einstellung und ihre Gefühle tragen auf wertvolle Weise zu einer Veränderung des Berufsklimas und des Berufsethos bei. Sie wollen weder auf Kinder noch auf den Beruf verzichten. Gleichzeitig stellen sie Forderungen an ihre männlichen Kollegen. Sie sind nicht mehr bereit, 60–80 h pro Woche im Beruf zu verbringen, und erwarten dafür Verständnis.

Einige Studien, wie die von Vachon (1987) und Andrae (1994), zeigen, dass eine bessere Kollegialität und ein besseres Arbeitsklima erwartet werden kann, wenn die Anzahl der weiblichen und männlichen Ärzte in einer Abteilung im Gleichgewicht ist. Zukünftige Untersuchungen über die Rolle des Arztes lassen erwarten, dass diese beruflichen Veränderungen auch Einfluss auf die Belastungen im klinischen Alltag und die Lösungen der angesprochenen Probleme haben werden. Diese Änderungen sind auch wichtige Beiträge zu einer verbesserten Kollegialität.

Seit Ende der 1950er-Jahre haben Ärzte gegenseitige kollegiale Unterstützung organisiert und gute Erfahrungen in Gruppen (Balint-Gruppen) oder von Arzt zu Arzt gemacht. Hier besteht die Möglichkeit, mit den Kollegen mehr über sich selbst, seine Frustrationen, Kränkungen, Enttäuschungen und Gefühle zu lernen.

Ärzte sind lernfähig. Dies trifft auch für ältere und erfahrene Kollegen zu. Für diese Kollegen ist es besonders wichtig, lernen zu können, weil sie zentrale Funktionen im Unterricht, in der Anleitung und als Vorbilder für jüngere Kollegen und Studenten haben. Besonders vermieden werden muss die Vermittlung eines elitären und robusten Ärztebildes, das die normalen menschlichen Grenzen sprengt.

Ärzte müssen trotz der großen Lern- und Berufsbelastung leben können, ohne ein schlechtes Gewissen zu haben oder sich als persönliche Versager zu fühlen, wenn sie das Krankenhaus oder die Patienten nach dem Arbeitstag verlassen. Wenn sie von der Arbeit erschöpft sind, brauchen sie Abstand von Not und Leiden ihrer Patienten.

In der Palliativmedizin wurde von Anfang an starkes Gewicht auf eine multidisziplinäre Teamarbeit gelegt (Vachon 1987; Ajemian 1994). Im Zentrum dieses Teams stehen, wie zu erwarten, der Patient und seine Angehörigen. Bei schwerer, lebensbedrohlicher Krankheit sind die Integrität und die Autonomie des Kranken wichtiger als jemals sonst.

Aber die Reserven und Eigenschaften der einzelnen Patienten sind individuell sehr verschieden, und daher ist der Bedarf an Hilfe und Unterstützung unterschiedlich groß. Der Arzt und das Pflegepersonal sind als Teamarbeiter gefordert, mit der Aufgabe, auch andere Teamarbeiter zu integrieren und zu fördern; es kann der Hausarzt oder die Sozialstation sein, der Hausbetreuungsdienst oder der Seelsorger, der Krankengymnast oder der Sozialarbeiter, der Nachbar oder ein ehrenamtlicher Helfer.

Diese Teamarbeit stellt eine große fachliche und menschliche Herausforderung dar. Sie ermöglicht aber auch die kollegiale Unterstützung innerhalb des Teams, indem mögliche und vorhandene Konflikte und Belastungen regelmäßig im Teamgespräch mit oder ohne einen Supervisor angesprochen werden (Ajemian 1994).

Die wichtigste Form der Kollegialität liegt in der direkten Beziehung zweier Kollegen. Es ist erlaubt, einem Arbeitskollegen zu zeigen, dass man Rücksicht nehmen kann oder dass man sich kümmert. So mancher Kollege würde sich freuen, wenn wir, mit einem Blumenstrauß, einem Buch oder einer Flasche Wein ausgestattet, an einem Abend ohne viel Vorbereitung bei ihm zu Hause vorbeikämen.

10.6.6 Zu Hause – das Leben – Liebe

Wir müssen uns selbstverständlich darum kümmern, dass wir im Studium mehr über Menschen, Leben und Tod aufnehmen und dass unsere Lehrer selbst auf diesem Gebiet Qualität im Leben und in der Lehre demonstrieren. Wir müssen unser Interesse für Menschen, Kunst, Literatur und das Leben pflegen und entwickeln. Vor allem müssen wir uns um uns selbst kümmern, darum, wie wir zurechtkommen mit dem Leben.

Die vielen Aufgaben und Erwartungen an die Ärzte im Beruf und im Privatleben zwingen jeden Arzt, Prioritäten zu setzen. Es ist nicht möglich, immer eine große Anzahl von Patienten mit hoher Qualität zu betreuen, in Forschung und Lehre tätig zu sein, sich um ein gutes Arbeitsklima zu kümmern und gleichzeitig die notwendigen Reserven für sich selbst und die eigene Familie zu bewahren.

Den Ärzten wird es nicht leicht gemacht, wenn sie nicht bereit sind, das eigene Leben, die eigenen Interessen und die Familie zu opfern. Wer mit einem Arzt am Anfang seiner Karriere eine Familie gründet, muss entweder bereit sein, zeitweilig die eigene berufliche Entwicklung zur Seite zu stellen, oder in Kauf nehmen, dass diese die Kinder und die Partnerbeziehung belastet.

Dabei sind das Privatleben und das soziale Umfeld des Arztes, das zu Hause, der Ort, an dem psychische und soziale Energien aufgetankt werden sollten. Die Mechanismen sind bekannt. Der Arzt kommt später und seltener nach Hause, erschöpft und eingenommen von seiner Arbeit. Am Anfang können noch Geduld und Bewunderung für ihn von Bedeutung sein. Aber Beziehungen brauchen Nahrung und Aufmerksamkeit, Zeit und Geduld, um überleben zu können. So mancher Arzt wird allmählich merken, wie seine Lebensgefährtin und seine Kinder nicht mehr da sind, wenn er sie am meisten braucht, weil er nicht da war, als sie ihn brauchten (McCue 1982; Mawardi 1979).

Wir können nur hoffen, dass es doch vielen gelingt, eine liebevolle Beziehung aufzubauen, eine Familie zu gründen und zu erhalten. Bei der heutigen Gesellschaftsentwicklung können wir nicht erwarten, dass unsere wertvollen weiblichen Kolleginnen bereit sind, auf ihren Beruf zu verzichten. So bleibt es eine wichtige Aufgabe für uns, die Arbeitsbedingungen des Arztes zu ändern. Mit steigender Arbeitslosigkeit in der Bevölkerung sind Arbeitspläne unsolidarisch, die eine unbezahlte Mehrarbeit der Ärzte voraussetzen. In Zukunft muss es möglich sein, vollwertiger Arzt und vollwertiges Familienmitglied zugleich zu sein, damit Energie und Freude erhalten bleiben, um auf beiden Gebieten – zu Hause und im Beruf – zu lernen und zu geben.

Ohne Liebe und Empathie gibt es keine Beziehungen. Liebe zu geben und zu bekommen ist eine ewige Bewegung zwischen Nähe und Abstand: Man nimmt nicht Abstand, man *gibt* ihn, man fordert nicht Nähe, man *gibt* sie. Auf diese Weise wird es dem anderen möglich gemacht, in Gleichwertigkeit auch zu geben. Wenn ich zu einem anderen sagen kann: »Ich liebe Dich.«, muss ich auch sagen können: »Ich liebe in Dir auch alle anderen, ich liebe durch Dich die ganze Welt, ich liebe in Dir auch mich selbst.« (Fromm 1984).

Die sozialen und menschlichen Voraussetzungen für das Leben sind in ständiger Wandlung. Dies prägt auch das Berufsbild und den Alltag des Arztes. Wo früher erwartet wurde, dass der Arzt ohne Rücksicht auf Verluste seine Privatsphäre und Familie hinter den Ruf des Berufes setzte (Osler 1904), sehen wir heute, wie folgenschwer solche Prioritäten für den Arzt, seine Patienten und seine medizinischen und menschlichen Kompetenzen gewesen sind. Heute ist ein neuer Arzt gefragt: kompetent, aufgeschlossen, kommunikativ, ein geschätzter Teamarbeiter, in der Lage, pünktlich nach Hause zu gehen, um erfüllt und motiviert pünktlich am nächsten Tag wieder im Beruf zu erscheinen.

Daraus darf man nicht schließen, dass die Ärzte über ihrer Selbstpflege vergessen dürfen, dass die Patienten ihre beruflichen Auftraggeber sind. Selbstverständlich müssen wir uns um das Wohlergehen der Patienten kümmern.

Können wir aber sagen, dass der Hauptgrund der Vernachlässigung der Familie immer zu einer besseren Gesundheit unserer Patienten führt?

Ist nicht die zentrale Voraussetzung im Bestreben, Gesundheit zu fördern, die Einsicht des Arztes, dass dies nicht nur fachliche, sondern noch mehr menschliche Qualitäten von ihm fordert?

Sind nicht ein reifer Verstand und eine heile Seele unsere wichtigsten Instrumente (Mandell und Spiro 1987; Mullan 1985)?

Oder, wie wir es, vor 2200 Jahren geschrieben, auf dem Grabstein eines Arztes in Athen finden:

▶ Das ist die wichtigste Aufgabe des Arztes: Zuerst die eigene Seele zu heilen und sich um sich selbst zu kümmern, bevor er versucht, anderen zu helfen…

10.7 Hoffnung

Die meisten Menschen hängen sehr am Leben. Wir können traumatische Lebensphasen durchmachen, wir mögen zeitweilig deprimiert oder traurig sein oder schwere Herausforderungen vor uns sehen, es bleibt bei den meisten wohl der starke Wunsch, doch weiterzuleben. Der Gedanke an das Sterben ist zum einen mit Vorstellungen des Qualvollen verbunden – zum anderen ist der Tod wegen seiner Endgültigkeit beängstigend.

In der Kulturgeschichte gibt es zahlreiche Darstellungen, das Ausweglose des Sterbens, des Todes zu bewältigen, indem in irgendeiner Form ein Weiterleben nach dem Tode angenommen wird. In der christlichen Welt ist es die Vorstellung von der Unsterblichkeit der Seele und ihrer Errettung durch einen gütigen Gott, die aus der Ausweglosigkeit herausführt. Nun ist von dem deutschen Historiker Franz Borkenau zu Recht unsere Zeit als postchristlich bezeichnet worden (Borkenau 1965). Damit hat er auch einen Wandel in der Haltung vieler Menschen zum Tode beschrieben. Wenn ihnen früher der Glaube an die Unsterblichkeit der Seele über die Härten des Lebens und den Gedanken an den Tod hinweghalf, so schließt nach der Vorstellung des modernen Menschen das Leben, das es ausgiebig zu genießen gilt, mit dem Tode endgültig ab.

Eine weitere Änderung ist in unserer Gesellschaft zu erkennen. Im Jahr 1920 waren mehr als 50 % der Verstorbenen jünger als 20 Jahre, und die durchschnittliche Lebenserwartung war geringer als 49 Jahre. Heute kann ein deutscher Durchschnittsbürger erwarten, 80 Jahre alt zu werden. Mehr als drei Viertel aller Menschen sterben in Pflegeheimen, Altersinstitutionen oder Krankenhäusern, in den Städten mehr als 90 %; 1920 starben mehr als 80 % zu Hause (Fulton und Bendiksen 1994). Seit 1920 hat sich die Anzahl der Krankenhausbetten versiebenfacht. Der Tod findet außerhalb der Familie statt, oft kann man das Gefühl bekommen, er findet überhaupt nicht statt.

Umso größer sind die Probleme, die auftreten, wenn ein Mensch mit einer ernsten, inkurablen Erkrankung konfrontiert wird. Der Gedanke an den Tod ruft dann nicht nur bei dem Sterbenden und den Angehörigen Trauer, Schock, Wut,

Verdrängung und eine Reihe negativer Gefühle hervor. Auch die behandelnden Ärzte und das Pflegepersonal werden nicht selten von ähnlichen Empfindungen betroffen. Das führt zu Verhaltensweisen, die häufig zu beobachten sind (Stedeford 1994):

- Sterbende Patienten und ihre Angehörigen werden mit ihren Ängsten und Gefühlen allein gelassen.
- Patienten werden nicht auf liebevolle Weise und mit Behutsamkeit auf den bevorstehenden Tod vorbereitet.
- Es wird ihnen nicht ermöglicht, individuell Abschied zu nehmen und würdig an dem von ihnen gewünschten Ort zu sterben.
- Die moderne Medizin behandelt mit ihren nahezu unbegrenzten Therapie-möglichkeiten Patienten selbst dann Tage, Wochen und Monate lang weiter, wenn das Sterben nicht aufzuhalten ist.
- Es wird den Patienten nicht ermöglicht, so offen wie für sie möglich, Abschied zu nehmen und so würdig (an dem von ihnen selbst gewünschten Ort), wie sie es selbst wünschen, zu sterben.
- Die Angehörigen bekommen kaum die Möglichkeit, von dem Patienten Abschied zu nehmen, die entstehenden Gefühle zu teilen und noch notwendige menschliche und praktische Fragen zu klären.

Dieser Problemkreis geht uns alle an. Es geht dabei nicht nur um die Frage, wie wir unsere Patienten behandeln und aufklären sollen – oder wie unsere Angehörigen einmal sterben werden. Es geht v. a. auch darum, wie wir selbst sterben werden: möglicherweise allein gelassen, isoliert in einem Krankenhaus-bett, umgeben von Menschen, die nicht wissen, wie sie sich angesichts unseres bevorstehenden Todes verhalten sollen und lediglich ein »Es wird schon gut-gehen!« hervorbringen können.

Wie kann diese Gefühlsarmut und Ratlosigkeit unterbunden werden? Zuerst sollten wir uns selbst besinnen, unser eigenes Verhältnis zum Leben und zum Tod zu überdenken, solange wir uns mitten im Leben befinden. Wir werden alle sterben, eine Hoffnung, dass wir auf dieser Welt überleben, gibt es nicht.

- Wie und wo möchte *ich* meine letzten Tage verbringen?
- Wenn es keine Hoffnung auf ein Überleben auf dieser Welt gibt, welche Hoffnung gibt es dann für mich?

10.7.1 Heute hat Ihr Arzt Ihnen vermittelt, dass Sie schwerkrank sind

Machen wir ein Gedankenexperiment:

Sie sind heute bei Ihrem Arzt gewesen. Die letzten Untersuchungen haben ergeben, dass Sie eine unheilbare Erkrankung haben. Die verbleibende Zeit ist begrenzt und es bleiben wahrscheinlich nur Monate. Sie haben dem Gespräch entnommen, dass für diese Krankheit keine Heilungsmöglichkeit besteht.

- Was würden Sie tun? Was bleibt Ihnen vom Leben?
- Welche Werte, welche Möglichkeiten, welche Hoffnung gibt es noch für Sie?
- Würden Sie alles daran setzen, doch noch einen Strohhalm zu finden, eine bisher unbekannte Therapie zu entdecken und bei ihnen versuchsweise durchführen zu lassen?
- Auch wenn sie dabei viel Geld zahlen müssten?
- Wie denken Sie jetzt über Ihren Arzt?
  - Sind Sie böse auf ihn?
  - Ist es richtig von ihm gewesen, so offen und direkt über Ihre Aussichten zu sprechen?
  - Hätten Sie es lieber, wenn diese Nachricht verschleiert geblieben wäre?
  - Auch wenn er Sie dabei hinters Licht geführt hätte?

Tatsache ist, dass viele Ärzte bei lebensbedrohlichen Erkrankungen sowohl über den Krankheitszustand wie auch über die Konsequenzen nicht offen reden, weil sie meinen, den Kranken vor der Wahrheit in Schutz nehmen zu müssen. Solche Gedanken können angebracht sein. Sie dienen freilich oft nur dem Schutz des Arztes, der nicht vorbereitet ist, mögliche Reaktionen des Patienten oder seiner Angehörigen zu begegnen.

- Was würden Sie Ihrer Familie erzählen?
- Wäre für Sie ein offenes Vertrauensverhältnis wichtig oder würden Sie zu Hause, dem Ehepartner, den Kindern gegenüber diese Nachricht verheimlichen?

Aus Erfahrung wissen wir, dass viele Patienten Hilfe und Offenheit gegenüber ihrer Familie brauchen. Wir wissen aber auch, dass es für die Angehörigen und besonders für die Kinder am besten ist, wenn ein gemeinsames Verständnis über die Erkrankung und deren Folgen vorhanden ist.

Es ist also nicht nur der Arzt, der oft glaubt, andere vor der »Wahrheit« in Schutz nehmen zu müssen. Auch die Angehörigen versuchen häufig, sich selbst vor Empfindungen und Gedanken zu schützen, die ihnen unangenehm sind. Nichts ist charakteristischer für die gegenwärtige Einstellung zum Tod als die Scheu der Erwachsenen, sich mit Kindern offen über den Tod auseinanderzusetzen, und dies, obwohl wir wissen, dass diese Auseinandersetzung für Kinder, die den Verlust eines nahen Familienangehörigen miterleben, heilsam ist.

Aber zurück zu Ihrer Hoffnung.

- Haben Sie tatsächlich gedacht, dass Sie unsterblich sind?
- Oder ist es bloß eine Frage, auf die Sie jetzt, in diesem Moment, unvorbereitet sind?

- Und jetzt, da sie von Ihrem Arzt erfahren haben, dass Sie nicht mehr lange leben werden, was bleibt Ihnen?
- Besteht noch Hoffnung?

10.7.2 Ein Beispiel

Fallbeispiel

Lars hatte scheinbar alles verloren. Seine erste Frau war vor vier Jahren an Krebs gestorben. Vor einem Jahr hatte er wieder geheiratet. Aus der ersten Ehe hat er zwei Kinder, jetzt 9 und 14 Jahre alt. Mit seiner neuen Frau hatte er ein Kind, jetzt sechs Monate alt. Lars erfuhr, dass seine Krebserkrankung unheilbar sei und dass ihm nur noch Monate blieben.

Lars war sehr religiös. Er hatte eine Familie, die ihn brauchte und ihn liebte. Er war im Beruf erfolgreich, er schätzte sehr sein schönes Haus und das Landhaus am Meer. Er hatte gute Freunde.

Ich war sein Arzt in seinen letzten Monaten. Man kann sagen, dass ihm durch diese Nachricht der Boden unter den Füßen weggerissen wurde. Er sagte in dieser Zeit wiederholt, dass ihm nichts bliebe, sogar sein Glaube an Gott habe ihn verlassen. Und er sei schwer getroffen. Seine beiden Kinder aus erster Ehe würden jetzt elternlos werden. Nach langer Zeit der Trauer hatte er langsam wieder Mut bekommen und glaubte an eine Zukunft mit seiner neuen Frau, die er jetzt mit seinem einjährigen Kind verlassen muss.

Hoffnung? Ich hatte in dieser Zeit nicht das Gefühl, dass Hoffnung ein großes Thema war, weder für ihn noch für seine Familie. Das Gefühl, von Gott verraten worden zu sein, war für ihn besonders schwierig zu ertragen.

Als ich ihn besuchte, kurz bevor er starb, war etwas geschehen. Ich sprach ihn darauf an, worauf er antwortete: »Heute Nacht habe ich Gott angebrüllt, es hat gut getan…« »Und was antwortete er?«, fragte ich. »Er sagte: – Warum hast du so lange gewartet…?«

Etwas später sagte er dann: »Ich habe heute Morgen einen schönen Traum gehabt. Ich war am Strand. Überall waren Blumen. Es war ein traumhaft schöner Frühlingstag. Alle waren da: Meine Kinder, meine Frau, meine Eltern, auch Anne, meine verstorbene Frau.« Und darauf: »Ich träume mehr und mehr jetzt. Ich glaube, wenn ich jetzt sterbe, verbleibe ich in meinen Träumen und werde nicht mehr wach…« ◄

Was sagt uns diese Geschichte? Der Tod beendet oft ein Leben auf tragische Weise. Allzu oft haben wir im Leben Konflikte, Ängste und Verluste hingenommen oder beiseite geschoben, weil sie zu belastend waren oder weil wir glaubten, uns vor den eigenen Gedanken und Gefühlen schützen zu müssen. Und dann, wenn das Ende näher kommt, geraten wir in Zeitnot und werden von einer ungeheuren Einsamkeit überwältigt.

Wenn die Hoffnung auf ein Weiterleben genommen wird, was bleibt uns dann? Die Frage ist, ob wir dieses verbleibende Leben ablehnen wollen. Viele tun es: Konflikte werden weiterhin nicht angesprochen, Ängste nicht ausgedrückt. Die Einsamkeit kann unüberwindbar werden, falls es nicht gelingt, eine Brücke zu schlagen, die Offenheit und Vertrautheit zulässt. Dies trifft für den Kranken wie für die Angehörigen zu.

Lars hatte gute und schlechte Voraussetzungen. Er hatte bereits viel verloren, viel war unbewältigt. Jetzt standen ihm noch weitere Verluste bevor. In seinen ihm verbleibenden Monaten hatte er eine ungeheure Trauerarbeit bewältigt. Es konnte nicht erwartet werden, dass diese Trauerarbeit hätte abgeschlossen werden können, bevor er starb.

Aber er war nicht allein. Die Familie trauerte mit ihm. Seine Frau hat es hinterher deutlich ausgedrückt:

Wir haben am Anfang schwer gelitten. Schock, Verschwiegenheit, Verzweiflung, Trauer, Tränen, Wut und offene Konflikte waren unser Alltag. Die Kinder haben sich zurückgezogen. Aber nach und nach ist es anders geworden. Lars hat sich zum Schluss sehr geändert. Aus dem hart nehmenden Geschäftsmann ist ein empfindsamer Vater und Ehemann geworden. Obwohl wir schwer gelitten haben, haben wir Tage und Abende verbracht, die für uns alle unvergesslich in Erinnerung bleiben werden. So herzlich haben wir uns über Kleinigkeiten gefreut und gelacht! Als Lars zu Hause starb, waren wir alle in seinem Zimmer. Er war in den letzten Tagen ganz ruhig. Besonders für die Kinder waren diese Tage von einprägsamer Bedeutung. Seitdem haben wir ein Zusammenwachsen der Familie gespürt. Die Kinder sprechen es jetzt noch gerne an, auch wie er tot da lag hinterher, und wie schön sie es fanden, dass wir ihn selbst zurechtgemacht und ihm seinen Lieblingsanzug angezogen haben. Ich verstehe jetzt, dass Lars ein ungeheures Bedürfnis zum Trauern gehabt hat. Es ist unmöglich für mich zu beschreiben, welche Bedeutung es hat, dass diese Trauerarbeit von allen zusammen geteilt wurde... Wir dachten alle, jetzt besteht keine Hoffnung mehr. Nach und nach haben Lars und ich doch ein anderes Verständnis darüber gewonnen. Zuerst die kleinen Hoffnungen. Hoffnung auf einen guten Tag und einen guten Schlaf. Hoffnung, dass wir es schaffen, noch einmal fischen zu fahren. Hoffnung, dass die Medikamente die Schmerzen und die Übelkeit unter Kontrolle halten werden. Dann kamen größere Hoffnungen. Dass es den Kindern gut gehen wird oder dass ich ohne Lars überlebe. Lars freute sich, dass es für uns möglich war, nach seinem Tode in unserem Haus weiter zu wohnen. Zuletzt haben wir eingesehen, dass es für uns immer noch ganz große Hoffnung und Freude gibt: die Tage die wir gemeinsam verbringen durften und ein Leben miteinander, dass Lars in Frieden zu Hause sterben würde, dass wir es geschafft haben, ein gemeinsames Kind zu bekommen, und die Liebe. Lars hat in den letzten Tagen gesagt, er glaubt, wenn die Menschen tot sind, gibt es eine Liebe, die von uns übrigbleibt und weiterlebt. In der Familie sprechen wir jetzt oft darüber: die Liebe von Lars, die in uns weiterlebt. Ich hoffe auch, dass ihr in dem Gesundheitswesen Verständnis dafür entwickelt, um einzusehen, dass der Kranke im Krankenhaus entfremdet und von der Familie gerissen wird und dass besonders Kinder darunter leiden. Obwohl die Botschaft, dass Lars jetzt sterben würde, einen ungeheuren Schlag für uns bedeutete, war es die gemeinsame Einsicht und Bearbeitung dessen, die es uns ermöglichte, Kräfte und Ausdauer zu mobilisieren und Lars zu Hause durch die letzte Zeit zu pflegen. Diese gemeinsame Zeit zu Hause gab uns etwas, was im Krankenhaus nie möglich gewesen wäre… Es gab für mich, für Lars und für die Kinder nie eine Zeit mit mehr Hoffnung als in den letzten Wochen zusammen…

- Müssen wir in schwere Lebenskrisen geraten, um zu erfahren, was Hoffnung ist?
- Geht Hoffnung in Krankenhäusern und Pflegeheimen leicht verloren?
- Gibt es, wenn alles verloren scheint, vielleicht mehr Grund zu hoffen als jemals zuvor?

Wie oft habe ich von Hinterbliebenen den Kommentar gehört: »Ich verstehe nicht, warum keiner es uns ermöglicht hat, offen darüber zu sprechen und Abschied zu nehmen. Ich habe so unendlich viel, was ich noch sagen wollte…«

Wir haben deswegen die große Aufgabe, dass wir in unserem Alltag weder vor uns selbst noch vor unseren Nächsten noch in der Gesellschaft den Tod verstecken dürfen (Randall und Downie 1996). Falls dies geschieht, falls ein Mensch im Sterben fühlen muss, dass er kaum noch Bedeutung für die ihn umgebenden Menschen besitzt, dann ist er wirklich einsam, dann ist er gestorben, bevor er tot ist.

Der Tod selbst ist kaum schrecklich. Man fällt ins Träumen und die Welt verschwindet, wenn es gut geht. Schrecklich können Schmerzen oder ungelinderte Symptome sein, aber dagegen kann heute viel unternommen werden. Schrecklich ist oft der Verlust der Lebenden, wenn ein geliebter oder befreundeter Mensch unvorbereitet stirbt. Schrecklich sind auch die großen kollektiven und individuellen Fantasien, die den Tod in unserer Gesellschaft umgeben.

Die Ärzte sollten eine wichtige Aufgabe darin sehen, jedem Menschen seinen eigenen Tod zu ermöglichen. Es muss vom Arzt die Einsicht erwartet werden können, dass der Tod für Schwerkranke eine Erlösung sein kann.

Ein Weitertherapieren »um jeden Preis«, weil der Arzt sich vor schwierigen Entscheidungen drückt, ist unethisches und unärztliches Benehmen. In der medizinischen Praxis wird häufig sowohl den Patienten als auch den Angehörigen dadurch eine unnötige und folgenschwere Verlängerung des Leidens zugefügt.

Das Sterben ist ein Teil des Lebens, weder das Leben noch der Tod sind eine Krankheit. Ich möchte aus diesem Leben nicht als Patient scheiden, sondern als freier Mensch. Ich will nicht unnötigerweise an ein Krankenhaus oder eine medizinische Behandlung gebunden werden, wenn das, was ich am meisten brauche, die Bewahrung meiner Integrität ist und ein Signal, dass ich in Frieden sterben darf, umgeben von Menschen, die sich nicht um meine Krankheit kümmern, sondern um mich.

Dies bedeutet, dass der Arzt imstande sein muss, den Patienten und seinen Angehörigen die Konsequenzen der Erkrankung mit Empathie und Sensibilität darzustellen (Pacheco 1989; Husebø 1997). Wahrheit am Krankenbett bedeutet aber nicht eine Ankündigung des Sterbens, sondern einen Prozess, der die Sinnerschließung des Sterbens beinhaltet. Voraussetzung dafür, dass der Patient diese Information verarbeitet, ist, dass er sie annimmt. Die Klarheit über den eigenen Zustand kann dem Patienten eine ungeahnte seelische Kraft erschließen. Die meisten Menschen besitzen mehr Mut und Vitalität, als sie sich selbst zutrauen und als von ihnen erwartet wird. Es bedeutet aber auch, dass der Arzt als Mitmensch eine Pflicht hat, den Patienten und Angehörigen beizustehen, wenn die Einsamkeit, die Wut, die Trauer oder die Schmerzen den Betroffenen zu vernichten drohen (Jankovic et al. 1989; Kastenbaum 1976).

Nicht zuletzt muss der Arzt gerade dann Respekt, Vertrauen und Offenheit gegenüber alternativen Hoffnungen vermitteln, wenn die Hoffnung auf Überleben schwindet und der Patient und die Angehörigen eine für sie tiefere Hoffnung suchen (Le Bourdais 1989).

Und wir, die wir uns mitten im Leben meinen, was können wir tun? Vielleicht sollten wir, bevor es ernst wird, über unsere Unzulänglichkeiten nachdenken. Es liegt noch der Rest unseres Lebens vor uns. Wie, mit wem, auf welche Weise wollen wir ihn verbringen? Was können wir noch für die Patienten, unsere Kinder, den Lebenspartner oder uns selbst tun? Was bedeuten für uns das Leben und der Tod? Gibt es Hoffnung?

Literatur

Ajemian I (1994) The interdisciplinary team. In: Doyle D, Hanks J, Macdonald N (Hrsg) Oxford Textbook of Palliative Medicine, S 17–28

Andrae M (1994) Facing death. Physicians' difficulties and coping strategies in cancer care. Med. Dissertation No 395, Umeå University

Bennet G (1987) The wound and the doctor. Warburg, London

Borkenau F (1965) The concept of death. In: Fulton R (Hrsg) Death and identity. Wiley, New York

Brody H (1992) The healer's power. Yale Univ Press, New Haven London

Clinch JJ, Schipper H (1994) Quality of life assessment in palliative care. In: Doyle D, Hanks J, Macdonald N (Hrsg) Oxford Textbook of Palliative Medicine, S 61–70

Condrau G (1991). Der Mensch und sein Tod. Kreuz, Zürich

Fain RM et al (1989) Disaster, stress and the doctor. Med Educat 23:91–96

Feigenberg L (1977) Terminalvård. En metod for psykologisk vård av döende cancerpatienter. Med. Dissertation. Karolinska Institutet, Stockholm. Lund, Liber

Feifel H (1969) Attitudes towards death. J Consult Clin Psychol 33(3):292–295

Fromm E (1984) Die Kunst des Liebens. Ullstein, Frankfurt a. M. (Ullstein-Buch Nr. 35258)

Fulton R, Bendiksen R (Hrsg) (1994) Death and Identity. Charles Press, Philadelphia

Gorlin R et al (1983) Physicians reactions to patients. N Engl J Med 308:1059–1063

Guze S (1979) Can the practice of medicine be fun for a lifetime. JAMA 241:2021–2030

Hill D (1991) Point and counterpoint: relationships in oncology care. J Psych Oncol 9:112

Holm U (1991) Can we measure empathy? Socialmedisinsk Tidsskrift 9–10:427–432

Hunsdahl J (1967) Concerning Einfühlung (empathy): a concept of its origin and early development. J History Behav Sci 3:180–191

Husebø S (Hrsg) (1992) Medisin – kunst eller vitenskap. Ad Notam Gyldendal, Oslo

Husebø S (1997) Communication, autonomy and hope. How can we treat serious ill patients with respect? In: Surbone A, Zwitter M (Hrsg) Communication with the cancer patient. Information and truth. Ann N Y Acad Sci 809:440–460

Jacyk W (1989) Impaired physicians: they are not the only ones at risk. Can Med Assoc J 141:147–148

Jankovic M et al (1989) Meetings with parents after the death of their child from leukemia. Ped Haem Oncol 6:155–160

Kalra J et al (1987) Emotional strain on physicians caring for cancer patients. In: Shapiro S (Hrsg) Psychosocial aspects of chemotherapy. Haworth Press, New York

Kastenbaum R (1976) The psychology of death. Springer, New York

Katz RL (1963) Empathy: its natures and uses. Free Press, New York

Klaschik E, Husebø S (1997) Palliativmedizin. Anaesthesist 46:177–185

Le Bourdais E (1989) Hopelessness and helplessness: treating the doctors who treat AIDS patients. Can Med Assoc J 140:440–443

Liaschenko J (1994) Making a bridge: the moral work with patients we do not like. J Palliat Care 10:83–89

Maguire P (1989) Barriers to a psychological care of the dying. Br Med J 291:907–909

Mandell H, Spiro H (1987) When doctors get sick. Plenum Press, New York

Mawardi BH (1979) Satisfactions, dissatisfactions and causes of stress in medical practice. JAMA 241:1483–1486

McCue J (1982) The effects of stress on physicians and their medical practice. N Engl J Med 306:458–463

Mullan F (1985) Seasons of survival: reflections of a physician with cancer. N Eng J Med 313:270–273

Murray RM (1977) Psychiatric illness in male doctors and controls. Br J Psychiatry 131:1–10

Osler W (1904) Aequanimitas with other adresses to medical students, nurses and prationers. Keynes, London

Pacheco R (1989) Attitudes of medical personnel (doctors and nurses) toward informing terminal ill patients. Med Law 8:243–248

Peabody FW (1984) The care of the patient. JAMA 252:813–818

Rabin PR et al (1984) The care of the patient. Francis Peabody revised. JAMA 252:819–820

Randall F, Downie RS (1996) Palliative care ethics. A good companion. Oxford Medical Publ, Oxford

Sargent DA, Jenson VW, Petty TA, Raskin H (1977) Preventing physician suicide. JAMA 237:143–145

Schmidbauer W (1994) Helfen als Beruf. Rowohlt, Reinbek (Rowohlt-Taschenbuch 1290–9157)

Schmidbauer W (1995) Hilflose Helfer. Rowohlt, Reinbek (Rowohlt-Taschenbuch 1290–9196)

Seravalli E (1989a) The dying patient, the physician and the fear of death. N Eng J Med 319:1728–1730

Seravalli E (1989b) Correspondence, the physician and the dying patient. N Eng J Med 320:1557–1558

Spiro H (1992) What is empathy and can it be taught? Ann Intern Med 116:843–846

Spiro H (1993) Empathy and the practice of medicine. Yale Univ Press, London

Stedeford A (1994) Facing death: patients, families and professionals. Sobell, Oxford

Steffens W, Kächele H (1989) Abwehr und Bewältigung – Vorschläge zu einer integrativen Sichtweise. Psychother Psychosom Med Psychol 38:3–7

Supple F, Diaz AJ et al (1992) Factors affecting survival and satisfaction: navigating a career in oncology social work. J Psychosoc Oncol 10:111–130

Søderstrøm U (1990) Om maktrelation i läkar-patient-mötet. Lidandet och makten. In: Andersson SO (Hrsg) Lidandet och makten. Gothia, Stockholm, S 41–52

Tishelman C (1993) Making sense of sickness experience. Doctoral Dissertation. Karolinska Institutet, Stockholm (Departement of ICAR)

Tschechow A (Ausg. 1992) Tagebücher, Notizbücher. Diogenes, Zürich
Tschechow A (1994) Krankenzimmer Nr. 6. In: Meistererzählungen. Diogenes, Zürich, dtb-
    Klassiker Nr. 21702, S 172
Ullrich A et al (1990) Stress experienced by physicians and nurses in cancer ward. Social Sci
    Med 31:1013–1022
Vachon M (1987) Occupational stress in the care of the critically ill, the dying and the bereaved.
    Hemisphere Publ, Washington/DC
Vaillant GE, Sobowale N, McArthur C (1972) Some psychologic vulnerabilities of physicians. N
    Engl J Med 287:372–375
Whippen D (1991) Burnout syndrome in the practice of oncology: results of a random survey of
    1000 oncologists. J Clin Oncol 9:1916–1920

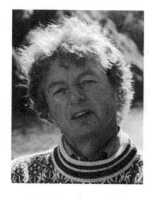

Dr. med. Stein Husebø Medizinstudium in Graz und Lübeck

1982	Leiter des ersten norwegischen Teams für Schmerztherapie und Palliativmedizin, Universitätskrankenhaus Bergen, Norwegen
1984	Leitender Redakteur der Skandinavischen Zeitschrift für Palliativmedizin
1988	Gründungsmitglied und erster Präsident der Skandinavischen Gesellschaft für Palliativmedizin
1989	Gründungsmitglied der Europäischen Gesellschaft für Palliativmedizin
1990	Chefarzt für Anästhesie, Intensivmedizin und Schmerztherapie an der Universitätsklinik Bergen
1995	Gastwissenschaftler in Bonn, gefördert von der Deutschen Krebshilfe
1998	Gastprofessur an der Universität Wien
1998	Leiter eines nationalen Projekts im Rote-Kreuz-Geriatriezentrum, Bergen, »Palliativmedizin für alte Menschen«
2000	Deutscher Schmerzpreis
2003	Gastprofessor an der IFF, Fakultät für interdisziplinäre Forschung und Fortbildung der Universität Klagenfurt/ Wien
2003	Leiter des europäischen Projekts: »Würde für die schwächsten Alten«
2008	Auszeichnung durch das Norwegische Rote Kreuz
2008	Eröffnung des Zentrums für »Würde – Fürsorge und Behandlung alter Menschen«, Rote Kreuz Pflegeheim, Bergen

Spirituelle Betreuung in der Palliativmedizin

Eva Katharina Masel

Leiden gilt dann als schwerwiegend, wenn es ohne professionelles Eingreifen nicht gelindert werden kann. Aufgabe von Palliative Care ist es, Linderung auf mehreren Ebenen zu bieten. Dieser Zugang wird in der Palliativmedizin wörtlich genommen, indem die körperliche, psychosoziale und spirituelle Dimension von Bedeutung ist. Hierbei gibt das Individuum vor, was vorrangig von Belang ist. Spiritualität ist ein wesentlicher Bestandteil der Betreuung schwerkranker und sterbender Menschen.

Im Jahr 2010 definierte die Europäische Palliativgesellschaft (EAPC) Spiritualität wie folgt: *„Spiritualität ist die dynamische Dimension menschlichen Lebens, die sich darauf bezieht, wie Personen (individuell und in Gemeinschaft) Sinn, Bedeutung und Transzendenz erfahren, ausdrücken und/oder suchen, und wie sie in Verbindung stehen mit dem Moment, dem eigenen Selbst, mit Anderen/m, mit der Natur, mit dem Signifikanten und/oder dem Heiligen."*

Heilkunst ist nicht nur die Normalisierung von Erkrankung, sonst wäre sie da sinnlos, wo eine Wiederherstellung von Gesundheit nicht möglich ist. Medizin hat eben auch einen Wert an sich, indem sie sich eines anderen Menschen in seiner Not annimmt. Das englische Wort „care" impliziert den Ansatz, sich „zu kümmern". Hinter jeder Erkrankung steht ein Mensch mit komplexen Bedürfnissen, mit einer Vergangenheit, Gegenwart und Zukunft. Nicht selten fühlen sich Patienten von Untersuchungen und therapeutischen Möglichkeiten überwältigt und existenzielle Fragestellungen treten in den Hintergrund. Die Möglichkeit oder Notwendigkeit, innere Ressourcen und Vorstellungen von Gesundheit und Krank-

E. K. Masel (✉)
Universitätsklinik für Innere Medizin, Leiterin der Klinischen Abteilung für Palliativmedizin, Wien, Österreich
E-Mail: eva.masel@meduniwien.ac.at

S. Husebø et al. (Hrsg.), *Palliativmedizin*,
https://doi.org/10.1007/978-3-662-65768-3_11

heit zu reflektieren, ergibt sich zumeist erst im Rahmen längerer oder chronischer Krankheitszustände.

Spiritualität ist nicht delegierbar, sie betrifft alle Berufsgruppen. Jedes Mitglied des multiprofessionellen Teams hat die Verantwortung, spirituelle Betreuung zu leisten, sofern diese gewünscht ist. Die S3-Leitlinie Palliativmedizin (Stand September 2020) enthält zahlreiche Informationen zu spirituellen Bedürfnissen. Die Richtlinien des National Consensus Project for Quality of Palliative Care in den Vereinigten Staaten enthalten spezifische Empfehlungen zu allen Bereichen, einschließlich Spiritualität, die unter www.nationalconsensusproject.org abrufbar sind. Studien zeigen, dass die Mehrheit der Patienten spirituelle Bedürfnisse ansprechen möchte, aber feststellt, dass diese im Gesundheitssystem keinen Platz finden.

Offensichtlich ist hier auch das Wording von Bedeutung, wobei das biopsychosoziale Modell wortreich und selbstverständlich betont wird, der Begriff Spiritualität hingegen insbesondere bei Ärzten auf Widerstand stößt. Die Schwierigkeit mag hier in der Unkenntnis der Definition von Spiritualität liegen, ebenso im Wertepluralismus und im eigenen, persönlichen Zugang zu dieser Begrifflichkeit. Der Terminus Spiritualität wird oft mit Religiosität und Esoterik gleichgesetzt und mag dem postmodernen Gedanken widersprechen, der primär auf den allgemeinen Fortschritt und auf wissenschaftlich-technische Erkenntnisse vertraut. Die Medizin hat sich auf Machbarkeit, die Wiederherstellung der Funktionsfähigkeit von Organsystemen und die Regelhaftigkeit von Befunden spezialisiert.

Dies ist teilweise auch berechtigt und notwendig, kann aber an Grenzen stoßen. Die moderne Medizin sieht sich für Sinnfragen nicht zuständig.

Somit kommt es nach Giovanni Maio zu einer Entfremdung zwischen den Kranken und der Medizin. Nicht selten werden die Deutungsversuche der Patienten von der Medizin als irrational zurückgewiesen, weil sie nicht in ein wissenschaftliches Ursache-Wirkung-Prinzip passen. Die Medizin reduziert in ihrem absoluten rationalistischen Deutungsanspruch den Sinn auf das Zweckrationale und schließt eine Metaebene aus. Spiritualität gibt die Chance, die Grenzen des Verfügbaren auf einer anderen Ebene zu thematisieren. Sie bietet Autonomie jenseits eines Shared Decision Making, indem sie nicht zwangsweise ergebnisorientiert ist. Spiritualität stellt eine Möglichkeit dar, innezuhalten und primär unbeachtete Aspekte in den Blick zu nehmen. Somit kann Spiritualität neue Wege oder Gedanken eröffnen und als wesentlicher Teil des Menschseins in vielen Facetten betrachtet werden.

Spiritualität ist beziehungsorientiert, wie ja auch die Medizin Werte und Emotionen involviert. Sie hat mit der Achtung des inhärenten Wertes und der Würde aller Menschen zu tun, unabhängig von ihrem Gesundheitszustand. Spirituelle Betreuungsmodelle basieren einerseits auf einem intrinsischen Aspekt, der eine mitfühlende Präsenz erfordert, sowie andererseits auf einer extrinsischen Komponente, bei der medizinisches Fachpersonal spirituelle Aspekte bei Patienten und deren An- und Zugehörigen anspricht. Derzeit stellen im Gesundheitswesen primär evidenzbasierte Modelle die Kriterien für Praxisempfehlungen dar. Spiritualität ist strengen evidenzbasierten Kriterien nicht zugänglich. Insbesondere im Hospiz- und Palliativbereich sind medizinische Fachkräfte daher herausgefordert, Wege zu finden, um sich im Team mit spirituellen Aspekten auseinanderzusetzen und diese mit einzubeziehen.

Spiritualität ist Teil der Gesundheitsversorgung, da das Menschsein an sich beinhaltet, Sinn und Zweck im Leben zu suchen. Spiritualität im klinischen Alltag kann sich einerseits als spirituelle Not oder als mögliche Kraftquelle manifestieren. Die Exploration davon, wie Patienten mit existentiellen Krisen und Dilemmata umgehen, kann durch eine Art spirituelle Anamnese und Ressourcenfindung dazu beitragen, den Erkrankungsverlauf positiv zu beeinflussen. Optimalerweise interagieren im Palliativbereich alle multiprofessionellen Fachkräfte einschließlich der Seelsorgenden im Team miteinander.

Wie können spirituelle Bedürfnisse in der klinischen Praxis erhoben werden? Hierzu existiert das Spirituelle Interview (SPIR).

Spirituelles Interview (SPIR)
- **Spirituelle Glaubensüberzeugungen**
  - Würden Sie sich im weitesten Sinne als gläubigen (religiösen/spirituellen) Menschen betrachten?
- **Platz und Einfluss, den diese Überzeugungen im Leben der Patienten einnehmen**
  - Sind die Überzeugungen, von denen Sie gesprochen haben, wichtig für Ihr Leben und für Ihre gegenwärtige Situation?
- **Integration in eine spirituelle, religiöse, kirchliche Gemeinschaft/ Gruppe**
  - Gehören Sie einer spirituellen oder religiösen Gemeinschaft (Gemeinde, Kirche, spirituelle Gruppe) an?
- **Rolle der Betreuenden**

  - Wie soll die Ärztin/der Arzt mit spirituellen Erwartungen und Problemen der Patienten umgehen?
  - Wie soll ich als Ihre Ärztin/Ihr Arzt/Ihre Seelsorgerin/Ihr Seelsorger/ Ihre Pflegeperson mit diesen Fragen umgehen?

Eine andere Möglichkeit, spirituelle Anliegen zu erheben, sind die Fragen: „Sind Sie mit sich im Frieden?" (im englischen Original: „Are you at peace?") oder „Gibt es etwas, das Ihnen heilig ist?". Solche Fragen erleichtern den Einstieg in ein Gespräch über Spiritualität. Nicht immer sind Patienten einem solchen Assessment zugänglich, sei es aus krankheitsbedingten Gründen (z. B. wenn belastende Symptome oder Schwäche im Vordergrund stehen) oder aufgrund eines soziokulturellen Kommunikationsproblems. Mit Sicherheit entziehen sich spirituelle Bedürfnisse einer Checklistenabfrage und sind sensibel und individuell passend zu integrieren.

Die Beschäftigung mit der Einstellung zu Leben und Sterben, der Frage nach der Sinnhaftigkeit des Lebens oder mit Hoffnung, Zweifel und Werten ist der Palliative Care immanent, da die Endlichkeit des Lebens ins Bewusstsein rückt. Spiritualität kann hier auch als (An-)Teilnahme am Leben der Patienten wahrgenommen werden.

Seelsorgerische oder psychologische Interventionen fallen in die Fachkompetenz der jeweiligen Berufsgruppe. Raum zu geben, *to give space*, war die Antwort von Cicely Saunders, als sie nach ihrer Definition von Palliative Care gefragt wurde. Raum zu geben für existenzielle Not, ethische Fragestellungen, Sinnkrisen, Sehnsucht, Trost und Philosophie kann nicht nur den Horizont der uns anvertrauten Patienten erweitern, sondern auch jenen aller im Gesundheitsbereich tätigen Personen. Spirituelle Fürsorge im Rahmen von schweren Erkrankungen kann zu einer Neubewertung des eigenen Daseins, zu Trost und Linderung beitragen.

Literatur

Ehman JW, Ott BB, Short TH, Ciampa RC, Hansen-Flaschen J (1999) Do patients want physicians to inquire about their spiritual or religious beliefs if they become gravely ill? Arch Intern Med 159:1803–1806

Frick E, Riedner C, Fegg MJ, Hauf S, Borasio GD (2006) A clinical interview assessing cancer patients' spiritual needs and preferences. Eur J Cancer Care 15:238–243

Maio G (2010) Zur Hilflosigkeit der modernen Medizin im Hinblick auf die Frage nach dem Sinn. ETHICA 18(1):3–9

Maio G (2013) Abschaffung des Schicksals ISBN 978-3-451-30461-3. Herder. S. 10 ff.

Puchalski C, Romer AL (2000) Taking a spiritual history allows clinicians to understand patients more fully. J Palliat Med. Spring;3(1):129–37

Puchalski CM (2007) Spirituality and the care of patients at the end-of-life: an essential component of care. Omega (Westport) 56:33–46. https://doi.org/10.2190/om.56.1.d

Puchalski CM, Vitillo R, Hull SK, Reller N (2014) Improving the spiritual dimension of whole person care: reaching national and international consensus. J Palliat Med 17:642–656. https://doi.org/10.1089/jpm.2014.9427

Puchalski CM, King SDW, Ferrell BR (2018) Spiritual considerations. Hematol Oncol Clin North Am 32:505–517. https://doi.org/10.1016/j.hoc.2018.01.011

Steinhauser KE, Voils CI, Clipp EC, Bosworth HB, Christakis NA, Tulsky JA (2006) „Are you at peace?": one item to probe spiritual concerns at the end of life Arch Intern Med 166:101–105

Vermandere M, Warmenhoven F, Van Severen E, De Lepeleire J, Aertgeerts B (2015) Spiritual history taking in palliative home care: a cluster randomized controlled trial. Palliat Med 16:0269216315601953

Weiher E (2014) Das Geheimnis des Lebens berühren ISBN 978-3-17-025287-5. Kohlhammer. S 90 ff.

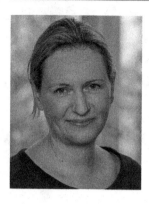

Univ. Prof. PD DDr. Eva Katharina Masel, MSc Medizin-studium an der Medizinischen Universität Wien

2009   Ausbildung Innere Medizin an der Medizinischen Universität

2012   ÖÄK Diplom für Palliativmedizin

2015   PhD Mental Health and Behavioural Medicine N790, Medizinische Universität Wien

2015   Approbation zur Fachärztin für Innere Medizin

2016   Assistenzprofessorin

2017   Master of Palliative Care, MSc, Paracelsus Medizinische Privatuniversität Salzburg

2018   Habilitation und Venia docendi Palliativmedizin

2018   Vorstandsmitglied der Österreichischen Palliativgesellschaft

2018   Spezialisierung in Palliativmedizin

2018   Stellvertretende Leiterin der Klinischen Abteilung für Palliativmedizin, Medizinische Universität Wien

2019   Forschungsaufenthalt bei Prof. Bausewein, MSc, Direktorin der Klinik und Poliklinik für Palliativmedizin, Ludwig-Maximilians-Universität München

2019   Assoziierte Professorin

2022   Leiterin der Klinischen Abteilung für Palliativmedizin, Professur für Palliativmedizin, AKH Wien, Medizinische Universität Wien

Copyright Foto: MedUni Wien/Feelimage

Ausblick – Zukunft von Palliative Care

12

Gebhard Mathis

Inhaltsverzeichnis

12.1 Demographische Entwicklung

Hochbetagte Menschen mit, aber auch ohne Demenz sind in der Palliativmedizin die Herausforderung der Zukunft. Die Gruppe der über 85-Jährigen wird bis 2035 von 5 % auf bis zu 12 % ansteigen (Abb. 12.1 und 12.2).

Neben der Überalterung stellen die Patienten mit **Migrationshintergrund** eine beträchtliche Herausforderung dar. Aktuell haben 25,4 % der österreichischen Staatsbürger einen Migrationshintergrund, sodass beide Elternteile eingewandert sind. Nicht eingerechnet sind Menschen auf der Flucht und anerkannte Asylanten (Mohr 2022).

Dabei sind fehlende Dolmetscher und auch eine eigene Sprachlosigkeit am Lebensende auffallend. Wichtige Faktoren sind das Essen als Identitätsmoment

G. Mathis (✉)
Rankweil, Österreich
E-Mail: gebhard.mathis@cable.vol.at

© Der/die Autor(en), exklusiv lizenziert an Springer-Verlag GmbH, DE, ein Teil von Springer Nature 2023
S. Husebø et al. (Hrsg.), *Palliativmedizin*,
https://doi.org/10.1007/978-3-662-65768-3_12

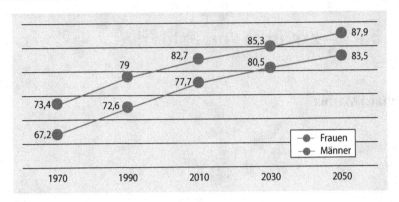

Abb. 12.1 Lebenserwartung in Deutschland. (Nach Statista 2016)

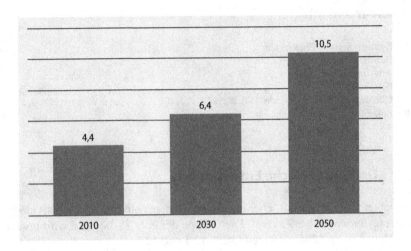

Abb. 12.2 Lebenserwartung in Deutschland. (Nach Statista 2016)

und ein religiös-kulturell anderes Schmerzempfinden. Um die palliative Versorgung von Migranten zu verbessern ist die interkulturelle Kompetenz der Palliative-Care-Mitarbeiter weiterzuentwickeln (Henke et al. 2015).

12.2 Bewusstseinsbildung

Soeben ist in den deutschsprachigen Ländern anlässlich der Gesetze zum assistierten Suizid eine breite öffentliche Diskussion aufgekommen. Dabei wird oft undifferenziert über »Sterbehilfe« gesprochen (Kap. 2). Gesellschaft, Medien, Politik und auch viele medizinisch Professionelle nehmen die Brisanz dieser Herausforderungen im Detail zu wenig war. Es könnte auch sein, dass viele glauben, mit der Einrichtung von Hospizen und Palliativstationen sowie den spezialisierten ambulanten Palliativversorgungen seien die Probleme gelöst. Es ist erforderlich, dass die Palliative-Care-Spezialisten über ihren Austausch in Fachzeitschriften und Kongressen hinaus ihre Erkenntnisse permanent mit einer breiten Öffentlichkeit diskutieren (Becker 2017). Die Europäische Gesellschaft für Palliative Care (EAPC) hat mit einem White Paper in Zusammenarbeit mit den nationalen Fachgesellschaften der einzelnen Länder Standards und Normen für Hospize und Palliative Care in Europa vorgelegt:

»Mit der fortschreitenden Entwicklung der Palliativversorgung in ganz Europa stehen die Verantwortlichen nicht nur vor der Entscheidung, wo und wann Angebote der Palliativversorgung entwickelt werden sollen, sondern auch, wie diese umzusetzen und zu gestalten sind. Eine adäquate Strukturqualität ist Voraussetzung für eine hohe Versorgungsqualität. Behörden und politische Entscheidungsträger achten auf Kosteneffizienz und versuchen, die Kosten durch eine Minimierung von Personal und Kostenerstattung zu reduzieren. Die Pflegeorganisationen kämpfen um adäquate Personalressourcen, die für eine hochqualitative Versorgung notwendig sind. In diesem Konflikt brauchen beide Parteien Empfehlungen bezüglich der erforderlichen Strukturqualität«.

Palliativmedizin darf nicht als »Sterbemedizin« oder »Medizin des sterbenden Patienten« isoliert werden. Fällt das Wort »palliativ«, reagieren Patienten manchmal mit den Worten »Jetzt ist es so weit, dass ich sterben muss«, wollen dies noch nicht wahrhaben und lehnen das Angebot von Palliative Care ab. Das kann hinderlich für eine Frühintegration sein. Vielleicht ist es zielführend, in solchen Situationen zunächst von Unterstützung (Supportive Care) weiterer Berufsgruppen zu sprechen, um rechtzeitig eine interprofessionelle Palliativversorgung einzurichten.

12.3   Aus- und Weiterbildung

Von 30 medizinischen Universitäten in Deutschland hatten 2016 sechs einen Lehrstuhl für Palliativmedizin eingerichtet, inzwischen sind es 17. In Österreich gibt es fachspezifische Vertiefungslehrgänge, getrennt nach den Bereichen Palliativmedizin, Palliativpflege, Palliative Care für medizinisch-therapeutische Berufe, psychosoziale und spirituelle Palliative Care und pädiatrische Palliative Care, umfassend zwei Semester mit insgesamt 168 Unterrichtseinheiten und einem 40-stündigen externen Praktikum.

Seit 2009 ist Palliativmedizin in Deutschland als 13. Querschnittsfach und damit als Pflichtlehr- und Prüfungsfach in die Approbationsordnung für Ärzte eingeführt. Auch in der Schweiz besteht ein entsprechendes Curriculum für das Medizinstudium. Grundsätzlich ist Palliativmedizin in die medizinische Ausbildung implementiert, doch bleibt die Frage, inwieweit die einzelnen Fachdisziplinen in ihrem Unterricht auf das Finalstadium einer lebensbegrenzenden Erkrankung und auf den Sterbeprozess eingehen.

Interessant ist dabei die Sichtweise Studierender: Ärztlich assistierten Suizid bei unheilbar kranken Patienten befürworteten zwischen 64,7 % und 66,2 % der befragten Studierenden aller Fachrichtungen. Signifikante Gruppenunterschiede (p < 0,05) fanden sich zwischen 14 % bei Juristen vs. 35,7 % bei Medizinern, die angaben, Tötung auf Verlangen auf Patientenwunsch abzulehnen und 29,1 % vs. 46,0 % auf den Wunsch von Angehörigen hin. Einen Behandlungsabbruch bei einem unumkehrbaren Zustand unheilbarer Patienten lehnten signifikant weniger Mediziner (29,7 %) als Theologen (52,8 %) oder Juristen (54,7 %) ab (p < 0,05). Palliative Sedierung bei Schwerstkranken befürworteten insgesamt 49,3 % der Befragten und 39,6 % im eigenen Krankheitsfall (Stiel et al. 2011).

Ein Blick in die Lehrbücher: In 64,4 % aller Lehrbücher werden grundsätzliche Themen rund um sterbende Patienten abgehandelt. Nur 26 % aller analysierten Bücher inkludieren eine Definition des Sterbens oder weisen theoretische Bezüge auf. In den meisten Fachbereichen gibt es Bücher mit differenzierter Auseinandersetzung und Werke, die keine Bezüge aufweisen. So wird das Sterben in der Geriatrie, der inneren Medizin und der Onkologie besonders umfangreich abgehandelt, während es in der Neurologie und Chirurgie noch weniger Beachtung erfährt (Eggenberger und Pleschberger 2012).

Seit 2003 ist Ärzten das zusätzliche Führen der Bezeichnung »Palliativmedizin« möglich. Die Zahl der Palliativmediziner hat in den vergangenen Jahren mit Einführung der spezialisierten ambulanten Palliativversorgung sprunghaft zugenommen (Lang et al. 2006; Nauck et al. 2012; Gemeinsamer Bundesausschuss 2013). Entwicklungsbedarf besteht in der allgemeinen ambulanten Palliativversorgung. Zum einen sind es Berührungsängste und daraus resultierend auch Ausbildungsdefizite. Jeder Hausarzt sollte über palliativmedizinische Grundkenntnisse verfügen.

Palliativmedizin (»cura palliativa«) gehört seit Jahrhunderten zu den grundlegenden medizinischen Maßnahmen und Fähigkeiten, bevor der vermeintliche medizinische und technische Fortschritt (»Apparatemedizin«) ins Zentrum des medizinischen Alltags gerückt ist. Statt die palliativmedizinischen Inhalte auf sterbende Menschen zu fokussieren, sollten diese allen Patienten, soweit sie sie benötigen, angeboten werden. Damit sollte jeder Arzt vertraut sein, die Palliativmedizin darf keine elitäre Ausgrenzung eines sog. hochspezialisierten medizinischen Fachs und einer spezifisch definierten Patientengruppe sein. Aus diesem Grund können und müssen palliativmedizinische Inhalte verstärkt in die gesamte medizinische Aus- und Weiterbildung integriert werden (Wiese et al. 2012).

12.4 Forschung

Randomisierte Studien über die Wirkung von Medikamenten sind bei Patienten in der Sterbephase ethisch schwer vertretbar. Placebos haben hier kaum Platz. Dennoch sind fundierte, am besten multizentrische Beobachtungsstudien auf Basis eines guten Assessments immens wichtig, um die medikamentöse Schmerztherapie und besonders die Symptomkontrolle weiter zu verbessern.

Wissenschaftliche Untersuchungen in der Versorgungsforschung beziehen sich oft auf komplexe Lebens- und Versorgungssituationen von Patienten und Angehörigen sowie die Arbeitsbedingungen von Fachpersonal im Gesundheitswesen. Daher sind gemischt-methodische Studiendesigns in der Palliativforschung erforderlich, um inhaltlich ein breites und tiefes Verständnis über den Forschungsgegenstand zu gewinnen (Heckel 2020).

Neben klinischen Studien ist eine umfassende Versorgungsforschung erforderlich, damit wir die Relevanz unseres Handelns beweisen können und in Zukunft unser Handeln an die Bedürfnisse schwer kranker Menschen und Ihrer Zugehörigen besser anpassen. Die Forschung umfasst die Grundlagenforschung, z. B. das Verständnis von bisher nicht intensiv erforschten klinischen Situationen wie etwa dem Sterbewunsch oder dem Demoralisationssyndrom. Die Versorgungsforschung überprüft, ob Erkenntnisse, die zumeist in besonders spezialisierten akademischen Einrichtungen gewonnen werden, auch tatsächlich in der täglichen Praxis bei den Patienten ankommen (Nauck und Voltz 2014).

Ein für Palliativforschung besonders geeigneter Ansatz ist die partizipative Forschung, die Patienten, Angehörige und Behandler gleichermaßen in den Mittelpunkt stellt. Die Aktionsforschung ist ein Ansatz, der die Partizipation aller Beteiligten anregt und die Veränderung als wesentlichen Teil des Forschungsprozesses begreift. Die drei wesentlichen Elemente dieser Ansätze sind

- eine gleichberechtigte Zusammenarbeit zwischen Wissenschaft und Praxis,
- die Partizipation der Beteiligten an den Prozessen und an der Wissensgenerierung
- sowie die Durchführung der Forschung in regelmäßigen Schleifen von Aktion, Reflexion und Evaluation (Heimerl 2012).

12.5   Übertherapie am Lebensende – »futility«

Eine Übertherapie am Lebensende verschlingt beträchtliche personelle und ökonomische Ressourcen. An dieser Stelle werden zwei Fachdisziplinen angesprochen. Diese Überlegungen können auf viele andere Bereiche der Heilkunde übertragen werden.

Intensivmedizin

Obwohl hinsichtlich des Standards und der Qualität der Therapie kein grundsätzlicher Unterschied besteht, verläuft der Weg zu einem menschenwürdigen Sterben auf der Intensivstation anders als auf einer Palliativstation. Zeit für aktives Eingehen auf Patienten- und Angehörigenwünsche, Kommunikation in Familienkonferenzen, spirituelle und psychologische Betreuung sowie eine ansprechende architektonische Gestaltung sind in der Palliativmedizin selbstverständlich. Im hektischen Alltag einer hochtechnisierten Intensivstation scheinen diese Aspekte viel schwieriger umzusetzen zu sein. Auch hier sollte eine frühzeitige Einbindung palliativmedizinischer Begleitung einsetzen (Van den Bergh und Wild 2015). Es gibt ausreichend Richtlinien für eine Behandlungsbegrenzung auf Intensivstationen. Doch sind diese vor Ort zu wenig bekannt und verinnerlicht, vielleicht unter beidseitigem Erfolgsdruck, möglicherweise auch aufgrund der fehlenden Einsicht, dass nicht alles machbar ist.

> Es werden gerade derart neue teure Medikamente zugelassen, dass ich an manchen Tagen Arzneimittel in Höhe meines Jahresgehaltes verschreibe (Friedrichs 2016)

Onkologie
Zweifellos haben der Einsatz Hunderter Biologika und bessere Chemotherapien die Überlebensrate und auch die Lebensqualität vieler Krebspatienten entscheidend verbessert. Wenn es jedoch dem Lebensende zugeht, wird oft das neue erfolgversprechende Medikament aus dem Hut gezaubert – der Strohhalm der Hoffnung –, ohne die Patienten mit dem bevorstehenden Sterben zu konfrontieren. Der Preis dieser Hoffnung ist emotional und ökonomisch sehr hoch. Wir müssen uns fragen, ob wir uns diese letztlich unbezahlbaren Medikamente leisten können oder uns frühzeitiger gegenseitig der Wahrheit stellen. Bis zuletzt durchgeführte Chemotherapien tragen wenig zum Überleben und noch weniger zur Lebensqualität bei. Vor allem Patienten mit gutem Allgemeinzustand litten unter den Folgen der Chemotherapie, ohne dass eine lebensverlängernde Wirkung erkennbar war (Prigerson et al. 2015). Wenn die Behandlung eines fortgeschrittenen Krebsleidens absehbar erfolglos ist, sollte dringend eine interdisziplinäre Palliativversorgung zur Betreuung und Entscheidungsfindung eingerichtet werden. Dies entlastet auch die Ärzte vom Behandlungsdruck.

12.6   Zukunftsmusik

Es wurde im letzten Jahrzehnt sehr viel in der Palliativversorgung verbessert und erreicht. Vieles beruht auf Einzelinitiativen. Für eine flächendeckende Entwicklung braucht es koordinierte Pläne und Umsetzungen. Die Charta zur Betreuung schwerstkranker und sterbender Menschen in Deutschland hat in fünf Leitsätzen diese Aufgaben formuliert, an der inzwischen 2686 Organisationen und fast 30.000 Einzelpersonen teilnehmen (Charta 2022).

Die Lancet-Kommission über den Wert des Todes legt fünf Grundsätze für eine realistische Utopie dar, eine neue Vision, wie Tod und Sterben sein könnten. Die fünf Grundsätze lauten: Die sozialen Determinanten von Tod, Sterben und Trauer werden als ein relationaler und spiritueller Prozess verstanden, nicht nur als ein physiologisches Ereignis. Netzwerke der Pflege bieten Unterstützung für sterbende, pflegende und trauernde Menschen, und trauernde Menschen; Gespräche und Geschichten über Tod, Sterben und Trauer werden alltäglich; und der Tod wird als wertvoll anerkannt (Sallnow et al. 2022).

In der häuslichen Pflege leisten Angehörige den meisten Beitrag zur Palliative Care und werden jetzt auch als „hidden patients" (Verborgene) gesehen. Diese können sich oft keine Auszeiten gönnen, weil sie sich den Leidenden gegenüber verpflichtet fühlen und diese nicht allein lassen wollen. Dennoch sind sie vulnerabel und brauchen eine sensible Unterstützung bei drohender Überforderung (Rungg 2022).

Brauchen wir Künstliche Intelligenz in Palliative Care? Maschinelles Lernen, Deep Learning und Data Science werden uns in Zukunft unterstützen, wie es bereits in der Arzneimittelforschung oder der Erkennung von Krebszellen üblich ist. Wir werden auch diese Optionen nutzen, indem Daten zusammengeführt werden und eine bessere Therapieplanung möglich ist. Der methodische Zugang zur Wissenschaft in Palliative Care ist Komplexforschung, in die alle Beteiligten einbezogen werden (Avati et al. 2018; Besch 2020).

Die Weiterversorgung von Patienten mit akutem palliativen Behandlungs-bedarf im Notarzt- und Rettungsdienst stellt eine weitere Herausforderung dar. Rettungsdienste sind in erster Linie für lebenserhaltende Maßnahmen und die Unterbringung in weiterversorgenden Behandlungseinrichtungen zuständig. Doch werfen Patienten mit einer palliativen Grunderkrankung ungewohnte Fragen auf, die einer speziellen Vorbereitung bedürfen (Schwabe und Schröder 2020).

Literatur

Avati A, Jung K, Harman S, Downing L, Ng A, Shah NH (2018) Improving palliative care with deep learning. BMC Med Inform Decis Mak 18(Suppl 4):122. https://doi.org/10.1186/s12911-018-0677-8

Becker D et al (2017) Bildung – eine stetige Herausforderung für die Hospiz- und Palliativver-sorgung. Z Palliativmed 18:1–2

Besch C (2020) Künstliche Intelligenz (KI) im Gesundheitswesen. Z Palliativmed 21:146–147

Charta: Koordinierungsstelle für Hopsiz- u. Palliativversorgung in Deutschland (2022) Die Charta zur Betreuung schwerstkranker und sterbender Menschen in Deutschland. Zugegriffen: 6. Juni 2022

Eggenberger E, Pleschberger S (2012) Sterben Erkennen. Analyse deutschsprachiger medizinischer Lehrbücher zu Palliative Care und palliativmedizinischen Inhalten. Z Palliativmed 13:28–35

Friedrichs J (2016) Verschreibungspflicht. Zeitmagazin 2:17–26

Gemeinsamer Bundesausschuss (2013) Bericht an das Bundesministerium für Gesundheit über die Umsetzung der SAPV-Richtlinie für das Jahr 2012. http://www.g-ba.de/down-loads/17-98-3557/Bericht-Evaluation-SAPV-2012.pdf. Zugegriffen: 2. Apr. 2016

Heimerl K (2012) Partizipative und aktionsorientierte Forschung in Palliative Care – Teil 1. Z Palliativmed 13:166–118

Heckel M, Kremelke K, Stiel S et al (2020) Gemischt-methodische Studiendesigns in der Palliativforschung. Z Palliativmed 2020:169–172

Henke G, Mauter D, Behzadi A et al (2015) Schmerzen sind eher zu ertragen als das Allein-sein. Migranten am Lebensende – eine qualitative Studie aus Sicht von Hospizhelfern. Z Palliativmed 16:254–263

Lang K, Puhlmann K, Falckenberg M (2006) Aus-, Fort- und Weiterbildung in der Palliativver-sorgung. Bundesges und hbl Gesundheitsforsch Gesundheitsschutz 49:1149–1154

Mohr M (2022) Bevölkerungsanteil mit Migrationshintergrund in Österreich, Statista Austria. Zugegriffen: 8. Juni 2022

Nauck F, Fittkau-Tönnesmann B, Kern M, (2012) Aus-und Fort-und Weiterbildung in der Palliativmedizin. In: Aulbert E, Nauck F, Radbruch L (Hrsg) Lehrbuch der Palliativmedizin: mit 204 Tabellen, 3. Aufl. Schattauer, Stuttgart, S 1269–1277

Nauck F, Voltz R (2014) Palliativ; Versorgung; Forschung; Hospiz; Begleitung; Praxis. Z Palliativmed 15:89–90

Prigerson HD, Yuhua Bao Y, Manish A et al (2015) Chemotherapy use, performance status, and quality of life at the end of life. JAMA Oncol 1:778–784

Rungg C (2022) Auszeiten für pflegende Angehörige – (k)ein Thema für die häusliche Palliative Care? Z Palliativmed 23:137–142

Sallnow L, Smith R, Ahmedzai SH et al (2022) Lancet commission on the value of death. Report of the lancet commission on the value of death: bringing death back into life. Lancet 26;399(10327):837–884. https://doi.org/10.1016/S0140-6736(21)02314-X. Epub 2022 Feb 1. PMID: 35114146; PMCID: PMC8803389

Schwabe S, Schröder E (2020) Weiterversorgung von Patient*Innen mit akutem palliativen Behandlungsbedarf im Rettungsdienst. Z Palliativmed 21:158–161

Stiel S, Daemberg K, Matejek M, et al (2011) Einstellungen von Studierenden unterschiedlicher Studienfächer zu Entscheidungen am Lebensende – eine Pilotstudie an einer Universität in Deutschland. Z Palliativmed 12:271–278

Van den Bergh H, Wild HDG (2015) Palliativmedizin – Über das Lebensende reden auf der Intensivstation. Z Palliativmed 16:106–116

Wiese CHR, Vagts DA, Kampa U et al (2012) Palliativmedizinisch orientierte Therapieansätze für alle Patienten. Empfehlungen eines Expertenkreises. Anaesthesist 61:529–536

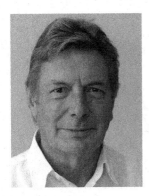

Univ. Prof. Dr. Gebhard Mathis Medizinstudium in Wien

1978	Ausbildung zum Internisten in Hohenems, Feldkirch, Wien (Kardiologie) und St. Gallen (Onkologie)
1987	Oberarzt der Internen Abteilung des Krankenhauses Hohenems
1993–2006	Chefarzt der Internen Abteilung Landeskrankenhaus Hohenems
1993	Lehrbefugnis für Innere Medizin an der Universität Innsbruck
1998	a. o. Univ.-Professor an der Medizinischen Universität Innsbruck
1999	Medizinischer Leiter des interdisziplinären Palliativlehrgangs im Bildungshaus Batschuns
2000	Mitarbeit am Palliativkonzept Vorarlberg »für alle die es brauchen«
2003	Aufbau, Eröffnung und Leitung der Palliativstation am Landeskrankenhaus Hohenems
2006	Freie Praxis als Internist und umfassende Lehrtätigkeit
2009	Präsident der Österreichischen Krebshilfe Vorarlberg
2012	Toni-Russ-Preis für den Aufbau der Palliativmedizin in Vorarlberg
2012	Großes Verdienstzeichen des Landes Vorarlberg

Stichwortverzeichnis

© Der/die Herausgeber bzw. der/die Autor(en), exklusiv lizenziert an Springer-Verlag GmbH, DE, ein Teil von Springer Nature 2022
S. Husebø et al. (Hrsg.), *Palliativmedizin*,
https://doi.org/10.1007/978-3-662-65768-3

Printed in the United States
by Baker & Taylor Publisher Services